U0816945

浙江省“十四五”普通高等教育本科规划教材
食品科学与工程类系列教材

食品毒理学

（第二版）

单毓娟　主编

科学出版社
北　京

内 容 简 介

本书为《食品毒理学》第二版，在延续第一版教材编写思路的基础上，重点对部分内容进行了更新、调整和补充。全书分为“理论篇”和“实验技术与应用篇”，并在以下方面进行了创新性探索：①新增“毒理学替代法”一章，重点介绍了一般毒性评价、生殖发育毒性评价、遗传毒性与致癌性评价的毒理学替代试验。②引入“食品毒理学实验室规范”的管理和技术要求、过程控制要点，以进一步规范食品毒理学试验，加强质量控制，获得更准确客观的试验结果。③将转基因食品、新食品原料和辐照食品的安全性评价各以独立一节的形式进行阐述，将食品安全风险分析单独列为一章，并分别从化学性危害和生物性危害风险评估的角度进行详细阐述。将第一版“食品添加剂”一章内容压缩为一节。④本书配有课件、思考题及参考答案，重要参考资料及彩图均以二维码形式列出，供读者进行延伸阅读。相关授课教师可通过书后联系方式索取课件作为参考。

本书不仅可作为食品质量与安全、食品科学与工程等相关专业学生的教材，还可作为食品安全及其评价、食品科学、食品检验、预防医学、疾病与预防控制中心等相关科研及工作人员的主要参考和指导用书。

图书在版编目（CIP）数据

食品毒理学/单毓娟主编. —2 版. —北京：科学出版社，2019.7
食品科学与工程类系列教材

ISBN 978-7-03-061047-8

Ⅰ. ①食… Ⅱ. ①单… Ⅲ. ①食品毒理学-高等学校-教材 Ⅳ. ①R994.4

中国版本图书馆 CIP 数据核字（2019）第 072020 号

责任编辑：席 慧 刘 晶 / 责任校对：严 娜
责任印制：赵 博 / 封面设计：迷底书装

科学出版社 出版
北京东黄城根北街 16 号
邮政编码：100717
http://www.sciencep.com

三河市骏杰印刷有限公司印刷

科学出版社发行 各地新华书店经销

*

2013 年 7 月第 一 版 开本：787 × 1092 1/16
2019 年 7 月第 二 版 印张：18 1/2
2025 年 1 月第十六次印刷 字数：460 000

定价：69.80 元

（如有印装质量问题，我社负责调换）

《食品毒理学》（第二版）编委会名单

主　编　单毓娟

副主编　张晓宏　任　锐　李宝龙

编　委（以姓氏笔画为序）

于春娣　青岛农业大学
车会莲　中国农业大学
卢　静　吉林大学
包　斌　上海海洋大学
任　锐　哈尔滨医科大学
任丹丹　大连海洋大学
刘志宗　山西农业大学
关　爽　吉林大学
李　晔　宁波大学
李宝龙　黑龙江中医药大学
宋　微　西北大学
张晓宏　宁波大学
陈卫平　浙江海洋大学
单毓娟　温州医科大学
赵　芹　鲁东大学
段家玉　临沂大学
郗艳丽　吉林医药学院
郭春锋　西北农林科技大学
蒋东华　沈阳农业大学
韩晓英　山东师范大学
韩新锋　四川农业大学

《食品毒理学》（第二版）教学课件索取单

凡使用本书作为教材的主讲教师，可获赠教学课件一份。欢迎通过以下两种方式之一与我们联系。本活动解释权在科学出版社。

1. 关注微信公众号“科学 EDU”索取教学课件

关注→“教学服务”→“课件申请”

科学 EDU

2. 填写教学课件索取单拍照发送至联系人邮箱

姓名：	职称：	职务：
学校：	院系：	
电话：	QQ：	
电子邮箱（重要）：		
通讯地址及邮编：		
所授课程 1：	学生数：	
课程对象：☐ 研究生 ☐ 本科（____年级）☐ 其他______	授课专业：	
所授课程 2：	学生数：	
课程对象：☐ 研究生 ☐ 本科（____年级）☐ 其他______	授课专业：	
使用教材名称 / 作者 / 出版社：		
贵校（学院）开设的食品专业课程还有哪些？ 使用教材名称 / 作者 / 出版社： 扫码获取食品专业教材最新目录		

联系人：席　慧　　咨询电话：010-64000815　　回执邮箱：xihui@mail.sciencep.com

第二版前言

“食品毒理学”是研究和防控食品安全问题的关键理论及方法学，在食品安全性评价、食品检验、食品风险评估及食品营养学等领域具有指导性作用，目前已成为食品科学与工程、食品卫生检验、食品质量与安全等专业的重要必修课。

2013 年 7 月，我同来自国内 18 所高等院校长期从事食品毒理学、卫生毒理学课程教学的一线教师，凝心聚力共同编写的教材《食品毒理学》出版。该教材经过6年在国内30余所高校的使用，得到了广泛的认可。在这 6 年中，我国食品安全、食品毒理学理论体系及法规等逐渐完善和更新，这些重要的变化急需补充到现有教材中。2018年下半年，我们启动了《食品毒理学》第二版的修订工作。

在本书的修订过程中，我们仍然坚持教材编写中要求的“三基、五性、三特定”的基本要求。此外，第二版教材以“新”为重要的修订原则。例如，第九章“食品安全性毒理学评价”，不仅将评价程序和方法更新为最新的 2014 版，而且新增并系统阐述了转基因食品、新食品原料及辐照食品的安全性毒理学评价内容；增加第十六章“毒理学替代法”，重点阐述目前广泛采用的多种毒理学替代方法，包括一般毒性评价、生殖发育毒性评价、遗传毒性与致癌性评价的毒理学替代试验；在第十章“食品安全风险分析”中新增“化学性危害的风险评估”和“生物性危害的风险评估”两节内容；新增第十五章“致癌试验”，并更新和补充了其他食品毒理学试验方法。此外，对原有“食品毒理学动物试验基础”的内容进行压缩，并将原有“优良实验室规范”调整为“食品毒理学实验室规范”的相关内容；将原有“食品添加剂”一章压缩为一节合并入第三章。我们还更新了第一版教材中引用的一些数据资料。另外，为了使第二版教材的信息量更大，我们将本书中的重要参考资料、思考题参考答案及部分图片资料放入二维码中，以供有需要的读者扫描查看。同时为授课教师提供上篇内容对应的课件，欢迎通过书后索取方式索取并参考。

在本书的编写过程中，承蒙科学出版社和温州医科大学的鼎力支持。同时，全国 18 所高等院校长期从事食品毒理学、卫生毒理学、食品安全学、食品卫生学等课程教学的一线教师花费了大量宝贵的时间和精力进行编写，在此谨向他们表示衷心的感谢。

由于编者水平和能力有限，本书难免存在不当之处，恳请使用本书的同行专家、广大师生和其他读者能将使用过程中的意见、建议反馈给我们，以不断改进。

单毓娟

2019 年 3 月 1 日

第一版前言

近年来，随着我国食品工业的发展、人民生活水平及健康意识的提升，特别是中国加入WTO后，食品产业的国际化贸易日益扩大，食品安全问题引起了国内外广泛的关注。而作为研究、防控食品安全问题的关键理论和方法学，食品毒理学在食品安全性评价、食品检验、食品风险评估及食品营养等领域逐渐显示其指导性作用，目前已成为食品科学与工程、食品卫生检验、食品质量与安全、预防医学等专业的重要必修课。

本次教材编写中，在坚持“三基、五性、三特定”的基本要求前提下，还将“实践应用性”作为本次《食品毒理学》教材编写的一个指导思想。该教材具有如下特点：①本书共有十七章，分上、下两篇。上篇为理论篇，重点阐述食品中存在的有毒有害物质的分类、在机体内的转运及转化过程、毒作用类型、影响因素及毒作用机制，食品添加剂以及管理毒理学在食品毒理学中应用的理论体系。下篇为实验技术与应用篇，主要以毒理学常用实验技术为核心，同时介绍了与之相关的动物实验基础、其他常用的食品毒理学实验技术以及案例分析与讨论。通过这样的内容编排，使理论知识与实践能力有机结合；②新增“案例讨论及分析”一章：在食品毒理学发展过程中，有很多典型的案例值得我们去推敲和分析；同时，作为一门应用学科，食品毒理学的最终目的是解决实际问题。基于以上理由，我们精心编排了“食品中有害物质限量标准制定”、“糖精的毒理学研究”、“毒物动力学应用举例”、“黄曲霉毒素B_1的危险性分析”、“丙烯酰胺的致突变性评价”、“有机汞的发育毒性评价”的案例分析与讨论；③详细阐述优良实验室规范（GLP）：本教材用了一定的篇幅阐述了GLP理论、GLP内容及主要构成、GLP实验室的资格认证程序等内容。目的是将GLP的理论逐渐渗透到从事食品毒理学工作人员的意识以及具体实验研究中，GLP已经成为将来开展食品毒理学各项试验的一个质量保证。

在本教材的编写过程中，承蒙科学出版社和哈尔滨工业大学食品科学与工程学院的鼎力支持。同时，全国18所高等院校长期从事食品毒理学、卫生毒理学、食品营养学等课程教学的一线教师花费了大量宝贵的时间和精力进行编写。在此谨向他们表示衷心的感谢。

由于我们的水平和能力有限，本书难免存在错误和不当之处。恳请使用本书的同行专家、广大师生和其他读者能将使用过程中的意见、建议反馈给我们，以不断改进。

单毓娟

2013年1月6日于哈尔滨

目　录

上篇　理　论　篇

下篇　实验技术与应用篇

本书思考题答案请扫码二维码获取

上篇

理　论　篇

第一章 绪 论

一、食品毒理学学科来源及发展

食品毒理学（food toxicology）是毒理学（toxicology）的一个分支学科，是食品卫生学的组成部分。毒理学一词由希腊文“taxikon”和“logos”组合演变而来，含义为“描述毒物的科学”。在毒理学漫长的发展历史中，其研究领域、研究对象、管理系统等方面都发生着革命性的变革，并已形成涵盖不同领域、不同角度、不同深度的毒理学交叉分支学科。例如，根据宏观研究领域不同，毒理学被划分为描述毒理学、机制毒理学和管理毒理学；根据研究角度不同，即从化学物的角度和机体的角度，毒理学被分为毒理学各论和靶器官毒理学两部分，从而派生出药物毒理学、农药毒理学、放射毒理学和靶器官毒理学，靶器官毒理学则进一步细分为血液毒理学、免疫系统毒理学、生殖与内分泌毒理学、神经系统与行为毒理学、心血管系统毒理学等；随着现代生命科学高新技术和检测手段的发展，毒理学又被细分为分子毒理学、细胞毒理学、遗传毒理学、生化毒理学、受体毒理学等；根据毒物的不同性质，毒理学主要划分为农药毒理学、金属毒理学、有机溶剂毒理学、纳米毒理学和放射毒理学等；而根据研究对象和学科领域不同，毒理学又分为食品毒理学、药物毒理学、分析与法医毒理学、环境毒理学、职业毒理学等。

人类最早对毒理学的认识，主要是一些动植物体内的天然毒素及有毒的矿物质，如蛇毒、毒芹、乌头属植物、铅及砷等。传说 5000 多年前，当神农尝百草时就已开始区分食物、药物及毒物。正如瑞士人 Paracelsus 所说，“所有物质都是有毒的，是否为毒物取决于剂量的高低”。早在 20 世纪 60 年代，我国食品毒理学工作者就开始从事农药残留量标准及水果保鲜工作研究；70～80 年代，举办了两届食品毒理学培训班，培养了大批食品毒理学专业人才，从而奠定了我国食品毒理学发展的基础。在此期间，我国对农药残留量进行了一系列的安全性毒理学试验，这些基础数据为制定农药标准提供了重要依据；同时，还发现污水灌溉粮食作物可导致胎鼠的胚胎毒性，该项研究结果为当时农业部制定农田水质灌溉标准提供了重要参考。另外，我国毒理学工作者还参与制定了一系列农药、塑料包装材料、添加剂、污染物和辐照食品等的卫生学标准，开创了危险性评价应用于食品卫生标准制定的先河。

改革开放后，我国率先在预防医学专业开设了食品毒理学基础课程。20 世纪 80 年代以来，全国各地的食品毒理学科派出了大批学者赴美国、欧洲、日本等地进修学习，极大地推动了我国食品毒理学事业的发展，并与国际水平接轨。与此同时，随着我国食品工业的快速发展，特别是 2002 年教育部批准设立“食品质量与安全专业”以后，诸多相关高等院校都将食品毒理学设置为“食品科学与工程专业”和“食品质量与安全专业”的学位课程。这些举措都在不同层面上传播了食品毒理学相关知识，培养了大批食品毒理、食品安全方面的专业人才，极大地促进了我国食品毒理学科的发展和壮大。当前，食品毒理学的发展与生命科学学科的发展紧密相连，特别是生命科学领域中新理论和新技术日益渗透到食品毒理学科，拓宽和加深了食品毒理学的研究内容，促进了食品毒理学由宏观向微观、由整体向细胞乃至分子水平的发展转变，迎来了我国食品毒理学迅猛发展的新时期。

二、食品毒理学概念

现代毒理学是研究外源因素（包括化学、物理和生物因素）对生物系统的损害作用、生物学机制、安全性评价与危险性分析的科学。据此，可将食品毒理学定义为“应用毒理学方法研究食品中可能存在或混入的外源性物质（化学、生物或物理因素）对人体健康的不良影响及其作用机制，并通过危险性分析及安全性评价，制定这些物质在食品中的安全限量标准，最终达到保护人类健康的目的”。由此可见，食品毒理学的研究对象涵盖了与食品的生产、加工、包装、贮藏和销售过程中诸多可能对健康造成危害的化学性、物理性及生物性因素，如食品（生物性、化学性和物理性）污染物、食品中的天然毒素、食品辐照和食品加工烹调中产生的致突变物或致癌物等。近年来，食品毒理学的研究对象又延伸到天然食物成分的抗突变/抗癌作用领域。针对食品毒理学的研究对象，其主要任务有：研究食品中外源性毒物的结构、分布、理化特性及进入人体的途径与代谢规律；阐明影响毒性发生与引起潜在危害的各种因素及其分子机制；阐明毒性的基本特征如急性和慢性毒性，特别是致突变、致畸、致癌和致敏等特殊毒性；研究并制定食品中有害物质的限量标准和残留量；评定食品的安全性；食品中潜在有害物质的危险性分析。简而言之，食品毒理学的最终目标就是阐明存在于食品中的外源性因素的毒理学安全性，制定安全限量，提出食品及食品中有毒物质的预防和管理措施，保障食品安全。

三、食品毒理学研究内容

食品毒理学既是一门基础学科，又是一门方法学科，主要研究内容如下。

（1）食品中可能存在的或混入的有毒有害物质的化学结构、理化性质、在食品内外环境中存在的形式，以及降解过程和降解产物等。此外，近年来，因工业、农业及环境等对食品种植、养殖业、加工和贮藏等环节的影响，人们对一些新的食品污染物，如环境持久性有机污染物（如二噁英及其类似物）、氯丙醇、丙烯酰胺的结构、理化性质的了解，特别是对有毒降解产物的认识将是食品毒理学新的研究内容。另外，营养素过量的毒性问题也被外延到食品毒理学的研究内容中。

（2）外源性物质随同食品被机体吸收后在体内的分布、代谢转化、排泄过程及毒物代谢动力学规律。毒物动力学是应用速率论的观点，用数学模型分析和研究外源化学物在体内的吸收、分布、代谢过程及规律。上述研究资料将为毒理学研究的试验设计（如剂量选择）、剂量效应关系研究、毒作用机制研究及进行危险性分析提供基础。近年来，随着代谢组学技术在毒理学中的广泛应用，寻找其特异性代谢标志物及生物标志物的研究已成为该领域的新热点。

（3）外源性物质对机体造成的毒性损害及中毒机制研究。这是描述毒理学和机制毒理学的内容，重点探讨食品中潜在有毒物质的毒性损伤特征、是否会产生特殊毒性及毒作用特点。机制研究成果为解释描述性毒性资料、评估食品中化学物的有害效应，以及确定预防和拮抗毒性效应的方法等提供了关键性资料。由于受到生命科学如生物化学、生物物理学、遗传学和分子生物学飞速发展的影响，食品中外源性物质对机体的中毒机制研究已经深入到分子水平。外源性物质与酶、受体等的结合还可能导致生命细胞信息传递的改变，这对解释外源性物质的作用机制及化学物危害都极为重要。

（4）安全性毒理学评价。食品安全性毒理学评价是保障食品安全和国民健康的重要手段。我国政府历来重视食品安全性毒理学评价的工作，在短短的近20年中，制定和修订完善了新资源食品、保健食品、食品添加剂、转基因食品的相关管理法规，出台了针对这些不同食品开展安全性毒理学评价的标准和技术规范，发展了食品安全性毒理学评价的新方法和新技术，使得我国整体食品安全性毒理学评价水平无论从检验设备、人员素质，还是检验的技术水平等方面均有显著提高，并逐渐与国际接轨，在保障食品安全和确保食品食用安全方面发挥了重要作用。

（5）食品中有害因素的危险性评估。危险性评估是 WTO 和国际食品法典委员会（Codex Alimentarius Commission，CAC）强调用于制定食品安全控制措施的必要技术手段，是政府制定食品安全法规、标准和政策的主要基础，也是实施危险管理措施的主要依据，因此目前国际上对食品安全性评价均采用危险性评估原则。危险性评估包括危害识别、危害特征描述、摄入量评估和危险性特征描述，而通过毒理学安全性检测对这些有害因素进行危害认定及特征描述，确定剂量-效应关系，是对食品中有害因素进行危险性评估的基础。因此，食品毒理学检验是危险性评估的第一步，是对食品安全实施危险性评估和安全性评价的基础。

四、食品毒理学研究方法

研究方法是解决问题的重要手段。在食品毒理学不断发展的过程中，研究方法逐步丰富和革新，不仅受一定历史时期其他学科如生物、化学、物理等相关领域技术的影响，更与一定时期人们所主要面临的食品毒理学问题息息相关。食品毒理学研究方法主要有试验研究和人群流行病学研究两大方面；试验研究方法又可细分为整体动物试验方法和体外试验方法。

（一）整体动物试验方法

动物试验是食品毒理学发展最早、应用最广的方法，是进行食品毒理学相关研究的主要手段。毒理学研究的最终目的是研究外源化学物对人体的损害作用（毒作用）及其机制，但不可能在人身上直接进行研究和观察，因此毒理学研究主要是借助于整体动物试验方法，观察所研究的外源化学物对动物造成的各种毒性反应类型、毒作用靶器官和毒作用机制，最后再将动物试验的研究结果外推到人。

整体动物试验方法经历了一个循序渐进的发展历程。20 世纪 50 年代，我国毒理学试验的重点是探讨急性毒性试验方法如 LD_{50} 的测定；到了 60 年代，在快速毒性测试、蓄积毒性测试、急性阈浓度测定方面积累了大量经验，这些成熟的毒理学研究方法为制定食物中毒预防措施、食品添加剂限量标准及有害物质残留量、食品卫生标准提供了理论依据；70 年代开展了塑料、合成橡胶等化学物质的毒性研究，为中毒防治及食品卫生标准制定提供了毒理学依据；80 年代则筛选出一套“三致”毒性的快速方法。

啮齿类动物如大鼠、小鼠是传统的食品毒理学试验常用的实验动物。通过动物试验的毒理学数据建立剂量-反应关系及生物学机制模型，观察毒作用终点，以评估化学物质对人类健康所造成的潜在风险，其中生理毒物动力学模型（physiologically-based toxicokinetics model，PBPK）和剂量-反应关系模型（biologically-based dose response model，BBDR）是毒理学中最经典的两个模型。此外，近年来，利用新型模式生物开展的高通量筛选方法对于快速筛检潜在毒物并研究毒物的分子机制有着十分重要的作用。模式生物（model organism）不是生物系统的一个分类单位，而是一类为理解一系列的生物学现象而被广泛使用的非人类的种属。目前将模式生物划分为传统模式生物和新型模式生物两大类。小鼠是哺乳动物中经典的传统模式生物，由于与人类基因的高同源性，小鼠已广泛应用于安全性评价、毒性试验生物效应测定和药物效价比较、药物筛选、遗传、免疫及衰老等多个研究领域。新型模式生物主要有果蝇、斑马鱼、大型蚤、秀丽隐杆线虫、爪蟾、大肠杆菌和酵母菌等。通过对模式生物研究所获得的数据和理论可以应用于其他生物中，特别是在一定程度上应用于比此模式生物更复杂的生物中。自 1970 年以来，尤其在人类及部分模式生物的基因组测序计划完成之后，模式生物研究得到前所未有的发展。据统计，发表在 *Nature*、*Science* 和 *Cell* 等重要杂志上的论文中，80%以上有关生命过程和机制的研究都是通过模式生物进行的。这些新型模式生物具有许多特点和优势，如易于培养、繁殖速度较快、后代数量众多、可以获得丰富的突变型；相对于高等生物，新型模式生物形态结构比较简单，从而减少了特有生命现象的干扰，更有利于研究生命体的基础代谢机制。

（二）体外试验方法

尽管体外试验尚不能代替整体动物试验，但在化学物的毒性筛选及作用机制的研究方面具有很大的优越性和发展前途。目前，食品毒理学常用的体外试验方法主要有微生物试验和哺乳动物体外试验。

1. 微生物试验 毒理学中典型的微生物试验主要是鼠伤寒沙门菌营养缺陷型回复突变试验（*Salmonella typhimurium* reverse mutation assay），又称 Ames 试验。该方法的遗传学终点是基因突变，用于检测受试物能否引起基因组碱基置换或移码突变，具有敏感、简便、检出率高的特点，已成为毒理学致突变遗传学终点初筛检测的标准方法，并被各国列为食品安全性毒理学评价的试验内容之一。由于微生物与哺乳动物在种属上差异较大，因此，Ames 试验结果与哺乳动物体内的实际情况会有一定差异。

2. 哺乳动物体外试验 分为三个水平。①器官水平：包括器官灌流和组织培养两种方法。器官灌流技术是将一定的灌流液通过血管流经某一器官，观察脏器在保持活体状态下对受试物的反应，包括脏器出现的形态和功能变化，以及化学物质在脏器中的代谢情况。该方法的优点是基本保持器官完整性，常用的灌流器官有肝、肾、肺和脑。②细胞水平：细胞培养是在多学科研究中被广泛采用的技术。所用的细胞既可以是已建系的并可无限传代的细胞株，也可以是从器官组织中分离并培养的原代细胞株（一般只能在 3 代以内）。细胞培养方法可用于外源性化学物毒性和致癌性研究及筛选，特别是由于细胞培养的可操作性、重复性、周期短等优势，以及近年来由于分子生物学相关技术在细胞培养体系中的成熟应用，细胞培养方法已经成为深入研究毒作用机制和代谢机制的关键手段。③亚细胞水平：即细胞器水平检测。毒理学中经常制备的细胞器有微粒体和线粒体。微粒体是指组织匀浆液经超速离心后获得的内质网碎片形成的小泡。微粒体富含细胞色素 P450 酶系（由多种同工酶组成）、细胞色素 b_5 等，这些酶类（通常被统称为混合功能氧化酶）为氧化反应的多样性和广泛性提供了基础。目前，亚细胞水平检测技术在中毒机制、毒性的亚细胞定位及化学物代谢中有广泛的应用。

（三）人群流行病学研究

由于种属及体外试验环境条件与人体的差异，整体动物试验和体外试验研究的结果都无法准确反映人体的真实情况。食品毒理学的最终目的是服务于人类，所以必须尽可能地对接触人群进行实地调研。人群流行病学研究就是采取一定安全的方式，对人体直接进行观察。原则上，人类应该避免摄入有毒或可能有毒的物质，更不能有意识地在人体进行有毒物质的试验。但有时由于缺乏认识或偶然发生的意外事故，某些人群可能摄入有毒物质或含有有毒物质的食物。在这些人群中采用流行病学调查方法，了解一般健康状况、发病率、可能有关联的特殊病症或其他异常现象、对接触者进行横向（断面）或纵向观察；将整体动物试验或体外试验得到的结果与人群研究结果相互印证，才能获得较正确的结论。可见，人群流行病学研究资料对于明确一些潜在毒性物质是否对人体造成损伤是必不可少的。例如，人造甜味剂糖精可致大鼠膀胱癌，而人群研究发现正常饮食中的糖精摄取量并不引起人类膀胱癌，即使在大量饮食后，膀胱中也不可能达到如此高的糖精浓度。此外，在保证人体安全并充分了解毒物的毒作用性质、特点的前提下，还可进行人体志愿者试验。例如，在了解潜在毒性物质的代谢规律时，会使用同位素标记人体志愿者试验；人体志愿者试验还用于对某些食品中污染物感官性状的分析，如味觉、嗅觉刺激作用，以便确定对人的阈剂量或阈浓度。

以上所述是食品毒理学中长期以来主要使用的经典研究方法。近年来，一些新技术如基因重组技术、PCR 技术、毒理基因组学技术、DNA 测序技术、突变检测技术、代谢组学技术、核磁共振技术、荧光原位杂交技术、单细胞凝胶电泳技术等逐步应用于食品毒理学的研究领域，但是这些技术的普及性不高，尚没有被权威机构颁布的相关标准所采纳。相信随着这些新技术和新方法在食品毒理学领域的成熟应用，以及在全国各毒理学检测机构的广泛普及，我国食品毒理学检测能更好地为人群健康服务，相关技术方法也能早日列入我国政府发布的权威检测方法中。

五、食品毒理学在食品安全及风险评估中的作用

2009 年 6 月 1 日，我国颁布执行了《中华人民共和国食品安全法》，它具有鲜明的时代特点，明确了以食品安全风险监测和评估为基础的科学管理制度，确定将食品安全风险评估结果作为制定、修订食品安全标准和对食品安全实施监督管理的科学依据。2011 年，我国正式成立国家食品安全风险评估中心。风险评估的技术方法和体系已经在农产品、水产品等领域进行了广泛的应用并取得一定成效。《食品中农药最大残留限量标准》《食品中污染物限量》均较大程度地引用了国际食品法典委员会（Codex Alimentary Committee，CAC）标准的风险评估数据。我国农业部成立的国家农业转基因生物安全委员会，可针对转基因动植物和微生物进行风险评估和安全评价。风险评估是 WTO 和 CAC 强调用于制定食品安全控制措施的必要技术手段，是政府制定食品安全法规、标准和政策的主要基础，也是实施危险管理措施的主要依据，目前国际上对食品的安全性评价均采用风险评估原则。在国际上，风险评估已经成为构建国家级食品安全管理体系时考虑的重要因素。多个国家的实践证实，风险评估是以科学为基础，合理有效地解决食品安全问题的强有力手段。

食品毒理学是食品安全及风险评估的关键技术手段和技术支撑。风险评估是风险分析的核心环节，它包括危害识别、危害特征描述、暴露评估和危险性特征描述四个环节。风险评估的最终目的是为制定食品安全标准提供科学依据。通过流行病学调查、动物试验、志愿者试验、数学模型等手段，对这些有害因素进行危害认定及特征描述，确定剂量-效应关系，推测危害剂量与人体不良反应之间的作用关系，这些资料将作为对有害因素进行风险评估的基础。因此，食品毒理学检验是风险评估的第一步，是对食品安全实施风险评估和安全性评价的基础。上述这些资料的获取都需要在食品毒理学基本理论体系的框架内，应用食品毒理学相关的研究手段和方式，逐一加以解决。目前，我国食品风险评估的应用主要集中于农产品中的农药残留和霉菌毒素污染、饮用水中的重金属、保健食品的安全性评价及功能性评价、转基因动植物和微生物风险评估及安全评价、食品添加剂毒性效应和新资源食品安全性的评估中。

六、食品毒理学展望

食品毒理学经历了由宏观到微观、整体/细胞到分子，从分析到综合、整体到群体、试验

到理论再到实践的发展过程。可以预见，随着我国食品工业和生命科学各相关领域的发展，食品毒理学将会更加深入地探索毒物结构与毒性、混合毒物联合作用、模式生物研究结果的外推等问题，取得更大成果。

（1）确定食物中潜在毒性物质的结构与毒性关系。应用定量的构-效关系建立食物中潜在毒性物质的预测系统是今后一个阶段食品毒理学的重要任务。食品中具有潜在毒性的物质可能是食品本身存在的，或者是在食品生产加工及贮存中产生的，抑或是外源性的化学物污染所致。它们有些是已知的，有些则是未知的。通过研究化学物的构-效关系，在此基础上建立食品中潜在毒性物质的毒性预测系统，对快速确定其毒性具有重要意义。

（2）混合化学物的联合作用及食品安全性毒理学评价。随着科学技术的进步和人民需求的增加，具有一定保健功能、绿色天然的食品形式，如保健食品、新资源食品、新型食品（如转基因食品），越来越受到人们的关注。特别是来自我国传统医学的中草药材，其强大的保健功能逐渐被认识和挖掘。其中相当部分的中草药都是由多种复杂的化学成分或功能成分组成；另外，混合膳食中我们经常会同时摄入多种具有潜在毒性的化学物质，如何评价食品中多种化学物的毒性作用及特点、联合作用及方式，特别是如何对保健食品、新型产品、新资源进行恰当的食品安全性毒理学评价，仍将是食品毒理学的重要工作内容。

（3）整体动物试验（乃至模式生物）研究结果外推到人。人体试验资料对于毒理学的最终评价是最重要的，但是伦理道德的限制使人体资料十分不易获得，生物学标志物在人体试验中的研究与应用已成为当前研究的前沿。此外，食品毒理学在体外试验方法特别是模式生物研究中的发展迅速，虽然它不能代替体内试验，但对化学物的毒性筛选具有很大的优越性。在食品毒理学的研究中，如何提高检测的敏感性，以及如何把从模式生物所获得的试验资料用于人，这些难题将是食品毒理学今后发展的重要课题。毋庸置疑，转基因技术为解决这些问题提供了崭新的手段。在代谢途径上，通过基因转移能人为控制某一化学物的代谢；在整体水平上，可以人为控制某一基因的表达水平，从而阐明该基因在化学物致毒过程中的作用。

（4）新技术在食品毒理学上的应用和普及。这是今后食品毒理学的发展方向。随着我国经济特别是食品工业的迅猛发展，食品新原料、新的食品污染物大量涌现，出现了氯丙醇、丙烯酰胺、环境持久性有机污染物（如二噁英等）、兽药（包括激素）残留、霉菌毒素污染等新的毒理学问题；新食品加工技术的应用，也不可避免地产生一些新的污染物，从而急需一些灵敏度更高、检测速度更快的新检测仪器及新的检测方法。虽然我国食品毒理学研究已与国际接轨，进入到分子水平，但是近年来新涌现出来的生物技术在食品毒理学研究中的普及率并不高。在目前使用的《食品安全性毒理学评价程序和方法》中，依然沿用了多年来传统的毒理学研究方法。同时，上述新技术在我国大多数食品毒理检测机构中并未广泛实施。这些弊端无疑限制了我国食品毒理学的发展。

（单毓娟）

思考题

1. 简述食品毒理学的概念及学科来源。
2. 简述食品毒理学的研究内容及方法。
3. 试述食品毒理学的地位及作用。

第二章 食品毒理学基础

第一节 毒物、毒性及毒性作用

一、毒物

在一定条件下，以较小剂量进入机体就能干扰正常的生化过程或生理功能，引起暂时或永久性的病理改变，甚至危及生命的化学物质称为毒物（toxicant）。实际上，几乎所有的化学物质都有损伤机体的可能。例如，食盐是人类不可缺少的调味品，但一次摄入 60 g 左右会导致体内电解质紊乱，超过 200 g 时即可因电解质严重紊乱而死亡；另外，长期高盐饮食也会增大血管的脆性，诱发心脑血管疾病；又如，各种药物在其治疗剂量范围内发挥疗效，超出该范围就可能损伤机体而成为毒物。可见，毒物与非毒物之间并没有严格的界限，使二者发生转变的重要条件是剂量。通常认为，按人们日常接触方式，以较小剂量即可引起机体产生损害作用的化学物质称为毒物。

人类最早接触的毒物，主要是动植物中的一些天然毒素及有毒的矿物质，如蛇毒、毒芹、乌头属植物、铅和砷等。自 19 世纪工业革命以来，化学合成物大量面世。特别是 20 世纪 40 年代以来，随着科学技术的迅猛发展，越来越多的化学合成物进入人类的生产和生活领域。目前，全世界登记的化学物质已达 1000 多万种，人们经常使用和接触的有 7 万～8 万种。此外，每年还有 500～1000 种新化学物投入市场，使人们接触的化学物无论是种类还是数量都在不断增加。目前毒物分类有多种方法，如按化学物结构、理化性质、毒性级别、毒作用性质和部位、毒作用机制等进行划分。较常用的分类方法是按照化学物的用途和分布范围分类，可将毒物分为以下几种：①工业毒物，如生产原料、辅料、中间体、副产品、杂质、成品、废弃物等；②环境污染物，如生产中排放的废气、废液和废渣，以及汽车尾气中的各种化学物质等；③食品中的有毒成分，如天然毒素、食品变质后产生的毒素，以及食品中不规范使用的添加剂等；④农用化学品，如农药、化肥等；⑤医用化学品，如各种剂型的人用药物、医用消毒剂、血管造影剂，以及兽药等；⑥日用品，如嗜好品（如卷烟）、化妆品、洗涤用品、家庭卫生防虫杀虫用品等；⑦生物毒素，如动植物毒素、细菌毒素、真菌毒素等；⑧军事毒物，如芥子气、沙林、索曼、塔崩等化学武器毒剂；⑨放射性核素，如 ^{131}I 等。

与食品相关的毒物按其来源可大致分为 5 类：第 1 类是食品原料自身含有，或因有害微生物或环境污染产生的，如大豆中的蛋白酶抑制剂、马铃薯发芽产生的龙葵素、河豚毒素、发霉花生和玉米中的黄曲霉毒素、工业污染物（如铅、汞、砷、镉）等；第 2 类是食品动植物原料生产过程中人类使用的化学物质，如农药、兽药等；第 3 类是食品加工过程中人类使用的一些化学物质，如食品包装材料和食品添加剂等，此类物质在使用不当时也会危害人类健康；第 4 类是食品加工过程中产生的有毒化学物质，如酱油酿造时产生的氯丙醇，以及食品在高温、油炸烹调过程中形成的多环芳烃、丙烯酰胺等。以上 4 类物质均来自外部环境，有人将其统称为外源化学物，它们是食品毒理学研究的主要对象。第 5 类是食品在体内代谢过程中产生的有害中间产物或终产物，如亚硝酸盐和仲胺类物质在胃内酸性环境中可反应生成致癌物亚硝胺，属于内源化学物。目前毒理学也加强了对内源性毒物的研究，如含氧自由基、含氮自由基、同型半胱氨酸等。

二、毒性、危险性与安全性

1. 毒性（toxicity）　毒性是指外源化学物与机体接触或进入体内的易感部位后，能引起损害作用的能力。相同剂量下，对机体损害能力越大的外源化学物，其毒性越高；而对于同一损害指标，需要剂量越小的外源化学物，其毒性越大。可见，剂量是衡量毒物毒性大小的重要指标。毒性是化学物一种内在的、固有的生物学性质，取决于物质的化学结构，而暴露条件如暴露途径、暴露期限、暴露速率和频率，则可影响到化学毒物在特定条件下引起机体健康损害作用的表现，即毒效应。

1）暴露途径　多数情况下，外源化学物需要进入血液并随血流到达作用部位才能发挥其毒性作用，而同一种化学物质经由不同途径（经口、经皮、经呼吸道等）与机体接触时，其吸收系数（即入血量与暴露量之比）是不同的。例如，经静脉染毒时，化学物直接入血，吸收系数为1，即完全被吸收，通常表现出的损害作用也最大。经其他途径染毒时，一般吸收系数都小于1，表现出的损害作用也相对较小。经口染毒时，化学物在胃肠道吸收后经由门静脉系统到达肝被代谢（称为首过效应）。代谢产物的毒性直接影响外源化学物对机体的损害能力。

2）暴露期限和暴露频率　在毒理学研究中，动物试验通常按染毒期限分为4类：急性毒性试验、短期重复剂量毒性试验、亚慢性毒性试验和慢性毒性试验。急性毒性试验是指1次或24 h内多次对实验动物高剂量染毒；短期重复剂量毒性试验是指1个月或短于1个月的重复染毒；亚慢性毒性试验是指1～3个月的重复染毒；慢性毒性试验则为较长时间（至少3个月以上）内对动物反复多次低剂量染毒。许多外源化学物的急性染毒与较长时间低剂量染毒的毒性表现不同，一般前者迅速而剧烈，后者则相对平缓。除了强度差别外，有时还有性质差别。例如，有机溶剂苯的急性中毒表现是中枢神经系统抑制，而长期低剂量暴露则表现为对造血系统的严重抑制。

与时间相关的另一影响因素是暴露频率。对于具体的外源化学物而言，暴露的时间间隔短于其生物半衰期（$t_{1/2}$）时，进入机体的量大于排除的量，则容易累积至一个高浓度水平而引起中毒；反之，长于$t_{1/2}$时，就不易引起中毒。高剂量暴露时除外。

2. 危险性（risk）　危险性又称危险度，是指在特定条件下，因暴露某种水平的化学毒物而造成机体损伤、引起疾病甚至导致死亡的预期概率。需要指出的是，化学毒物的毒性大小与其引起中毒的危险性大小并非同一概念，应注意二者的区别。有些物质的毒性极大，如肉毒杆菌毒素，极少量即可致死，但实际上人们接触它的机会较少，故罕见中毒；而乙醇的毒性虽然很小，却经常有中毒病例的发生，危险性反而较大。因此，对外源化学物的危险性进行评价，应根据外源化学物对机体可能存在的损害作用、损害作用的类型和特点、机体与其接触的可能性、暴露的剂量、暴露途径和暴露的持续时间等进行综合评价。

3. 安全性（safety）　安全性与危险性都属于统计学概念。安全性是指化学毒物在特定条件下不引起机体出现损害效应的概率。实际上，二者是从不同角度来研究同一问题，即化学毒物与机体接触的结果。从理论上讲，安全性描述的是无危险度或危险度低至可以忽略的程度。但人类在日常生活与生产过程中从事每一项活动都会伴随一定的危险度，并不存在绝对安全或危险度为零的情况，故安全性只能是相对的。为此提出了可接受危险度（acceptable risk）的概念，可接受危险度是指公众和社会在精神、心理等各方面均能承受的危险度。例如，美国把 10^{-6} 的肿瘤发生率和 10^{-3} 的畸胎发生率分别作为致癌物和致畸物作用的可接受危险度。

三、损害作用与非损害作用

外源化学物在生物体内可引起一定的生物学效应，其中包括损害作用和非损害作用。损害作用是外源化学物毒性的具体表现，研究损害作用并阐明其作用机制是毒理学的主要任务之一。但在许多情况下，区别损害作用和非损害作用比较困难，尤其在临床症状出现之前更是如此。

损害作用引起的机体生物学改变一般是持久的，可逆或不可逆。其特点有：①机体的形态、生长发育过程受到严重影响，寿命亦将缩短；②机体的进食量、体力劳动负荷能力等功能容量，或对额外应激状态的代偿能力降低；③机体维持稳态能力下降；④机体对其他某些环境因素不利影响的易感性增高。

与损害作用不同，非损害作用所致机体发生的一切生物学变化都是暂时和可逆的，应在机体代偿能力范围之内，不造成机体形态、生长发育过程及寿命的改变，不降低机体维持稳态的能力和对额外应激状态的代偿能力，不导致机体功能容量的各项指标发生异常改变，也不引起机体对其他环境有害因素的易感性增高。

由于现有水平的限制，人们对于损害作用的认识尚不完全，现在认为是非损害作用的生物学改变将来可能会被判定为损害作用。随着科学研究的不断深入及检测技术和手段的进步，有关化学物质毒作用机制将获得更深层次的阐明，损害作用的指标和概念将不断得以更新。

四、毒性作用及其类型

毒性作用（toxic effect），也称毒效应，是指外源化学物对机体所产生的不良或有害的生物学改变。毒性作用根据其特点、发生的时间和部位，可分为以下类型。

1. 速发毒作用与迟发毒作用　速发毒作用（immediate toxic effect）是指某些外源化学物在机体暴露后的短时间内引起的毒性作用，如一氧化碳、氰化钾等物质引起的毒作用。迟发毒作用（delayed toxic effect）是指机体一次或多次暴露某种外源化学物后，经一定时间间隔才出现的毒性作用，如马拉硫磷、敌百虫、三硫磷、乐果、甲基对硫磷等有机磷农药有迟发性神经毒作用，即在急性中毒症状恢复后十几天又可出现神经毒症状。

2. 局部毒作用与全身毒作用　局部毒作用（local toxic effect）是指某些外源化学物在机体暴露部位直接造成的损害作用，如接触强酸或强碱引起的皮肤灼伤。全身毒作用（systemic toxic effect）是指外源化学物被机体吸收并分布至体内多个组织器官所引起的损害作用。大多数化学物质可引起全身毒作用，如铅中毒可引起血液、神经、消化、生殖等多系统病变。

3. 可逆毒作用与不可逆毒作用　可逆毒作用（reversible toxic effect）是指停止接触外源化学物后可逐渐消失的毒性作用。一般情况下，机体接触毒物的浓度越低、时间越短，损伤越轻，脱离接触后毒性损伤也越容易恢复。不可逆毒作用（irreversible toxic effect）是指停止接触外源化学物后其毒性作用继续存在，甚至对机体的损害作用可进一步加深，如长期、过量饮酒引起的肝硬化就是不可逆的。

4. 超敏反应　超敏反应（hypersensitivity）是机体对外源化学物产生的一种病理性免疫反应。引起超敏反应的外源化学物称为致敏原，致敏原可以是完全抗原，也可以是半抗原。

外源化学物可作为半抗原，进入机体后与内源性蛋白质结合形成完全抗原，并进一步激发免疫系统，称为致敏；当机体再次暴露于该化学物质或结构类似物质时，即可引发超敏反应，产生过敏反应症状。超敏反应可分为Ⅰ～Ⅳ型，Ⅰ型超敏反应也称为变态反应（allergic reaction）。变态反应难以观察到典型的“S”形剂量-反应关系曲线。但对特定的个体来说，变态反应可与剂量有关。例如，一个经花粉致敏的个体，其过敏反应强度与空气中花粉的浓度有关。

5. 特异体质反应　特异体质反应（idiosyncratic reaction，IR）是指由于遗传因素导致的个体对某些外源化学物表现出的异常反应性。例如，对亚硝酸盐等能引起高铁血红蛋白症的外源化学物异常敏感的个体，是由于其体内缺乏 NADH-细胞色素 b_5 还原酶活力，该酶基因中的第 127 位密码子发生突变，使丝氨酸被脯氨酸取代而丧失酶活性，无法将高铁血红蛋白还原。IR 一般较为罕见，发生率为 1/100 000～1/100。

五、毒效应谱

外源化学物与机体接触后引起的毒效应包括肝、肾、肺等实质器官损伤，以及内分泌系统紊乱、免疫抑制、神经行为改变、出现畸胎、形成肿瘤等多种形式；效应的强度从微小的生理生化正常值的异常改变到明显的临床中毒表现，直至死亡。毒效应的这些性质和强度的变化构成了外源化学物的毒效应谱（spectrum of toxic effect）。

在毒理学研究中，人们使用不同的毒作用终点来检测外源化学物引起的各种毒效应。这些反映毒作用终点的观察指标大致可以分为两类。一类是特异指标，如有机磷农药抑制血液中胆碱酯酶活性，致使神经递质乙酰胆碱不能及时被水解而堆积于神经突触处，引起瞳孔缩小、肌肉颤动、大汗、肺水肿等中毒表现。又如，苯胺可致红细胞内高铁血红蛋白形成，各组织器官缺氧，出现中枢神经系统、心血管系统及其他脏器的损害表现。这类指标的出现与特定化学物质之间有着明确的因果关系，常有助于中毒原因的判断和中毒机制的阐明；不足之处是这样的指标在完成系统的毒理学研究之前常难以确定，而且由于指标的多种多样，无法对不同外源化学物毒性的大小进行比较。另一类指标是死亡指标。该指标简单、客观、易于观察，虽然比较粗糙，不能反映毒作用的本质，但可作为衡量不同作用部位和作用机制的外源化学物毒性大小的标准。特别是在急性毒性评价中，死亡是评价化学物毒性大小的主要指标。

六、选择毒性、靶器官和高危险人群

1. 选择毒性　选择毒性（selective toxicity）是指一种外源化学物只对某种生物产生损害作用，而对其他种类生物无害；或只对机体内某一组织器官产生毒性，而对其他组织器官无毒性作用。选择毒性不仅可发生在物种之间，还发生在个体内（易感器官为靶器官）和人群内（易感人群为高危险人群）。

2. 靶器官　外源化学物进入机体后，可以直接发挥毒作用的组织器官称为该物质的靶器官（target organ）。例如，脑是甲基汞的靶器官，眼睛是甲醇的靶器官。毒作用的强弱主要取决于该物质在靶器官中的浓度，但靶器官不一定是该物质在体内浓度最高的部位。例如，有机氯农药 DDT 在脂肪中的浓度最高，但并不对脂肪组织产生损害作用，而主要损害神经系统和肝、肾等实质脏器。在全身毒作用中常见的靶器官有中枢神经系统、血液和造血系统、肝、肾、肺等。机体与外源化学物接触后引起毒性效应的器官称为效应器官。效应器官与靶器官可以相同，也可以不同。例如，马钱子碱中毒可引起抽搐和惊厥，靶器官是中枢神经系统，而效应器官是肌肉。

某个组织器官成为毒物的靶器官是多种因素作用的结果。机体对于化学毒物的处置过程、化学物质本身的结构与理化性质、组织器官的结构和生理功能、代谢酶的活性、外源化学物或其代谢产物与生物大分子核酸、蛋白质间相互作用的能力等都可以明显影响外源化学物对于特定组织器官的毒作用。

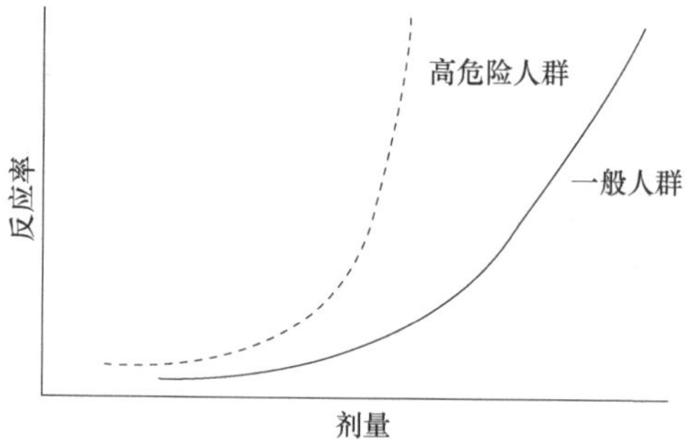

图 2-1　高危险人群和一般人群对环境有害因素的剂量-反应关系（引自王心如，2012a）

3. 高危险人群　面对同一环境有害因子，少部分人反应强烈，出现患病甚至死亡，大部分人反应不大，前者即为高危险人群，后者为一般人群。这是因为个人易感性（如年龄、性别、遗传因素、营养及膳食情况、疾病状况等）不同造成的。高危险人群和一般人群对环境有害因素的反应如图 2-1 所示。在研究环境因素对健康的影响和制定安全限值时，应以高危险人群为主要考虑对象。

外源化学物对机体存在选择毒性的原因可能有以下几个方面。

（1）物种和细胞学的差异：植物在许多方面不同于动物，它们没有神经系统和有效的循环系统及肌肉系统，但具有细胞壁和光合作用系统。又如，大多数细菌具有细胞壁，人体细胞则没有细胞壁。利用这种细胞学的差异研制出具有选择毒性的β-内酰胺类抗菌药物，可以杀死致病菌而对人体无害。

（2）不同生物或组织器官对外源化学物生物转化过程的差异：细菌不能直接吸收叶酸，而是利用对位-氨基苯甲酸、谷氨酸和蝶啶来合成叶酸。与其相反，哺乳动物体内不能合成叶酸，只能从食物中直接摄取。据此发明了磺胺类药物，它们在电荷数和分子结构方面与对位-氨基苯甲酸相似，可以拮抗其参与叶酸的合成，故对细菌有选择毒性，而对人体无害。又如，在正常情况下，甲醇在体内先代谢为甲醛和甲酸盐，然后再生成二氧化碳和水。由于在人类眼睛中缺少将甲醛转变为甲酸的酶类，所以人眼对甲醇特别敏感。

（3）不同组织器官对化学物质的亲和力不同：一氧化碳（CO）与血红蛋白中的 Fe^{2+} 具有高度亲和力，可浓集于红细胞中阻断氧的摄取，引起机体缺氧。又如，除草剂百草枯主要蓄积在肺内，导致肺组织损伤，继而纤维化，丧失通气功能。

（4）不同组织器官对化学物质所致损伤的修复能力不同：致癌物 *N*-甲基-*N*-亚硝基脲主要诱发大鼠脑肿瘤，在肝中从未发现。这是因为肝能有效地将 RNA 和 DNA 分子中形成的 O^6-烷基-鸟嘌呤进行酶解，而脑组织却不存在这种酶解作用。又如，脑组织再生能力较差，一旦发生实质性损害就很难恢复；而肝肾组织的再生能力很强，即使造成实质性损害，只要与毒物脱离接触，就有可能修复，恢复正常形态和功能。

选择毒性反映了生物现象的多样性和复杂性，给毒理学动物试验结果外推至人群时带来不确定性。但也正是由于选择毒性的存在，人类才得以发明各种特异性药物，如抗生素、杀虫剂、灭鼠剂等用于临床医疗、农业和畜牧业等领域，并从中获益。

七、生物学标志

为了更好地保护人群健康，要求对外源化学物的损害作用进行早期预防、早期诊断和早期治疗。为此，毒理学发展了生物学标志的概念。

生物学标志（biomarker）是指外源化学物通过生物学屏障进入组织或体液后，对该外源化学物或其生物学后果的测定指标。从实际应用出发，生物学标志可分为暴露生物标志、效应生物标志和易感性生物标志。三类生物学标志的关系如图 2-2 所示。

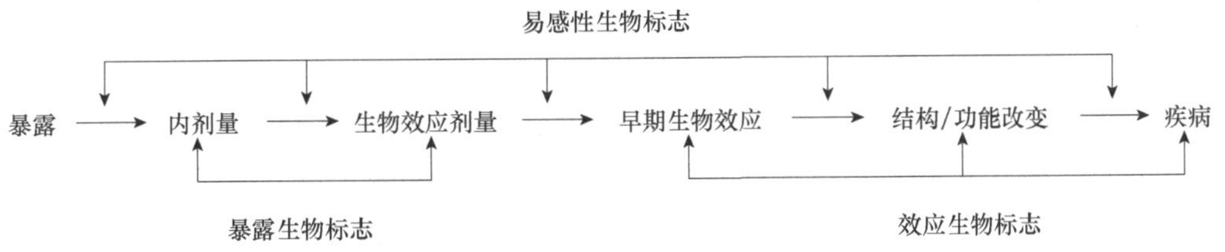

图 2-2　暴露生物标志、效应生物标志和易感性生物标志的相互关系

暴露生物标志（biomarker of exposure）是测定组织、体液或排泄物中存在的外源化学物及其代谢物，或与内源性物质的反应产物的含量，作为吸收剂量（内剂量）或靶剂量（生物效应剂量）的指标，可提供暴露于有关外源化学物的信息。

暴露标志分为内剂量标志和生物效应剂量标志。内剂量标志可以反映机体中特定外源化学物及其代谢物的含量，如检测人体的某些生物材料如血液、尿液或粪便的成分可以判断机体对特定化学物的暴露水平。生物效应剂量标志可以反映外源化学物或其代谢物与某些组织细胞或生物大分子相互作用形成的产物含量。例如，苯并［a］芘可与 DNA 结合形成加合物，环氧乙烷可与血红蛋白形成加合物。这些加合物的形成往往预示着毒效应的起始，而加合物的数量则与毒效应强度相关。故生物效应剂量标志有助于准确建立剂量-反应关系。

效应生物标志（biomarker of effect）是指机体中可测出的生理、生化、行为或其他方面异常改变的指标，包括反映早期生物效应、结构和（或）功能改变，以及疾病三类生物学标志，可反映与不同靶剂量的外源化学物或其代谢产物有关联的对健康有害的效应的信息。

易感性生物标志（biomarker of susceptibility）是反映机体对外源化学物毒作用敏感程度的指标。个体易感性的差异是多种因素综合作用的结果，其中遗传因素（如暴露者体内代谢酶和受体分子的基因多态性）起到重要作用。易感性生物标志主要用于易感人群的筛检与监测，保护高危人群。

同一种标志物在一种情况下是暴露标志物，在另一种情况下则可能是效应标志物。例如，各种致癌物引起的 DNA 加合物、蛋白加合物、DNA-蛋白交联物，它们既是生物效应剂量标志物（暴露标志物），实际上又是早期生物效应标志物。另一类不在暴露-疾病链中的标志物是易感性标志物。由图 2-2 可以看出，这类标志物在暴露-疾病链中的每一步都起着重要作用，是决定疾病能否发生的重要因素。它们是不依赖于暴露，在暴露前即存在的遗传性、获得性的可测量指标，决定着因暴露而导致疾病产生的可能性。例如，绝经后妇女使用外源性雌激素，发生子宫内膜癌的危险性取决于她们是否过度肥胖。过度肥胖即是易感性标志物，而外源性雌激素是原因，也就是“暴露”。

通过动物体内试验和体外试验研究生物学标志并推广到人体和人群的研究，生物学标志可能成为评价外源化学物对人体健康状况影响的有力工具。暴露标志用于确定个体的暴露水平；效应标志可为人体暴露与环境引起的疾病提供联系，可用于确定剂量-反应关系，以及有助于将高剂量暴露下获得的动物试验资料外推人群低剂量暴露的危险度；易感性标志可鉴定易感个体和易感人群，在危险度评价和危险度管理中应予以充分考虑。

第二节　剂量和剂量-反应关系

一、剂量

剂量（dose）可有多种表示方式，既可以指机体暴露化学物质的量或在试验中给予机体受试物的量（外剂量），也可指化学物质被吸收入血的量（内剂量）或到达靶器官并与其相互作用的量（靶剂量或生物有效剂量）。虽然靶剂量直接决定了化学物质所致机体损伤的性质与强度，但测定此剂量比较复杂。通常情况下，暴露剂量越大，靶器官内的剂量也越大。故毒理学中的剂量通常是指机体暴露化学物质的量或试验中给予机体化学物质的量，通常以单位体重暴露的外源化学物的量（mg/kg 体重，即 mg/kg BW）或环境中的浓度（mg/m^3 空气或 mg/L 水）表示。当一种化学物质经由不同途径与机体接触时，其吸收系数与吸收速率各不相同，毒效应亦有差别。因此在提及剂量时，必须说明暴露途径。

二、效应和反应

在毒理学研究中，效应（effect）是指暴露于一定剂量外源化学物后在个体、器官或组织中发生的有害生物学改变。效应一般可分为两种类型。一类为量性效应，即其观察结果具有强度的差别，可以被定量测定，所得数据具有连续性，属于计量资料，如有机磷农药抑制血中胆碱酯酶活性，其程度可用酶活性单位的测定值表示；又如，氯霉素能抑制机体的造血机能，使红细胞含量下降，可以用血细胞沉积来表示该效应。另一类为质性效应，即其观察结果无强度差别，不能以具体的、连续性数值表示，只有两种可能性，即发生与不发生。常以“阴性”或“阳性”、“有”或“无”来表示，如死亡或存活、患病或未患病等效应，属于计数资料。但在一定条件下，量性效应可转换为质性效应。例如，把血液中转氨酶的活性单位大于或等于 80 时确定为肝损伤的指标，低于此值则为肝功能正常。这样以该值为界，即可将量性效应转换为质性效应。

反应（response）是指暴露于某一外源化学物后出现某种质性效应个体在群体中所占的比率。一般以百分率或比值表示，如死亡率、肿瘤发生率、致畸率等。在毒理学研究中，评价外源化学物的毒性作用通常采用一定数量的实验动物样本，因为个体暴露所产生的生物学效应难以准确评价群体接触的危险性。

三、剂量-效应关系和剂量-反应关系

剂量-效应关系（dose-effect relationship）表示外源化学物的剂量与个体中发生的效应强度之间的关系。例如，空气中的 CO 浓度增加，导致红细胞中碳氧血红蛋白含量随之升高。

剂量-反应关系（dose-response relationship）表示外源化学物的剂量与群体中出现某种质效应个体所占比例之间的关系。例如，在急性毒性试验中，经口给予小鼠有机磷农药，随着农药剂量的增加，各试验组小鼠死亡率相应增高。

与量性效应和质性效应一样，在一定条件下，剂量-效应关系可转换为剂量-反应关系。例如，研究工人接触铅的剂量与尿中 δ-氨基乙酰丙酸（δ-ALA）含量变化之间的关系是典型

的剂量-效应关系。但如果把尿中 δ-ALA 的含量为 20 mg/L 定为危险值，凡测定值超过 20 mg/L 为铅中毒的诊断指标，低于该比值为正常，则所得到的在人群中铅中毒的发生率就是剂量-反应关系。

确定各种外源化学物的不良作用及其在食品中的安全限量是食品毒理学研究的重要任务。外源化学物与某种毒性效应存在明确的剂量-效应关系或剂量-反应关系是确定其毒性的重要依据，而对外源化学物的安全性评价和各种安全限量的制定也主要建立在剂量-效应关系或剂量-反应关系之上。因此，剂量-效应关系和剂量-反应关系是毒理学研究的一个核心内容。

四、剂量-效应曲线和剂量-反应曲线

剂量-效应关系和剂量-反应关系可用曲线表示，即以表示效应强度的计量单位或表示反应的百分率或比值为纵坐标、以剂量为横坐标，绘制散点图所得到的曲线。由于不同外源化学物作用于机体引起的效应或反应类型往往不同，故可表现为不同的曲线形式。常见的剂量-效应曲线和剂量-反应曲线有以下 4 种形式。

1. 直线　即随着剂量的增加，效应强度随之增强或反应率随之升高，二者成正比关系。在动物体及人体内，此种类型关系极少出现，仅在某些体外试验中，在一定剂量范围内存在。例如，采用缺陷型细菌或细胞试验系统进行致突变试验时，在较低剂量下即曲线的起始部分可观察到线性的剂量-反应关系。

2. 抛物线　维持机体正常生理功能及存活所需要的一些物质，如必需微量元素（铬、钴、硒等）和维生素的剂量-效应或剂量-反应关系曲线呈抛物线形，即随着剂量的增加，最初的损害效应会逐渐降低，然后剂量的增加在一定范围内对机体是有益的；剂量再进一步增加时，则会引起机体中毒，甚至死亡，即剂量过大或过小对机体健康均不利（图 2-3）。例如，微量元素硒，人体的每日安全摄入量为 50～200 μg，如低于 50 μg 则会导致心肌炎、克山病等疾病，并诱发免疫功能低下和老年性白内障的发生；若摄入量为 200～1000 μg 则会引起中毒，每日摄入量超过 1 mg 则可导致死亡。

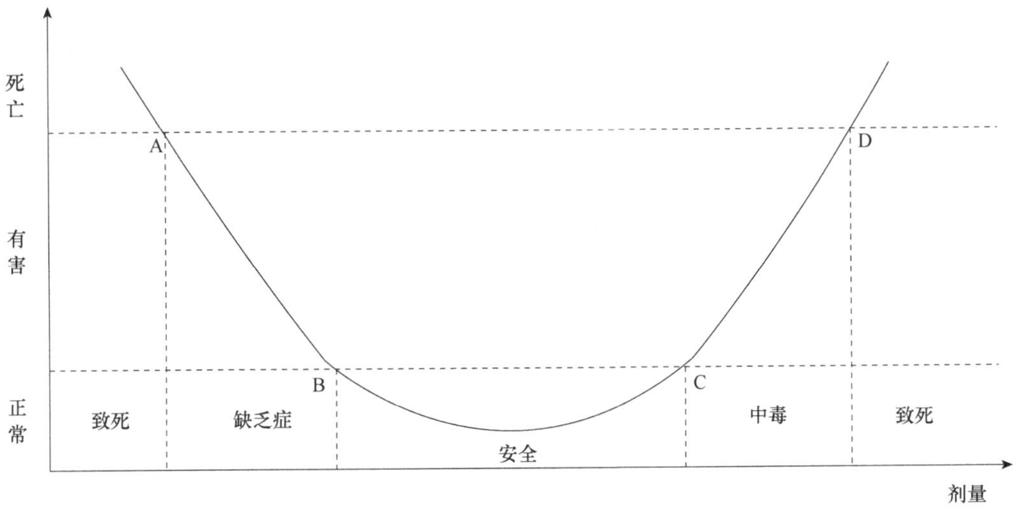

图 2-3　抛物线形剂量-反应关系曲线（引自沈建忠，2002）

A. 致死的最低剂量；B. 适合健康的最低剂量；C. 适合健康的最高剂量；D. 不致死的最高剂量

3. “全”或“无”型　在某些毒性试验中可见到“全”或“无”型剂量-反应关系现象。这种现象仅在一个狭窄的剂量范围内才能观察到，为坡度极陡的线性剂量-反应关系。例如，致畸试验中，在低剂量时，只有极个别的动物易感，因此致畸率的增长并不明显，当剂量增加到一定程度时，致畸率迅速增高，随后剂量稍有增加，即可引起胎儿或母体的死亡，因此在高剂量范围内致畸率增高的曲线就无法被观察和描述。

4.“S”形曲线　是剂量-反应关系曲线的基本形式，分为对称“S”形曲线和非对称“S”形曲线。

（1）对称“S”形曲线：当群体中全部个体对某一外源化学物的敏感性差异呈正态分布时，剂量与反应率之间的关系表现为对称“S”形曲线。对称“S”形曲线往往见于试验组数和每组动物数均足够多时，在毒理学实际研究中仍属少见。

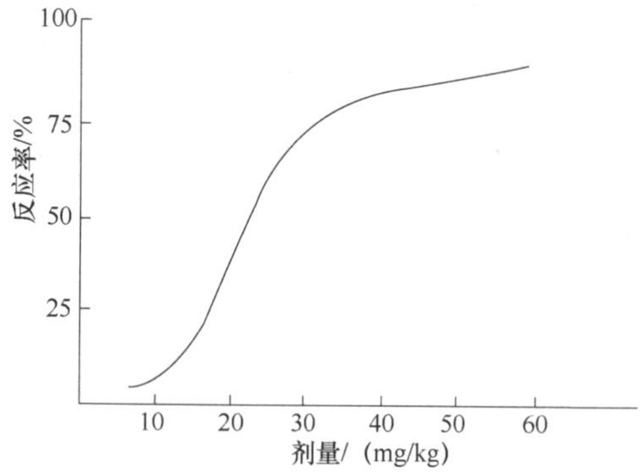

图 2-4　非对称“S”形曲线（引自王心如，2012）

（2）非对称“S”形曲线：与对称“S”形曲线相比，该曲线在靠近横坐标左端的一端曲线由平缓转为陡峭的距离较短，而靠近右端的一端曲线则伸展较长（图 2-4）。它表示随着剂量增加，反应率的变化呈偏态分布。由于毒理学试验的试验组数和动物数均有限，受试群体中往往存在一些高耐受性个体，故此种曲线最常见。

无论是对称还是非对称“S”形曲线，在 50%反应率处的斜率最大，剂量与反应率的关系相对恒定。因此，常用引起 50%反应率的剂量来表示外源化学物毒性的大小，如半数致死剂量（median lethal dose，LD_{50}）、半数中毒剂量（median toxic dose，TD_{50}）、半数效应剂量（median effective dose，ED_{50}）等。

为了更加准确地计算 LD_{50} 等重要的毒理学参数并得出曲线的斜率，毒理学研究中常将剂量-效应曲线或剂量-反应曲线转换为直线。

当把纵坐标的标识单位反应率改为反应频率时，对称“S”形曲线转换为高斯曲线。在该分布曲线下，如把使一半受试个体出现反应的剂量作为中位数剂量，并以此为准划分若干个标准差，则在其两侧 1 个、2 个或 3 个标准差范围内分别包括了受试总体的 68.3%、95.5%和 99.7%。将各标准差的数值均加上 5（−3～3 变为 2～8）即为概率单位。概率单位与反应率之间的对应关系见表 2-1。当纵坐标标识单位用概率单位表示时，对称“S”形曲线即转变为直线（图 2-5）。

表 2-1　反应率与概率单位之间的对应关系

反应率/%	概率单位
0.1	2
2.3	3
15.9	4
50.0	5
84.1	6
97.7	7
99.9	8

非对称“S”形曲线转换为直线，需要分两步进行：先把横坐标的剂量单位换算为相应的对数，再把纵坐标的反应率改为概率单位，即可得到一条直线。

转换为直线后可以建立数学方程，计算出各剂量对应的反应率及曲线斜率。LD_{50}、TD_{50}、ED_{50} 等只是引起 50%反应率发生的一个点剂量，不能全面反映外源化学物的毒性特征，而曲线斜率可反映这方面的情况。如图 2-6 所示，A、B 两种外源化学物的 LD_{50} 相同，但其曲线斜率不同。A 物质的曲线斜率小，需要有较大的剂量变化才能引起明显的死亡率改变；而 B

物质的曲线斜率大，相对较小的剂量变化即可引起明显的死亡率变化。在较低剂量时，A 物质的危险性较大；而在较高剂量时，B 物质的危险性较大。

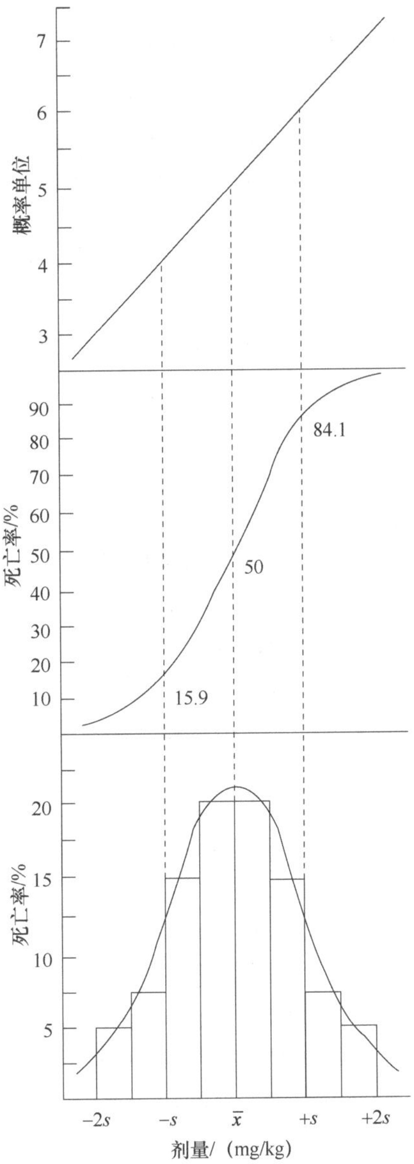

图 2-5　“S”形剂量-反应曲线向直线的转换（引自王心如，2012）

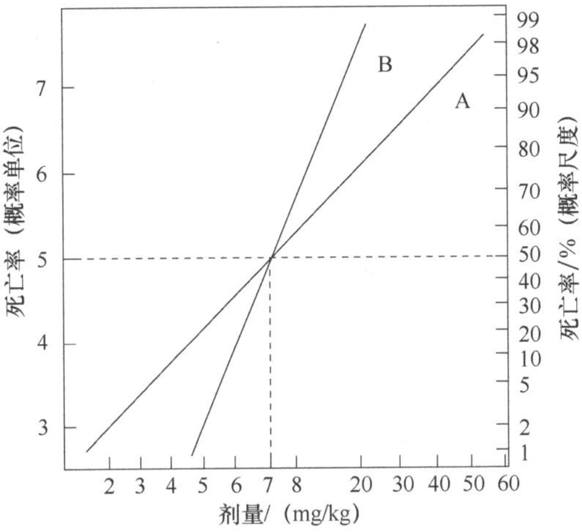

图 2-6　两种化学物质的毒性比较（引自王心如，2012）

五、时间因素

在观察时间内，外源化学物对机体的毒性作用规律通常使用剂量-效应关系或剂量-反应关系描述。事实上，外源化学物对机体的损害作用还与时间因素有密切联系。例如，在针对癌症等不可逆性作用诱发的危险度评定过程中，时间因素起主要作用，并且对毒反应的程度或发生有重要影响。一种毒物在一天内不同时间染毒，其 LD_{50} 可相差数倍。探讨外源性有害因素与内源性生物节律相互作用及其机制的科学称为时间毒理学。时间毒理学的研究可以规范毒物毒性的测定和评价。因为机体对各种外源化学物并没有共同的高敏或低敏时间，所以在毒性试验中，应当规定染毒的时间标准，在一个试验周期内，每天应在同一时间染毒，并注意处理的时间顺序对结果的影响。此外，通过时间毒理学的研究，进一步阐明毒作用机制，可为毒物的安全性评价提供可靠依据。

第三节　毒性参数和健康指导值

外源化学物毒性的大小常用引起某种损害作用的剂量来衡量，所用剂量越小，毒物的毒性越大；反之，毒性则越小。毒理学中常用致死剂量、阈剂量、最大无作用剂量、基准剂量和毒作用带等参数来反映化学物的毒性。毒性参数的测定是毒理学中剂量-效应关系和剂量-反应关系研究的重要内容。

一、致死剂量或浓度

致死剂量或浓度（lethal dose or concentration）是指在急性毒性试验中外源化学物引起受试实验动物死亡的剂量或浓度，通常按照引起动物不同死亡率所需的剂量来表示。

1. 绝对致死剂量或浓度（absolute lethal dose or concentration，LD_{100}或LC_{100}） 绝对致死剂量或浓度是指引起一组受试实验动物全部死亡的最低剂量或浓度。由于一个群体中，不同个体对外源化学物的敏感性存在差异，个别个体可能耐受性过高，由此可造成100%死亡的剂量显著增加。所以在表示一种外源化学物的毒性大小或对不同外源化学物的毒性进行比较时，一般不使用绝对致死剂量。

2. 半数致死剂量或浓度（median lethal dose or concentration，LD_{50}或LC_{50}） 半数致死剂量或浓度又称致死中量，是指引起一组受试实验动物半数死亡的剂量或浓度。LD_{50}较少受群体中个体耐受性差异的影响，相对较为准确，常用以表示化学物急性毒性的大小，是对不同化学物急性毒性分级的主要标准。

LD_{50}是一个生物学参数，受多种因素的影响。对同一种化学物质，不同种属的动物敏感性存在差异。如有机化工原料异氰酸甲酯对大鼠的LD_{50}为69 mg/kg BW，对小鼠则为120 mg/kg BW。暴露途径不同也可影响LD_{50}的值，如农药内吸磷对大鼠经口染毒的LD_{50}为2.5 mg/kg BW，经皮染毒时LD_{50}为8.2 mg/kg BW。因此在表示LD_{50}时，必须注明动物的种属和暴露途径。对于某些外源化学物，不同性别的动物敏感性可能不同，因此在表示毒性时，应该注明不同性别的LD_{50}。此外，实验室环境、喂饲条件、染毒时间、受试物浓度、溶剂性质、实验者操作技术的熟练程度等均可对LD_{50}产生影响，使得化学物的LD_{50}存在较大的波动性。因此，在计算LD_{50}时，还应求出95%的可信区间，以$LD_{50} \pm 1.96\sigma$来表示误差范围。例如，氨基甲酸酯类杀虫剂西维因的LD_{50}为363 mg/kg BW（小鼠，经口），其95%的可信区间为294～432 mg/kg BW。

3. 最小致死剂量或浓度（minimal lethal dose or concentration，MLD，LD_{01}或MLC，LC_{01}） 指一组受试实验动物中，仅引起个别动物死亡的最小剂量或浓度。

4. 最大非致死剂量或浓度（maximum non-lethal dose or concentration，LD_0或LC_0） 最大非致死剂量或浓度是指一组受试实验动物中，不引起动物死亡的最大剂量或浓度。

LD_{01}和LD_0会受到群体中高敏感性个体的影响，其数值也存在较大的波动性。但在毒理学研究中，LD_0和LD_{100}可作为急性毒性试验中剂量分组的参考资料。

二、阈剂量和最大无作用剂量

1. 阈剂量（threshold dose） 阈剂量是指外源化学物引起受试群体中少数个体出现某种最轻微异常改变所需要的最低剂量，又称为最小有作用剂量（minimal effect level，MEL）。MEL分为急性和慢性两种：急性阈剂量（acute threshold dose，Lim_{ac}）为使少数个体出现某种急性毒效应的最低剂量；慢性阈剂量（chronic threshold dose，Lim_{ch}）为使少数个体出现某种慢性毒效应的最低剂量。

实际工作中，在哪个剂量水平才能发现化学物质产生的损害作用受到所选观察指标和检测技术的灵敏度及准确性、试验设计的剂量组数，以及每组受试个体的数目等多种因素的影响，因此准确测定阈剂量很困难，故该概念只有理论上的意义。在毒理学试验中获得的类似参数是观察到损害作用的最低水平（lowest observed adverse effect level，LOAEL），它是指在规定的暴露条件下，通过试验和观察，一种化学物质引起机体（人或实验动物）形态、功能、生长、发育或寿命发生某种有害改变的最低剂量或浓度，此种有害改变与同一物种、同一品系的正常机体应当可以区别。目前认为，外源化学物的一般毒性和致畸作用是有阈剂量的，而遗传毒性致癌物和性细胞致突变物的毒性作用在零以上的任何剂量均可发生，即不存在阈剂量。

2. 最大无作用剂量（maximal no-effect dose，ED_0） 最大无作用剂量是指外源化学物在一定时间内、按一定方式与机体接触，用最灵敏的检测方法和观察指标不能发现任何损害作用的最高剂量。与阈剂量相同，最大无作用剂量也不能通过试验获得。毒理学试验能够确定的是未观察到损害作用的水平（no observed adverse effect level，NOAEL），是指在规定的暴露条件下，通过试验和观察，一种外源化学物不引起机体（人或实验动物）形态、功能、生长、发育或寿命等发生可检测到的有害改变的最高剂量或浓度。

使用 LOAEL 和 NOAEL 时，必须明确检测的试验群体、效应指标及染毒途径，因为同一化学物的 NOAEL 可因暴露途径、暴露时间及选择观察的毒性指标的不同而不同。NOAEL 并非是固定不变的，应依据新的资料随时进行修订。通常采用最敏感动物的最敏感毒性指标确定的 NOAEL 作为制定外源化学物安全限值的依据。

三、基准剂量（BMD）

但是，使用 NOAEL 计算安全限值尚存在一些缺陷。首先，NOAEL 接近阈剂量的程度取决于毒性试验中的剂量选择与剂量间距。如果所用剂量间距过大而受试动物数量偏少，那么得到的 NOAEL 可能远低于真正的阈剂量，如此得出的安全限值会导致过度的保护。其次，NOAEL 法未考虑剂量-反应曲线的形状或斜率，而只考虑一两个低剂量数据的结果。鉴于此，人们提出了以基准剂量（benchmark dose，BMD）法来替代 NOAEL 法。BMD 法充分利用了剂量-反应数据来估算安全限值，避免了上述两种情况。

BMD 是指依据剂量-反应关系研究的结果，利用统计学模型求得的受试物引起某种特定的、较低健康风险发生率（通常定量资料为 10%，定性资料为 5%）剂量的 95%可信区间下限值。

四、毒作用带

毒作用带（toxic effect zone）是苏联毒理学家提出的反映外源化学物毒性和毒作用特点的重要参数之一，分为急性毒作用带和慢性毒作用带。

急性毒作用带（acute toxic effect zone，Z_{ac}）为半数致死剂量与急性阈剂量的比值，表示为：$Z_{ac}=LD_{50}/Lim_{ac}$。Z_{ac} 值越小，说明外源化学物从产生轻微损害到导致急性死亡的剂量范围窄，引起死亡的危险性大；反之，则说明引起急性中毒死亡的危险性小。

慢性毒作用带（chronic toxic effect zone，Z_{ch}）为急性阈剂量与慢性阈剂量的比值，表示为：$Z_{ch}=Lim_{ac}/Lim_{ch}$。Z_{ch} 值越大，说明 Lim_{ac} 与 Lim_{ch} 之间的剂量范围大，由轻微的慢性毒效应到较为明显的急性中毒之间的剂量范围宽，易被忽视，故发生慢性中毒的危险性大；反之，则说明发生慢性中毒的危险性小。

五、健康指导值

健康指导值（health-based guidance values，HBGV）是指人类在一定时期内（终生或 24 h）

摄入某种（或某些）物质，而不产生可检测到的对健康产生危害的安全限值，包括日容许摄入量、耐受摄入量、急性参考剂量等。

1. 制定方法

1）收集相关数据　为制定健康指导值，首先应收集相关的毒理学研究资料，需要对来源于适当数据库、经同行专家评审的文献及诸如企业界未发表的研究报告等科学资料进行充分的评议。对毒性资料的评价一般利用证据权重法，对不同研究的权重大小按如下顺序：流行病学研究、动物毒理学研究、体外试验及定量结构-反应关系。

2）起始点（point of departure，POD）的确定　起始点的确定取决于测试系统和测试终点的选择、剂量设计、毒作用模式和剂量-反应模型等。常用的起始点有 NOAEL 和 BMD。

3）不确定系数（uncertainty factor，UF）的选择　鉴于从动物试验结果外推到人时，存在固有的不确定性，包括物种间外推不确定性、人物种内外推的不确定性、动物试验时高剂量染毒结果外推到人低剂量接触的不确定性、少量实验动物结果外推到大量人群的不确定性、实验动物低遗传异质性外推到高遗传异质性人群的不确定性等。

将动物试验资料外推到人时通常以 100 倍的不确定系数作为起点，当数据不充分时应进一步增加不确定系数。

4）健康指导值的计算　健康指导值（HBGV）＝起始点（POD）/不确定系数（UF）。

2. 主要的健康指导值

1）每日容许摄入量（acceptable daily intake，ADI）　是指人类每日摄入正常使用的某化学物质（如食品添加剂）直至终生，而不产生可检测到的、对健康产生危害的量。ADI 以每千克体重摄入的量表示，即 mg/kg BW。

2）耐受摄入量（tolerable intake，TI）　人类在一段时间内或终生暴露于某化学物质，不产生可检测到的对健康产生危害的量。TI 以每千克体重可摄入的量表示，即 mg/kg BW。

3）急性参考剂量（acute reference dose，ARfD）　人类在 24 h 或更短的时间内摄入某化学物质（如农药），而不产生可检测到的对健康产生危害的量。

需要明确的是，健康指导值仅适用于能够引起有阈值的毒作用的受试物。而对于毒效应无阈值的外源化学物，根据定义，此类化学物在零以上的任何剂量，都存在某种程度的危险度。因此，对于遗传毒性致癌物和致突变物就不能使用健康指导值的概念，只能引入实际安全剂量（virtual safety dose，VSD）的概念。化学致癌物的 VSD 是指低于此剂量能以 99%可信限的水平使超额癌症发生率低于 10^{-6}，即 100 万人中癌症超额发生少于 1 人，也就是确定一个公众和社会可以接受的相对安全的剂量水平。

（刘志宗）

思考题

1. 生物学标志有哪几类？简述各类生物学标志的意义。
2. 简述剂量-效应关系和剂量-反应关系研究的意义。
3. 毒理学中主要的毒性参数有哪些？
4. 一般认为哪些毒性作用有阈值，哪些毒性作用无阈值？对于无阈值毒物，如何进行管理？

第三章 食品中可能存在的有毒物质

第一节 天然存在的动植物源性毒物

动植物在长期的进化过程中为了防止昆虫、微生物、人类等的危害，在体内产生、累积了一定的有毒物质，其中大多数是以天然组分形式存在的天然毒素。因此，天然食品并非完全无毒。

一、动物源性有毒有害物质

动物类食品是人类主要的食物来源之一。但是，某些动物食品中含有天然毒素，能够引起食物中毒，在食用时应当注意。

1. 水生动物类食品中的天然毒素

1）*河鲀毒素* 河鲀毒素（tetrodotoxin，TTX）是鲀鱼类（俗称河豚鱼）及其他生物体内含有的一种生物碱，为无色针状结晶体，微溶于水，是自然界中发现的毒性最大的非蛋白类神经毒素之一，其毒性比氰化物高1250多倍。河鲀毒素的化学性质和热性质均很稳定，盐腌或日晒等一般烹调手段均不能使其破坏。100℃温度下处理24 h或于220℃温度下处理20～60 min后，毒素可完全破坏；以4%氢氧化钠处理20 min，毒素可失去毒性。

鲀鱼类体内的河鲀毒素浓度由高到低依次为卵巢、鱼卵、肝、肾、眼睛和皮肤，肌肉和血液中含量较少。可食部位受到卵巢或肝的污染，或是直接进食了这些内脏器官可引起中毒。河鲀死亡较久后，内脏腐烂，其中的毒素也会侵染入肌肉中。河鲀毒素含量与河鲀的生殖周期和季节密切相关，在产卵期的冬季直至晚春初夏，怀卵的河鲀毒性最大。

河鲀毒素小鼠的经口LD_{50}为8.7 μg/kg BW，人的经口最低致死量为40 μg/kg BW。河鲀毒素对肠道有局部刺激作用，吸收后迅速作用于神经末梢和神经中枢，可阻断神经细胞膜上钠离子通道，阻碍神经传导，引起神经麻痹而致死亡。中毒潜伏期可以短至10～30 min，长至3～6 h发病；如果抢救不及时，中毒后最快的10 min内死亡，最迟4～6 h死亡。河鲀毒素化学结构中C_5和C_{10}间的氧可能是决定毒性的必需元素。有研究证实，无氧连接的河鲀酸是无毒的。河鲀毒素衍生物的毒性随C_4的取代基的不同而有所不同（表3-1）。

表3-1 河鲀毒素衍生物的相对毒性

化合物	C_4^a	相对毒性
河鲀素	—OH	1.000
无水河鲀素	—O—	0.001
氨基河鲀素	$—NH_2$	0.010
甲氧基河鲀素	$—OCH_3$	0.024
乙氧基河鲀素	$—OC_2H_5$	0.012
脱氧河鲀素	$—H_2$	0.079
河鲀酸	—	0.000

a. 不同的取代基，如—OH，—O—。

由于河鲀毒素无抗原性，所以没有抗血清。目前，对河鲀毒素中毒的最好急救疗法是清洗和排出胃肠道中的毒素，并马上进行人工辅助呼吸。但是，河鲀毒素在医疗上可以用于镇痛，对癌症疼痛、外科手术后的疼痛、内科胃溃疡引起的疼痛均有良好的止痛作用，且具有用量极少、止痛时间长、无成瘾性等优势。河鲀毒素还可以止喘、镇痉、止痒等。

2）*鱼类组胺*　海洋鱼类如鲭鱼亚目（Scombroid）的鱼类（如青花鱼、金枪鱼、蓝鱼和飞鱼等）游离氨基酸含量比较丰富，比其他动物组织更易腐败。鱼组织中的游离组氨酸在组氨酸脱羧酶作用下产生组胺。人类经口摄入组胺的毒性较低，主要引起过敏反应，一般引起人体中毒的组胺摄入量为 1.5 mg/kg BW，但是个体对组胺的敏感程度有较大差异。青花鱼、金枪鱼、沙丁鱼等在 37℃放置 96 h 即可产生 1.6～3.2 mg/g 的组胺。鲤鱼、鲫鱼和鳝鱼等淡水鱼类产生的组胺很少，仅为 1.2～1.6 mg/kg，故淡水鱼类与组胺中毒关系不大。组胺在鱼中的浓度可达到 5 mg/g 而不会出现异味，故很难被察觉。目前，我国和日本食品中组胺的最大允许含量为 100 mg/100 g。

3）*贝类毒素*　贝类是人类获取动物性蛋白质的来源之一。主要的贝类毒素包括麻痹性贝类毒素（paralytic shellfish poisoning，PSP）、腹泻性贝类毒素（diarrhetic shellfish poisoning，DSP）、神经性贝类毒素（neurotoxic shellfish poisoning，NSP）、记忆丧失性贝类毒素（amnesic shellfish poisoning，ASP）和雪卡毒素（ciguatera）5 类。实际上，贝类自身并不产生毒物，主要是由于有毒海藻类的污染所致。

PSP 是公认的对公众健康危害最严重的贝类毒素。PSP 是一类四氢嘌呤三环类化合物，属于非蛋白类毒素。该毒素为白色固体，溶于水，部分溶于乙醇和冰醋酸，难溶于脂类溶剂，是高极性、不挥发的小分子物质，在酸性条件下稳定，碱性条件下发生氧化后降解，使毒性消失。毒素对热稳定，煮沸后仍具活性。

根据基团的相似性，PSP 可分为 5 类：①氨基甲酸酯类毒素，包括石房蛤毒素（saxitoxin，SXT）、新石房蛤毒素（neosaxitoxin，NEO）；②膝沟藻毒素；③*N*-磺酰氨甲酰基类毒素；④脱氨甲酰基类毒素；⑤脱氧脱氨甲酰基类毒素。目前关于 PSP 的研究主要集中在石房蛤毒素。

PSP 在贝类体内呈结合状态，因而贝类摄入此毒素对自身不会造成危害。人摄入含 PSP 的食物后，毒素会迅速释放并呈现毒性作用。PSP 的毒性作用机制是通过 7、8、9 位的胍基与细胞膜钠通道氨基酸残基的结合，从而阻断钠离子内流，主要损伤神经系统和心血管系统。贝类毒素的毒性以鼠单位（mouse unit，Mu）为毒力单位，1 Mu 是指使 18～22 g 的小白鼠在 15 min 内死亡的毒力。PSP 对人体的中毒剂量为 600～5000 Mu，致死剂量为 3000～30 000 Mu。我国政府规定，上市的贝类毒力必须低于 4 Mu/g。

4）*海参毒素*　海参是珍贵的滋补食品，有的还能制药。但有少数海参含有毒物质，易引起人类中毒。目前已知的致毒海参有 30 多种，我国有近 20 种，较常见的有紫轮参、荡皮海参等。大部分毒素集中在与泄殖腔相连的细管状居维叶氏器内，有的海参如荡皮海参的体壁中也含有高浓度的海参毒素。海参毒素经水解后，皂角苷配基解离析出，称为海参毒素苷，其溶血作用很强。人除了误食有毒海参发生中毒外，还可能因接触到海参消化道排出的黏液而引起中毒。

5）*螺类毒素*　蛾螺科贝类（接缝香螺、间肋香螺和油螺）唾液腺毒素的主要成分是四甲胺。四甲胺为箭毒样神经毒，中毒的症状是后脑部疼痛、眩晕、平衡失调、眼痛、呕吐和荨麻疹，通常几小时后可恢复正常。

6）*鲍鱼毒素*　鲍鱼的内脏器官含有一种称为鲍光过敏素的毒素，是海草叶绿素的衍生物，一般在春季聚集在鲍鱼的肝中。这种毒素具有光化活性，是一种光敏剂。在暴露阳光后，该毒素可促使人体内的组氨酸、酪氨酸等脱羧，产生组胺、酪胺等血管活性胺类化合物，引起皮肤的炎症和毒性反应。鲍鱼毒素的中毒症状为脸和手出现红色水肿，但不致死。

7）淡水鱼卵和鱼胆中毒　我国能产生鱼卵毒素的鱼有10多种，其中主要是淡水鱼，包括淡水石斑鱼、鳇鱼和鲇鱼等。鱼卵毒素为一类毒性球蛋白，具有较强的耐热性，100℃约30 min毒性部分破坏，120℃约30 min毒性全部消失。一般而言，耐热性强的鱼卵毒素毒性也强，毒性反应包括恶心、呕吐、腹泻和肝损伤，严重者可见吞咽困难、全身抽搐甚至休克等。鱼胆毒素存在于鱼的胆汁中，是一种细胞毒和神经毒，可引起胃肠道的剧烈反应、肝肾损伤及神经系统异常。鱼的胆汁通常被认为可清热、解毒、明目，但鱼胆毒素往往会引起中毒乃至死亡。胆汁中含有毒素的鱼类有草鱼、鲢鱼、鲤鱼、青鱼等淡水鱼类。

2. 陆生动物类食品中的天然毒素　家畜肉如猪、牛、羊等是人类普遍食用的动物性食品。正常情况下，它们的肌肉是无毒的，可安全食用。但其体内的某些腺体、脏器或分泌物如摄食过量，可扰乱人体正常代谢。

1）甲状腺　在牲畜腺体中毒中，以甲状腺中毒较为多见。人一旦误食动物甲状腺，体内甲状腺激素会过量，扰乱人体正常的内分泌活动，分解代谢增高、产热增加、各器官系统活动平衡失调，出现既有甲亢症状又有中毒特点的各种症状。甲状腺素的理化性质非常稳定，600℃以上的高温时才能被破坏，一般的烹调方法无法去毒。所以，最有效的防止措施是检查并摘除牲畜的甲状腺。

2）肾上腺　肾上腺是一种内分泌腺，其皮质能分泌20余种重要的脂溶性激素，一般都因屠宰牲畜时未加摘除或髓质软化在摘除时流失，被人误食，使人体内的肾上腺素浓度增高，引起中毒。

3）淋巴腺　病原微生物侵入机体后，淋巴腺产生相应的生理变化，甚至会产生充血、出血、肿胀、化脓、坏死等。这种病变的淋巴腺含有大量的病原微生物，对人体健康有害，可引起各种疾病。正常的无病变淋巴腺，虽然病原微生物含量低，但仍存健康风险，所以为了食用安全，淋巴腺应一律废弃。

4）胆酸　胆酸是动物肝中的主要毒素，主要存在于熊、牛、羊、山羊和兔等的肝中，猪肝中胆酸较少。动物类食品中的胆酸是指胆酸、脱氧胆酸（deoxycholic acid）和牛磺胆酸（taurocholic acid）的混合物，以牛磺胆酸的毒性最强，脱氧胆酸次之。大量摄入富含胆酸的动物肝，特别是处理不当时，可能会引起中毒症状。

二、植物源性有毒有害物质

植物食品中存在许多对人体健康有害的非营养性物质，是人类食源性中毒的重要因素之一，研究植物中的有毒有害物质对于保护食品安全具有重要意义。

1. 抗营养因子　食品中能产生营养缺乏或干扰机体对营养素吸收利用的物质，称为抗营养物，主要存在于植物性食品原料中。抗营养物可分为：干扰蛋白质及其他营养素的消化吸收与利用的物质；干扰矿物质吸收、代谢和利用的物质；抗维生素类物质。如果这些抗营养物对动物主要产生毒性作用，称之为毒素；如果对动物主要产生抗营养作用，则称之为抗营养因子（anti-nutritional factor，ANF）。抗营养因子可降低营养物质的利用率、动物生长速率和健康水平，且与毒素之间没有明确的界限，有些抗营养因子也会表现出一些毒性作用。

1）胰蛋白酶抑制剂　胰蛋白酶抑制剂（trypsin inhibitor，TI）泛指具有抑制胰蛋白酶活性的小分子多肽或蛋白质，广泛存在于豆类、谷类、油料作物等植物中，属于丝氨酸蛋白酶抑制剂，是一种抗营养物质。胰蛋白酶抑制剂可抑制消化道中胰蛋白酶的活性，增加动物内源蛋白质和含硫氨基酸的损失，进而降低食物中蛋白质消化率。此外，胰蛋白酶抑制剂还可抑制动物生长，引起胰腺增生和肿大。

2）*草酸和草酸盐*　草酸（oxalic acid）又名乙二酸，在植物中大多以草酸盐（oxalate）的形式存在。新鲜茎叶中含有大量草酸盐，尤以叶部最多，如菠菜、甜菜、苋菜、马齿苋等。植物中的草酸一般多以可溶性的钾盐、钠盐和不溶性的草酸钙结晶存在于植物细胞中。草酸是植物食品原料中的一种抗营养因子，被摄入后，在消化道中能与二价、三价金属离子形成不溶性的草酸盐沉淀而随粪便排出，从而使其利用率降低。草酸盐对胃肠道黏膜具有较强的刺激作用，大量摄入可引起腹泻甚至胃肠炎。草酸被大量吸收入血后，能与血钙结合成草酸钙沉淀，导致低钙血症，严重扰乱体内钙的代谢，使神经肌肉的兴奋性增强，心脏机能减退，凝血时间延长。草酸盐晶体有时也能在脑组织内形成，导致中枢神经系统的功能紊乱。草酸盐的中毒量与致死量一般较难确定。

肾是体内草酸盐排出的唯一途径。草酸盐结晶通过肾排出时，可导致肾小管阻塞、变性和坏死，引起肾功能障碍。草酸盐结晶对膀胱壁具有刺激作用，尿中草酸盐排出增多还可使尿道结石的发病率增高。

3）*单宁*　单宁即鞣质，也称草鞣质或草鞣酸，普遍存在于豆科、高粱、柿子、苹果、葡萄等多种植物性食物中。单宁主要存在于种皮中，其含量多少与种皮颜色有关。单宁的化学性质活泼，可通过与蛋白质、糖类、酶类、金属离子结合生成沉淀物质，严重影响食品中营养物质的消化和吸收利用。单宁的主要抗营养机制包括：①与蛋白质发生多种交联反应，影响蛋白质的吸收；②单宁酸的多个邻位酚羟基结构，可以作为一种多羟基配体与金属离子发生络合反应，影响微量元素的吸收；③与消化酶发生作用，抑制酶的活性，但此作用目前尚有争议。

2. 有毒生物碱　生物碱类也称植物碱，为一类天然有机含氮化合物，大多为无色、味苦的结晶形固体，难溶于水，易溶于乙醇、乙醚、氯仿等有机溶剂；具有旋光性；呈碱性，能与酸生成水溶性盐。食物中的有毒生物碱主要有龙葵素、咖啡碱、秋水仙碱、麦角碱等。

1）*龙葵素*　龙葵素又称龙葵碱、茄碱，为马铃薯的有毒物质，是一种有毒的糖苷生物碱，主要是以茄啶糖苷配基构成的茄碱和卡茄碱，有 6 种不同结构类型。新鲜土豆每 100 g 中只含龙葵素 2～10 mg，由于含量极少，一般情况下不会使人中毒。但如果土豆尚未成熟，或土豆发芽、变绿、腐烂，龙葵素含量就明显增多，并较集中分布于发芽、变绿和溃烂部分，其中芽眼部位的龙葵碱含量约占生物碱糖苷总量的 40%，光照可以提高马铃薯中龙葵素的含量。

龙葵素可刺激人体胃肠道黏膜，麻痹神经系统、呼吸系统，溶解红细胞等，尤其对呼吸和运动中枢作用显著。人口服 200 mg 以上的龙葵素即可引起中毒甚至死亡。龙葵素结构与人类的甾体激素，如雄激素、雌激素、孕激素等性激素相似，孕妇若长期大量食用含生物碱较高的土豆，蓄积体内会产生致畸效应。

2）*咖啡碱*　咖啡碱又名咖啡因，广泛存在于茶叶、咖啡和可可中，可以作为自然杀虫剂，使吞食含咖啡碱植物的昆虫麻痹。茶叶中一般含量为 2%～5%，在正常的饮用量下，咖啡碱对人体无致畸、致癌和致突变作用。

咖啡碱是一种中枢神经兴奋剂，具有祛除疲劳、兴奋神经的作用，临床上用于治疗神经衰弱和昏迷，是世界上使用最普遍的精神药品。咖啡碱需适量食用，每天以不超过 4 杯（800～

1000 mL）咖啡为宜。咖啡碱因为本身具有止痛作用，常与其他止痛剂合成复方，但是大剂量或长期使用也会对人体造成损害，特别是成瘾性。咖啡碱在摄入后45 min内被胃和小肠完全吸收，吸收后分布于身体的所有器官之中。健康成年人咖啡碱的代谢需要3～4 h；肝病患者或肝功能不全者，咖啡碱的代谢可能需4～5 h；孕妇对咖啡碱的代谢更缓慢，因此含有咖啡碱的饮料被列为禁忌。过量摄入的咖啡碱不仅作用于大脑皮层，还能直接兴奋延髓，引起阵发性惊厥和骨骼震颤，损害肝、胃、肾等重要内脏器官，诱发呼吸道炎症、妇女乳腺瘤等疾病，甚至导致吸食者下一代智能低下、肢体畸形，因此也被列入受国家管制的精神药品范围。

3. 蘑菇毒素 蘑菇毒素又称蕈毒素，存在于毒蘑菇（毒蕈）中。我国约有100种有毒的蘑菇。目前已发现的蕈毒素主要有鹅膏菌素、鹿花菌素、蕈毒碱、鹅膏蕈氨酸、蝇蕈醇和二甲基-4-羟基色氨磷酸等。

各种毒蘑菇所含的毒素种类不同。多数毒蘑菇的毒性较低，中毒表现轻微。但有些蘑菇毒素的毒性极高，可迅速致人死亡。毒蘑菇含有的毒素成分尚不完全清楚。毒性较强的毒素有以下几种：毒肽、毒伞肽、毒蝇碱、光盖伞素、鹿花毒素。毒肽主要损害肝；毒伞肽引起肝肾损害；毒蝇碱作用类似于乙酰胆碱；光盖伞素引起幻觉和精神症状；鹿花毒素导致红细胞破坏。

4. 有毒蛋白质及其他 目前所发现的有毒蛋白质主要来自植物性食品，包括血凝素和酶抑制剂。血凝素主要来自豆科、大戟科植物，包括蓖麻毒素、巴豆毒素、相思子毒素、大豆凝集素、菜豆毒素等。

1）*蓖麻毒素* 是一种毒性极强的天然蛋白质，其毒性是氰化物的6000倍，存在于蓖麻籽和蓖麻油中。蓖麻毒素由A、B两条多肽链组成，两条链间由一个二硫键连接。目前，A链和B链的氨基酸序列及二级结构已基本清楚。毒素B链上含有两个半乳糖或半乳糖残基结合位点，可与细胞表面含半乳糖残基的受体结合，通过内陷作用进入细胞质，发挥毒性作用。蓖麻毒素易损伤肝、肾等实质器官，发生出血、变性、坏死病变，并能凝集和溶解红细胞，麻痹心血管和呼吸中枢，是致死的主要原因之一。

在接触蓖麻毒素后36～72 h内会发生中毒死亡。如果在3～5天内没有死亡，受害者通常会康复。吸入蓖麻毒素中毒的最初症状可能在接触后8 h才会出现。在吸入大量蓖麻毒素后的几小时内，可能的症状是呼吸窘迫（呼吸困难）、发热、咳嗽、恶心和胸闷，最后出现低血压与呼吸衰竭而死亡。如果是吞咽蓖麻毒素中毒，最初症状一般在1～6 h内出现。如果吞咽大量蓖麻毒素，将会出现带血性呕吐与腹泻。皮肤与眼接触蓖麻毒素，可导致皮肤、眼睛变红和疼痛。

2）*植物性红细胞凝集素* 又称外源凝集素，是一组能使红细胞凝集的，广泛存在于植物组织中的蛋白质成分，主要存在于豆类籽粒、花生及其饼粕中。大多数植物凝集素可识别并结合红细胞、淋巴细胞或小肠壁表面的特定受体细胞，破坏小肠壁刷状缘黏膜结构，干扰肠激酶、碱性磷酸酶和麦芽糖酶等多种酶的分泌，导致糖、氨基酸和维生素 B_{12} 的吸收不良及离子运转不畅，严重影响和抑制肠道的消化吸收，使动物对蛋白质的利用率下降，生长受阻甚至停滞。另外，外源凝集素可增加肠黏膜上皮细胞的通透性，使植物凝集素和其他毒素进入体内，对器官和机体免疫系统产生不良影响。此外，植物凝集素还引起肠内肥大细胞的去颗粒体作用，增加血管渗透性，影响脂肪代谢。食用未煮熟的豆类，在凝集素的作用下会使进食者产生恶心、呕吐等症状，严重者甚至会引起死亡。加热可以减少和消除外源凝集素，所以烹调加工豆角必须煮熟、炒透。

3）生氰糖苷　广泛存在于豆科、蔷薇科、禾本科的 1 万余种植物中。生氰糖苷物质可水解生成高毒性的氢氰酸，对人体造成危害。含有生氰糖苷的食源性植物有木薯、杏仁、枇杷和豆类等，主要糖苷是苦杏仁苷和亚麻仁苷（表 3-2）。

表 3-2　含有生氰糖苷的食物及其中氢氰酸含量

植物	氢氰酸含量/（mg/100 g）	糖苷
苦杏仁	250	苦杏仁苷
木薯块根	53	亚麻仁苷
高粱植株	250	牛角花苷
利马豆	10～312	亚麻苦苷

生氰糖苷产生氢氰酸的反应由两种酶，即 β-葡糖苷酶和羟腈分解酶共同催化完成。生氰糖苷的毒性甚强，其毒性主要来自氢氰酸和醛类化合物，对人的致死量为 18 mg/kg。氢氰酸被吸收后，随血液循环进入组织细胞，并透过细胞膜进入线粒体，氰化物通过与线粒体中细胞色素氧化酶的铁离子结合，导致细胞呼吸链中断。生氰糖苷的急性中毒症状包括心律失常、肌肉麻痹和呼吸窘迫。

改变饮食中的某些成分可避免慢性氰化物中毒。如果膳食中有足够多的碘，由氰化物引起的甲状腺肿就不会出现。食物中的含硫化合物可将氰化物转化为硫氰化物，膳食中缺乏硫可导致动物对氰化物去毒能力的下降。长期食用蛋白质含量低而氰化物含量较高的食物，会加重硫缺乏状况。因此，食用含氰化葡糖苷的食物不仅可直接导致氰化物中毒，还可间接造成特征性蛋白质的营养不良症。

（于春娣）

第二节　化学性有毒物质

食品中的化学污染物种类繁多，常见的有农药、兽药、有毒金属、*N*-亚硝基化合物、多环芳烃、氯丙醇、丙烯酰胺、杂环胺及持久性有机物的污染，对机体会产生现时或远期效应。

一、农药残留

农药可通过直接或间接污染、生物富集作用、交叉污染、意外事故等方式残留于食品中，长期食用农药残留量超标的食物可能会导致慢性中毒，甚至可能会诱发癌症。

1. 有机磷农药残留　有机磷农药进入机体后主要分布在肝中，肌肉和脑中分布最少。有机磷农药能选择性不可逆地抑制乙酰胆碱酯酶活性，使乙酰胆碱不能水解，最终在体内大量蓄积后作用于胆碱能受体，造成神经功能紊乱，可引起缺氧症，严重者可导致死亡。有机磷农药急性中毒结束后会出现迟发性神经中毒症。大剂量摄入有机磷可抑制男性精子生成，也可导致孕妇流产。

2. 有机氯农药残留　有机氯农药是典型的持久性有机污染物，大多数都是神经毒剂。该类农药有较好的亲脂性，易在富脂性组织和器官中积累，且蓄积性强。有机氯农药大多可以影响肝细胞微粒体氧化酶活性，引起代谢紊乱。有机氯农药还能干扰内分泌功能，并能损害免疫系统。研究发现，部分种类有较强的致癌、致畸和致突变作用。

3. 氨基甲酸酯类农药残留　氨基甲酸酯类农药在体内不易蓄积，其原型和代谢产物可以游离态的形式排出体外，也可与硫酸根、葡糖醛酸发生结合反应，最终通过尿液排出体外。氨基甲酸酯类农药能抑制乙酰胆碱酯酶活性，造成神经递质乙酰胆碱的累积，引起神经功能紊乱。但乙酰胆碱酯酶的氨基甲酰类结合物稳定性差，水解后可恢复乙酰胆碱酯酶活性，属可逆性胆碱酯酶抑制剂。因此该类农药中毒症状比有机磷消失的速度快，无迟发性毒性作用。但氨基甲酸酯类农药在胃内酸性条件下会与亚硝酸盐类反应，生成亚硝基化合物，表现出诱变和致癌的能力。氨基甲酸酯类农药的羟化产物能诱导染色体断裂，表现出致癌的能力。一般氨基甲酸酯类农药的毒性作用以急性毒性作用为主，恢复后无明显后遗症。

4. 拟除虫菊酯农药残留　拟除虫菊酯农药在农产品中残留较低，对环境的污染较小，几乎无生物蓄积性，对人的毒性不强，可通过消化道和皮肤等方式进入机体，对周围神经系统、中枢神经系统和感觉器官产生毒性作用。拟除虫菊酯类农药能增强脊髓中间神经元和周围神经的兴奋性，通过干扰钠泵功能，延长神经细胞膜电位的去极化期，使周围神经出现复动作电位，引起肌肉的持续收缩。

5. 除草剂残留　除草剂用量小，因而被作物吸收的量也少，且大多数除草剂属于低毒或微毒。部分种类的除草剂有致癌和致畸作用，如在越南战争中，美军使用的橙剂含有致畸剂 2,4-滴和 2,4,5-涕，导致越南儿童畸形增加；除草剂氟乐灵中含有致癌剂二甲基亚硝胺。除草剂对生殖系统也有毒性作用，口服异丙甲草胺可致大鼠睾丸损伤，草达灭对啮齿类动物卵巢有影响，能造成雄性精子生成异常，也可造成睾丸损伤。除草剂还可对神经系统产生毒性作用，影响正常的神经功能。

二、兽药残留

兽药残留是指给动物使用或饲料添加兽药后，动物产品的任何可食用部分所含兽药的母体化合物及（或）其代谢产物，以及与兽药有关的杂质。造成食品中兽药残留超标的主要原因是动物饲养过程中兽药使用不当，如违规使用违禁药物或淘汰药物、滥用或乱用兽药、不按规定执行休药期、加工过程中非法使用和添加抗生素等。

1. 同化激素类药物残留　同化激素（anabolic hormones）主要用于蛋白质同化、吸收不足、损失过多或分解亢进。同化激素类药物主要包括 β-受体激动剂（β-兴奋剂类）和激素。盐酸克仑特罗是一种 β-受体激动剂，又名“瘦肉精”，是一种高选择性激素和兴奋剂，易被吸收，难分解，易在动物内脏中蓄积，通过食物进入人体后具有潜在急慢性中毒风险，中毒严重者可导致死亡。盐酸克仑特罗还能通过胎盘屏障，对胎儿产生毒性作用。对患有高血压、心脏病、甲亢、青光眼等疾病的人群危害极大，被我国列为禁止在畜牧生产中使用的药物。性激素是具有代表性的一类激素，会对生殖系统造成严重影响，可导致儿童性早熟和发育异常，甚至可诱发癌变等。

2. 抗生素类药物残留

1）大环内酯类抗生素　大环内酯类主要作用于细菌核糖体 50S 亚基，并通过阻断 mRNA 位移和转肽作用的方式抑制细菌中蛋白质的合成。该类药物口服可吸收，不易通过血脑屏障，主要分布在肝组织，其次分布在肺、肾和血浆中，脂肪和肌肉组织中浓度最低；可通过胆汁排出体外，因而胆汁中含量最高。

2）氨基糖苷类抗生素　氨基糖苷类抗生素主要不良反应表现为肾毒性、耳毒性、造血系统毒性、神经肌肉阻滞和过敏反应。该类药物主要分布在细胞外液，肾皮质内药物浓度可超过血药浓度 10～50 倍，且该类药物在体内几乎不被代谢，约 90%以原型的形式从肾小球过滤排出体外，此时尿中药物浓度能达到血浆峰浓度的 25～100 倍之多。因此，该类药物具有较强的肾毒性作用。此外，该类药物在内耳外淋巴液中的半衰期较血浆半衰期长 5～6 倍，因而易引起耳毒性。

3）*四环素类抗生素*　四环素类抗生素主要包括四环素、土霉素和金霉素等。四环素能结合到 30S 核糖体末端，干扰细菌蛋白质的合成，发挥抗菌作用。四环素对肝、胃和肠道有损害作用，妊娠期妇女摄入过多四环素可出现肝损伤，能通过胎盘屏障，导致胎儿畸形，严重者可导致胎儿死亡。四环素还可导致肠道菌群平衡失调，甚至产生耐药性细菌。四环素能与钙结合，抑制骨骼和牙齿发育，能使正常牙齿染色。土霉素可导致肝肿大、黄疸和脂肪肝。

4）*β-内酰胺类抗生素*　β-内酰胺类抗生素主要包括青霉素类、头孢菌素类和一些非典型 β-内酰胺类抗生素。该类抗生素最常见的不良反应是过敏反应。青霉素类药物进入机体后，会与体内蛋白质结合形成完全抗原，机体受到刺激产生 IgE 并吸附到肥大细胞和嗜碱性粒细胞上。当机体再次接触青霉素时，与 IgE 结合致脱颗粒，释放生物活性物质作用于靶器官，引起平滑肌收缩、小血管扩张及腺体分泌增加，出现过敏性休克。头孢菌素类直接用于头部皮肤表面或大剂量使用时有神经毒性作用。有肾损害的患者接触头孢菌素后，中毒症状明显。头孢菌素引起过敏反应时，可导致肾损伤。

5）*氯霉素类抗生素*　氯霉素类抗生素主要包括氯霉素、氟苯尼考和甲砜霉素。长期摄入氯霉素残留的食品可破坏骨髓造血功能，造成再生障碍性贫血和粒细胞减少症，抑制记忆性的免疫应答反应，严重者可导致肝衰竭而死亡。氯霉素能通过抑制肝微粒体酶活性的方式减缓其他药物的代谢，延长其他药物的作用效果，甚至会增强其他药物的毒性作用。氯霉素长期摄入会对儿童健康产生威胁，出现“灰婴综合征”。研究还发现，氯霉素有致畸作用，能妨碍红细胞生成，易感人群可发展成白血病。在我国颁布的《动物性食品兽药残留规定》中，规定可食用动物的可食部分不得检出氯霉素，并且将氯霉素列为每日必须检测的项目，一旦发现，禁止出口。

6）*磺胺类药物*　磺胺类药物在动物体内易残留，通过食物链进入人体后可产生耐药性等副作用，尤其是磺胺二甲嘧啶，具有致癌作用。该类药物吸收后能分布在全身各个组织器官中，其中以血液中含量最高，在血浆中能以游离型存在（有抗菌活性），也能与血浆蛋白结合（无抗菌活性）；其次是分布在肝和肾组织，能在肝中发生乙酰化反应，代谢成乙酰磺胺，失去抗菌活性。当尿液偏酸时，磺胺类药物原型和代谢产物可在肾盂、输尿管或膀胱析出结晶，产生刺激和阻塞。长期摄入磺胺类药物残留的食品，可抑制骨髓功能。此外，该类药物还能通过胎盘屏障影响胎儿健康。

3．抗寄生虫类药物残留　常见以下三类抗寄生虫类药物：苯并咪唑类驱虫药物、阿维菌素类驱虫药物、聚醚类抗球虫剂药物。这几类药物残留的概率较低，然而一旦残留，将对人体造成不同程度的损害。

三、有毒金属

金属污染主要来源于工业、交通运输业所产生的废水、废气和废渣及农业生产，对人群健康的危害取决于污染物质的性质和污染量。目前，公认的危害较大的有毒金属有汞、铅、砷及镉等。

1. 汞残留 汞（mercury，Hg）的膳食来源主要为鱼贝类，但用含汞的废水灌溉农田或施用含汞的农药均可使汞含量增高。人体几乎不吸收金属汞，无机汞进入机体后吸收率低，因而毒性效应弱，而有机汞毒性较大，如甲基汞与巯基的亲和性很强，而且可通过血脑屏障、胎盘屏障和血-睾丸屏障产生毒性作用。

2. 镉残留 镉（cadmium，Cd）在人体内有明显的蓄积性，含镉废水的排放和含镉化肥的使用是农作物污染的重要途径。一般食品中均能检测出镉，贝类、动物的肾和肝、谷类、洋葱、豆类和萝卜中含镉量较高。镉在机体内主要分布在肾和肝组织中，通过抑制含巯基的酶和蛋白质的活性，破坏肾、骨骼、消化系统、神经系统和生殖系统功能。

3. 铅残留 除了工业"三废"外，含铅农药、含铅食品添加剂、含铅容器及包装的使用是食品中铅（lead，Pb）污染的主要来源。铅进入机体后，主要在十二指肠吸收，儿童的吸收率高于成人。铅对人体的造血系统、神经系统、肾组织等器官均有不同程度的损害作用，且以慢性毒性作用为主。

4. 砷残留 含砷（arsenic，As）矿渣的排放、含砷废水灌溉农田、含砷农药和兽药的使用、使用含砷的食品添加剂是造成食品中砷污染的主要来源。砷能使丙酮酸脱氢酶、苹果酸氧化酶、ATP 酶和羧化酶参与的代谢过程受到抑制。砷能抑制血清胆碱酯酶的活性，增加毛细血管通透性；对口腔、食道和胃肠道黏膜具有腐蚀性；能降低脑突触蛋白磷酸化水平，导致儿童智力发育障碍；能减弱肾小管重吸收功能，引起肾功能损害。

四、食品加工过程中形成的有毒有害物质

食品生产、加工、烹调和贮藏方式不当，可产生许多对人体健康不利的化学物质，这些化学物质具有多种毒性作用，如致癌作用、致畸作用、致突变作用、抑制免疫功能等。

1. *N*-亚硝基化合物 *N*-亚硝基化合物是一类致癌性和毒性都很强的物质，具有肝毒性。食物中的 *N*-亚硝基化合物是由亚硝酸盐和胺类通过化学和生物途径合成的。多种途径接触 *N*-亚硝基化合物都能诱发肿瘤；*N*-亚硝基化合物通过乳汁可以诱发子代出现肿瘤。有些种类的 *N*-亚硝基化合物是强致突变物和致畸物。

2. 多环芳烃 多环芳烃（polycyclic aromatic hydrocarbon，PAH）是食品中具有诱癌作用的一类化学物质，经肠道吸收入血，其中乳腺和脂肪组织浓度较高。PAH 能通过胎盘屏障，对胎儿产生毒性作用和致癌作用。该类化合物有胚胎毒性、生殖毒性、免疫毒性、致畸性、致突变性和致癌性。溶血和贫血是经皮或经口接触后的典型损害。

3. 杂环胺 杂环胺（heterocyclic amine，HCA）是一类具有致突变和致癌能力的化合物。蛋白质含量较高的食物高温烹调后产生杂环胺较多，如高温烹调的鱼和肉类是膳食摄入杂环胺的主要来源。杂环胺是间接致突变物，部分杂环胺表现出的致突变性是黄曲霉素 B_1 的 100 倍。杂环胺对哺乳动物和啮齿类动物有致癌作用。流行病学资料显示，杂环胺暴露与乳腺、肺和结肠肿瘤的发生率增加有关。目前国际癌症研究机构（International Agency for Research on Cancer，IARC）已将多种杂环胺列为对人潜在或可能的致癌物。

4. 氯丙醇 食品中氯丙醇污染主要存在于以酸水解蛋白为原料生产的调味品，这些食材中含有脂肪，在高温条件下分解出甘油，与盐酸发生氯化反应生成氯丙醇。氯丙醇具有生殖毒性，能减少动物精子数量和精子活性，降低生殖能力。氯丙醇还具有致突变作用和遗传毒性作用。直接接触后可损伤皮肤和眼睛。

5. 丙烯酰胺 丙烯酰胺（acrylamide，AA）是一种已知的致癌物，具有神经毒性和遗

传毒性作用。丙烯酰胺能通过胎盘屏障影响胎儿生长发育。丙烯酰胺在细胞色素 P450 2E1 作用下生成的活性环氧丙酰胺，可结合到 DNA 上的鸟嘌呤形成加合物，损伤遗传物质，导致基因突变，甚至癌变。丙烯酰胺能导致周围神经病变和小脑功能性障碍。丙烯酰胺能使雄性大鼠精子数目和活力降低，形态发生改变，生殖能力下降。

6. 氨基甲酸乙酯　氨基甲酸乙酯（ethyl carbamate，EC）是发酵食品和酒精饮料制备过程中的产物。氨基甲酸乙酯的口服急性毒性低，啮齿类动物经口的 LD_{50} 可达到 2000 mg/kg BW，当单次给药剂量达到 1000 mg/kg BW 时可出现麻醉效果。氨基甲酸乙酯能引起多部位发生肿瘤，如淋巴、肝、皮肤、肺等。IARC 将 EC 列为可能使人类致癌的物质，我国尚无相关的限量标准。

五、持久性有机污染物

持久性有机污染物（persistent organic pollutant，POP）是能够在大气、水、土壤、生物体和沉淀物等介质中长期存在，能通过环境介质远距离迁移，可通过食物链富集，能对人类健康和生态环境产生严重危害的天然或人工合成有机污染物。该类物质可在鱼类或其他动物体内蓄积，对人类健康产生的危害可持续几代。

1.《斯德哥尔摩公约》概述　为避免环境和人类健康受到持久性有机污染物危害，国际社会于 2001 年 5 月共同通过了《关于持久性有机污染物的斯德哥尔摩公约》（简称《斯德哥尔摩公约》），决定全球携手共同应对持久性有机污染物这一“顽敌”。《斯德哥尔摩公约》的主要目标是在全球范围内，消除和淘汰持久性有机污染物，保护人体健康和生态环境免受危害。2004 年第十届全国人大常委会第十次会议批准我国加入《斯德哥尔摩公约》。《斯德哥尔摩公约》中公布了 3 类共 12 种毒物：第一类是杀虫剂，主要包括艾氏剂、滴滴涕、氯丹、狄氏剂、异狄氏剂、七氯、灭蚁灵、毒杀芬；第二类是工业化学品，主要包括多氯联苯和六氯苯；第三类是化工生产中的副产物二噁英和呋喃。

2. 污染来源　POP 主要来自生产过程，如化工、农药生产企业的厂区或周边地区，堆放和填埋区域的持久性有机污染物泄漏及工农业生产不断发展导致的新问题。环境中的污染物可通过生物富集和食物链进入机体，威胁人类健康。

3. 毒性作用　POP 具有内分泌干扰作用，能够从多个环节干扰体内天然激素正常功能的发挥，影响内分泌系统的正常调节功能，引发女性乳腺癌、生殖功能紊乱等，以及男性睾丸癌、前列腺癌、性功能异常、生精功能障碍等；还可通过胎盘和授乳传递给胎儿和婴儿，影响其智力发育。POP 能降低生物体对病毒的抵抗能力，抑制生物体的免疫系统正常反应。此外，POP 能引起色素沉着、皮肤角化、弹性组织病变和多汗症。动物试验表明，POP 能产生急性和慢性毒性作用，以及致癌、致畸和致突变作用；可使雌性动物不孕、胎仔减少、流产等。

4. 预防措施　我国的 POP 污染问题非常严峻，因此必须制定符合国情的对策和控制措施。目前采取的主要措施包括：减少 POP 的使用和排放，开发安全和高效的替代品，完善法规和加强执法力度，加强环保宣传，研究高灵敏度的分析方法，全面开展国际合作，共同控制污染。

第三节　微生物及毒素

一、细菌及其毒素

污染食品的细菌有致病菌、条件致病菌和非致病菌。致病菌为食品污染后可使人致病的细菌；条件致病菌在正常情况下不致病，当条件改变后可能致病；非致病菌一般不致病，但与食品的腐败变质有关。此外，细菌繁殖产生的肠毒素、内毒素和外毒素也可致病。

1. 梭状芽孢杆菌　梭菌属中的绝大多数是厌氧菌，少数可以在大气条件下生长繁殖，主要分布在土壤、污泥、腐败植物、食品及哺乳动物的肠道内。

1）肉毒梭菌　肉毒梭菌（*Clostridium botulinum*）可通过产生肉毒毒素引起中毒。肉毒毒素是毒性最强的毒素，0.1 μg 就能导致人死亡。肉毒毒素有神经毒性，可随食物进入机体，在小肠内被胰蛋白酶活化，释放神经毒素。神经毒素被小肠黏膜细胞吸收入血并作用于外周神经-肌肉接头处、自主神经末梢和颅脑神经核。神经毒素通过氢键结合于神经节苷（胆碱能神经突触前膜上的毒素受体），降低钙离子亲和力，阻止胆碱能神经末梢释放乙酰胆碱，阻碍神经冲动与肌肉收缩之间的信号传递，导致肌肉出现麻痹和瘫痪。

2）产气荚膜梭菌　产气荚膜梭菌（*Clostridium perfringens*）能产生外毒素和酶，是气性坏疽的主要致病菌。产气荚膜梭菌分为 5 型，引起人类食物中毒的多数为 A 型，少数由 C 型引起。产气荚膜梭菌进入肠道，在碱性条件下可形成芽孢释放毒素，通过活化小肠黏膜细胞膜腺苷酸环化酶而引起腹泻。C 型中毒症状较重，可通过产生 β 毒素引起坏死性肠炎，可致周围循环衰竭，病死率高达 40%。

2. 大肠杆菌　大肠杆菌（*Escherichia coli*）的黏附作用和产毒是其致病的主要机制。当病菌侵入宿主机体肠腔后，可以靠质粒介导的黏附因子使病菌黏附于盲肠和结肠，大量繁殖后产生 Vero 细胞毒素，导致肠壁毛细血管内皮细胞损伤，机体呈现栓塞性血小板减少性紫癜和溶血性贫血，进而发生肠局部出血性坏死及中枢神经系统的功能障碍，形成出血性肠炎。大肠杆菌可产生不耐热肠毒素和耐热肠毒素，其中耐热肠毒素能激活鸟苷环化酶，增加细胞内环磷酸鸟苷（cGMP）水平，导致肠腔大量水分和电解质潴留，引起呕吐和腹泻。

3. 蜡状芽孢杆菌　蜡状芽孢杆菌（*Bacillus cereus*）食品污染来源包括土壤、灰土、腐草、污水及空气，中毒食品的种类很多，可通过产生腹泻毒素和呕吐毒素引起人类食物中毒。腹泻毒素可激活腺苷酸环化酶，改变黏膜细胞的分泌功能而引起腹泻，同时可伴有腹痛，一般不发热；呕吐毒素能刺激迷走神经传入神经达到呕吐中枢，引起呕吐，伴有恶心、腹痛、头昏、四肢无力、口干等症状。

4. 葡萄球菌　葡萄球菌属（*Staphylococcus*）细菌引起的中毒主要与其产生的肠毒素有关。葡萄球菌肠毒素有 8 种血清型，其中以 B 型耐热性最好，100℃加热 30 min 仍有部分活性。人和动物的带菌率较高，化脓性感染部位常成为污染源，多种食物，尤其是奶及其制品利于葡萄球菌繁殖产生肠毒素。引起呕吐、腹泻。

5. 副溶血性弧菌　引起副溶血性弧菌（*Vibrio parahaemolyticus*）中毒的食物主要为海产品和盐渍食品。副溶血性弧菌能使人和家兔的红细胞溶血，该菌的致病力与其溶血能力成正比。副溶血性弧菌侵入胃肠道，依靠自身的侵袭力和耐热型溶血毒素产生毒性作用，数小时后即可发生急性胃肠道症状。耐热型溶血毒素除了有溶血的作用外，还具有细胞毒性、心脏毒性、致腹泻作用和肝毒性作用。大鼠静脉注射 25 μg 耐热型溶血毒素可快速引起死亡。

6. 变形杆菌　变形菌属（*Proteus*）细菌在动物的肠道中可产生具有抗原特性的肠毒素，带菌者污染熟食品或生熟食品交叉污染是引起中毒的主要原因。引起食物中毒的变形杆菌主要包括普通变形杆菌、奇异变形杆菌、莫根氏变形杆菌。大量变形杆菌活菌随食物进入胃肠道可引起感染型急性胃肠炎，变形杆菌产生的毒素可引起毒素型胃肠炎。莫根氏变形杆菌能通过产生羧酸酶的方式，使食物中组氨酸脱羧生成组胺，引起过敏型组胺中毒。

二、真菌毒素

真菌毒素是产毒素真菌在生长繁殖过程中产生的，可引起人和动物病理性变化及生理变态，是次级代谢产物，毒性很高。

1. 黄曲霉毒素 黄曲霉毒素（aflatoxin，AF）是由黄曲霉和寄生曲霉产生的二呋喃香豆素衍生物。凡是呋喃环的末端有双键者毒性都较强，并有致癌作用，如 AFB_1、AFG_1、AFM_1。AF 耐热，一般烹调加工方法不能破坏毒性，加热到 280℃时毒性方可被破坏。花生、玉米和大米是最适宜产生 AF 的食物，此外，在小麦和麸皮上也可检测到黄曲霉毒素。AFB_1 在体内可通过羟化、脱甲基和环氧化反应进行代谢，AFB_1 的环氧化物可结合 DNA、RNA 和蛋白质，产生致癌、致突变作用和毒性作用。黄曲霉毒素是剧毒物质，对许多禽畜都有较强的毒性作用。各种动物对 AFB_1 的 LD_{50} 见表 3-3。

表 3-3 AFB_1 对不同动物的急性致死剂量（刘颖，2006） （单位：mg/kg）

动物	年龄（或体重）	性别	染毒途径	LD_{50}
鸭雏	1 d	雄	经口	0.37～0.56
小鼠	1 d	雄、雌	经口	1.0
	21 d	雄	经口	5.5
	21 d	雌	经口	7.4
大鼠	100 g	雄	经口	7.2
	100 g	雄	静注	6.0
	100 g	雌	经口	17.9
	30 d	雄	经口	10.2

一次大量经口摄入 AF 后可出现肝实质细胞坏死、胆管上皮增生、肝脂肪浸润及肝出血，表现出明显的肝毒性作用。AF 引起的慢性中毒主要表现在阻碍动物生长、血清转氨酶和碱性磷酸酶活性降低，以及肝细胞变性、坏死，甚至出现肝硬化。AF 诱发肝癌的能力比二甲基亚硝胺大 75 倍，是最强的化学致癌物质。

2. 赭曲霉毒素 赭曲霉毒素（ochratoxin，OT）包括 OTA、OTB、OTC 和 OTD。其中 OTA 是污染食品的主要成分，是已知的毒性最强的毒素，一般烹调和加工方法只能部分将其破坏，有肾毒性、免疫毒性、神经毒性、致畸作用、致癌作用和致突变作用。OTA 通过消化道摄入，在胃和肠道吸收，可分布于肾、肌肉、肝和脂肪组织，与血清大分子结合可延长代谢时间。IARC 认为 OTA 是人类可能的致癌剂。

3. 杂色曲霉菌素 杂色曲霉菌素（sterigmatocystin，ST）能污染小麦、玉米、大麦、火腿等。ST 的人体靶器官是肝，可借助与血清蛋白结合后转运，以及被巨噬细胞吞噬后转移的方式在体内扩散。ST 可以转化为 AFB_1，有致癌作用和遗传毒性作用。ST 的致癌作用与其二呋喃环末端的双键有关。ST 能通过抑制碱基转入的方式抑制遗传物质的合成，最终诱发肿瘤。ST 急性中毒可出现肝、肾坏死；亚急性和慢性中毒可出现皮肤和内脏器官的黄染。

4. 岛青霉素 黄变米是贮存过程中水分含量过高并被霉菌污染，霉变后呈黄色，所以称为黄变米。岛青霉（*Penicillium islandicum*）污染大米后形成岛青霉黄变米，米粒呈黄褐色溃疡性病斑，同时产生岛青霉毒素，包括黄天精、环氯素、岛青霉素和红天精。其中，黄天精和环氯素有肝毒性，急性中毒可致肝萎缩；慢性中毒可致肝纤维化、肝硬化或肝肿瘤，对大鼠有诱发肝癌作用。黄天精和岛青霉素有致癌性，其中黄天精的毒性与黄曲霉素的相似。环氯素能引起急性中毒反应，可致小鼠肝坏死性病变，若长期摄入也可致癌。

5. 展青霉素　展青霉素对粮食饲料、苹果及其制品的污染严重。展青霉素能抑制植物和动物细胞分裂，可伴有双核细胞的形成及染色体紊乱；大鼠皮下注射后可引起注射部位出现肉瘤。展青霉素能与巯基反应，对参与遗传物质应答的酶有抑制作用，因而有遗传毒性作用。展青霉素还能参与调节钠离子内流和钾离子外流，参与膜电位调控及乳酸脱氢酶的释放，改变细胞膜的通透性；可引起肝、肾组织中二磷酸果糖酶浓度下降，抑制 Na^{+}-K^{+}-ATP 和 Mg^{2+}-ATP 酶活性；对免疫系统和胰岛素的分泌也有抑制作用。

6. 单端孢霉烯族化合物　单端孢霉烯族化合物是一类由镰刀菌属产生的有毒代谢产物，主要污染谷物及其制品。单端孢霉烯族化合物污染麦子、玉米和谷物，可引起禾谷的赤霉病。雄性小鼠摄入单端孢霉烯族化合物后，肺和肝肿瘤的发生率增加。此外，单端孢霉烯族化合物对小鼠有胚胎毒性、致畸性和免疫毒性。

7. 玉米赤霉烯酮　玉米赤霉烯酮（zearalenone，ZEA）有类似雌激素的作用，具有生殖毒性作用和致畸作用，能引起哺乳动物发生雌激素亢进症。雌性动物可出现阴道和子宫颈黏膜水肿、卵巢发育不全、不孕、流产、胎儿畸形和死胎、乳房增大，雄性动物可出现睾丸萎缩、精子质量下降。此外，玉米赤霉烯酮对免疫系统、肾和肝均有毒性作用；对枯草芽孢杆菌的重组缺陷型突变株有致突变作用，其致癌作用与动物的种属有关，小鼠对玉米赤霉烯酮敏感，能诱导雌性小鼠形成肝细胞腺瘤。

8. 伏马毒素　伏马毒素（fumonisin，FB）以污染玉米为主，有生物毒性且对热稳定，不易被蒸煮破坏，粮食加工后依然保持毒性。伏马毒素可致马大脑白质软化症，出现神经中毒症状，表现出意识障碍、失明、运动失调，甚至死亡；可致猪肺水肿和生殖功能紊乱，出现早产、流产、死胎及发情周期异常。伏马毒素对人的影响尚无定论，一般认为其与人类食管癌的发生有关。

（郁艳丽）

第四节　食品添加剂

一、食品添加剂概述

食品添加剂是为改善食品品质（色、香、味），以及为防腐、保鲜和加工工艺等的需要而加入食品中的人工合成或天然物质。食品添加剂有多种分类标准：按照来源分为天然食品添加剂和化学合成食品添加剂；按照制备方式可分为人工化学合成、生物合成、天然提取物三类。按照功能作用不同，食品添加剂可有很多类别，如我国颁布的《食品添加剂使用标准》（GB2760—2014）中，许可使用的食品添加剂有 2314 种，涉及 16 大类食品、23 个功能类别。由于不同国家对食品添加剂的功能存在不同的划分标准，国际上尚无统一的类别数量。

联合国粮食及农业组织（FAO）及世界卫生组织（WHO）下设的食品添加剂联合专家委员会（JECFA）为了加强对食品添加剂安全性的审查与管理，制定出它们的 ADI 值，联合并向各国政府建议根据安全性评价来把食品添加剂划分为如下四大类。

第一类为安全使用的添加剂（generally recognized as safe，GRAS），即一般认为是安全的添加剂，可以按正常需要使用，不需建立ADI值。

第二类为A类，是JECFA已经制定ADI值和暂定ADI值的添加剂，它又分为A1、A2两类。A1类是经过JECFA评价认为毒理学资料清楚，已经制定出ADI值的添加剂。A2类是JECFA已经制定出暂定ADI值，但毒理学资料不够完善，暂时允许用于食品的添加剂。

第三类为B类，它又分为B1、B2两类。JECFA曾经进行过安全评价，但毒理学资料不足，未建立ADI值的称为B1类；未进行安全评价的称为B2类。

第四类为C类，它分为C1、C2两类。JECFA进行过安全评价，根据毒理学资料认为应该禁止使用的食品添加剂为C1类；应该严格限制使用的食品添加剂为C2类。

食品添加剂首先应该是对人类无害的，其次才是对食品色、香、味等性质的改善和提高。因此，使用食品添加剂必须无条件地遵循相关的法律法规，还应该遵循以下一些使用要求。

1. 限量　正确使用食品添加剂首先要符合对其使用的限量要求，这是对食品添加剂安全性的保证，包括使用范围和添加剂量的规定。除源于传统食物成分或被证实无须限量要求的部分品种外，所有食品添加剂均有明确的限量标准和要求。

2. 每日容许摄入量（ADI）　ADI是指人类每日摄入某物质直至终生，而不产生可检测到的、对健康产生危害的量。以每千克体重摄入的量表示，即mg/kg BW。

3. 最大使用量　食品添加剂使用时所允许的最大添加量。

4. 最大残留量　食品添加剂或其分解产物在最终食品中的允许残留水平。

5. 使用范围要求　不同食品添加剂在不同食品中的使用应有明确要求，这也是食品添加剂使用安全性的基本内容，需要根据不同食品添加剂的功能及毒理性质确定。因此，为加强对食品添加剂的使用管理，近年来许多国家的有关标准和法规中不仅列出了食品添加剂的性质和功能，而且还重点标出不同食品添加剂所限定应用的食品范围。

（1）按照加工食品需要选择添加剂类别：不同类型的食品添加剂具有不同的功能，不同物种也会表现出不同的效果。根据食品的加工和处理需要，选择合适的添加剂物种，以避免盲目使用的情况发生，使食品添加剂更有效地发挥使用功能和添加效果。

（2）毒理学性质决定应用范围和使用量：食品添加剂的应用范围和使用效果依赖于其种类及相应的特殊性能，但同类添加剂应用到不同的食品及添加剂量不同时，应考虑其毒理学性质的差异和影响。因为食品添加剂的性能仅影响加工食品的添加效果，而物种的毒理学性质则影响加工食品的安全性。

（3）扩展使用范围需完成申报：随着食品添加剂的应用和研发进展，其种类及应用范围也会出现不断地扩展和变化。但所有更新内容应符合现有的相关标准和规定，否则必须完成必要的测试试验与相应的申报程序。

使用食品添加剂不仅要了解物种的特性与功能，而且要掌握相关的法规和使用标准。在食品添加剂使用时应符合以下基本要求：①经食品毒理学安全性评价证明，在其使用限量内长期使用对人安全无害；②不影响食品自身的感官性状和理化指标，对营养成分无破坏作用；③不应掩盖食品腐败变质；④不应掩盖食品本身或加工过程中的质量缺陷或以掺杂、掺假、伪造为目的而使用食品添加剂；⑤食品添加剂应有中华人民共和国国家卫生健康委员会颁布并批准执行的使用卫生标准和质量标准；⑥食品添加剂在应用中应有明确的检验方法；⑦不得经营和使用无卫生许可证、无产品检验合格及污染变质的食品添加剂；⑧食品添加剂在达到一定使用目的后，能够经过加工、烹调或贮存而被破坏或排除，不摄入人体则更为安全；⑨在达到预期效果的前提下尽可能降低在食品中的使用量。

二、着色剂

着色剂又称食用色素，是以食品着色为目的的一类食品添加剂，通常包括食用天然色素和食用合成色素两大类。

1. 食用天然色素　天然色素是从动物、植物、微生物或矿物中提取、分离或其他方法衍生得到的食用色素。由于这些物质大多是可食资源，因此其安全性较高。

1）β-胡萝卜素　到目前为止，还未发现因摄入过多β-胡萝卜素引起中毒的报道。但有报道称，如果β-胡萝卜素摄入过多，会聚集在皮下脂肪中，使皮肤呈现一种鲜黄色。目前，我国人均每天摄入β-胡萝卜素为3～4 mg；美国FDA和NCI（美国国立癌症研究所）推荐的β-胡萝卜素摄入量为5～6 mg/d，安全摄入量为30 mg/d。目前对β-胡萝卜素的ADI值暂不做规定。

2）焦糖色素　又称酱色，是蔗糖、饴糖、淀粉等在高温下分解、聚合而成的混合物，分不加铵盐生产和加铵盐生产两类，主要有普通焦糖色素（不加铵盐生产）、苛性亚硫酸盐焦糖色素、氨法焦糖色素和亚硫酸铵焦糖色素。普通焦糖色素安全性高，大鼠经口 LD_{50} 大于1.9 g/kg BW；加铵盐生产的焦糖色素含有致癌物4-甲基咪唑，故应严格限制使用量。FAO/WHO于1994年把焦糖色素的ADI值规定为：普通焦糖色素无须规定ADI值；苛性亚硫酸盐焦糖色素ADI值为0～160 mg/kg BW（JECFA，2000）；氨法焦糖色素ADI值为0～200 mg/kg BW（JECFA，1985）；亚硫酸铵焦糖色素ADI值为0～200 mg/kg BW（JECFA，1985）。

2. 食用合成色素

1）苋菜红　苋菜红被认为是安全性很高的一种食用色素。但苏联科学家发现长期喂食苋菜红可使大鼠患癌，引起对苋菜红毒性的长期争论。JECFA第28次会议讨论了苋菜红的大鼠长期喂养试验结果，没有发现致癌的证据，但随着剂量的增加，会出现骨盆和肾的钙沉着病。根据长期研究结果，判定大鼠的最大无作用剂量为50 mg/kg BW，并最终确定了苋菜红的ADI为0～0.5 mg/kg BW（JECFA，1984）。此外，还有报道称苋菜红具有胚胎毒性，可导致畸胎的发生。因此，苋菜红的使用应当加以控制。苋菜红的 LD_{50} 为小鼠经口大于10 g/kg BW，大鼠腹腔注射大于1 g/kg BW。

2）柠檬黄　柠檬黄具有致畸性。据统计，每万人中就有一人对柠檬黄敏感，尤其是阿司匹林过敏者发病率更高。柠檬黄ADI为0～10 mg/kg BW（JECFA，2006）。小鼠经口 LD_{50} 为12.75 g/kg BW。挪威和澳大利亚不准将柠檬黄用于食品。

3）胭脂红　胭脂红摄入体内后主要沉积在肝，其次为血清和肾，在脑组织和肌肉中几乎不能检出。经口给药后，该色素在盲肠和肝内被还原，肠内细菌的代谢能力是肝的4.5倍，最终经胆道排泄。动物试验证明胭脂红无致癌、致畸作用。2001年JECFA规定胭脂红ADI为0～5 mg/kg BW（JECFA，2000）。小鼠经口 LD_{50} 为19.3 g/kg BW，大鼠注射 LD_{50} 为8 g/kg BW。目前除美国外，绝大多数国家均许可使用。

4）诱惑红　诱惑红难以被体内吸收，主要以尿液的形式代谢，其次以粪便形式代谢，代谢产物主要为甲氧甲苯氨基磺酸。给大鼠经口投入200 mg/kg BW诱惑红，24 h内尿中甲氧甲苯氨基磺酸排出量占90%；粪便中甲氧甲苯氨基磺酸排出量占31.1%，该色素占18.1%。2016年JECFA规定诱惑红ADI为0～7 mg/kg BW。小鼠经口 LD_{50} 大于10 g/kg BW。美国、欧盟允许使用，加拿大、澳大利亚允许使用但限定使用范围。

三、增味剂

增味剂或称风味增强剂，是补充或增强食品原有风味的物质，中国历来称为鲜味剂。我国目前应用最广的增味剂是L-谷氨酸钠（味精，氨基酸类）、5′-肌苷酸二钠和5′-鸟苷酸二钠（核苷酸类）。

1. L-谷氨酸钠　L-谷氨酸钠（monosodium L-glutamate，MSG）又称味精，被机体吸收后可参与氧化脱氨、转氨、脱羧和酰胺化等氨基酸代谢。小鼠经口 LD_{50} 为17 g/kg BW，属无毒。但空腹大量食用后由于体内氨基酸暂时失去平衡，会有头晕现象发生，与蛋白质或其他氨基酸一起食用，则无此现象。JECFA（1987）对MSG的ADI值不做特殊规定。

2. 5′-鸟苷酸二钠　5′-鸟苷酸二钠（disodium 5′-guanylate，GMP）又称鸟苷5′-磷酸钠、鸟苷酸二钠，大鼠经口 LD_{50} 为10 g/kg BW。以含有0.1%～1% GMP的饲料饲养大鼠6个月后，体重、组织无异常变化。ADI无特殊规定（JECFA，1993）。欧洲经济共同体（European Economic Community，EEC）-活跃儿童互助团体（The Hyperactive Children's Support Group，HACSG）规定GMP禁用于婴幼儿食品。

3. 5′-肌苷酸二钠　5′-肌苷酸二钠（disodium 5′-inosinate，IMP）又称5′-肌苷酸钠、肌苷-5′-磷酸二钠、肌苷酸钠。大鼠经口 LD_{50} 为14.4 g/kg BW。以含有0.1%～1%的IMP饲料饲养大鼠6个月后，体重增加，但脏器组织等无异常变化。ADI无特殊规定（JECFA，1993）。EEC-HACSG规定IMP禁用于婴幼儿食品。

四、防腐剂

防腐剂是指防止食品腐败变质、延长食品保存期、抑制食品中微生物繁殖的物质。目前世界各国用于食品防腐的药剂种类一般分为酸性防腐剂、酯类防腐剂、其他化学防腐剂和生物防腐剂。我国《食品添加剂使用标准》（GB 2760—2014）公布的食品防腐剂约32种。

1. 酸性防腐剂　苯甲酸（钠）和山梨酸（钾）是我国目前最常用的食品防腐剂，而且两者往往混合使用。

1）苯甲酸及钠盐　苯甲酸钠（sodium benzoate）对多种细菌、霉菌和酵母菌有抑制作用。苯甲酸钠的毒性作用机制包括：改变细胞膜的通透性，抑制细胞膜对氨基酸的吸收，抑制脂肪酶等，最终使ATP合成受阻。

苯甲酸钠的急性毒性较弱，但其在人体胃肠道的酸性环境下可转化为毒性较强的苯甲酸。苯甲酸大鼠经口 LD_{50} 为2530 mg/kg BW，苯甲酸钠为4070 mg/kg BW。动物最大无作用剂量为500 mg/kg BW。苯甲酸无蓄积、致畸、致癌、致突变作用。小鼠摄入苯甲酸及其钠盐，会导致体重下降、腹泻、内出血、肝肾肥大、过敏、瘫痪甚至死亡。若持续10周给小鼠喂饲苯甲酸（80 mg/kg），会致32%的小鼠死亡。

苯甲酸的急性毒性如表3-4所示，其ADI为0～5 mg/kg BW（JECFA，1996）。大部分苯甲酸（99%）主要与甘氨酸结合形成马尿酸，其余部分则与葡糖醛酸结合形成葡糖苷酸而解毒，并全部进入肾，最后从尿排出。但其毒性较山梨酸强，故苯甲酸在不少国家逐步被山梨酸及其钾盐所取代。

2）山梨酸及钾盐　山梨酸及其钾盐的抗菌机制是抑制微生物的脱氢酶系统。山梨酸对于霉菌、酵母及好气性菌等有广谱抗菌能力，而对厌氧菌和乳酸菌几乎无效。对于浓度在 10^3 cfu/mL以下的腐败菌具有抑菌能力，一次污染和二次污染较严重的情况下，几乎不能发

表 3-4　苯甲酸钠盐的急性毒性作用结果（李建科，2009）　（单位：mg/kg BW）

动物	投药方式	LD_{50}
小鼠	口服	2700
小鼠	静脉注射	1714
大鼠	口服	4070
兔	口服	2000
兔	皮下注射	2000
犬	口服	2000

挥作用，故环境条件不完善或恶劣的情况下不适合使用该添加剂。

山梨酸是一种直链不饱和脂肪酸，可参与体内脂肪的正常代谢，基本无毒。动物试验表明，即使长时间、大剂量摄入山梨酸，也不会出现明显的异常。连续 2 个月每日给大鼠直接注射 40 mg/kg BW 的山梨酸，其生长和食欲等方面均无改变；当剂量增加到 80 mg/kg BW，时间再延长 3 个月后，小鼠生长滞缓。以添加 2%梨酸钾的饲料持续饲喂犬 3 个月，并未发现任何异常现象。用含有 5%山梨酸的饲料持续喂养大鼠两代（1000 天），大鼠的生长率、繁殖率和其他行为无异常改变。山梨酸及其钾盐的 LD_{50}，结果如表 3-5 所示。山梨酸及钾盐最大无作用剂量为 2500 mg/kg BW，其 ADI 定为 0～25 mg/kg BW（JECFA，2001）。

表 3-5　山梨酸及其钾盐的急性毒性作用结果（刘宁和沈明浩，2005）（单位：g/kg BW）

化合物	动物	投药方式	LD_{50}
山梨酸	大鼠	口服	10.5
山梨酸钾	大鼠	口服	4.2
山梨酸	小鼠	口服	8
山梨酸钾	小鼠	口服	4.2
山梨酸	小鼠	静脉注射	2.8
山梨酸钾	小鼠	静脉注射	1.3

3）丙酸盐　丙酸钠对霉菌有良好的抑菌效果，而对细菌抑制作用较小，对酵母菌则无作用。其中，起防腐作用的主要是未解离的丙酸，通过抑制微生物合成β-丙氨酸而起到抑菌作用。用添加 1%～3%丙酸钠的饲料喂养大鼠 4 周，再用添加 3.7%丙酸钠的饲料喂养大鼠 1 年，未发现其对大鼠的生长、繁殖、主要内脏器官有任何影响。

丙酸钙在酸性介质中形成丙酸而发挥抑菌作用。丙酸钙抑制霉菌的有效剂量较丙酸钠低，但它可降低化学膨松剂的作用，故常用丙酸钠。但同时丙酸钙又能抑制面包发酵时枯草杆菌的繁殖。用添加 1%、3%和 6%丙酸钙的饲料喂养大鼠 180 天，体重较对照组增加，血液、内脏无异变。丙酸钙大鼠经口 LD_{50} 为 3340 mg/kg BW；丙酸钠的大鼠经口 LD_{50} 为 6300 mg/kg BW，小鼠经口 LD_{50} 为 5100 mg/kg BW。JECFA 认为丙酸钙和丙酸钠的 ADI 值无需规定（JECFA，1973）。

2. 酯类防腐剂　酯类防腐剂是指对羟基苯甲酸酯类及其钠盐，包括对羟基苯甲酸甲酯钠、对羟基苯甲酸乙酯及其钠盐。对羟基苯甲酸酯类对霉菌、酵母有较强的抑制作用，对细菌特别是革兰氏阴性菌和乳酸菌的抑制作用较弱。其抑菌机制是抑制微生物的呼吸酶系和电子传递酶系的活性，以及破坏微生物的细胞膜结构。在有淀粉存在时，对羟基苯甲酸乙酯的抗菌力减弱。对羟基苯甲酸丙酯防腐性能优于对羟基苯甲酸乙酯。

对羟基苯甲酸乙酯小鼠经口 LD_{50} 为 5 g/kg BW，犬经口 LD_{50} 为 5 g/kg BW。小鼠发生对羟基苯甲酸乙酯中毒后会出现动作失调、麻痹等症状，但约 30 min 恢复正常。对羟基苯甲酸乙酯 ADI 值为 0～10 mg/kg BW（JECFA，1973）。对羟基苯甲酸丙酯的毒性与对羟基苯甲酸乙酯相似，小鼠经口 LD_{50} 为 3.7 g/kg BW，犬经口 LD_{50} 为 6 g/kg BW，大鼠最大无作用剂量值为 1.0 g/kg BW。2006 年，JECFA 撤销了对羟基苯甲酸丙酯 ADI 值。对羟基苯甲酸乙酯和丙酯的混合物按 4∶6 比例饲喂小鼠 18 个月，在初期观察到小鼠生长缓慢，其余未见异常。有人每天口服对羟基苯甲酸甲酯 2 g 约 1 个月，未发现任何异常。

3. 生物类防腐剂

1）*乳酸链球菌素*　乳酸链球菌素（nisin）对革兰氏阳性菌具有广谱抑制作用。乳酸链球菌素的杀菌作用不可逆，在人的消化道中不会改变肠道内正常菌群，也不与抗生素产生交叉耐药性，更不会与其他抗生素产生交叉抗性。乳酸链球菌素无微生物毒性或致病作用，其安全性较高，ADI 值为 0～2 mg/kg BW（JECFA，2013）。

2）*纳他霉素*　纳他霉素（natamycin）是一种真菌抑制剂，能与细胞膜上的固醇化合物反应，引发细胞膜结构改变而破裂，使细胞内容物渗漏，导致细胞死亡。但它没有抗细菌活性。此外，纳他霉素对于抑制正在繁殖的活细胞效果很好，同时对真菌孢子也有一定的抑制作用。纳他霉素对雄性大鼠经口的 LD_{50} 为 2370 mg/kg BW，小鼠经口 LD_{50} 为 1500 mg/kg BW。ADI 值为 0～0.3 mg/kg BW（JECFA，2006），可安全用于食品。

五、护色剂

护色剂又称发色剂、呈色剂，能与肉及肉制品中呈色物质作用，使之在食品加工、贮藏等过程中不致分解、破坏，呈现良好色泽。我国普通食品常用的护色剂有硝酸盐和亚硝酸盐，主要包括亚硝酸钠、亚硝酸钾、硝酸钠、硝酸钾，但因其安全性问题，绿色食品中禁止使用。

1. 亚硝酸钠　亚硝酸盐对肉毒梭状芽孢杆菌有特殊抑制作用，极大地改善了肉制品的感官和风味效果，但其也是食品添加剂中急性毒性较强的物质之一。当人体一次性摄入 0.3 g 以上亚硝酸盐后，可使正常血红蛋白（Fe^{2+}）变成高铁血红蛋白（Fe^{3+}），失去携氧功能，最终导致组织缺氧。亚硝酸钠还可与食品中及体内的胺类结合，生成具有致癌作用的亚硝胺。此外，亚硝酸盐能够透过胎盘进入胎儿体内，6 个月以内的胎儿对亚硝酸盐极其敏感，可产生较严重胎儿畸形。大鼠经口 LD_{50} 为 85 mg/kg BW（雄）和 175 mg/kg BW（雌），小鼠经口 LD_{50} 为 220 mg/kg BW。ADI 值 0～0.07 mg/kg BW（JECFA，2002）。

2. 硝酸钠和硝酸钾　硝酸盐在肉制品中发生还原反应，转变成亚硝酸盐从而具有发色作用，同时也呈现出一定的毒性。在硝酸盐中，硝酸钾的毒性较强，其所含的钾离子主要影响心脏。硝酸钠大鼠经口 LD_{50} 为 1.1～2.0 g/kg BW，小鼠经口 LD_{50} 为 3.2 g/kg BW，家兔经口 LD_{50} 为 2.68 g/kg BW。硝酸钾的大鼠经口 LD_{50} 为 3.2 g/kg BW。硝酸钠（钾）的 ADI 值为 0～3.7 mg/kg BW（JECFA，1995）。

六、甜味剂

1. 糖精钠　糖精钠的甜度为蔗糖的 300～500 倍，但其安全性一直存在争议。美国等国家规定，食品中若添加糖精钠，必须在标签上标明“糖精钠能引起动物肿瘤”的警示。虽然大多数流行病学、毒理学及代谢研究都表明糖精钠不会致癌，但也有一些糖精钠致癌的报道。美国 FDA 报道糖精钠可导致大鼠的移行性上皮细胞癌，而用含 7.5%糖精钠的饲料喂养大鼠，其子代可出现膀胱癌。糖精钠也有明显的辅助致癌作用。将糖精钠和胆固醇的颗粒

（1∶4）直接植入大鼠的膀胱中，40～52 周之后即可出现肿瘤。目前的研究资料显示糖精致癌性可能不是糖精引起的，而是与钠离子及大鼠的高蛋白尿有关。1993 年，JECFA 再次将糖精钠 ADI 值调整为 0～5 mg/kg BW。FDA 要求在食品中禁止使用糖精钠。《食品添加剂使用标准》（GB 2760—2014）规定，婴儿食品中不得使用糖精钠（表 3-6）。

表 3-6　糖精钠的急性毒性作用结果（刘宁和沈明浩，2007）　（单位：g/kg BW）

动物	投药方式	LD_{50}
小鼠	口服	17.5
小鼠	静脉注射	6.3
大鼠	口服	17.0
大鼠	静脉注射	7.1
兔	口服	5～8

2. 甜蜜素　甜蜜素又称环己基氨基磺酸钠，其甜度约为蔗糖的 30 倍。甜蜜素的急性毒性如表 3-7 所示。自 1968 年 FDA 在大鼠中发现了甜蜜素的致畸、致癌和致突变性后，世界各国相继禁止其用于食品中。但用含 1%甜蜜素的饲料喂养大鼠 2 年，无异常现象。人口服甜蜜素，无蓄积现象。现已证实甜蜜素无致癌作用。目前已有 40 多个国家承认它是安全的，其 ADI 值为 0～11 mg/kg BW（JECFA，1982）。

表 3-7　甜蜜素的急性毒性作用结果（刘宁和沈明浩，2007）　（单位：g/kg BW）

动物	投药方式	LD_{50}
小鼠	经口	10～15
小鼠	静脉注射	7
大鼠	经口	6

此外，以 2.6 g/kg BW 的剂量将甜蜜素和糖精的混合物（10∶1）经口投予 80 只大鼠，8 只大鼠的膀胱出现移行性细胞癌。尽管在食品中达不到该剂量，但甜蜜素在生物体内可转化为毒性更强的环己胺，具有一定的致癌性，甜蜜素对大鼠经口 LD_{50} 为 6 g/kg BW，而环己胺对大鼠经口 LD_{50} 仅为 157 mg/kg BW。

3. 阿斯巴甜　阿斯巴甜又称蛋白糖、甜味素，其化学名称为天冬酰苯丙氨酸甲酯，其甜度为蔗糖的 150～200 倍。阿斯巴甜几乎无毒，小鼠经口 LD_{50} 为 10 g/kg BW，但有弱蓄积性（蓄积系数>5）。1982 年，FAO 和 WHO 将其定为 GRAS 类食品添加剂。JECFA（2016）规定 ADI 值为 0～40 mg/kg BW。阿斯巴甜含有苯丙氨酸成分，因而对苯丙酮尿症患儿不利，可危及患者大脑。因此，含有阿斯巴甜的食品应带有“苯丙酮尿症患者不宜食用”的警告标志。

七、抗氧化剂

食品抗氧化剂（antioxidants）是能防止或延缓油脂及其他食品成分氧化分解、变质，提高食品稳定性的物质。丁基羟基茴香醚（BHA）、二丁基羟基甲苯（BHT）、没食子酸丙酯（PG）、抗坏血酸（维生素 C）和维生素 E 是目前应用最广泛的抗氧化剂。

1. BHA、BHT 和 PG　BHA、BHT 和 PG 是目前食品工业中最常用的合成抗氧化剂，且三者经常混合使用。PG 在体内可被水解，大部分聚成 4-*O*-甲基没食子酸或内聚葡糖醛酸，由尿液排出。一般抗氧化能力排序是：PG>BHT>BHA。BHA 的 ADI 为 0～0.5 mg/kg BW（JECFA，1988），BHT 的 ADI 值为 0～0.3 mg/kg BW（JECFA，1995），PG 的 ADI 值为 0～

1.4 mg/kg BW（JECFA，1996）。

BHA、BHT 和 PG 的急性毒性较弱。以 1.4～4.7 g/kg BW 剂量的 BHA 喂养犬 4 周，会发生轻微腹泻。BHA 也会导致慢性过敏反应和代谢紊乱。以 1% BHT 的饲料喂养大鼠 24 个月，大鼠出现食欲不振和组织病变。BHT 的急性毒性比 BHA 稍大，但无致癌性。用 0.2%～1.0% BHT 的饲料混饲大鼠 105 天，未见病理学异常。PG 的毒性比 BHA、BHT 都高。当 1%～2%或 2%～3%的 PG 被掺入饲料中饲喂大鼠时，可观察到大鼠体重减轻，原因可能为大鼠不愿食用苦味物质。当用 2%～3% PG 的饲料大剂量喂养大鼠 10～16 个月时，第 1 个月大鼠死亡率可达 40%，解剖发现 PG 的吸收损坏了大鼠的肾。然而，PG 对其他动物并未造成严重影响，也未引起严重的慢性中毒。

1967 年，美国科学家发现 BHA 可抑制由二甲基偶氮苯（奶油黄）诱导的大鼠肺癌。1976 年，美国科学家认为 BHA 可抑制由苯并［a］芘、二甲基苯并［a］蒽（DMBA）、二甲基亚硝胺（DENA）等致癌物诱导的大鼠和小鼠的胃、肝、肺和乳腺等器官恶性肿瘤的发生。但 1997 年日本科学家发现，用含 2% BHA 的饲料喂大鼠，有 34.6%的雄鼠和 29.4%的雌鼠发生胃癌。近年研究表明，BHA 可导致实验动物胃肠道上皮细胞的损伤。目前食品抗氧化剂在癌发生学中的作用仍未被确切了解，需要进行进一步的研究。美国将 BHA 和 BHT 从 GRAS 类食品添加剂的名单中删除，但 JECFA 肯定 BHT 无致癌性（表 3-8）。

表 3-8　BHA、BHT 和 PG 的急性毒性作用结果（刘宁和沈明浩，2007）　（单位：mg/kg BW）

动物	投药方式	BHA	BHT	PG
小鼠	经口	2000	1390	2500～3100
大鼠	经口	2200～5000	1970	2300～4000

2. 维生素 C　维生素 C 又称抗坏血酸，可以保护食品的色泽（不变色）及风味，食品中添加维生素 C 主要是用于营养强化。FDA 将维生素 C 列为 GRAS 类物质而未加限量。成年人每天口服 10～20 g 维生素 C 未见有毒副作用。但过量服用维生素 C 会延长有机汞在体内的停留时间并增加镉的毒性；引发精神紧张和心跳减慢，同时维生素 C 可促进铁的吸收，在人体含铁量过高的情况下，大量服用维生素 C 可作为助氧化剂给机体带来伤害。

维生素 C 在一定的生理范围内可以有效猝灭活性氧自由基，从而阻止活性氧自由基对细胞和 DNA 的伤害。目前关于维生素 C 和癌发生学的关系主要集中于增加新鲜蔬菜的摄入量可预防食管癌和胃癌的高发方面，但这种观察多是间接的，其中最确凿的证据是维生素 C 可阻断亚硝酸盐形成致癌物的亚硝基化反应。

美国国立卫生研究院（NIH）认为成年人每天的维生素 C 摄入量最适为 200～400 mg，该剂量为人体生物利用性最适剂量。当摄入量超过 500 mg 时，利用率开始下降；摄入量超过 1 g，则很容易形成草酸盐排出。JECFA（1981）对维生素 C 的 ADI 值不做特殊规定。

3. 维生素 E　维生素 E 又名 α 生育酚（α-tocopherol），能抑制油脂的酸败和脂质过氧化。大多数植物油和鱼油中均富含维生素 E，但其含量有一定差异。维生素 E 几乎是无毒的，大鼠经口 LD_{50} 为 10 g/kg BW。有报道称，成年人长时间每天摄入超量维生素 E（＞720 mg/d），可出现头痛、呕吐、疲乏、昏眩和视力模糊症状，甚至更为严重的疾病。维生素 E 有预防癌症发生的作用，且这种作用主要由其抗氧化性质决定。流行病学调查显示，服用维生素 E 有抗乳腺癌和消化道癌的作用。此外，维生素 E 还可增强人体免疫功能和预防心血管疾病。

维生素 E 的 ADI 值为 0.15～2 mg/kg BW（JECFA，1987）。中国营养学会推荐的维生素 E

摄入量为 10～12 mg/d，美国 FDA 推荐的摄入量为 10 mg/d，美国 NIH 推荐的摄入量为 25 mg/d。我国目前居民的维生素 E 摄入量仅为 4～5 mg/d，远未达到推荐摄入量，因此在食品中添加维生素 E 是十分必要的。

八、酸度调节剂

酸度调节剂又称 pH 调节剂，是增强食品中酸味和调整食品 pH，或具有缓冲作用的酸、碱、盐类物质的总称，包括酸味剂、碱性剂和盐类物质。

1. 柠檬酸　柠檬酸又称枸橼酸。柠檬酸具有较好的防腐作用，特别是抑制细菌的繁殖。大鼠经口 LD_{50} 为 6730 mg/kg BW，大鼠腹腔注射 LD_{50} 为 975 mg/kg BW。柠檬酸是人体三羧酸循环的重要中间体，在体内分解为氨基酸和二羧酸，无蓄积作用，正常的使用量可认为无害。ADI 值无限制性规定。动物试验结果表明，柠檬酸及其钾盐、钠盐对人体没有明显危害。

2. 乳酸　乳酸又称丙醇酸，按其构型及旋光性分为 L-乳酸、D-乳酸和 D，L-外消旋乳酸。由于人体只具有代谢 L-乳酸的 L-乳酸脱氢酶，因此只有 L-乳酸能被人体完全代谢，且不具有任何有毒、副作用的代谢产物，但 D-乳酸或 D，L-外消旋乳酸的过量摄入有可能引起代谢紊乱甚至导致中毒。大鼠经口 LD_{50} 为 3730 mg/kg BW；ADI 值无限制性规定。

3. 酒石酸　酒石酸又称 2,3-二羟基丁二酸。目前有一次性误食 75～90 g 酒石酸而造成死亡的病例。小鼠经口 LD_{50} 为 4360 mg/kg BW，D，L-酒石酸暂未规定 ADI 值（JECFA，1999）。

4. 磷酸　磷酸的酸味为柠檬酸的 2.3～2.5 倍。用含 0.4%、0.75%磷酸的饲料喂养大鼠，经 3 代共 90 周，均未发现动物在生长、繁殖、血液和病理学上的异常改变。美国 FDA 将磷酸定为 GRAS 物质。大鼠经口 LD_{50} 为 1.53 g/kg BW，JECFA（1982）规定磷酸盐每日最大耐受量（maximum tolerable daily intake，MTDI）为 70 mg/kg BW，而不再规定其 ADI 值。

5. 乙酸　乙酸又称醋酸、冰醋酸。因醋酸味极酸，故在食品中使用受到限制。乙酸天然存在于动植物组织中，是食品的正常成分，通过机体脂肪酸和糖类正常代谢。大量服用乙酸能使人中毒。据报道，每日服用 1 g 乙酸无不良作用，长期大量食用可导致肝硬化。浓乙酸对皮肤有刺激和灼伤作用。小鼠经口 LD_{50} 为 4960 mg/kg BW，ADI 值无须规定（JECFA，2004）。

6. 富马酸　富马酸又称延胡索酸、反丁烯二酸，酸味为柠檬酸的 1.5 倍。富马酸是三羧酸循环的中间体，可参与机体正常代谢。富马酸的异构体马来酸（顺丁烯二酸）有毒性，而富马酸几乎无毒性。给家兔以 6 mg/kg 剂量腹腔注射 17～19 周后，出现甲状腺肿大、充血、睾丸萎缩和透明质酸酶减少等症状。用添加 1.5%富马酸的饲料喂养大鼠 2 年，鼠死亡率稍有增加，睾丸萎缩，而内脏器官没有变化，无致癌作用。富马酸大鼠经口 LD_{50} 为 10.7 g/kg BW，富马酸的 ADI 值不做特殊规定（JECFA，1999）。

九、漂白剂

为使食品的发色物质进行氧化还原反应，破坏或抑制食品的发色因素，使食品褪色或色泽消失，一般需要使用漂白剂。漂白剂一般有毒性，应更为严格地控制其使用量。

1. 焦亚硫酸钾　焦亚硫酸钾在食品中常作为漂白剂、脱色剂、防腐剂或抗氧化剂使用。焦亚硫酸钾的兔经口 LD_{50} 为 600～700 mg/kg BW（以 SO_2 计）。饲料中添加量在 0.05%以下，喂养 1～2 年未发现异常；当达到 0.1%以上时，出现抑制生长的现象。其原因可能是焦亚硫酸钾导致饲料中维生素 B_1 被破坏。焦亚硫酸钾的 ADI 值为 0～0.7 mg/kg BW［以 SO_2 计（JECFA，1998）］。

2. 亚硫酸钠　亚硫酸盐的兔经口 LD_{50} 为 600～700 mg/kg BW（以 SO_2 计）。大鼠静脉

注射 LD_{50} 为 115 mg/kg BW。食品中亚硫酸盐的毒性取决于亚硫酸盐氧化生成二氧化硫的速度、量与浓度。亚硫酸盐在生物体内氧化生成硫酸盐，硫酸盐又可以生成亚硫酸，亚硫酸十分容易刺激消化道的黏膜。犬经口摄入 6～16 g 的亚硫酸盐 20 天，可见部分内脏出血，但少量的喂养均未出现异常现象。亚硫酸钠的 ADI 值为 0～0.7 mg/kg BW［以 SO_2 计（JECFA，1998）］。

3. 亚硫酸氢钠 亚硫酸氢钠是由亚硫酸氢钠和焦亚硫酸钠以不同的比例混合组成的，具有亚硫酸氢盐性质。亚硫酸氢钠的大鼠经口 LD_{50} 为 2000 mg/kg BW（以 SO_2 计）。由亚硫酸氢钠生成的二氧化硫对消化道和胃黏膜均有刺激性作用，但无其他反应与损伤。亚硫酸氢钠的 ADI 值为 0～0.7 mg/kg BW［以 SO_2 计（JECFA，1998）］。

十、消泡剂

在食品发酵工艺、豆类加工或添加高分子化合物的乳化剂时常产生大量泡沫，加入具有破泡能力的物质即消泡剂，可降低液态表面张力以消除泡沫。

1. 乳化硅油 以乳化硅油（20 mL/kg BW）灌胃小鼠观察一周，无可见急性中毒症状。用含 0.3%乳化硅油的饲料喂养大鼠 2 年，在生长、死亡、全身状态、行动、血液、器官等方面未发现异常变化，主要内脏器官也无变化（表 3-9）。Ames 试验及骨髓微核试验均无致突变作用。最大无作用剂量为 4000 mg/kg BW。

表 3-9 乳化硅油的急性毒性作用结果（周家华，2011） （单位：mg/kg BW）

动物	投药方式	LD_{50}
大鼠（雌性）	经口	10.8
大鼠（雄性）	经口	14.7
小鼠（雌性）	经口	12.4
小鼠（雄性）	经口	17.1

2. 高碳醇脂肪酸酯复合物 高碳醇脂肪酸酯复合物又称 DSA-5。化学结构为十八碳醇的硬脂酸酯、液体石蜡、硬脂酸三乙醇胺组合而成的混合物。大鼠经口 LD_{50} 大于 15 g/kg BW。用含 8% DSA-5 的饲料喂养大鼠 3 个月，未发现异常。Ames 试验、大鼠骨髓细胞染色体畸变试验和显性致突变试验均为阴性。致畸试验和胚胎毒性试验均未发现有毒性作用。

3. 聚二甲基硅氧烷 聚二甲基硅氧烷又称二甲硅油，实际应用中通常配制成 4%～5%的硅胶水溶液，或配成含有硅胶、乳化剂和防腐剂的乳化液，其消泡性能与乳化硅油相同。聚二甲基硅氧烷对人及哺乳动物均无明显的急性及慢性中毒反应，也无致突变及致癌作用，对眼睛、皮肤都没有明显的刺激或过敏反应，也不为胃肠及皮肤所吸收。聚二甲基硅氧烷的 ADI 值为 0～1.5 mg/kg BW（JECFA，2011）。

（段家玉 郭春锋）

思考题

1. 天然存在的动物源性毒物有哪些？举例说明其毒性。
2. 天然存在的植物源性毒物有哪些？举例说明其毒性。
3. 常见的真菌毒素及主要毒性作用表现有哪些（以其中两种为例）？
4. 什么是食品添加剂？食品添加剂的使用有哪些要求？

第四章 外源化学物的生物转运

第一节 生 物 转 运

相同暴露剂量的不同外源化学物到达某一或某些靶器官的数量可能相差悬殊，存留时间亦可有很大差别，其根本原因在于机体对于它们的处置过程不同。机体对化学毒物的处置可简单地分成吸收（absorption）、分布（distribution）、代谢（metabolism）、排泄（excretion）四个过程（又称 ADME 过程）。外源化学毒物通过与机体接触进入循环系统的过程称为吸收；由循环系统分散到全身组织细胞的过程称为分布；在组织细胞内经酶类催化发生化学结构与性质变化的过程称为代谢，在代谢过程中可能形成新的衍生物及分解产物即代谢产物；最后，外源化学物及其代谢产物通过排泄过程离开机体。化学毒物在体内的吸收、分布和排泄过程具有共性，都是外源化学物穿越生物膜的过程，其本身的结构和性质不发生变化，故统称为生物转运（biotransportation）。代谢则不同，是外源化学物转化为新的衍生物的过程，形成的产物结构与性质均发生了改变，故称之为生物转化（biotransformation）或代谢转化（metabolictransformation）。由于外源化学物转化为代谢产物与其排泄到体外的结果都是使原物质在体内的数量减少，故代谢过程与排泄过程又合称为消除（elimination）。ADME 各过程之间存在密切的关联，彼此相互影响，通常可以同时发生。影响 ADME 的各种因素见图 4-1。

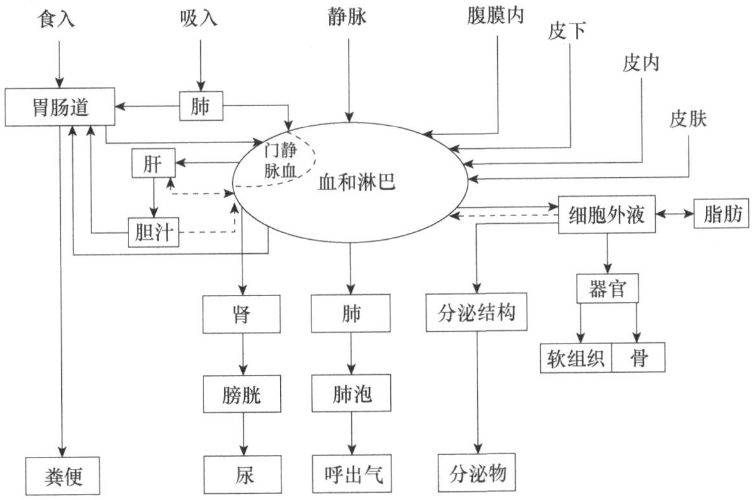

图 4-1 机体内毒物吸收、分布和排泄的路径（引自 Curtis，2005）

在吸收、分布和消除过程中，毒物到达靶组织之前需要穿越多种类型的生物膜。生物膜（biomembrane）是包围着每个细胞的细胞膜（也称质膜）和细胞器膜（如核膜、线粒体膜、内质网膜和溶酶体膜等）的总称，主要成分是脂质、蛋白质（包括酶）和多糖，还有少量的核酸、水、金属离子等。生物膜是一种流动镶嵌型的结构，既可以隔离膜两侧的环境，对两侧物质交换起到屏障作用，也可以在其上发生多种生化反应和生命活动，如物质运送、能量转换和信息传递。许多外源化学物可以作用于生物膜，通过破坏其结构或影响其功能而发挥毒性。膜毒理学即是研究外源化学物对生物膜的损害作用及作用机制的学科。

生物转运是指外源化学物主要依据物理学规律，本身不发生化学结构改变，从接触部位吸收、转运进入血液，再转运至组织与脏器，最终转运到排泄器官离开机体的过程。生物转运的主要方式有以下几种。

一、被动转运

被动转运（passive transport）是外源化学物顺浓度梯度通过生物膜的过程，包括简单扩散、滤过和水溶扩散、易化扩散三种。

1. 简单扩散（simple diffusion）　简单扩散又称脂溶扩散（lipid diffusion）。大多数化学毒物经简单扩散方式通过生物膜。化学毒物从浓度较高的一侧向浓度较低的一侧经脂质双分子层进行扩散性转运。简单扩散的条件有：①膜两侧存在浓度梯度；②化学毒物必须有脂溶性；③化学毒物必须是非电离状态。简单扩散方式不消耗能量，不需膜蛋白的协助，不受饱和限速与竞争性抑制的影响；毒物与生物膜不发生化学反应；生物膜不具有主动性，是一个简单的物理学过程。

外源化学物经简单扩散方式的扩散速率 R 遵从 Fick 定律：

$$R=K\cdot A\left(C_1-C_2\right)/d$$

式中，K 为扩散常数；A 为膜的面积；(C_1-C_2) 为外源化学物在膜两侧的浓度梯度；d 为膜的厚度。其中最主要的是浓度梯度。

被动扩散依赖于外源化学物溶解于膜的脂质，因此具有脂溶性（亲脂性）的化学毒物可以通过生物膜。外源化学物的脂溶性（亲脂性）可用脂 / 水分配系数（lipid/water partition coefficient）来表示。脂 / 水分配系数是当一种物质在脂相和水相之间的分配达到平衡时，其在脂相和水相中溶解度的比值。实际工作中，常以正辛醇、氯仿或己烷来代表脂相。一般来说，外源化学物的脂 / 水分配系数越大，越易溶解于脂肪，经简单扩散转运的速率越快。例如，外源化学物 A 和 B 的脂 / 水分配系数分别为 1 和 10，当膜外侧水相浓度为 1、膜内侧水相浓度为 0.5 时，在膜脂相外侧和内侧的浓度差外源化学物 A 为 0.5（即 $1\times1\sim0.5\times1$），而外源化学物 B 为 5（即 $1\times10\sim0.5\times10$）。因此，外源化学物 B 经膜扩散的速率为 A 的 10 倍。但脂 / 水分配系数极高的化学毒物易存留在膜内，不易通过膜，这是因为简单扩散时不仅需要通过生物膜的脂相，还要通过水相。

简单扩散受外源化学物的电离（ionization）和解离（dissociation）状态的影响很大。有很多化学毒物为弱有机酸或弱有机碱，在体液中可部分解离。解离型极性大，脂溶性小，难以扩散；而非解离型极性小，脂溶性大，容易跨膜扩散。非解离型的比例，取决于该化学毒物的解离常数 pK_a（该物质 50%解离时的 pH）和体液的 pH。可以根据 Henderson-Hasselbach 公式计算这些物质处于解离态和非解离态的比例：

有机酸：$pK_a-pH=lg$（非解离型 HA/解离型 A^-）

有机碱：$pK_a-pH=lg$（解离型 BH^+/非解离型 B）

由公式可知，弱有机酸在酸性环境中、弱有机碱在碱性环境中多处于非解离态，易于透过生物膜转运。

因此，非极性的小分子如 O_2、CO_2、N_2 可以很快透过脂双层；不带电荷的极性小分子，如水、尿素、甘油等也可以透过人工脂质双分子层，但速度较慢；分子质量略大一点的葡萄糖、蔗糖则很难透过，而膜对带电荷的物质如 H^+、Na^+、K^+、Cl^-、HCO_3^-是高度不通透的。

2. 滤过（filtration）和水溶扩散（aqueous diffusion）　生物膜上具有一些亲水性孔道或间隙，毛细血管和肾小球的膜上具有较大的孔（约 70 nm），在生物膜两侧的渗透压梯度和液体静压的作用下，大量的水可以通过这些孔道进入细胞，水还可以作为载体，携带一些其他化学物（相对分子质量在 60 000 以下）通过这种孔道，进行膜孔过滤，完成生物转运过程，但其分子直径必须小于亲水性孔道的直径。需要注意的是，滤过可使化学毒物的浓度在血浆和细胞外液之间达到平衡，但不能使化学毒物的浓度在细胞外液和细胞内液之间达到平衡。

一般情况下，大多数细胞的膜孔都较小（小于 4 nm），4 nm 的膜孔只能通过相对分子质量小于 100、不带电荷的极性分子（如水、乙醇、尿素、乳酸等水溶性小分子），以及 O_2、CO_2 等气体分子，这种方式即为水溶扩散。其相对扩散率与该物质在膜两侧的浓度差成正比。甘油难以通过水溶扩散通过生物膜，葡萄糖几乎不能通过水溶扩散通过生物膜。

3. 易化扩散（facilitated diffusion）　易化扩散又称为载体扩散，其机制可能是膜上蛋白质载体特异地与某种化学毒物结合后，其分子内部发生构型变化而形成适合该物质透过的通道从而进入细胞。易化扩散只能顺浓度梯度转运，因而不需消耗能量。一些水溶性分子（如氨基酸和金属离子）在体内的转运，由肠道进入血液、由血浆进入红细胞，以及由血液进入中枢神经系统都是通过这一转运过程。

二、主动转运

主动转运（active transport）是细胞在特殊的蛋白质介导下消耗能量，将物质从低浓度一侧转运到高浓度一侧的过程。生物膜的主动转运具有下列特点：①需有载体参加；②化学毒物可逆浓度梯度转运，因此该系统需消耗能量，应用代谢抑制剂可阻止此转运过程；③载体对转运的化学毒物有特异选择性；④转运量有一定极限，当化学毒物达一定浓度时，载体可达饱和状态；⑤由同一载体转运的两种化学毒物间可出现竞争性抑制。例如，Na^+、K^+通过钠泵逆浓度梯度转运、小肠上皮细胞从肠腔中吸收葡萄糖、肾小管上皮细胞从小管液中重吸收葡萄糖，都是利用细胞膜上钠泵分解 ATP，为其提供能量，均属于主动转运过程。

主动转运分为原发性主动转运和继发性主动转运两类。原发性主动转运即由 ATP 直接供能，逆浓度差转运的方式。钠/钾 ATP 酶（钠泵）参与的转运是最为典型的一种原发性主动转运。继发性主动转运是由 ATP 间接供能的逆浓度差转运方式，它利用钠泵活动形成的势能储备，来完成其他物质逆浓度梯度的跨膜转运。例如，小肠上皮细胞从肠腔中吸收葡萄糖、肾小管上皮细胞从小管液中重吸收葡萄糖都属于继发性主动转运。

主动转运能够保证活细胞按照生命活动的需要，主动地摄入所需要的营养物质，排出新陈代谢产生的废物和对细胞有害的物质。此外，主动转运也是维持细胞内正常的生命活动、神经冲动的传递、细胞的渗透平衡及细胞体积恒定的重要保障。

近年来，对外源化学物主动转运系统的认识有了重大进展。目前已鉴定的主动转运系统有以下 8 种：①多药耐受（mdr）蛋白或 *p*-糖蛋白家族，这是第一个被识别的转运体家族，最早是从对化疗药具有抗性的肿瘤细胞中发现的，认为该转运蛋白可将化疗药物转运出肿瘤细胞，导致肿瘤的耐药，后来证实 mdr 也可通过将化学物质转运出小肠细胞、脑上皮细胞、肝细胞、肾细胞等以保护这些细胞不受化学物质的伤害，也可保护胎体免受某些化学物质的伤害；②多耐受药物蛋白质（mrp）家族，也可将化学物质移出细胞，且Ⅱ相代谢物（葡糖醛酸和谷胱甘肽结合物）是它们的首选底物；③有机阴离子转运多肽（oatp）家族，这个转运体家族不仅转运酸，还转运碱和中性化合物，它们在肝吸收外源化学物的过程中也特别重要；④有机阴离子转运体（oat）家族，与有机阴离子转运多肽相反，在肾吸收阴离子的过程中特别重要；⑤有机阳离子转运体（oct）家族，在肝和肾吸收外源化学物的过程中都很重要；⑥核苷转运体（nlt）家族，协助胃肠道吸收核苷；⑦二价金属离子转运体（dmt），协助胃肠道吸收金属；⑧肽类转运体（pept），协助胃肠道吸收二肽和三肽。

三、膜动转运

颗粒物和大分子物质的转运常伴有膜的运动，称为膜动转运（cytosis）。

1. 胞吞（endocytosis） 细胞以细胞膜凹入的形式从环境摄取大分子物质的过程称为胞吞。当细胞摄取大分子时，利用细胞膜的流动性，首先是大分子附着在细胞膜表面，这部分细胞膜内陷形成小囊，包围着大分子。然后小囊从细胞膜上分离下来，形成囊泡，进入细胞内部，这种现象叫胞吞。胞吞使一些不能穿过细胞的物质如食物颗粒、蛋白质大分子等，都能进入细胞之中，形成液体或固体小泡（食物泡）。胞吞是需要消耗能量的。胞吞作用可分为吞噬作用、胞饮作用，以及受体介导的胞吞作用。

2. 胞吐（exocytosis） 胞吐又称局浆分泌。与胞吞相反，细胞需要外排的大分子，先在细胞内形成囊泡，囊泡移动到细胞膜处，与细胞膜结合，将大分子排出细胞，这种现象称为胞吐。细胞通过胞吐向外分泌物质，如胰腺细胞分泌酶原颗粒（蛋白质）就是一种胞吐。胞吐是需要消耗能量的。胞吐的对象是大分子颗粒性物质。

第二节 吸 收

吸收（absorption）是指外源化学物从接触部位，通常是机体的外表面或内表面（如皮肤、消化道黏膜和肺泡）透过生物膜转运至血循环的过程。毒物的吸收没有单独的特殊系统或通路，外源化学物在吸收过程中的跨膜转运与氧气、食物和其他营养素等生物学必需物质具有相同的过程。因此，外源化学物也主要通过呼吸道、消化道和皮肤吸收。在毒理学试验研究中，有时还采用特殊的染毒途径，如腹腔注射、静脉注射、肌内注射和皮下注射等。

外源化学物在从吸收部位转运到血循环的过程中已开始被消除，即在胃肠道黏膜、肝和肺的首过效应（first-pass effect）。例如，乙醇可被胃黏膜的醇脱氢酶氧化，吗啡在小肠黏膜和肝内与葡糖醛酸结合。因此，首过效应可减少经血循环到达靶器官组织的外源化学物数量或可能减轻毒性效应。外源化学物在吸收部位引起的消化道黏膜、肝和肺的损伤也与首过效应有关。

一、经胃肠道吸收

胃肠道是外源化学物的主要吸收途径之一。凡是由大气、水和土壤进入食物链的外源化学物均可经胃肠道吸收，口服或误服的药物、毒物等也经该途径吸收。胃肠道可视为一个贯穿身体的管道。尽管它在机体内，但其内容物可认为是在体外的。因此，除非有害的物质具有腐蚀性或刺激性，在胃肠道中的毒物通常在吸收前不会对机体造成损害。

多数外源化学物在胃肠道吸收的主要方式是简单扩散。部分物质可以通过吸收营养素或内源性化合物主动转运系统进入血液。少数物质经滤过、吞噬作用和胞饮作用被吸收。毒物的吸收可发生于整个胃肠道，甚至是在口腔和直肠中，但主要是在小肠，因肠绒毛可增加 200～300 m^2 的小肠吸收面积。

外源化学物经胃肠道简单扩散主要取决于外源化学物的脂溶性、pK_a 及胃肠道腔内 pH。消化道从口腔至胃、肠各段的 pH 相差很大，吸收率的物种差异可能与消化道中 pH 有关，如大鼠胃 pH 为 3.8～5.0，兔为 1.90。有机酸和有机碱在不同 pH 溶液中的解离度不同，在胃肠道不同部位的吸收有很大差别，如弱酸（苯甲酸）易被胃吸收；相反，在小肠内（pH 为 6）则苯甲酸吸收减少，而弱碱（苯胺）吸收增多。因此，有机酸在胃内（pH 为 2）主要呈非解离状态，脂溶性大，主要在胃和十二指肠内吸收；而有机碱在胃内呈解离状态，难以吸收，主要在小肠吸收。由于小肠的表面积很大（绒毛和微绒毛可使其表面积增加约 600 倍），血流又可不断地将吸收的弱酸性物质由小肠固有层移除，从而保持一定的浓度梯度，因此，弱有机酸也可在小肠吸收相当数量。

分子质量较小的水溶性外源化学物可经膜孔滤过。通过膜孔的水流可能携带小分子外源化学物通过膜。特别是高剂量水溶性差的外源化学物以较大容量的低渗溶液染毒时，可能因大量水流通过膜孔导致吸收增加。

某些外源化学物可以通过相同的特殊转运系统吸收。例如，氟尿嘧啶通过嘧啶转运系统吸收，铊、钴和锰通过铁转运系统吸收，铅通过钙转运体吸收。某些外源化学物受胃肠道中的消化酶或菌群的作用后，可形成新的化学物质而影响其吸收或改变其毒性。例如，饮用含有高浓度硝酸盐的井水，易引起婴儿高铁血红蛋白血症，原因是新生儿胃肠道的 pH 较高并存在某些细菌，可使硝酸盐还原成亚硝酸盐，使血中变性血红蛋白增高。小肠内的菌群还能还原芳香硝基成芳香胺，后者是可疑致甲状腺肿物和致癌物。此外，其他因素如胃肠道内容物的数量和性质、胃肠的蠕动和排空速度，以及药物作用等也能在一定程度上影响外源化学物的吸收。

二、经呼吸道吸收

空气中的外源化学物多以气态（气体、蒸气）和气溶胶（烟、雾、粉尘）的形式存在，呼吸道是它们吸收的主要途径，肺是主要的吸收器官。呼吸道从鼻腔到肺泡由于各部分结构不同，对外源化学物的吸收情况也不同，经呼吸道吸收，以肺泡吸收为主。由于肺泡数量众多、表面积大、肺泡气体与血液之间距离短、肺内血液灌注量大等解剖生理特点，经肺吸收的速度相当快，仅次于静脉注射。鼻腔的表面积较小，但鼻黏膜有高度通透性，因此经鼻腔吸收也受到重视。

气态物质在呼吸道吸收与作用的部位主要取决于其脂溶性和浓度。易溶于水的气体（如二氧化硫、氯气等）在上呼吸道吸收；水溶性较差的气体（如二氧化氮、光气等）则可深入肺泡，主要通过肺泡吸收。气态物质到达肺泡后，主要经简单扩散透过呼吸膜而进入血液，其吸收速度受多种因素影响，主要是肺泡和血液中物质的浓度（分压）差，即血/气分配系数（blood/gas partition coefficient）。血/气分配系数是指气态物质在呼吸膜两侧的分压达到动态平衡时，其在血液内的浓度（mg/L）与肺泡空气中的浓度（mg/L）之比。此系数越大，气体越容易被吸收入血液。例如，甲醇的血/气分配系数为 1700，乙醇为 1300，乙醚和氯仿为 15，苯为 6.85，二硫化碳为 5，乙烯为 0.14。

气态物质的吸收速率还取决于肺通气量和血流量。血/气分配系数低的气态外源化学物经肺吸收速率主要取决于经肺血流量（灌注限制性），因为肺血流量决定其被吸收后移走的速度，通常血/气分配系数低的气态外源化学物在血液和气相之间达到平衡所需时间为 8～21 min；而血/气分配系数高的气态外源化学物经肺吸收速率主要取决于呼吸的频率和深度（通气限制），在血液和气相之间达到平衡所需时间至少为 1 h。

气溶胶的吸收与气态物质相似，主要受脂溶性和吸入浓度的影响。烟和粉尘的颗粒直径大小与其到达呼吸道的部位关系密切（图 4-2、图 4-3）。鼻咽部、气管、支气管区域的不溶性颗粒物可通过擦拭、打喷嚏和纤毛运动被清除，可溶性颗粒物则可经上皮细胞吸收入血；肺泡中的颗粒物则很难清除，在第一天大约 20%被清除，24 h 后剩余部分的清除非常缓慢。

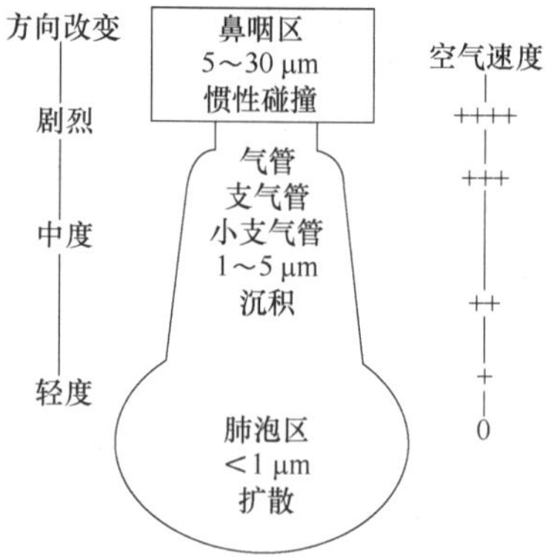

图 4-2　影响颗粒物沉积的参数
（引自张桥，2003）

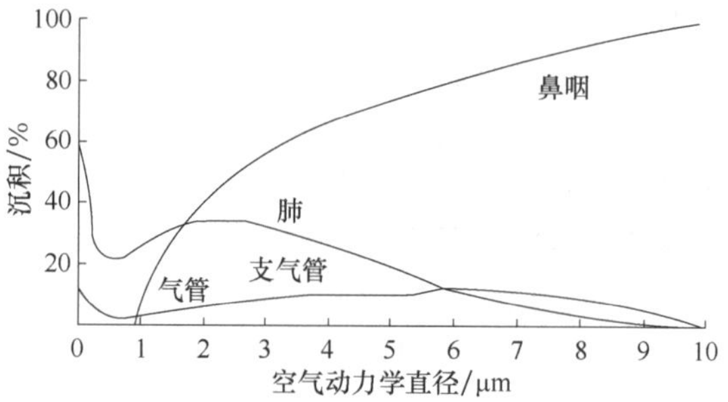

图 4-3　吸入颗粒物沉积部位与颗粒大小的关系
（引自张桥，2003）

颗粒物可引起上呼吸道炎症、肺炎（如锰尘）、肺肉芽肿（如铁尘）、肺癌（如石棉尘、镍尘）、肺尘埃沉着病（如二氧化硅尘）及过敏性肺部疾患。可溶性有毒颗粒物很快被吸收入血引起中毒，不溶性颗粒物则可引起肺尘埃沉着病。

三、经皮吸收

皮肤是将机体与环境有害因素分隔开来的主要屏障。毒物经皮吸收必须通过表皮或附属物（汗腺、皮脂腺和毛囊）。汗腺和毛囊在皮肤的分布密度不同，其总截面积仅占皮肤总面积的 0.1%～1.0%。尽管小量毒物可以较快速度通过皮肤附属物吸收，但化学物质主要还是通过表皮吸收。化学物质经皮吸收必须通过多层细胞才能进入真皮小血管和毛细淋巴管。化学物质经皮吸收的限速屏障是表皮的角质层。

一般来说，脂水分配系数高的外源化学物质易经皮吸收（但高脂溶性或高水溶性的物质经皮吸收困难），相对分子质量大于 300 的物质不易通过无损的皮肤。外源化学物的经皮吸收还受其他一些因素的影响，如表皮损伤可促进外源化学物的吸收；在皮肤潮湿时，角质层可使其结合水增加 3～5 倍，可导致通透性增加 2～3 倍；溶剂二甲基亚砜（DMSO）也可通过增加角质层的通透性等机制，增加毒物经皮吸收。

人体不同部位皮肤对毒物的通透性不同，阴囊＞腹部＞额部＞手掌＞足底。不同物种动物皮肤通透性不同，大鼠及兔的皮肤较猫的皮肤更易通透，而豚鼠、猪和猴的皮肤通透性则与人相似。化学物质经皮肤附属物吸收和穿透角质层都有高度的物种依赖性。

四、经其他途径吸收

外源化学物通常经上述三种途径吸收。但在毒理学动物试验中有时也采用腹腔、皮下、肌内和静脉注射进行染毒。静脉注射可使外源化学物直接进入血液，分布到全身。腹腔注射时，因腹腔具有丰富的血流供应和较大的表面积，使外源化学物的吸收迅速。经腹腔染毒的化合物主要通过门脉循环吸收，因此在其到达其他器官前必先经过肝。皮下或肌内注射时吸收较慢，但可直接进入体循环。

第三节　分　　布

外源化学物通过吸收进入血液和体液后，随血流和淋巴液分散到全身各组织的过程称为分布（distribution）。不同的外源化学物在体内各器官组织的分布也不一样。研究外源化学物在体内的分布规律，有利于了解外源化学物的靶器官和贮存库。

器官或组织的血流量及对外源化学物的亲和力是影响外源化学物分布的最关键因素。外源化学物的初始分布主要取决于器官或组织的血流灌注速率。人体器官组织灌注速率高的有肺、肾上腺、肾、甲状腺、肝、心、小肠、脑，灌注速率低的有皮肤、骨骼肌、结缔组织、脂肪。在初始分布阶段，灌注好的器官组织，外源化学物浓度高。但是，随着时间的延长，外源化学物的分布受到经膜扩散速率和器官组织的亲和力的影响，引起外源化学物的再分布（redistribution）。

一、毒物在体内的贮存

外源化学物以相对较高的浓度富集于某些组织器官的现象称为蓄积（accumulation）。许多外源化学物可以发生蓄积，如 CO 与血红蛋白结合、铅在骨中贮存。外源化学物的蓄积部位可能就是其靶器官，如百草枯蓄积于肺，可引起肺组织充血、水肿、发炎、坏死及广泛的纤维化；也可能是单纯的存积部位，如 DDT 在脂肪中含量最高，毒作用却发生在神经系统等组织。进入血液的外源化学物在某些器官组织蓄积而浓度较高，但对这些器官组织未显示明显的毒作用，称为贮存库（storage depot）。贮存库中的毒物与其在血浆中的游离型保持动态平衡，随着游离毒物的排除，贮存库中的毒物会逐渐释入血液循环。所以毒物在体内的贮存具有两重意义：一方面，对急性中毒具有保护作用，可减少在靶器官中化学毒物的量；另一方面，可能成为一种游离型化学毒物的来源，具有潜在的危害。

1. 与血浆蛋白结合作为贮存库　血浆中各种蛋白均有结合其他化学物质的功能，尤其是白蛋白的结合力最高。白蛋白是血浆中含量最多的蛋白质，成人可达 40 g/L 血液以上，结合能力最强。其他可与外源化学物结合的血浆蛋白有：转铁蛋白（一种 β-球蛋白）能与铁结合，铜蓝蛋白可与铜结合，α-和 β-脂蛋白可与多种脂溶性物质结合，α_1-酸性糖蛋白可与碱性物质结合。

不同的化学毒物与血浆蛋白结合的量不同，如安替比林不结合，丙烯巴比妥结合 50%，杀虫剂狄氏剂结合 99%。结合型化学毒物由于分子质量增大，不能跨膜转运，暂无生物效应，不被代谢排泄，可延缓消除过程和延长化学毒物的毒作用。因此，也有学者认为血浆蛋白是暂时贮存库。化学毒物与血浆蛋白结合可降低血游离型化学毒物浓度，从而可能增加胃肠道或肾小管与血液的浓度梯度，增加从胃肠道或肾小管向血液的扩散。化学毒物与血浆蛋白结合是可逆的，与血浆中游离型化学毒物形成动态平衡。游离型化学毒物转运到靶部位产生毒作用，游离型化学毒物浓度与毒作用强度相关。化学毒物-蛋白复合物的解离速率以毫秒计，与组织扩散时间比较可以忽略不计。在肝和肾等以主动转运作用使血浆游离型浓度迅速降低的组织，化学毒物可迅速从血浆蛋白解离。不同的化学毒物与血浆蛋白的结合是有竞争性的，结合力更强的化学毒物可取代已被结合的化学毒物，使之成为游离态而显示毒性。例如，DDE（DDT 的代谢产物）能竞争性置换已与白蛋白结合的胆红素，使其在血中游离出现黄疸。

2. 肝和肾作为贮存库　肝和肾具有与许多化学毒物结合的能力。这些组织的细胞中含有一些特殊的结合蛋白。例如，肝细胞中有一种配体蛋白（ligandin）能和许多有机酸结合，而且还能与一些有机阴离子、偶氮染料致癌物和皮质类固醇结合，使这些物质进入肝。肝、肾组织中含有金属硫蛋白（metallothionein），能与镉、汞、锌及铅结合。肝、肾既是一些外来化学毒物贮存的场所，又是体内有毒物质转化和排泄的重要器官。

3. 脂肪组织作为贮存库　环境中的许多有机毒物具有高脂溶性，易于分布和蓄积在脂肪组织中，如有机氯农药（氯丹、DDT、六六六）和 TCDD 等。它们对脂肪组织无生物学活性，且可降低靶器官中的毒物浓度，对于机体具有一定的保护作用。肥胖者比消瘦者的身体有更高脂肪含量，因此，这类化学毒物对肥胖者的毒性要比消瘦者低。

4. 骨骼组织作为贮存库　由于骨骼组织中某些成分与某些化学毒物有特殊亲和力，因此这些物质在骨骼中的浓度很高。例如，氟离子可替代羟基磷灰石晶格基质中的—OH，使骨氟含量增加，而铅和锶则可替代骨质中的钙而贮存在骨中。化学毒物在骨中的沉积和贮存是否有损害作用，取决于化学毒物的性质，如铅对骨并无毒性，但骨氟增加可引起氟骨症，放射性锶可导致骨肉瘤及其他肿瘤，故骨骼也是氟和锶的靶组织。外源化学物与骨组织的结合也是可逆的，可以通过晶体表面的离子交换和破骨活动从骨中释放入血，使血浆浓度增加。

二、机体的屏障作用

有些器官或组织的生物膜具有特殊的形态学结构和生理学功能，可以阻止或延缓某些外源化学物进入，称为屏障。屏障是阻止或减少化学毒物由血液进入某种组织器官的一种生理保护机制。主要的屏障有肠道黏膜屏障、血-脑屏障和胎盘屏障等，但是这些屏障都不能有效地阻止亲脂性物质的转运。

1. 肠道黏膜屏障　肠道黏膜屏障是指肠道能够防止肠内的有害物质，如细菌和毒素穿过肠黏膜进入人体内其他组织、器官和血液循环的结构与功能的总和，主要由 4 部分构成：机械屏障、化学屏障、免疫屏障和生物屏障，其中以机械屏障最为重要。

2. 血-脑屏障　血-脑屏障（blood-brain barrier，BBR）的解剖学和生理学基础是：①中枢神经系统（central nervous system，CNS）的毛细血管内皮细胞间相互连接很紧密，几乎无空隙。②毛细血管周围被星形胶质细胞突起包围，因此，化学毒物必须穿过上述屏障才能进入大脑，而且其通透速率主要取决于化学毒物的脂溶性和解离度。③在 CNS 间液中蛋白质浓度很低，因此在不溶性化学毒物从血液进入脑的过程中，蛋白质结合机制不能发挥作用。但是也有例外，一些脂溶性化学毒物如 TCDD 也不易进入脑，其机制尚不清楚，可能由于它和血浆蛋白或脂蛋白的紧密结合，限制了 TCDD 进入大脑。④脑毛细血管内皮细胞具有多药耐受（mdr）蛋白，可将某些物质转运回血液。

新生动物的血-脑屏障发育不完全，这也是吗啡、铅等化学物质对新生儿的毒性较成人大的原因之一。

3. 胎盘屏障　胎盘由在母体与胎儿血液循环之间的多层细胞构成。胎盘屏障的细胞层数随动物物种不同和不同妊娠阶段而异。最多有 6 层细胞，如猪、马、驴，称为上皮绒膜胎盘；羊、牛次之，有 5 层细胞，称为联合绒毛胎盘；猫、犬有 4 层细胞，称为内皮绒毛胎盘；人有 3 层细胞，称为血绒膜胎盘；大鼠仅有一层，称为血内皮胎盘。一般认为，胎盘细胞的层数越少，通透性越强，但事实表明，胎盘屏障的作用较为有限。多种化学毒物可经胎盘转运至胎儿体内。例如，一些致畸物可经过胎盘引起胚胎畸形，有些致癌物也具有经胎盘致癌作用。

4. 其他屏障 血-眼屏障、血-睾丸屏障等可以保护这些器官减少或免受外来化学毒物的损害。在性腺，由于有多层细胞将生殖细胞与毛细血管分隔开，可阻止水溶性毒物进入生殖细胞，如卵母细胞被粒层细胞包绕，精原细胞由支持细胞和血-睾丸屏障的其他成分所包绕。

此外，某些细胞具有特殊的膜转运机制，主动摄取毒物，使这些细胞成为靶细胞或使细胞避免毒物的损害。

第四节 排 泄

排泄（excretion）是化学毒物及其代谢产物向机体外转运的过程，是生物转运的最后一个环节。毒物及其代谢产物从机体排出的主要途径是经肾随尿排出，以及经肝、胆通过肠道随粪排出；其次，可随各种分泌液，如汗液、乳汁和唾液排出；挥发性物质还可经呼吸道排出。

一、经肾排泄

肾排泄外源化学物的效率极高，也是最重要的排泄器官，主要排泄机制有肾小球滤过、肾小管重吸收和肾小管主动分泌。

1. 肾小球滤过 肾小球滤过是指血液流经肾小球时，血浆中的水分子、小分子溶质（包括相对分子质量较小的血浆蛋白），从肾小球的毛细血管中转移到肾小囊的囊腔而形成原尿的过程。肾血液供应丰富，约为心搏出量的 25%，其中有约 80%通过肾小球滤过。肾小球的毛细管有较大的膜孔（70 nm），并有滤过压，除与大分子蛋白结合的化学毒物外，相对分子质量小于白蛋白（60 000）的外源化学物分子几乎都能通过肾小球滤过而到达肾小管。正常成人 24 h 生成的原尿量可达 180 L。约有 20%的游离型化学毒物由血浆携带进入肾小球滤液。

滤入肾小管腔的毒物有两条去路：随尿液排出体外或经肾小管重吸收。脂/水分配系数高的毒物可以简单扩散的方式进入肾小管上皮细胞并重新吸收入血，而水溶性高的毒物则随尿液排泄。弱酸性物质在 pH 较高、弱碱性物质在 pH 较低的尿液中多数处于解离状态，可被大量排出体外。在生理条件下，尿液的 pH 为 6 左右，一般要低于血浆，有利于弱酸性物质的排泄。以氯化铵处理可降低尿 pH，碳酸氢钠处理可升高尿 pH。血浆因缓冲能力强，pH 几乎无改变。但改变毒物在肾小管内液和血浆的 pH 分配，可以增加或降低消除速率。尿呈酸性时有利于碱性毒物的解离和排出，呈碱性时则酸性化学毒物较易排出。

2. 肾小管重吸收 重吸收是指肾小管上皮细胞将小管液中的水分和某些溶质，部分或全部地转运到血液的过程。原尿中 99%的水，全部葡萄糖、氨基酸，部分电解质被重吸收，尿素部分被重吸收，肌酐完全不被重吸收。

重吸收有主动重吸收和被动重吸收两种。主动重吸收是指肾小管上皮细胞逆电化学差，将小管内溶质主动转运到小管外组织间液的过程，需消耗能量，葡萄糖、氨基酸、钠离子、钾离子等都属主动重吸收；被动重吸收是指小管液中的水和溶质凭借电化学梯度差通过肾小管上皮细胞进入细胞外液的过程。近曲小管是大部分物质的主要重吸收部位，滤过液中约 67%

的 Na^+、Cl^-、K^+和水被重吸收，还有 85%的 HCO_3^-，以及全部的葡萄糖、氨基酸都在此被重吸收。能被重吸收的物质也有一个重吸收的界限，称为转运极限。有人认为转运极限与该物质转运的膜载体有关，当膜载体完全饱和后，则该物质就不再被转运而从尿中排出。当尿中开始出现某物质时，血浆中该物质的浓度称为该物质的肾阈值。葡萄糖的肾阈值为 16～18 g/mL。其他物质也有各自的肾阈值。

肾小管重吸收具有选择性，既能保留对机体有用的物质，又可有效地清除对机体有害的和过剩的物质，从而维持机体内环境的稳态。

3. 肾小管主动分泌 肾具有不同的转运体家族。有机阴离子转运蛋白家族定位于近曲小管的底侧膜上，可吸收有机酸如 *p*-氨基马尿酸；有机阳离子转运蛋白家族则在吸收某些阳离子时发挥作用。通过这些转运系统进入肾小管细胞的毒物可被多药耐受蛋白或多耐受药物蛋白排入管腔。而有机阳离子转运蛋白和肽类转运蛋白可将肾小管腔内的毒物重新吸收。

经肾小球滤过的小分子血浆蛋白可被近曲小管重吸收。如果毒物与这些血浆蛋白结合，就可造成近曲小管细胞的损伤。例如，镉与金属硫蛋白结合后被肾小管重吸收而引起肾损伤；三甲基戊烷与 α_{2u}-球蛋白结合后被雄性大鼠近曲小管吸收可导致肾病和肾肿瘤。

二、经肠道排泄

经肠道排泄是外源化学物排出体外的另一条主要途径，其过程比较复杂，目前还未像肾排泄一样研究得很清楚。

1. 未吸收的食物 食物中不能被吸收的成分、未被吸收的营养素和（或）药物及外源化学物，存在于肠道中，伴随着肠道的蠕动，经粪便排泄出体外。

2. 经胆汁排泄 这是经粪便排泄外源化学物的主要来源。有毒物质经胃肠道吸收后，首先进入肝进行生物转化，其代谢产物及某些毒物原形可以直接排入胆汁，最终随粪便排出体外。机体经胆汁排泄化学物，不表示该化学物在胆汁中高度富集。例如，汞并不在胆汁中富集，但胆汁是缓慢清除汞的主要途径。

化学毒物及其代谢物由胆汁进入肠道。一部分可随粪便排出，另一部分由于肠液或细菌的酶催化，增加其脂溶性而被肠道重吸收，重新返回肝，形成肠肝循环（enterohepatic circulation），这就使化学毒物从肠道排泄的速率显著减慢，生物半衰期延长，毒作用持续时间延长。

3. 肠内排泄 外源化学物可经被动扩散从血液直接转运到小肠腔内，也可在小肠黏膜经生物转化后排入肠腔，小肠细胞的快速脱落则是毒物进入肠腔的另一种方式。肠道排泄的过程相对缓慢，只有那些生物转化速率低和（或）肾、胆汁清除量少的物质才主要以此种方式排泄。此外，大肠还存在有机酸和有机碱的主动排泌系统。

4. 肠道菌群 肠道菌群是粪便的主要成分之一，有 30%～42%的粪便干重源自细菌。肠道菌群可以摄取外源化学物并对其进行生物转化，粪便中的许多化学物质是细菌的代谢产物。

三、经肺（呼气）排泄

以气态存在的物质及挥发性液体，主要经肺排泄，排出方式为简单扩散，排出速度与吸收速度成反比。例如，在血液中溶解度低的乙烯被快速排泄，而溶解度高的氟烃类麻醉剂则排泄速度缓慢。在血液中，溶解度低的气态物质，其排出速度受灌注限制，溶解度高的则受通气限制。

四、其他排泄途径

1. 脑脊液 脑脊液是毒物从特殊器官经特殊途径排出体外的代表。所有的化合物都可以随脑脊液的大量流动通过蛛网膜绒毛而离开中枢神经系统，脂溶性毒物也可通过血-脑屏障排出。主动转运也是脑脊液排出毒物的方式，如有机离子转运系统。

2. 乳汁 乳汁对于一些外源化学物的排泄具有重要的毒理学意义，因为毒物可经母乳进入婴儿体内，也可通过乳制品转移给人。有毒物质可通过简单扩散排出到乳汁中，脂溶性毒物，如DDT、PCB、多溴联苯和TCDD等可随脂肪从血液进入乳腺中，并通过乳汁排泄。化学性质与钙类似的金属（如铅），以及能与钙形成配位体的螯合剂也可从乳汁排出相当数量。

3. 汗液和唾液 非解离态、脂溶性毒物可经简单扩散排入汗液和唾液。随汗液排泄的毒物可能引起皮炎，随唾液排泄的毒物可被咽下并经胃肠道吸收。

4. 毛发和指甲 砷、汞、铅、锰等可富集于毛发和指甲中，伴随着毛发和指甲的脱落，毒物排出。毛发和指甲中重金属等物质的含量可以作为生物监测指标。

（韩晓英）

第五节 毒物动力学

毒物动力学（toxico-kinetics）涉及建立数学模型并用速率论的理论来揭示化学毒物的数量在生物转运和生物转化过程中的动态变化规律。所以，毒物动力学是从速率理论的观点出发，用数学模型分析和研究化学毒物在体内吸收、分布、代谢和排泄的动力学规律与过程。时-量关系是毒物动力学研究的核心问题。

一、经典毒物动力学模型

通常想通过获得生物组织来测定一种化学毒物的浓度并明确该浓度与毒作用之间的关系是较为困难的。相比较而言，采血是损伤最小且最简单的方法，易于操作和实施。如果化学毒物的血浆浓度与组织中的浓度保持动态平衡，血浆浓度的变化就可以反映组织中浓度的变化。因此，对时间-体存量关系的研究就转变为对时间-血浆浓度关系的研究，以血浆毒物浓度为纵坐标、以时间为横坐标绘制曲线，即时-量曲线，通过曲线建立简单的动力学模型就可以描述机体内化学毒物的变化情况。毒物动力学使用了两个基本概念：速率类型（type of rate）和房室模型（compartment model）。

（一）基本概念

1. 速率类型 按照化学物在体内运行速率的不同，可将速率类型分为一级速率过程和零级速率过程。

1）一级速率过程（first order rate process） 是指化学物在体内某一瞬间的变化速率与其瞬间含量的一次方呈正比。多数化学物的体内过程符合一级速率。其特点为：化学物的生物半衰期恒定；单位时间内从机体消除的化学物的量与其体存量呈正比；其半对数时-量曲线为一条直线。

2）零级速率过程（zero order rate process）　是指化学物在体内某一瞬间的变化速率与其瞬间含量的零次方呈正比。此时，化学物的转运速度恒等于机体对它们的最大转运能力。部分需要载体转运或限速酶代谢的毒物的体内过程符合零级速率。其特点为：化学物生物半衰期不恒定；单位时间内消除毒物的量恒定，相当于机体的最大消除能力，与体存量无关；其半对数时-量曲线为一条曲线。

2. 房室模型　房室模型是指在动力学上相互之间难以区分的，转运和转化性质近似的组织、器官和体液。凡是转运、转化速率相似者，均可视为同一房室，这样便可将整个机体视为一个彼此相连的房室系统。根据这个概念，如果外源化学物入血后能迅速、均匀地分布到全身并呈现出一致的消除过程，可视为一房室模型（one-compartment model）。如果外源化学物入血后在体内不同部位的转运和转化速率不同，在到达平衡前需要有一个分布过程，可视为多房室模型（multi-compartment model）。多房室模型由一个中央室和若干个周边室相互连接组成。中央室通常由血液及血液供应丰富、血流通畅的组织器官组成，如心、肝、肾、脑组织等。周边室通常是指血液供应较少、血流缓慢的组织器官，如静止状态的肌肉、脂肪组织、皮肤等。

房室模型又分为开放式和封闭式两种。如果外源化学物以各种途径不可逆地从机体排泄或经历代谢过程，称开放式模型；如果化学物进入机体后，仅在各房室间转运而不再从机体排泄或代谢转化，称封闭式模型。绝大多数化学物符合开放式模型。

（二）房室模型和时-量曲线

血浆化学物随时间变化的动态过程，可用时-量关系表示。在染毒后不同时间采集血样，测定血中化学物浓度，以血中化学物浓度为纵坐标、时间为横坐标作图，即为化学物浓度时间曲线，简称时-量曲线。化学物在体内的吸收、分布、代谢及排泄过程是同时进行的，时-量曲线实际上是吸收、分布速率和消除速率的代数值。

1. 一房室模型时-量曲线　理论上，符合一房室模型的化学物瞬间即可均匀分布到全身，在血液和组织中达到平衡。

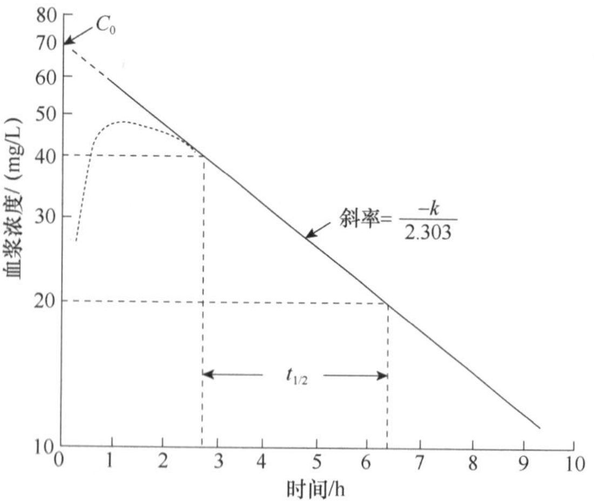

图 4-4　一次静脉注射染毒一房室模型时-量曲线（引自张爱华和孙志伟，2008）

实线表示静脉注射染毒的时-量曲线；虚线表示静脉外染毒时吸收过程对时-量曲线的影响。$t_{1/2}$ 为生物半衰期；k 为扩散常数

需要说明的是，同一种化学物经不同途径染毒时，所得时-量曲线并不相同。经静脉染毒时，化学物的血浆浓度以时间为零（C_0）时最高，随后不断下降；而经静脉外染毒时，化学物血浆浓度的峰值与静脉染毒相比，不仅时间滞后，而且数值也较小。这反映了吸收过程对时-量曲线形式的影响（图 4-4）。

由于经静脉染毒没有吸收过程的影响，使问题的分析简化，有利于获得准确性和重现性较好的基本参数，因此该曲线在毒代动力学研究中最为常用。

2. 二房室模型时-量曲线　二房室模型由一个中央室和一个周边室组成。化学物在体内组织器官中的分布速率不同。外源化学物进入机体后，先进入中央室，再向周边室分布，同时，中央室的化学物不断向体外排出。化学物在中央室和周边室之间的分布是可逆的，需经过一定的时间后才能达到动态平衡。

经静脉途径进入机体且体内符合一级速率的化学物，其时-量曲线在半对数坐标上表现为二项指数衰减曲线。前段曲线下降迅速，主要反映了化学物从中央室向周边室的分布过程（同时还有消除过程），称为分布相；后段曲线下降趋缓，反映了化学物的消除过程，称为消除相（图 4-5）。

当化学物由非静脉途径进入机体时，其分布相曲线可能会部分或全部被呈上升势态的吸收曲线所掩盖，此时的时-量曲线与一房室模型的曲线类似，容易误认，需要注意。

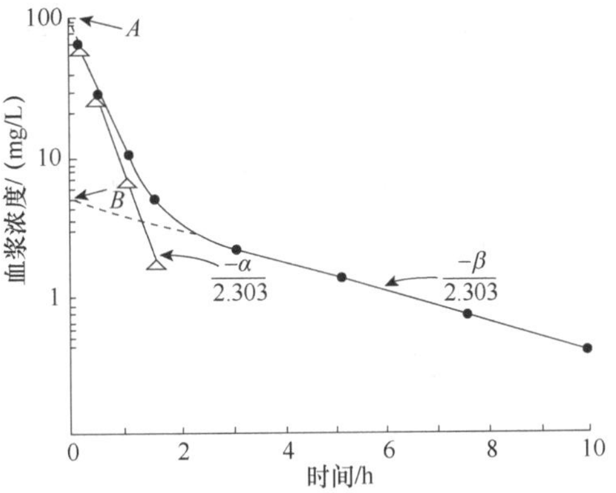

图 4-5 一次静脉注射染毒二房室模型时-量曲线（引自张爱华和孙志伟，2008）

α 为分布相扩散常数；β 为消除相扩散常数

（三）基本参数

1. 生物半衰期（half life，$t_{1/2}$） 是指化学物在体内消除一半所需要的时间，$t_{1/2}$ 的单位为 min、h 或 d。它是表示化学物消除速度的参数，$t_{1/2}$ 短说明化学物消除迅速，不易蓄积中毒。

2. 曲线下面积（area under curve，AUC） 是指时-量曲线下覆盖的总面积，单位为（mg · h）/L。AUC 表示经某一途径给予化学物后一定时间内吸收入血的化学物的相对量。外源化学物的 AUC 越大，表示从机体消除的速度越慢。

3. 表观分布容积（apparent volume of distribution，V_d） 是指在体内达到动态平衡时，根据体内化学物的量（D）与血液中化学物的浓度（C）的比值，表示化学物以血液化学物浓度计算应占有的体液容积，单位用 L 或 L/kg 表示。由于它并不代表真正的容积，故称为表观分布容积，用于推测化学物在体内分布范围的宽窄。

4. 消除速率常数（elimination constant，K_e） 表示单位时间内化学物从体内消除的量占体存总量的比例。K_e 的单位为 h^{-1}，K_e 值是表示化学物从机体内消除速率快慢的一个很重要的参数。K_e 值越大，说明消除速率越快。例如，某化学物 K_e 为 0.25 h^{-1}，表示每小时可消除体内化学物量的 25%。

5. 清除率（clearance，CL） 是指单位时间内机体所有清除途径能够清除的化学物所占的血浆容积值。CL 的单位是 L/（kg · h）。清除率同样也是反映机体对化学物的清除效率。

6. 生物利用度（bioavailability，BA） 又称生物有效度，是指化学物被机体吸收利用的程度。利用此参数可以比较外源化学物以不同途径进入机体时的吸收程度。

（四）非线性毒物动力学

非线性毒物动力学房室模型（non-linear toxicokinetics）是指外源化学物在体内的数量过多，超过了机体的生物转运、转化及蛋白质结合能力，其消除由一级速率过程转变为零级速率过程的现象。出现非线性毒物动力学的原因可能有：①外源化学物剂量较大；②在吸收、分布、代谢和排泄过程中，有酶、载体及转运系统参与。

当下列情形出现时，提示存在非线性毒物动力学：①体内外源化学物浓度不呈指数关系，即消除动力学不呈一级动力学特征；②化学物的 $t_{1/2}$ 随剂量增加而增加；③AUC 与染毒剂量不呈正比关系；④排泄物在质量和数量上随剂量改变而改变；⑤当不同化学物由相同的酶进行主动转运或生物转化时可出现对排泄的竞争性抑制；⑥在明显的饱和效应出现后，剂量-反应曲线不随剂量增加显示呈比例的变化。

非线性动力学过程在毒理学中具有重要意义，符合此种速率过程的外源化学物从体内消除的速率较慢，在靶器官以较高浓度停留的时间较长，从而可使毒效应增强。

二、生理毒物动力学模型

前述的动力学房室模型中，并没有把房室及参数研究所涉及部位的解剖结构及生理功能等紧密联系起来，而生理毒物动力学（physiologically based pharmacokinetic，PBPK）模型则充分利用动物的生理学、解剖学、生化学及化学物本身的理化性质等方面的资料数据，模拟机体循环系统的血液流向，将器官或组织相互连接。每一个房室即代表一种特殊的器官或组织，根据化合物分布平衡速率和转运、转化特点，将机体分为不同房室的生理模型血流图。PBPK 能更精确地预测任何器官或组织中靶化学物及其代谢物浓度的经时过程，同时也能精确反映机体功能的生理或病理改变所引起的化学物配置动力学的变化，更重要的是，当人体试验难以进行或受到限制时，可以利用不同动物的生理解剖参数来预测药物对人体的作用。

在生理模型中，组织房室的数目随研究药物的不同而不同。一般来说，该模型不考虑那些没有药物渗入的组织或器官，如脑、骨或其他一些中枢神经系统。每个房室又可继续分为三个混匀的相，又称亚房室，即血管、组织间隙和细胞空间。给药后，房室对药物的摄取是通过血管亚房室流入血液，当药物通过毛细管壁时扩散进入细胞间隙，然后药物通过细胞膜进入细胞。

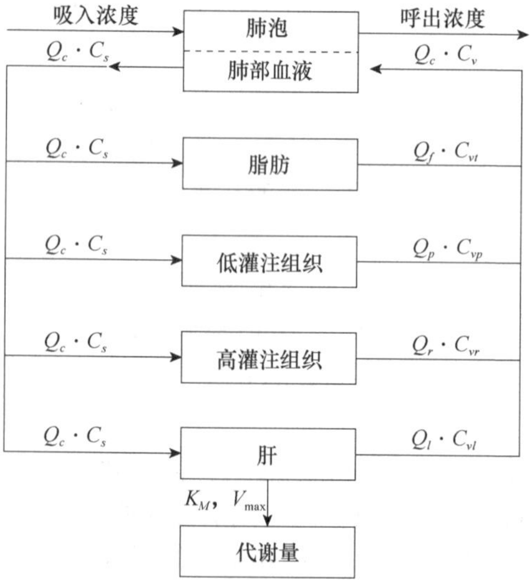

图 4-6　药物灌注的药物动力学生理模型

（引自祝寿芬和裴秋玲，2003）

K_M 为肝消除速率常数；V_{max} 为最大代谢速率；Q_c 为心输出量；Q_f 为脂肪血流速率；Q_l 为肝血流速率；Q_p 为低灌流组织血流速率；Q_r 为高灌流组织血流速率；C_v 为混合静脉血的化学物浓度；C_s 为动脉血化学物浓度；C_{vf} 为离开脂肪的静脉血化学物浓度；C_{vp} 为离开低灌流组织的静脉血化学物浓度；C_{vr} 为离开高灌流组织的静脉血化学物浓度；C_{vl} 为离开肝的静脉血化学物浓度

模型的建立分为 4 个相互关联的步骤：模型表征、参数获得、模型拟合及模型验证。

（一）模型表征

根据研究目的和化合物的分布平衡速率、转运转化特点，将代谢相关的各器官、组织、血液循环途径，以及化合物的染毒、吸收、处置途径以生理模型血流图表示出来。生理模型血流图中人体的肝、心、肾、肌肉、皮肤、脂肪、骨髓等器官组织通过动脉静脉相连，每一个器官为一个房室。如研究挥发性化合物的代谢时，表征如图 4-6 所示。表征完成以后，将各室浓度变化遵守物质平衡原理应用数学公式表达出来。

（二）参数获得

1. 生理学参数　生理学参数，如肺活量、心排出量、血流速率和组织容积等的获知，一方面通过试验来测出，另一方面也可以通过文献资料来获得。表 4-1 列出了小鼠、大鼠、人的生理学参数，供参考。

表 4-1　小鼠、大鼠和人的生理学参数比较

生理学参数	小鼠	大鼠	人
体重/kg	0.025	0.250	70.00
组织体重（体重分数）			
肝	0.055	0.040	0.026
脂肪	0.100	0.070	0.190
器官	0.050	0.050	0.050
肌肉	0.700	0.750	0.620
心输出量（Q_c）	0.017	0.083	6.200
血液灌流量（Q_c分数）			
肝	0.250	0.250	0.260
脂肪	0.090	0.090	0.050
器官	0.510	0.510	0.440
肌肉	0.150	0.150	0.250
分钟量/（L/min）	0.037	0.174	7.050
肺泡通气量/（L/min）	0.025	0.117	5.000

2. 分配系数　生理模型最为常用的理化参数为分配系数（partition coefficient，P），当化合物在两种介质中分配达到平衡时，化合物在两介质中浓度的比值即是分配系数。P 值应通过体外或体内试验测定。体外试验可采用小瓶平衡、平衡透析、超滤等方法。体内试验测定分配系数，采用单剂量静注或者恒速静输等方法。

一般来讲，无论是消除房室还是非消除房室的分配系数，均应通过稳态时测出的分布比来计算。仅当化学物的生物半衰期较长时，通过单剂量静注后某一时间测出的分布比才接近于非消除组织中的 P 值。对于非消除组织或房室来说，稳态时测得的组织-血液分布比等于 P 值。

消除房室中，稳态时测得的组织-血液分布比常常低于真实 P 值。只有当有效的固有清除率远小于器官的血流速率时，稳态时的分布比才接近于 P 值。当固有清除率与器官的血流速率相比相对较高时，用稳态时的分布比估计 P 值就会产生较大的误差。组织中的残留血液可能会给分配系数的测定带来误差。

3. 生化参数　通过体内或体外试验分析染毒后的时程曲线，取得化合物吸收速率、生物转化、大分子结合与分泌等相关常数。

利用血药浓度-时间关系曲线，可以计算一定染毒时间内毒物透过皮肤进入体内的总量，利用生理模型动力学可以得出除透皮速率常数（K_p）以外的所有参数，而将试验数据与生理模型进行拟合获得 K_p。化合物透皮吸收速率也可以利用离体皮肤通过体外试验获取。消化道对挥发性有机物化合物的吸收可以通过口服，测定呼出气体中原形化合物的浓度，利用生理模型动力学对消化道吸收速率进行测定。

代谢速率可以通过体内试验、细胞组分、微粒体、分离细胞、组织切片、灌流器官等途径获得。直接测定血液、组织或尿中代谢物水平，可以得到化合物的代谢速率常数。但该法只限于个别只进行一级代谢而不生成其他代谢物的化合物，如测定二溴甲烷代谢生成溴离子来确定代谢速率常数。利用静脉给药或其他染毒途径得到的母体化合物浓度-时间关系试验资料，可以用生理模型分析拟合，得到代谢速率常数（K_m、V_m等）。

虽然人们对于体外试验得到的代谢参数与体内试验结果的相关性还不甚了解，但是已经有将体外数据成功运用于生理模型而准确描述挥发性和非挥发性有机化合物的例子。体外试验获得的K_m可直接应用，但是，体外获得的V_m数据则需要换算方可应用。近年来研究表明，利用肝匀浆研究化合物代谢为体内试验提供了很好的参考，该方法应更为广泛地应用于代谢动力学研究，并利用准确可靠的体内试验数据进行验证。化合物与血红蛋白、组织蛋白之间的结合也可通过体内试验进行测定，并且也已经被应用于生理模型动力学研究，与受体、DNA结合的有关数据用于生理模型动力学也有报道。

（三）模型拟合

在特定条件下，用定积分对描述药物分布的含有各种模型参数的各微分方程求解，预测各组织、器官中的药物水平。当真正试验体系不存在、由于试验条件限制而不能进行具体实验、预测化合物的长时间效应及没有实际可行的分析方法时，则进行模型拟合。实施计算机拟合时，各种数学公式需要用流程图和计算机语言进行描述，以便顺利完成。生理模型的计算很复杂，需用计算机运算求得各参数，现在已有计算机程序，在此不再详述。

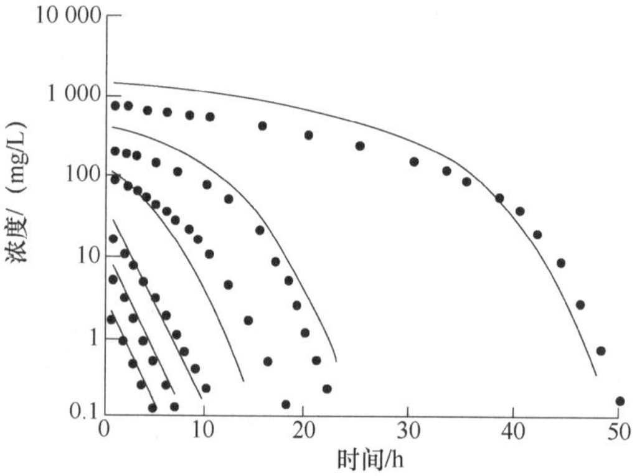

图 4-7　静脉给药二氧杂环己烷实测血药浓度（散点）与生理模型拟合结果（实线）比较

（四）模型验证

由于生理模型是真实生物系统的一种简单化表征，只是有重点地考虑到一些关键性影响因素，所以，在特定条件下，还需对模型体系各种表征的准确性、合理性、全面性进行评价，就是所说的模型验证。广为人们采用的验证方法就是将拟合结果与试验数据进行比较，两者之间差别越小，模型就越准确，越能反映整体的真实情况（图 4-7）。

试验数据与拟合结果进行统计学分析比较，因为拟合结果及过程并非定值且呈自相关，所以传统的假设检验方法（t 检验，χ^2 检验）不能直接采用。另外，由于模型本身就是实际生物系统的近似，系统与模型相同的无效假设检验显然是错误的。然而，至少有两种统计学方法以检验数学模型的合理性。一种是F检验，另一种是差值分析。用方差除以理论误差的均方得F值，将其与相应自由度水平一定可信度下的F界值比较，若大于F界值，则认为模型不太合理。差值分析是对试验值及预期值之间的差异进行分析研究，若模型合理，差值应当是随机的，利用差值的时间关系及关于各变量的差值作图，可以发现模型的缺陷，但这样可掩盖模型的优化。

模型验证过程中，模型含有众多参数，检验模型各种参数的不确定性灵敏性及变异度非常重要。不确定性是对某些参数实际数值的认识不足，影响剂量的预测。变异度是某种动物不同个体之间某一特定参数的变异范围。灵敏度是某一特定参数的变化对模型所预测的剂量的影响程度。灵敏度分析包括为了找出关键性参数，测定输入各参数后对系统的影响。上述分析，已经运用于动力学行为及危险度评价研究。

已做验证的模型可用来预测化合物不同染毒途径、不同剂量、不同动物种属的动力学行为、毒性作用机制及危险度评估，尤其在动物毒性试验数据资料外推于人中意义重大。

（郭春锋）

思考题

1．机体对化学毒物的处置包括哪几个方面？

2．什么是生物转运？生物转运有哪些方式？其各自特点是什么？

3．机体吸收外源化学物有哪些途径？各自特点是什么？

第五章 外源化学物的生物转化

第一节 生物转化概述

生物转化（biotransformation）或称代谢转化，是指外源化学物在机体内经酶催化发生化学变化，并转化成一些代谢物的过程。生物转化的结果是改变了外源化学物的化学结构和理化特性、毒效应的强度和性质，以及在体内的分布过程和排泄速率。机体中担负生物转化的主要器官是肝。此外，肺、肾、小肠、脑和皮肤等也具有一定的生物转化能力，但其代谢能力及代谢容量相对低于肝。

一、生物转化的意义

因为生物转化过程通常是将亲脂化学物转变为极性较强的亲水物质，从而加速其随尿液或胆汁排出，所以多数毒物经生物转化变成低毒或无毒的产物，这种转变称为生物解毒或生物灭活。例如，苯是汽油中的一种挥发溶剂和污染物，在人体内经过生物转化，生成易溶于水的硫酸酚，从而有效地将苯排放掉。但也有一些原本无毒或低毒的物质经过生物转化后，变成有毒或毒性更大的代谢产物，这种转化称为生物活化。例如，3,4-苯并芘，本身并不直接致癌，经生物转化后才具有致癌作用。因此，外源化学物的生物转化在毒理学上具有灭活和活化两重意义。外源化学物在机体内能否发挥毒作用及毒性的大小，除了受化学物通过生物转运到达效应部位的剂量或浓度影响外，很大程度上取决于机体的生物转化途径和生物转化能力。因此，研究和了解生物转化的方式与机制，对于判定外源化学物对机体的危害程度，以及预防、治疗和诊断中毒有重要意义。

二、生物转化的过程

外源化学物的生物转化反应一般分为两大类，即Ⅰ相反应和Ⅱ相反应。Ⅰ相反应包括氧化反应、还原反应和水解反应，这些反应将极性反应基团（—OH，$—NH_2$，—SH，—COOH）引入母体分子，使其水溶性少量增加，并且成为Ⅱ相反应的合适底物。Ⅱ相反应也称结合反应，包括葡糖醛酸化、硫酸化、乙酰化、甲基化、与谷胱甘肽结合及与氨基酸结合。通过Ⅱ相反应，在Ⅰ相反应产物的基础上加入一个较大的取代基，如糖、硫酸盐或氨基酸，导致外源化学物的水溶性极大增加，从而加速其排泄。Ⅰ相反应通常是Ⅱ相反应的前奏，但也有些外源化学物可以直接进行Ⅱ相反应。例如，吗啡直接与葡糖醛酸结合进行生物转化。

三、生物转化酶的分布及特性

外源化学物的生物转化需要一定数量的酶来完成：参与Ⅰ相反应的细胞色素 P450 酶系（CYP）、黄素单加氧酶（FMO）、醇和醛脱氢酶、还原酶和水解酶；参与Ⅱ相反应的葡糖醛酸转移酶、磺基转移酶、甲基转移酶、谷胱甘肽-*S*-转移酶、*N*-乙酰基转移酶和氨基酸 *N*-酰基转移酶。这些酶广泛分布于全身组织。在脊椎动物体内，肝是生物转化酶分布最丰富的组织，皮肤、肺、鼻黏膜、眼睛及胃肠道这些接触外源化学物的主要组织中也有生物转化酶。此外，在肾、脾、心、大脑等组织中均有生物转化酶分布。但不同组织对外源化学物生物转化能力具有显著差异，因此造成化学物损伤的组织特异性。例如，四氯化碳可在肝中生成活性代谢物，故称其为肝毒性化学物。在肝及大多数组织中，生物转化酶主要位于内质网（微粒体）或脂质可溶的部分（胞液），而在线粒体、细胞核及溶酶体中则较少分布。

生物转化酶的底物特异性广泛，一类或一种酶可代谢几种外源化学物，而且它们还参与许多内源性化学物的代谢。生物转化酶可由外源化学物诱导合成；但多数情况下，它们可持续表达，与外界刺激没有明显的关系。某些生物转化酶具有多态性，即其氨基酸序列在不同的个体有所不同，造成了外源化学物的生物转化速率存在个体差异。同时，生物转化酶还具有种属差异。例如，对不同种属动物，细胞色素 P450 催化环己巴比妥发生羟化反应的速率不同，因此造成不同种属动物麻醉的持续时间不同。

第二节　I 相反应

一、氧化反应

氧化反应是外源化学物生物转化的一个重要过程，可分为由细胞色素 P450 酶系催化的氧化反应、含黄素单加氧酶催化的氧化反应、非微粒体酶催化的氧化反应、前列腺素合成过程中的共氧化作用。

1. 细胞色素 P450 酶系催化的氧化反应　催化氧化反应的主要酶系是细胞色素 P450 酶系，该酶系与黄素单加氧酶都催化单加氧反应，因此也被称为单加氧酶系或混合功能氧化酶系。在此类反应中，一分子氧中的一个氧原子与底物结合而另一个则还原为水分子。在这一过程中还需要 NADPH 提供电子，使细胞色素 P450 酶还原，并与底物形成复合物，故该类反应的总体反应可写作（RH 为底物）：

$$RH + O_2 + NADPH + H^+ \longrightarrow NADP^+ + ROH + H_2O$$

该反应循环包括以下 7 个步骤：

第一步：外源化学物与细胞色素 P450 酶的活性部位结合；

第二步：通过酶系所提供的电子，细胞色素 P450 酶中血红素上的 Fe^{3+} 还原为 Fe^{2+}；

第三步：氧分子与 Fe^{2+} 结合形成 $Fe^{2+}O_2$ 复合物；

第四步：$Fe^{2+}O_2$ 复合物通过酶系所提供的第二个电子被还原；

第五步：氧分子裂解，生成一个水分子和有反应活性的 FeO 中间产物；

第六步：通过 FeO 中间产物，外源化学物 RH 转化为 ROH；

第七步：氧化产物 ROH 释放，新的氧化反应循环开始。

细胞色素 P450 酶系广泛分布于各种组织，以肝细胞内质网（微粒体）中的含量最高。该酶系是由多种酶构成的多酶系统，包括血红蛋白类（细胞色素 P450 酶、细胞色素 b_5）、黄素蛋白类（NADPH 细胞色素 P450 还原酶、NADH 细胞色素 b_5 还原酶）及磷脂。细胞色素 P450 酶包含氧化反应的活性部位，其他酶为氧化反应提供所需的电子。磷脂在细胞色素 P450 酶系催化的反应中也具有重要作用。细胞色素 P450 酶和 NADPH 细胞色素还原酶包埋在内质网的磷脂层，磷脂有助于它们之间的偶联，以及底物与细胞色素的结合。

细胞色素 P450 酶是一个蛋白质超家族，存在多种同工酶。其中，许多细胞色素 P450 酶的 cDNA 和基因结构已经阐明，这些蛋白质根据结构的相似性组成家族和亚族。一般而言，一个基因家族内的酶共享超过 40%的氨基酸序列，一个亚族内的蛋白质序列在哺乳动物基因中相似性大于 55%。截至 2002 年，已经确定 265 个细胞色素 P450 酶家族，其中 18 个家族属于哺乳动物，如 CYP2E1 或 CYP3A4。CYP 代表细胞色素，CYP 后跟随的阿拉伯数字代表基因家族；其后是一个字母，代表亚族；然后以第二个阿拉伯数字区别单个同工酶。每一种同工酶对底物的专一性有特征性谱，如 CYP2E1 的底物主要是一些低分子近似致癌物（亚硝胺、苯、四氯化碳等）；CYP3A4 对黄曲霉毒素 B_1 和多环芳烃二氢二醇的活化起重要作用。细胞色素 P450 酶系催化的氧化反应主要有羟化、环氧化、杂原子脱烷基、氧化基团转移和 *S*-氧化等。

1）羟化反应　　包括 *C*-羟化和 *N*-羟化，反应式如下：

$$RCH_3 \longrightarrow RCH_2OH$$

$$R\text{-}NH_2 \longrightarrow R\text{-}NH\text{-}OH$$

例如，有机磷杀虫剂八甲磷，在体内经 *C*-羟化形成羟甲基八甲磷（图 5-1），其抑制胆碱酯酶的能力及毒性增强。另外，如奶牛的食物中含黄曲霉毒素 B_1，1%～3%的比例即可在体内经羟化生成黄曲霉毒素 M_1（图 5-1）进入乳汁，因此在牛乳中可检出黄曲霉毒素 M_1。我国及许多国家对于乳与乳制品都提出了针对黄曲霉毒素 M_1 的限量标准（0.5 μg/kg）。

苯胺进行 *N*-羟化生成 *N*-羟基苯胺，后者毒性较苯胺高，可使血红蛋白氧化成高铁血红蛋白，引起组织缺氧。2-乙酰氨基芴经 *N*-羟化生成前致癌物 *N*-羟基-2-乙酰氨基芴（图 5-2），经Ⅱ相反应进一步转化成终致癌物。

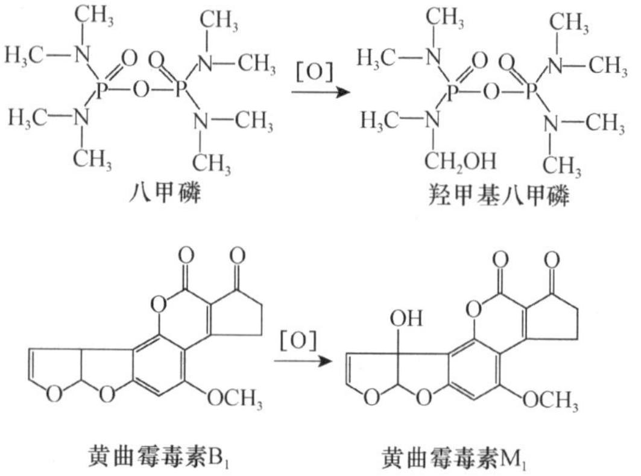

图 5-1　细胞色素 P450 催化的 *C*-羟化反应

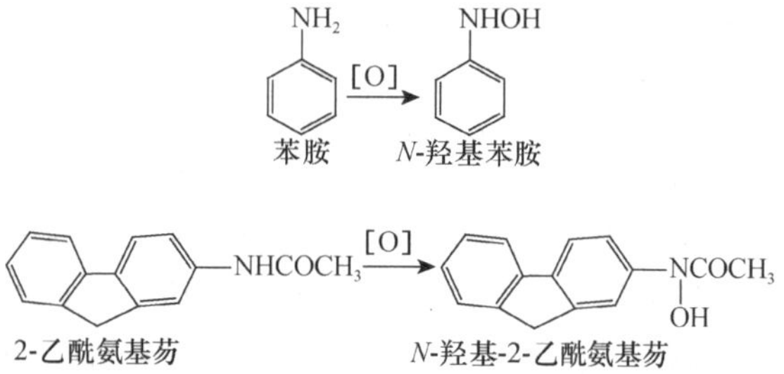

图 5-2　细胞色素 P450 催化的 *N*-羟化反应

2）环氧化反应　　含双键的烯烃类或芳香族外源化学物氧化时常常形成环氧化物。

$$R_1—CH{=}CH—R_2 \longrightarrow R_1—\overset{\overset{O}{\frown}}{CH—CH}—R_2$$

环氧化物是一个非常重要的中间活性产物，很多环氧化物是亲电子试剂，毒性高于母体。有些外源化学物的环氧化物性质稳定，可长期在机体和环境残留，如有机氯杀虫剂艾氏剂的环氧化物狄氏剂，已造成严重的环境生态污染。还有些环氧化物性质很不稳定，可继续分解。例如，苯并［a］芘由细胞色素 P450 酶系催化生成三种主要的环氧化物（图 5-3），进而在环氧化物水化酶的催化下生成对应的二氢二醇衍生物，进一步反应后可生成终致癌物。

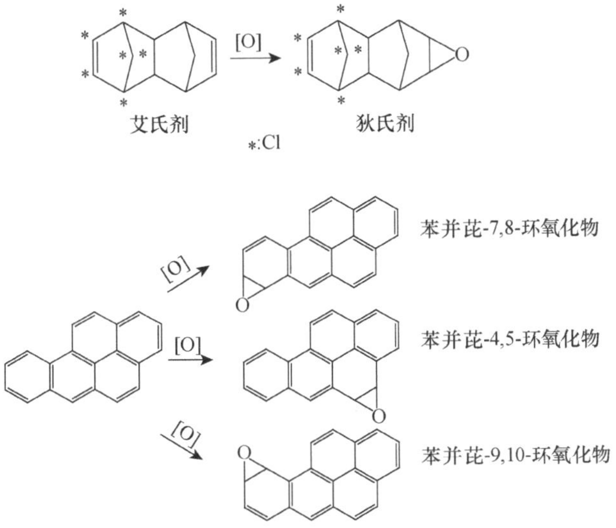

图 5-3　细胞色素 P450 酶系催化的环氧化反应

3）*杂原子脱烷基反应*　　氮、氧和硫原子上带有烷基的毒物，氧化后脱去与氮、氧和硫原子相连的烷基。

$$\text{R-NH-CH}_3 \longrightarrow [\text{R-NH-CH}_2\text{OH}] \longrightarrow \text{R-NH}_2 + \text{HCHO}$$
$$\text{R-O-CH}_3 \longrightarrow [\text{R-O-CH}_2\text{OH}] \longrightarrow \text{ROH} + \text{HCHO}$$
$$\text{R-S-CH}_3 \longrightarrow [\text{R-S-CH}_2\text{OH}] \longrightarrow \text{RSH} + \text{HCHO}$$

细胞色素 P450 酶系催化外源化学物进行 *N*-、*O*-或 *S*-脱烷基反应。例如，目前普遍认为亚硝胺类化合物致癌的机制是由于亚硝胺在机体中经脱烷基作用而生成自由甲基[$CH_3\cdot$]（图 5-4），后者使核酸、蛋白质烷基化，尤其是 RNA 和 DNA 的鸟嘌呤发生烷化作用。

有机磷三酯类农药的 *O*-脱烷基反应是从氯芬磷在机体内的代谢中首次观察到的，6-甲硫基嘌呤经 *S*-脱烷基反应，生成 6-巯基嘌呤（图 5-4）。

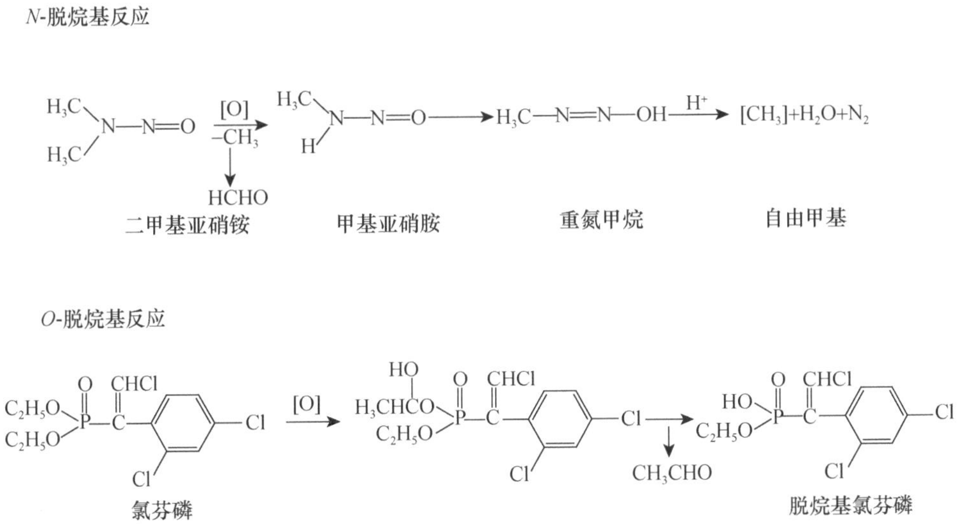

图 5-4　细胞色素 P450 酶系催化的杂原子脱烷基反应

S-脱烷基反应

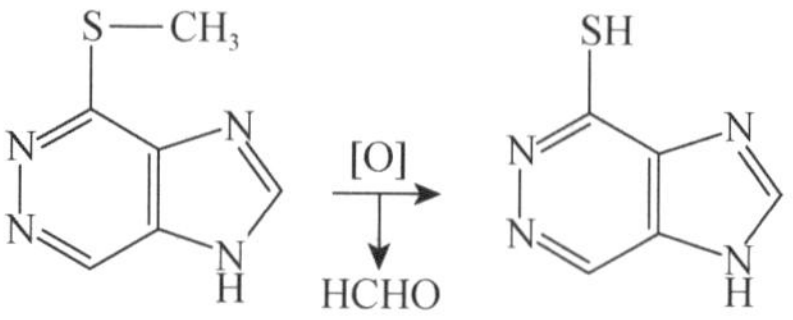

6-甲硫基嘌呤　　6-巯基嘌呤

图 5-4 （续）

4）氧化基团转移　外源化学物经细胞色素 P450 酶系催化，发生氧化脱氨、氧化脱硫、氧化脱卤素的反应，杂原子（*N*、*S* 和卤素）被氧取代。

$$R\text{-}CH_2\text{-}NH_2 \longrightarrow RCHO + NH_3$$

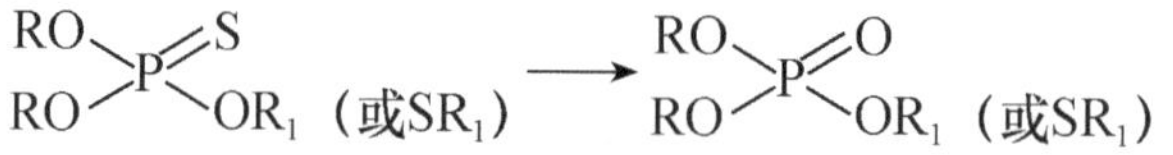

中枢神经兴奋药物苯丙胺经氧化形成苯丙基甲醇胺，再脱去氨基，生成苯基丙酮，或发生 *N*-羟化生成苯基丙酮肟（图 5-5）。一般认为，苯丙胺在人体内的主要代谢产物是苯基丙酮，而在动物体内则主要生成苯基丙酮肟。

许多有机磷化学物，如硫代磷酸酯类和二硫代磷酸酯类经常发生氧化脱硫反应，硫原子被氧化后硫酸根脱落，P＝S 基转变为 P＝O 基。例如，有机磷杀虫剂对硫磷经氧化脱硫后生成对氧磷（图 5-5），毒性增强。

卤代烃化学物经氧化生成不稳定的卤代醇类化学物，再脱去卤素，形成最终代谢产物。以 DDT 的氧化脱卤素代谢为例，DDT 经代谢生成 DDE 和 DDA（图 5-5）。其中，DDE 具有高度脂溶性且反应活性低，可贮存在脂肪组织中；DDA 主要经由尿液排出。

氧化脱氨基反应

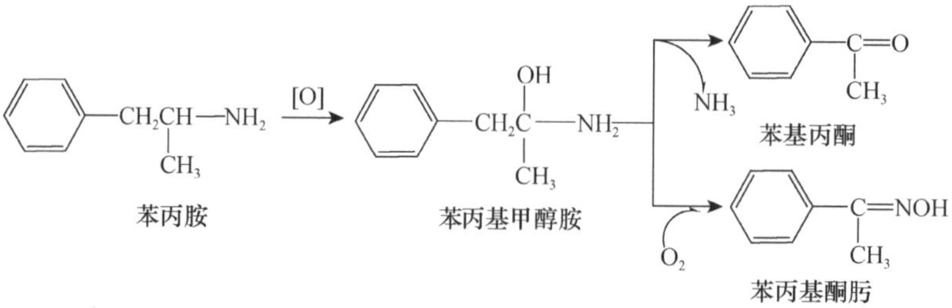

氧化脱硫反应

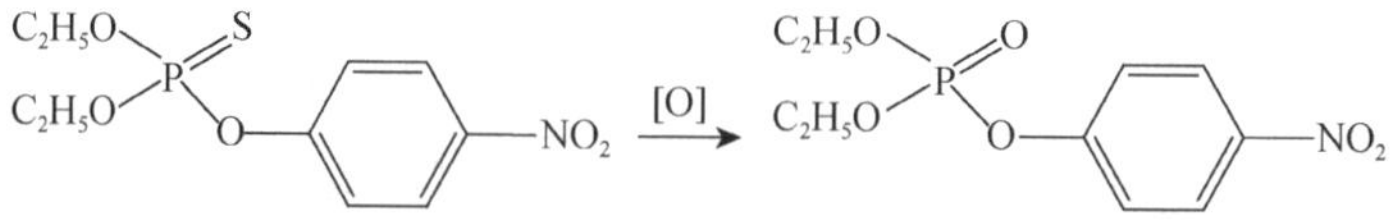

对硫磷　　对氧磷

图 5-5　细胞色素 P450 酶系催化的氧化基团转移反应

氧化脱卤素反应

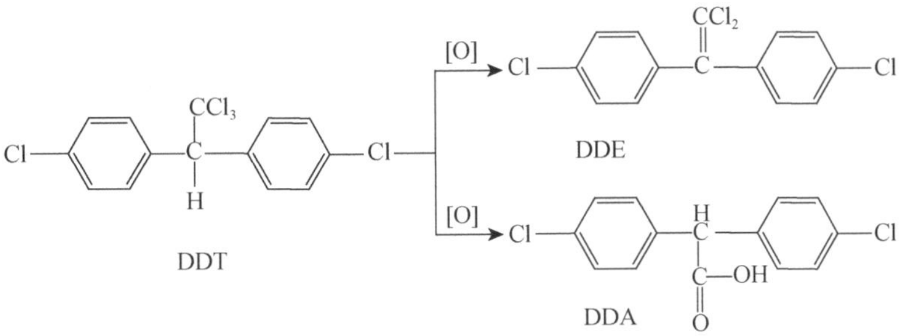

图 5-5 （续）

5）*S*-氧化反应　多发生于硫醚类化合物，通过 *S*-氧化反应生成硫氧化合物，进一步代谢形成亚砜或砜类。

$$R_1—S—R_2 \longrightarrow R_1—SO—R_2 \longrightarrow R_1—SO_2—R_2$$

有机磷农药，如内吸磷、甲拌磷，以及氨基甲酸酯类杀虫剂中的灭虫威和抗精神病药物氯丙嗪等均可在细胞色素 P450 酶系的催化下发生 *S*-氧化反应，内吸磷通过此反应生成亚砜型和砜型内吸磷，毒性增强。氯丙嗪经此反应生成氯丙嗪亚砜（图 5-6）。

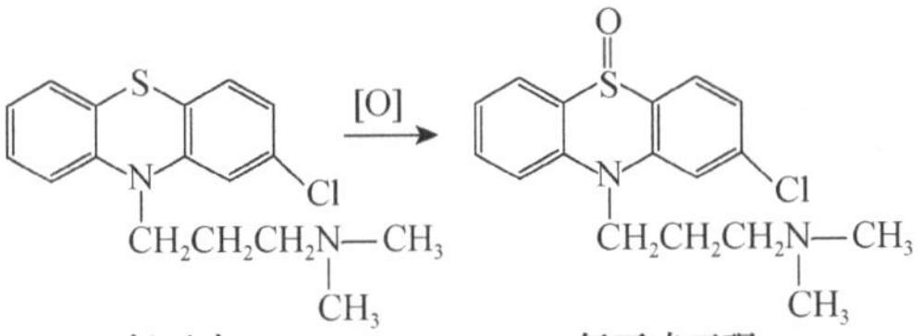

图 5-6　细胞色素 P450 催化的 *S*-氧化反应

2. 含黄素单加氧酶催化的氧化反应　催化氧化反应的第二大微粒体酶系是黄素单加氧酶（flavin monooxygenase，FMO）家族。此酶不含有细胞色素 P450，而是以黄素腺嘌呤二核苷酸代替细胞色素 P450 参与单加氧酶反应，其功能和催化反应的机制与细胞色素 P450 相似。含黄素单加氧酶主要存在于肝、肾、肺等组织中。通过 cDNA 测序已经发现了至少 6 种不同的同工酶，即 FMO1～FMO6，其中 FMO3 是在人群中占绝对优势地位的 FMO。

尽管大多数黄素单加氧酶的底物也是细胞色素 P450 的底物，但是含亲核官能团（如氮、硫、磷和硒）的化合物可能是含黄素单加氧酶的合适底物，如硫代苯甲酰胺、*N*-二甲基苯胺等药物，以及甲拌磷、神经毒物烟碱等农药。黄素单加氧酶催化的氧化反应如图 5-7 所示。

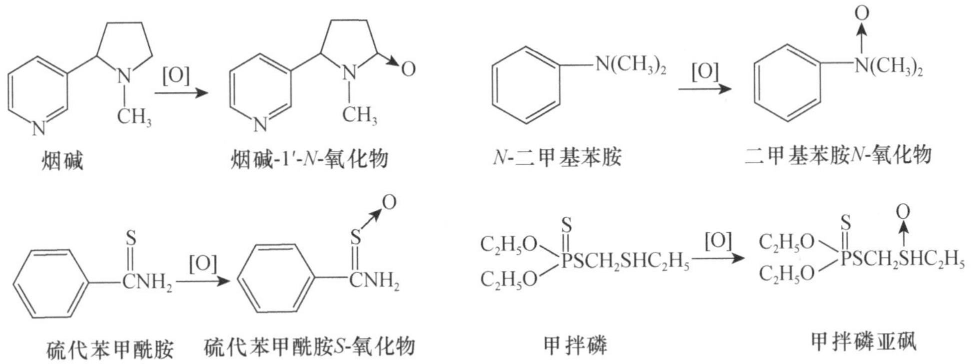

图 5-7　黄素单加氧酶催化的氧化反应

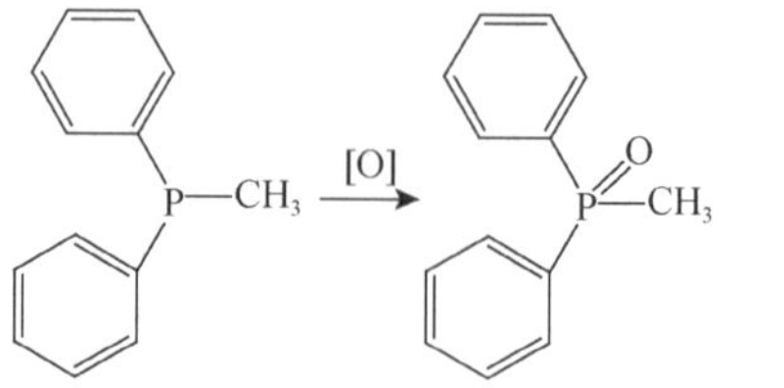

图 5-7 （续）

3. 非微粒体酶催化的氧化反应　除了微粒体单加氧酶催化的氧化反应之外，还有其他酶参与外源化学物的氧化。这些酶位于线粒体和胞质中。

1）醇脱氢　醇脱氢酶催化醇转化为醛或酮。该酶催化的反应是可逆的，羰基化合物可被还原为醇。

$$RCH_2OH + NAD^+ \rightleftharpoons RCHO + NADH + H^+$$

该酶发现于肝、肾和肺的胞质中，是最重要的参与外源性醇类物质代谢的酶。NAD^+和$NADP^+$可以作为醇脱氢酶的辅酶。在完整的机体内，由于所形成的醛可进一步氧化为酸，因此该反应向醇消耗的方向进行。由于醛的毒性和亲脂性，醇氧化可以认为是一个活化反应，进一步氧化为酸则是一个去毒步骤。

2）醛脱氢　醛脱氢酶可催化脂肪醛和芳香醛形成酸，形成的酸可以作为Ⅱ相反应酶的底物。

$$RCHO + NAD^+ \longrightarrow RCOOH + NADH + H^+$$

机体内醛是由多种内源和外源性底物代谢生成的。醛是高度活跃的亲电化合物，它们能够与巯基和氨基官能团反应引发多种效应。一些醛可产生治疗效应，但更多时候可产生细胞毒性、基因毒性、致畸性和致癌性。醛脱氢酶的重要性在于它有助于缓解醛造成的毒害效应。

乙醇作为最常见的进入人体的外源化学物，经由醇脱氢酶催化形成乙醛后，若机体由于遗传缺陷导致醛脱氢酶活力较低，乙醛在机体中堆积，会造成局部血管因释放儿茶酚胺而扩张，这就是许多亚洲人在饮酒后易产生红晕综合征的原因。

3）胺氧化　胺氧化酶可催化单胺类和二胺类氧化反应形成醛类。该酶主要存在于肝、肾、肠、神经等组织的线粒体和胞质中。

$$RCH_2NH_2 + H_2O \longrightarrow RCHO + NH_3 + H_2O$$

4. 前列腺素合成过程中的共氧化作用　在外源化学物的氧化反应中，除前述的三种氧化反应外，近年来又观察到一种氧化反应，是在前列腺素生物合成过程中有一些外源化学物可同时被氧化，称为共氧化反应。此氧化过程不需要 NADPH 和 NADH 的参与。

在前列腺素生物合成期间，多不饱和脂肪酸，如花生四烯酸首先被氧化生成过氧化物，即前列腺素 G_2（PGG_2），然后进一步氧化为前列腺素 H_2（PGH_2）。此反应中，第一步反应由环加氧酶催化，第二步反应由过氧化物酶催化，这两个酶都属于前列腺素合成酶。在过氧化物酶催化的第二步反应中，一些外源化学物可同时被氧化，即共氧化反应（图 5-8）。

一些外源化学物的生物活化可以通过共氧化作用完成，如氨基吡啉的 *N*-脱甲基反应、乙酰氨基酚的脱氢反应、苯并［a］芘羟化反应、7,8-二氢二醇苯并［a］芘的环氧化和黄曲霉毒素 B_1 的 8,9-环氧化等。尤其在细胞色素 P450 酶和含黄素单加氧酶含量较低但前列腺素合

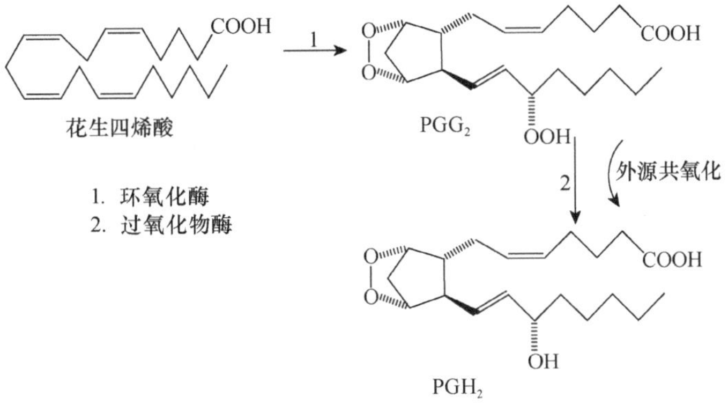

图 5-8　前列腺素生物合成期间的共氧化反应

成酶含量较高的组织中，共氧化作用显得非常重要。例如，在肾髓质中，乙酰氨基酚可通过前列腺素合成酶催化而被代谢活化，产生肾毒性。

二、还原反应

含有硝基、偶氮基和羰基的外源化学物，以及二硫化物、亚砜等化学物在机体内可被还原。这些还原反应可能是在机体中某些组织细胞处于低氧状态下由酶催化发生，也可能是在肠道厌氧环境下由肠道菌群内的还原酶催化发生，而在组织处于有氧状态时活性较低。此外，机体还存在非酶促还原反应。图 5-9 列出了一些还原反应的例子。

1. 硝基还原　硝基化学物，特别是芳香族硝基化学物，可在细菌和哺乳动物的硝基还原酶的催化下，先形成中间代谢产物亚硝基化合物，最后还原为相应的胺类（图 5-9）。此反应以 NADPH 和 NADP 为氢供体，催化酶包括微粒体 NADPH 依赖性硝基还原酶、胞液硝基还原酶、肠菌丛的细菌 NADPH 依赖性硝基还原酶。

2. 偶氮还原　偶氮化合物在还原酶的催化下，最终形成胺。偶氮还原与硝基还原类似，需要无氧条件和 NADPH。推测细胞色素 P450 酶系参与了此反应。哺乳动物细胞还原偶氮的能力较弱，而肠道微生物群落可起一定的作用。合成色素苏丹Ⅳ经偶氮还原后形成邻氨基偶氮甲苯（图 5-9）。

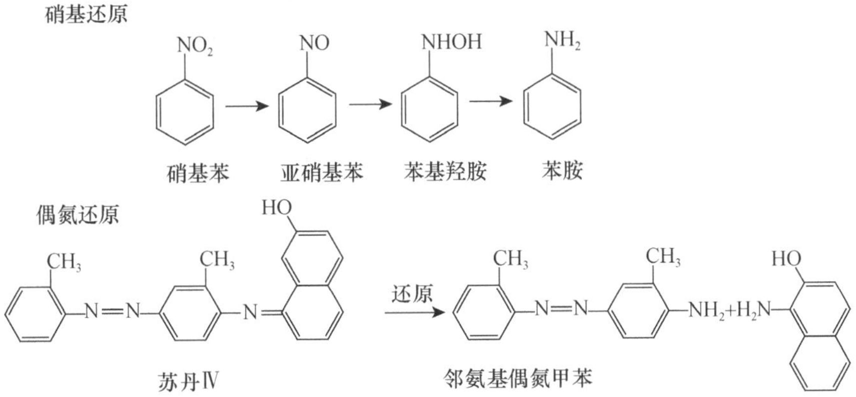

图 5-9　还原反应

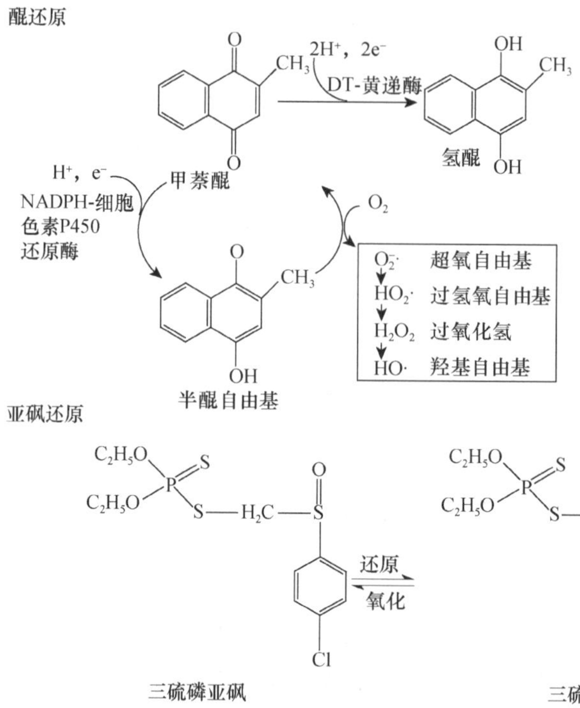

图 5-9 （续）

3. 醛和酮的还原　醛和酮除了可通过醇脱氢酶被还原之外，还可以通过醛还原酶的家族被还原。这些还原酶依赖于 NADPH，分布于血液、肝、肾、大脑及其他神经细胞的胞质中。

4. 醌还原　醌由 NADPH-醌氧化还原酶（DT-黄递酶）催化双电子还原形成氢醌，也可经 NADPH-细胞色素 P450 还原酶催化单电子还原，生成半醌自由基（图 5-9）。氢醌是无毒性的，而半醌自由基可经自动氧化，伴有氧化应激，生成具有细胞毒性的超氧阴离子、过氢氧自由基、过氧化氢、羟基自由基。氧化应激是某些含醌或可转变为醌的毒物毒作用的重要机制。

5. 亚砜的还原　在肝、肾细胞质中，硫氧还蛋白依赖性酶类可还原亚砜，之后亚砜又可在内质网内经单加氧酶氧化形成。这种可逆性反应使某些外源化学物的生物半衰期延长，对机体的毒性增加（如图 5-9 中的三硫磷）。

6. 还原脱卤　还原脱卤反应由 NADPH-细胞色素 P450 还原酶催化。这些反应在一些卤代烷烃类化学物的代谢活化中起重要作用。例如，引起肝脂肪变性及肝坏死的四氯化碳，经还原脱卤生成具有活性的三氯甲烷自由基。

三、水解反应

许多外源化学物，如酯类、酰胺类等易在体内经水解酶催化发生水解反应，酯类生成酸和醇，酰胺类生成酸和胺；另外，含不饱和双键的环氧化物可经环氧化物水化酶催化生成二氢二醇。水解酯类和酰胺类的羧（磷）酸酯酶和酰胺酶广泛分布于体内许多组织，在微粒体、溶酶体及血浆或消化液中都存在；环氧化物水化酶主要存在于肝脏微粒体和胞质中。图 5-10 列出了一些水解反应的例子。

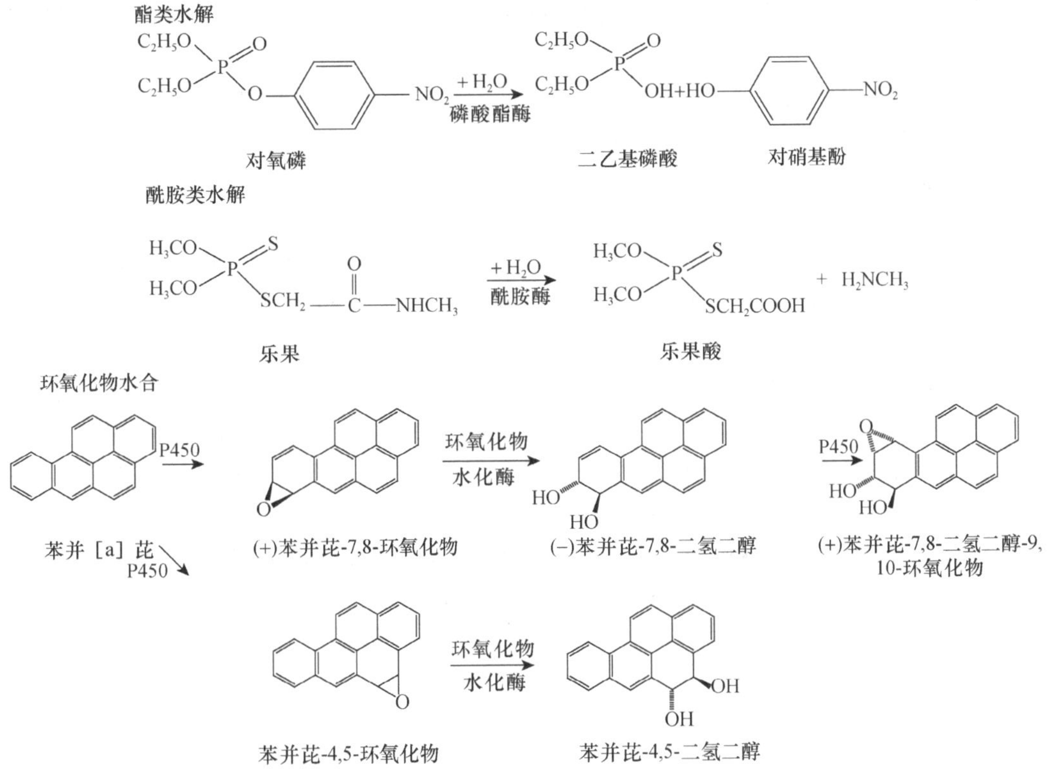

图 5-10　水解反应

1. 酯类水解　很多外源化学毒物主要通过酯类水解而解毒，如局部麻醉药普鲁卡因、有机磷农药敌敌畏、对硫磷（对氧磷）、马拉硫磷等。对氧磷经过水解生成二乙基磷酸和对硝基酚（图 5-10）。有些昆虫羧酸酯酶活力较高，对马拉硫磷有耐药性。

2. 酰胺类水解　含酰胺基的局部麻醉剂利多卡因和有机磷杀虫药乐果可通过酰胺酶水解。乐果经过水解生成乐果酸（图 5-10）而解毒。但也有少数化学毒物经水解后毒性增强，如灭鼠药氟乙酰胺水解后生成毒性更大的氟乙酸。

3. 环氧化物水解　一般而言，环氧化物的水解呈现解毒效应，但对于某些外源化学物，环氧化物水解具有活化和失活的双重性。例如，苯并［a］芘经微粒体单加氧酶催化生成几种环氧化物：苯并芘-2,3-环氧化物、4,5-环氧化物、7,8-环氧化物及 9,10-环氧化物（图 5-3）。苯并芘-7,8-环氧化物经过水化反应形成前致癌物苯并芘-7,8-二氢二醇，继续代谢转化为终致癌物苯并芘-7,8-二氢二醇-9,10-环氧化物（图 5-10）。其他环氧化物异构体经重排形成相应的酚，不具有致癌性，且有利于参加Ⅱ相反应。

第三节　Ⅱ 相 反 应

Ⅰ相反应的代谢产物和其他含有羟基（—OH）、氨基（$—NH_2$）、羧基（—COOH）、环氧或卤素官能团的外源化学物与内源代谢物发生结合反应，这些结合反应统称为Ⅱ相反应。可能的内源代谢物主要来自糖类、蛋白质、脂肪等在体内正常代谢过程中的产物，直接由体外输入者不能进行结合反应。在结合反应中需要辅酶与转移酶参与，并消耗代谢能量，因此结合反应常与肝等组织中营养物质的代谢及供能情况有关。一般而言，结合产物与母体化合物相比，其极性更强、毒性更低，且易于排出或消除，仅有极少数例外。

根据结合反应的机制，可将结合反应分成以下几种类型：葡糖醛酸结合、硫酸结合、谷胱甘肽结合、氨基酸结合、乙酰化和甲基化。

一、葡糖醛酸结合

葡糖醛酸结合是一类最重要的结合反应，几乎所有的哺乳动物和大多数脊椎动物体内均可发生此类结合反应。许多外源化学物，如醇类、酚类、胺类、硫醇类都可与葡糖醛酸结合。

葡糖醛酸的来源是在糖类代谢过程中生成的尿苷二磷酸葡糖醛酸（UDPGA）。在葡糖醛酸基转移酶（UGT）的作用下，外源化学物及其代谢产物的羟基、氨基和羧基等基团与 UDPGA 反应，生成 β-葡糖醛酸苷，并释放出尿苷二磷酸（UDP）（图 5-11）。葡糖醛酸结合反应主要在肝微粒体中进行，此外，肾、肠黏膜和皮肤中也可发生。结合物可随尿和胆汁排出，其中分子质量较高的结合物多数随胆汁排泄，分子质量较低的则随尿液排泄。但有时一部分结合物在肠道下段肠菌群中的 β-葡糖苷酸酶作用下发生水解，再被重吸收，进入肝肠循环，使其在体内停留时间延长。

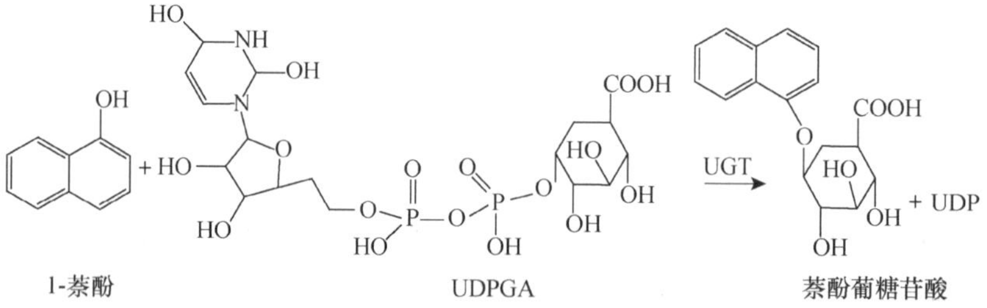

图 5-11 葡糖醛酸结合反应的例子

葡糖醛酸结合是一个重要的解毒过程，但是有些外源化学物或其代谢产物经过葡糖醛酸结合后毒性更强。一些羧酸类药物，如临床使用非甾类抗炎药、降血脂药（降固醇酸）和抗惊厥药（丙戊酸），发现可引起细胞毒性、致癌性和免疫效应，原因是它们的葡糖醛酸结合物可与亲核性大分子（蛋白质和 DNA）反应。

二、硫酸结合

硫酸结合反应是另一种重要的结合反应。外源化学物及其代谢产物中的醇类、酚类或胺类化合物在磺酸转移酶的作用下可与内源性硫酸结合，形成硫酸酯（图 5-12）。磺基转移酶位于细胞质。

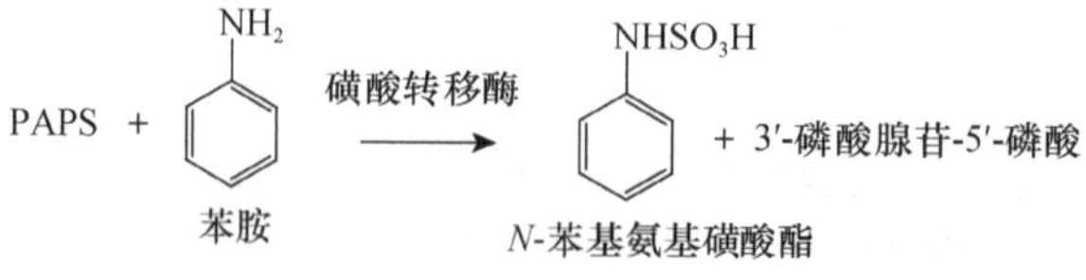

图 5-12 硫酸结合反应的例子

内源性硫酸主要来自含硫氨基酸的代谢产物，经 2 分子的三磷酸腺苷（ATP）活化，成为 3′-磷酸腺苷-5′-磷酰硫酸（PAPS）。由于 PAPS 的前体自由半胱氨酸浓度有限，细胞 PAPS 浓度（约 75 μmol/L）显著低于 UDPGA（约 350 μmol/L）和谷胱甘肽（GSH）（约 10 mmol/L），因此硫酸结合的代谢容量较葡糖醛酸低，但硫酸的亲和力较高。硫酸结合反应往往与葡糖醛酸结合反应同时存在，当机体接触的外源化学物剂量较低时，首先进行硫酸结合；随着剂量增加，葡糖醛酸结合渐渐处于主要地位，硫酸结合则逐渐减少。

硫酸结合反应多在肝、肾、胃肠等组织中进行。外源化学物的硫酸结合物主要经尿排泄，少部分从胆汁排泄。毒物与硫酸结合后尿液中有机硫酸酯与无机硫酸盐比值明显增加，可以用作一些毒物的接触指标。

一般而言，硫酸结合反应呈现去毒作用，但有些外源化学物经硫酸结合反应后，毒性反而增加。例如，芳香胺类化合物 2-乙酰氨基芴（AAF）在体内经 *N*-羟化反应，形成 *N*-羟基-2-乙酰氨基芴，其羟基可与硫酸结合，形成硫酸酯，其致癌性比 AAF 更强。大鼠、小鼠和犬都有此种反应发生。

三、谷胱甘肽结合

卤化物、芳基卤化物、硝基化合物、酯类化合物、芳烃类、芳胺类和环氧化物等外源化学物，在谷胱甘肽硫转移酶的催化下与还原型谷胱甘肽结合，其中又以环氧化物与谷胱甘肽（GSH）的结合较为常见，具有重要的毒理学意义。例如，溴化苯经代谢生成的环氧溴化苯（图 5-13）是强肝毒物，可引起肝坏死，但与谷胱甘肽结合后，将被解毒并排出体外。

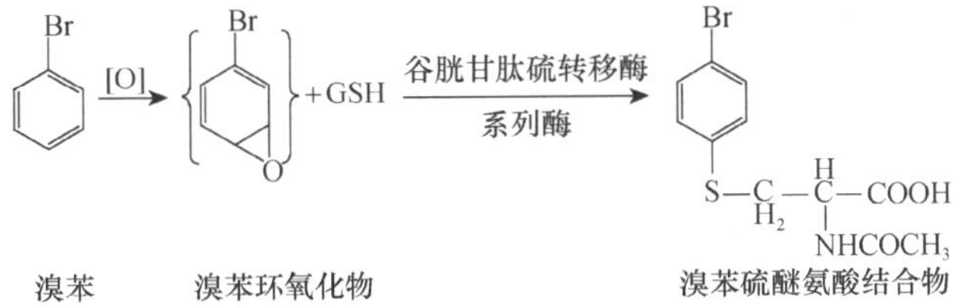

图 5-13 谷胱甘肽结合反应的例子

谷胱甘肽是体内广泛存在的含巯基（—SH）物质，由于巯基具有亲核性，能与化学物的亲电子性中心进行反应。外源化学物在Ⅰ相反应中极易形成亲电性的中间产物，后者可与生物大分子发生共价结合，对机体造成损害，谷胱甘肽能防止共价结合的发生，起到解毒作用。但是谷胱甘肽在体内的含量有一定限度，如短时间内形成大量的亲电性中间产物，会使谷胱甘肽耗尽，导致明显毒性反应。例如，按照正确剂量服用退热止痛药对乙酰氨基酚是安全的，尽管其Ⅰ相反应可生成肝毒性代谢产物 *N*-乙酰苯并醌亚胺，但后者可与谷胱甘肽结合而解毒；若大量服用乙酰氨基酚导致谷胱甘肽耗尽时，乙酰氨基酚则表现出肝毒性，并且可能造成肝衰竭。

谷胱甘肽硫转移酶主要存在于肝、肾细胞的胞质中，在微粒体内含量较低。谷胱甘肽硫转移酶催化得到的结合物比原外源化学物相对分子质量大，且具有极性和水溶性，可经胆汁排泄，并可经体循环转运至肾。肾内谷胱甘肽结合物经一系列酶催化，形成硫醚氨酸衍生物，由尿排泄（图 5-13）。

四、氨基酸结合

与氨基酸结合的外源化学物有两类，即羧酸和芳香羟胺。羧酸在 ATP 和乙酰辅酶 A 的参与下，首先经酰基辅酶 A 合成酶催化，活化生成酰基辅酶 A 硫酯，再由 *N*-乙酰转移酶催化与氨基酸（如甘氨酸、谷氨酸、牛磺酸）的氨基反应，形成酰胺键。其中，与甘氨酸结合最为常见。例如，甲苯在体内代谢，生成苯甲酸，苯甲酸可与甘氨酸结合，形成马尿酸（图 5-14）而排出体外。芳香羟胺在 ATP 的参与下，由氨酰-tRNA 合成酶催化，与氨基酸的羧基反应生成 *N*-酯，后者可形成亲电子的氮宾离子和碳宾离子，故该反应为活化反应。

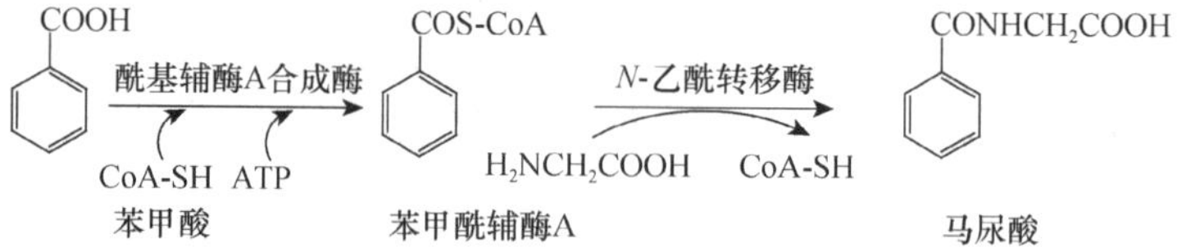

图 5-14　氨基酸结合反应的例子

五、乙酰化

外源化学物中的芳香胺类、磺胺类、肼类的氨基或羟氨基可通过其氨基与乙酰辅酶 A 反应，经过乙酰转移酶催化生成其乙酰衍生物（图 5-15）。虽然乙酰化结合产物水溶性较母体化合物低，但它们的毒性通常减小。

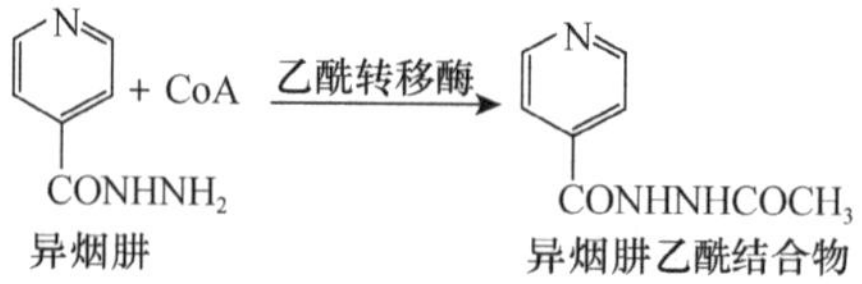

图 5-15　乙酰化反应的例子

乙酰辅酶 A 是糖、脂肪及蛋白质的代谢产物。乙酰转移酶广泛存在于整个生物界。在哺乳动物中，乙酰转移酶主要位于肝或肠道。乙酰转移酶存在多态性。一般根据抗结核药物异烟肼与乙酰结合反应的情况，将人类机体分成快速乙酰化型和缓慢乙酰化型。机体对某些外源化学物的易感性与乙酰结合反应速率的个体差异有关，如异烟肼引起的周围神经病变及肝损伤主要发生在缓慢乙酰化型人群中。

磺胺类化合物的乙酰结合反应在毒理学中有特殊意义。有些磺胺类化合物的结合产物水溶性降低，如磺胺吡啶和磺胺噻唑的乙酰结合物，易于在肾小管中结晶，引起肾小管损伤。

六、甲基化

很多含有羟基、巯基或氨基的酚类、硫醇类和各种胺类可以被几种 *N*-、*O*-和 *S*-甲基转移酶催化进行甲基结合反应（图 5-16）。最普遍的甲基化供体是 *S*-腺苷甲硫氨酸（SAM），它是由甲硫氨酸和 ATP 形成的。即使这些反应可能会降低水溶性，但它们一般是去毒化反应。

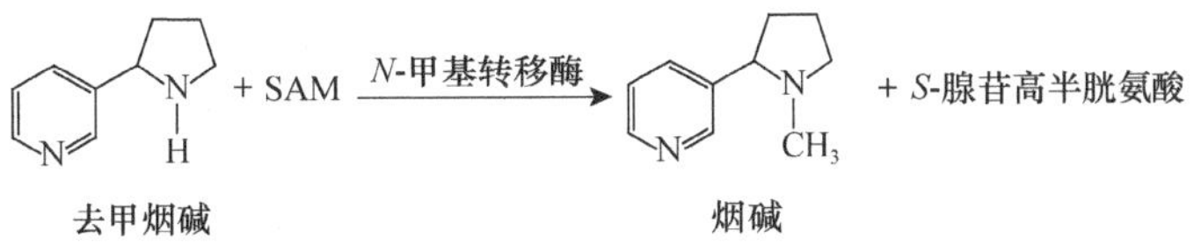

图 5-16　甲基结合反应的例子

此外，由微生物引起的金属元素的生物甲基化在环境毒理学中具有重要意义。这是因为甲基化的化合物与无机形态相比，更容易通过肠黏膜、血-脑屏障和胎盘屏障而被吸收。例如，无机汞可被甲基化，首先形成甲基汞，然后生成二甲基汞。

$$Hg^{2+} \longrightarrow CH_3Hg^{+} \longrightarrow (CH_3)_2Hg$$

第四节　终毒物和生物活化

一、终毒物

终毒物是指外源化学物可直接与内源性靶分子反应并造成机体损害时的化学形态。终毒物是外源化学物引起毒作用的关键。终毒物大致有三种情况：一是外源化学物本身就是终毒物，如强酸、强碱、尼古丁、氨基糖苷类、环氧乙烷、异氰酸甲酯、重金属离子、氰化氢、一氧化碳和蛇毒等；二是外源化学物本身相对无毒性，经体内的生物活化后，毒性增强，转为终毒物；三是外源化学物经某种代谢过程激发了内源性毒物的产生，如氧自由基暴发、脂质过氧化物大量蓄积等。

外源化学物经生物活化后生成的终毒物有以下几种类型：亲电子反应物、自由基、活性氧、亲核反应物和氧化还原反应物。亲电子反应物是指缺乏电子对的化学物。它们一般含有电子密度较低的原子，因而易于通过共享电子对的方式与亲核剂中富含电子的原子反应，攻击电子密度较高的亲核中心。自由基是指化学物中的共价键发生均裂或由分子（或分子片段）接受或失去一个电子，从而使化学物原子外轨道含有一个或多个不成对电子的分子或分子片段。活性氧通常包括超氧阴离子（$O_2^-\cdot$）、羟基自由基（$\cdot OH$）、过氧化氢（H_2O_2）和单线态氧（$^1O_2$）。

二、生物活化

许多外源化学物通过代谢作用生成了活泼中间体，这些活泼的代谢物可与细胞内大分子发生相互作用而产生毒性，也可通过与谷胱甘肽等内源性物质结合生成无毒或毒性较弱的结合物。虽然一个化学物可经过几个通路代谢，但与生物灭活的通路相比，生物活化通常是一个相对次要的通路。在某些特定的情况下，生物活化的过程可成为占主导地位的通路而产生毒性。伴随代谢所发生的外源化学物的生物活化是毒理学研究中最关键的问题之一。以下为外源化学物生物活化的几个例子。

1. 氯乙烯　氯乙烯生物转化的第一步涉及细胞色素 P450 酶系催化的双键氧化，形成一个反应活性高的环氧化物。环氧化物与核酸相互作用的结果可导致突变和癌症（图 5-17）。长期暴露于高浓度氯乙烯的工人，易患肝脏血管瘤。

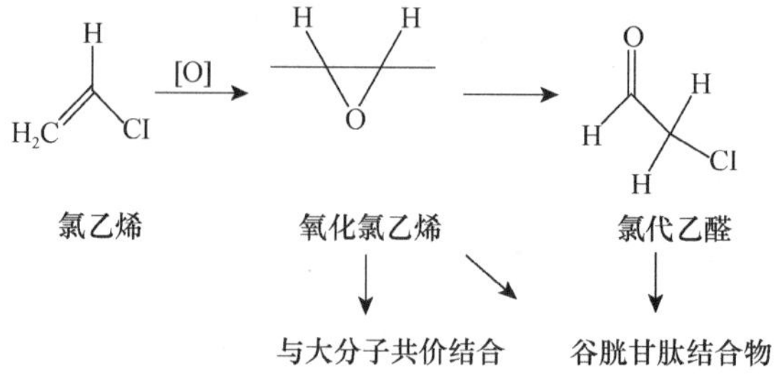

图 5-17　氯乙烯的生物活化

2. 甲醇　饮用甲醇会导致严重的疾病和死亡。甲醇本身没有毒理效应，但在人体内经醇脱氢酶代谢成甲醛，随后经醛脱氢酶代谢形成甲酸。甲酸在组织中累积可使视网膜水肿以致失明，甚至由于酸液过多致死。

3. 黄曲霉毒素 B_1　黄曲霉毒素 B_1 是一种肝毒物和肝致癌剂。一般认为，可与 DNA 共价结合的黄曲霉毒素 B_1 活化形态是其 2,3-环氧化物（图 5-18）。

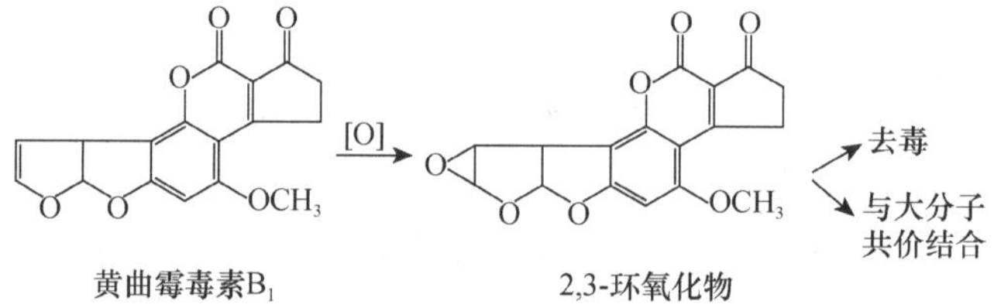

图 5-18　黄曲霉毒素 B_1 的生物活化

4. 2-乙酰氨基芴　2-乙酰氨基芴是一种肝致癌剂，须经过两步活化形成活性代谢物。第一步的 *N*-羟化是由细胞色素 P450 酶系催化的Ⅰ相反应；第二步反应是Ⅱ相结合反应，可形成不稳定的硫酸酯，并导致活泼中间体——氮宾离子的形成。随后参与的Ⅱ相反应为葡糖苷酸化，属于一个去毒步骤，形成易于排出的结合产物（图 5-19）。

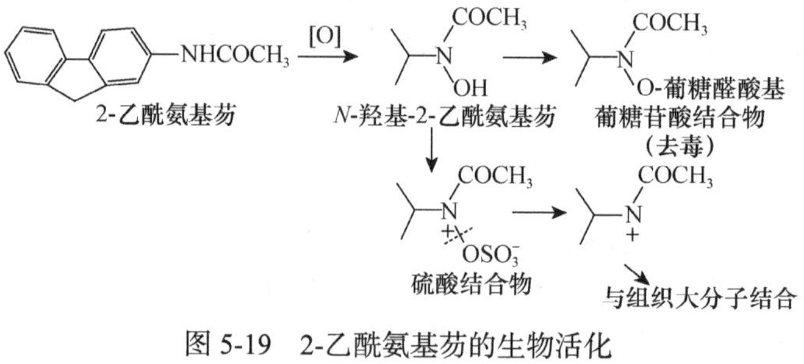

图 5-19　2-乙酰氨基芴的生物活化

5. 乙酰氨基酚　乙酰氨基酚的主要代谢途径是与硫酸或葡糖醛酸结合，生成水溶性、易于排出的代谢产物，仅有少量乙酰氨基酚在细胞色素 P450 酶系催化下脱氢生成 *N*-乙酰苯并醌亚胺，后者为活泼中间体，可被谷胱甘肽有效灭活。但当大剂量的乙酰氨基酚被吸收后，硫酸化和葡糖苷酸化的内源性物质被消耗完，将导致更多的乙酰氨基酚代谢为活泼中间体。当肝中的谷胱甘肽被消耗完，活泼中间体将与细胞内多种含巯基的蛋白质发生共价结合，进一步导致肝坏死乃至死亡（图 5-20）。

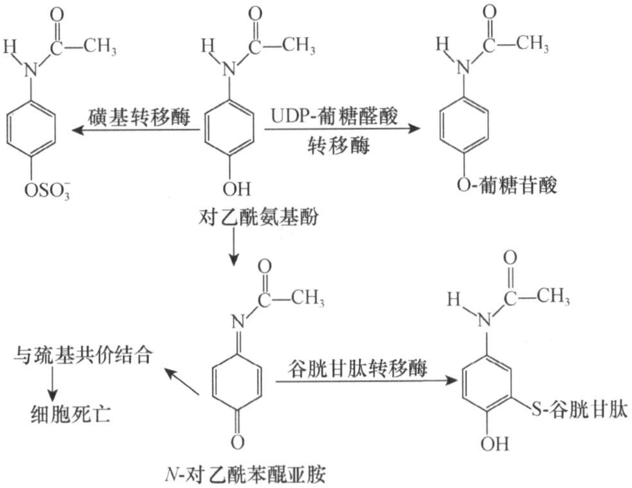

图 5-20　乙酰氨基酚的代谢及其生物活化

6. 苏铁素　采用由苏铁素坚果制成的粉喂食大鼠，可使大鼠发生肝、肾和消化道癌。苏铁素中含有甲基氧化偶氮甲醇的β-葡糖苷，进入大鼠肠道后，经肠道微生物分泌的β-葡糖苷酶催化，形成活性化合物甲基氧化偶氮甲醇（图 5-21）。苏铁素只有在口服时是致癌的，如果采用腹下注射或将该化合物喂食无菌大鼠，不会发生肿瘤。这是因为β-葡糖苷酶不存在于哺乳动物的组织中，但可出现在肠内。如果直接将有活性的甲基氧化偶氮甲醇以任何方式给予正常动物和无菌动物，都将引发癌症。

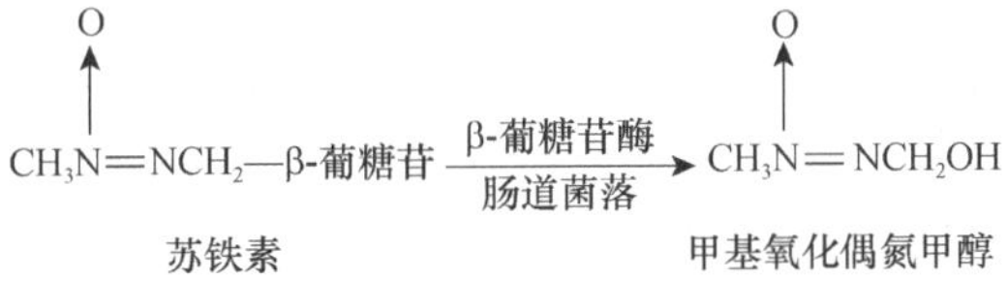

图 5-21　苏铁素经肠道微生物的生物活化

第五节　影响生物转化的主要因素

外源化学物在体内的生物转化复杂多变，多种因素可影响外源化学物的生物转化过程，其实质在于这些因素能对催化生物转化过程的各种酶类的功能和活力产生影响，使外源化学物生物转化的途径和速率发生变化，导致其对机体的生物学作用和机体对该化学物的反应发生改变。因此，研究代谢酶的变化是研究各种因素对生物转化影响的关键。

一、物种差异和个体差异

同种外源化学物对不同物种和个体的毒性不同，原因之一是不同物种和个体之间对该种外源化学物的生物转化上存在差异，主要表现在代谢途径、代谢速率，以及相关催化酶的种类和活力上。

1. 外源化学物代谢途径、代谢速率的物种差异　各种物种的生物转化会有所差异，定性的差异意味着发生不同的酶反应，有不同的代谢途径；定量的差异则意味着沿同一代谢通路的生物转化速率的变化。

2-乙酰氨基芴在哺乳动物体内可以通过两条交替的路径代谢：一条是通过*N*-羟化生成致癌的*N*-羟基衍生物；另一条是通过芳烃羟基化生成非致癌性7-羟基代谢物。2-乙酰氨基芴在大鼠、兔、仓鼠、犬和人体进入*N*-羟化通路，对于这些动物具有致癌性；相反，在猴、豚鼠中则进入芳烃羟基化反应，无致癌性。苯胺进行芳烃羟基化时可以生成邻位氨基酚和（或）对位氨基酚。研究表明，苯胺的羟化位置具有明显的物种差异。食肉动物的对/邻比例小于1，一般具有更高的邻羟基化能力；而其他啮齿类动物则以对位羟化优先，对/邻比例为2.5～11。比较甘氨酸和谷氨酸在与芳基乙酸发生结合反应的相对重要性时，人们发现人体内完全是谷氨酸作为内源性底物，而大多数非灵长类动物和低级灵长类动物采用甘氨酸结合。

在酯酶和酰胺酶催化下，酯类和酰胺类外源化学物的水解反应速率存在广泛的种间差异。氟乙酰胺对小鼠的毒性小于对美洲蟑螂；而与小鼠相比，昆虫可以更快地水解氟乙酰胺，释放出有毒性的氟乙酰盐。杀虫剂乐果经酯酶和酰胺酶水解，生成无毒产物。与哺乳动物相比，昆虫体内这些酶降解的速率非常低，因此昆虫对乐果高度敏感。

2. 外源化学物相关催化酶的物种差异　在某些物种体内，由于某种酶或辅助因子浓度太低乃至缺陷，可造成生物转化反应的种间差异。对于大多数哺乳动物而言，葡糖醛酸结合是一种最普遍的去毒机制，但猫及其近亲的葡糖苷酸形成系统存在缺陷。猫缺乏葡糖苷酸转移酶，无法形成邻氨基酚、苯酚、对硝基酚、2-氨基-4-硝基酚、1-萘酚或2-萘酚，以及葡糖苷酸。苯酚经生物转化可与葡糖醛酸结合，也可与硫酸结合。根据不同种属动物的尿苯酚代谢物可以看出，虽然苯酚可在大多数生物体内发生生物转化，但终代谢物的差异很大。多数动物的尿中既有葡糖醛酸结合物，又有硫酸结合物；而猪排出的苯酚代谢物仅有葡糖醛酸衍生物，与猪缺乏苯磺基转移酶有关。

物种间生物转化酶酶量和酶活力的差异可解释生物转化速率的物种差异。哺乳动物肝微粒体的偶氮还原酶和硝基还原酶分别比鱼肝微粒体高18倍和20倍以上。以高浓度的氧化苯乙烯为底物，肝微粒体环氧化水解酶的相对活性是恒河猴＞人＝豚鼠＞兔＞大鼠＞小鼠。小鼠肝微粒体催化（＋）-反式-灭虫菊水解的活性是昆虫的30多倍。不同动物肝胞质中谷胱甘肽硫转移酶的活性差异较大：人体低，而小鼠和豚鼠高于其他动物。

3. 遗传差异　同一物种不同品系对同一外源化学物的代谢能力存在差异。例如，组胺对于C3H/Jax小鼠的LD_{50}是1523 mg/kg，对Swiss/ICR小鼠则是230 mg/kg，因此后者比前者对组胺的敏感性要高6.6倍。品系间存在差异的一个原因是基因的多态性。基因的多态性是指一个遗传因素的可稳定遗传品性至少存在两个或两个以上的基因型。近年来已发现并表征了几种与代谢酶有关的基因多态性，包括几种细胞色素酶、醇和醛脱氢酶、环氧水化酶等。一个最好的例子是*N*-乙酰转移酶（NAT）。NAT是机体代谢转化含氮药物及芳香胺类化学物的关键酶系。按照基因型，NAT分为快型和慢型。两种基因型在世界各地区、各民族间的差异较大。因纽特人和日本人中80%～90%的人为NAT快型，而非洲人和一些欧洲人口中NAT快型者占40%～60%。NAT快、慢型之间的酶活力有很大差异，这是某些药物在不同人群产生的副作用不同的重要原因。例如，治疗结核病的药物异烟肼所引发的周围神经病变及肝损伤等副作用主要发生在NAT慢型者中。掌握这种差异的规律，可以用来指导实际工作，如指导正确用药，指导易感人群对某些毒物进行预防。

二、代谢酶的抑制和诱导

外源化学物除了可以作为许多代谢酶的底物之外，还可以作为酶的抑制剂或诱导剂。当机体接触两种或两种以上外源化学物时，一种外源化学物对其他外源化学物代谢的影响是毒理学中一个重要的内容。

1. 抑制　能使一种代谢酶活力减弱、含量减少或催化反应的速率减慢的现象称为抑制作用，具有抑制作用的化学物称为抑制物。表 5-1 显示了几种抑制物及它们所抑制的代谢酶。根据抑制作用的性质不同，可分为可逆性抑制作用和非可逆性抑制作用。

（1）可逆性抑制作用不涉及共价结合，发生快，且可通过透析或稀释更快地逆转甚至消除。可逆性抑制作用又分为竞争性抑制作用和非竞争性抑制作用。竞争性抑制通常是由于抑制物与外源化学物之间竞争同一催化酶的活性中心。例如，临床上用乙醇治疗 1,2-亚乙基二醇和甲醇中毒，因为乙醇与醇脱氢酶有较强的亲和力，可降低醇脱氢酶对 1,2-亚乙基二醇和甲醇的代谢，从而降低它们的毒性。非竞争性抑制剂可与酶或酶-底物复合物结合，生成酶-抑制剂复合物或酶-抑制剂-底物复合物。例如，甲吡酮是单加氧酶的非竞争抑制剂。

表 5-1　几种生物转化酶的抑制物

抑制物	生物转化酶
盐酸丙基解痉素（SKF-525A）	细胞色素 P450
胡椒基丁醚	细胞色素 P450
丙烯基异丙基乙酰胺	细胞色素 P450
1-氨基苯并三唑	细胞色素 P450
苯硫磷	酯酶
甲吡酮	细胞色素 P450
马来酸二乙酯	谷胱甘肽-*S*-转移酶
二硫化四乙基秋兰姆	醛脱氢酶

（2）非可逆抑制作用在毒理学上更为重要。非可逆抑制多数涉及共价键或其他稳定键的形成或酶结构的破坏。例如，杀虫增效剂胡椒基丁醚可与肝微粒体单加氧酶形成一种稳定的抑制复合物，从而阻止单加氧酶对其他农药底物的氧化去毒反应。此外，对氧磷可以使羧酸酯酶发生磷酸化，从而抑制该酶的活性；丙烯基异丙基乙酰胺可引起细胞色素 P450 失效，并导致其中的血红素释放。

2. 诱导　能使一种酶活力增加或含量增多及催化反应加速的现象，称为诱导作用，凡具有诱导效应的化合物称为诱导物。表 5-2 显示了几种诱导物及它们所诱导的代谢酶。诱导物分为双功能诱导物和单功能诱导物。双功能诱导物，如苯并［a］芘、三甲基胆蒽等，既能诱导Ⅰ相酶（细胞色素 P450，如 CYP1A1），又能诱导Ⅱ相酶（如谷胱甘肽-*S*-转移酶和葡糖醛酸转移酶）。单功能诱导物质只能诱导Ⅱ相酶的合成。

表 5-2　几种生物转化酶的诱导物

诱导物	生物转化酶
四氯二苯-*p*-二噁英（TCDD）	细胞色素 P450（CYP1A1）
苯巴比妥	细胞色素 P450（CYP3A4）

续表

诱导物	生物转化酶
乙醇、异烟肼	细胞色素 P450（CYP2E1）
利福平	细胞色素 P450（CYP2C9）
苯并［a］芘	葡糖醛酸转移酶
3-甲基胆蒽	谷胱甘肽-*S*-转移酶
异黄樟素	环氧化物水化酶
邻苯二甲酸盐	过氧化氢酶
环氧抑草绿	细胞色素 P450（CYP4A）

以苯巴比妥为代表的一类诱导物可引起肝脏平滑内质网的显著增殖及单加氧酶含量的增加。苯巴比妥类可在较宽范围内诱导氧化活性，包括*p*-硝基苯甲醚的*O*-去甲基化、苄非他明的 *N*-去甲基化、戊巴比妥及艾氏剂的羟基化。与苯巴比妥相比，四氯二苯并-*p*-二噁英（TCDD）和多环芳烃仅引起单加氧酶含量的增加，而不会引起内质网的增殖。多环芳烃可诱导芳香烃羟基化酶参与的反应，如苯并［a］芘的羟基化；利福平和孕烯醇酮-16α-腈（PCN）代表第三类诱导物，这类诱导物诱导的单加氧酶底物包括内源或合成的糖皮质激素（如地塞米松）、孕烷化合物（如 PCN）及大环内酯类抗生素（如利福平）；乙醇和许多其他化学物包括丙酮和咪唑类化合物、异黄樟素等代表第四类诱导物，这类诱导物具有更高的特异性，如除草剂环氧抑草绿可诱导单加氧酶，催化月桂酸的 ω-氧化。

3. 抑制作用和诱导作用的影响 一种外源化学物与诱导物或抑制物接触后，如果诱导物或抑制物对其代谢转化酶的活力或含量产生影响，外源化学物对机体的生物学作用及毒性作用也将发生变化。凡经生物转化后毒性增加的外源化学物，在诱导物作用下，其毒性作用增强或加速；反之，在抑制物的作用下，由于代谢酶活力降低或酶量减少，毒性作用将加速消失或减弱。氯苯唑胺可致大鼠麻痹。若用苯并［a］芘预处理 24 h，可使氯苯唑胺的麻痹作用时间从 11 h 减少到 17 min。有些外源化学物经生物转化后毒性降低或消失，则情况完全相反，诱导物可加速其毒性减弱或消失，抑制物反而使其毒性增强。例如，苯硫磷、对氧磷能抑制羧酸酯酶，导致马拉硫磷的水解速率减慢，增强马拉硫磷的杀虫效果，增高人畜毒性。

三、代谢饱和

外源化学物在机体内可以有多种代谢途径，产生不同的代谢物。各种代谢途径的酶活力和生物转化能力均有一定限度。随着化学物吸收剂量或浓度的增加，某种途径的生物转化能力达到饱和，化学物的代谢途径即发生改变。因此，化学物进入机体的剂量往往可以影响其生物转化途径和代谢产物。例如，溴化苯在体内首先被转化为具有肝毒性的溴化苯环氧化物，当进入机体的溴化苯剂量较小时，约有 75%的溴化苯环氧化物可与谷胱甘肽结合，并以苯基硫醚氨酸的形式排出；但当溴化苯剂量较大时，仅有 45%可按上述形式排出，且当溴化苯剂量过大时，因谷胱甘肽耗竭，使结合反应降低，未经结合的溴苯环氧化物可与 DNA、RNA 或蛋白质反应，呈现毒性作用。

四、营养效应

外源化学物代谢涉及许多酶，它们需要不同的辅助因子、辅基或内源底物，饮食中的营养组成会参与这些成分的功能和维护，进而对外源化学物的代谢具有营养效应。营养摄入不足，如蛋白质、维生素、矿物质缺乏，将降低生物转化酶的合成能力，会对生物转化产生不利影响。

1. 蛋白质　通常，低蛋白饮食降低大鼠肝微粒体的单加氧酶的活性，如降低环己烯巴比妥和苯胺的羟基化。微粒体单加氧酶处理对士的宁具有去毒作用，而低蛋白饮食却可增强其毒性；对于须经单加氧酶活化的毒物，如四氯化碳、二甲基亚硝胺，低蛋白饮食则可降低其毒性。Ⅱ相反应也受到饮食中蛋白质水平的影响。蛋白质缺乏的豚鼠，氯霉素的葡糖苷酸化降低，而磺基转移酶活性在蛋白质缺乏的大鼠中却未受到明显的影响。

2. 糖类　高糖饮食降低大鼠苯巴比妥的羟基化和对硝基苯甲酸还原的活性，并伴随着细胞色素 P450 单加氧酶系中酶水平的降低。增加人体饮食中蛋白质与糖的比例，可刺激安替比林和茶碱的氧化，而改变脂肪与糖的比例则没有此效应。

3. 脂类　饮食中缺乏亚油酸或其他不饱和脂肪酸一般会导致大鼠体内细胞色素 P450 和其他单加氧酶活性的降低。高脂饮食所引起的乳腺和结肠致癌剂的毒效应增加。脂类也是苯巴比妥等诱导剂要达到完全诱导效应所必需的。

4. 微量营养素　缺乏维生素一般会降低单加氧酶的活性，但是核黄素缺乏则可增加细胞色素 P450 和安替比林羟基化，同时降低细胞色素 P450 还原酶活力，增强致癌物奶油黄（偶氮类化合物）的致癌作用。缺乏维生素 C 不仅引起豚鼠单加氧酶活性降低，而且降低微粒体对普鲁卡因的水解。维生素 A 和 E 的缺乏可降低单加氧酶的活性；相反，硫胺素（维生素 B_1）缺乏却升高其活性。矿物质营养也影响单加氧酶活性。未成熟的大鼠钙或镁缺乏减少单加氧酶活性；而铁缺乏却增加其活性，但并不伴随单加氧酶水平的增加。饮食中过多的钴、镉、锰和铅均会引起肝谷胱甘肽水平的增加和细胞色素 P450 含量的减少。

五、其他影响因素

生物转化作用还受到生理因素（年龄、性别、怀孕等）和环境因素（温度、湿度、电离辐射、光循环等）的影响。

年龄影响外源化学物代谢转化。初生和未成年动物肝微粒体酶功能尚未发育成熟，成年时达到高峰，然后逐渐下降，老年后开始衰退，功能低于成年，对外源化学物的代谢及解毒能力较弱。例如，大鼠单加氧酶活性在大约 30 天时达到最高，250 天后开始降低。婴儿组织中许多底物的葡糖苷酸化程度低或难以检出，但随年龄的增长而升高。哺乳动物对外源化学物生物转化能力也存在性别差异，青春期开始变得明显，这种差异一直维持到成年以后。例如，雄性大鼠可以更快的速度代谢环己烯巴比妥，因此雌性大鼠的睡眠时间更长。与雄性大鼠相比，对硫磷在雌性大鼠体内活化为胆碱酯酶抑制剂对氧磷的速度更快，因此对硫磷对雌性大鼠的毒性更强。怀孕期间许多外源代谢酶活性降低，如一些动物在怀孕期间肝微粒体单加氧酶活性降低，酶含量减少。

温度变化是一种胁迫压力，寒冷胁迫下的小鼠 2-萘胺转化为 2-氨基-萘酚的代谢增加，提示温度可影响生物转化，但是其机制尚不清楚。湿度影响昆虫的生物转化，然而对脊椎动物的影响未见报道。分别以湿度为 40%的食物和以水饱和的相似食物培养家蝇幼虫，前者的七氯环氧化活性是后者的 4 倍多。电离辐射降低了年幼小鼠对谷硫磷的脱硫能力及葡糖苷酸的形成。许多参与外源化学物代谢的酶显示与光循环而非光强度相关的昼夜模式。松果腺的羟基吲哚-*O*-甲基转移酶存在昼夜节律，晚间活性最高，持续黑暗造成高活性水平的维持。

总之，外源化学物在机体内的生物转化是一个极其复杂的过程，受到多种因素的影响。因此，分析一种外源化学物的毒性，需要结合多方面因素综合考虑。

（包　斌）

思考题

1. 什么是生物转化？生物转化的意义是什么？
2. 生物转化的Ⅰ相反应主要包括哪几个反应？举例说明。
3. 细胞色素 P450 酶系由哪几部分组成？每部分发挥什么作用？
4. 谷胱甘肽结合反应解毒的机制是什么？
5. 过量服用扑热息痛（乙酰氨基酚）为什么会造成实验动物和人出现肝坏死？
6. 为什么 2-乙酰氨基芴对人和犬有致癌效应，而对猴和豚鼠没有此效应？

第六章 外源化学物的毒作用机制

第一节 毒作用的一般机制

外源化学物对机体的毒性作用主要取决于其暴露的程度和途径。探讨外源化学物的毒作用机制是毒理学的主要内容之一。外源化学物的种类繁多，它们对机体的毒效应往往也有多种机制，这些机制之间有可能相互无关，也可能相互联系和影响。定性和定量地描述外源化学物的毒作用及其特征对于评价外源化学物对人类的潜在危害必不可少，通过研究毒作用机制，不仅能深入揭示化学物的毒作用部位、性质和过程等基本规律，而且对探讨早期诊断指标和中毒的防治也有重要的实际意义。多数外源化学物发挥毒作用至少要经历四个过程：先经一定途径吸收进入机体并转运至一个或多个靶器官或靶部位；进入靶部位的终毒物与内源靶分子发生交互作用；引起机体分子、细胞和组织水平功能和结构的紊乱；机体可启动不同水平的修复机制应对毒物的反应，当机体修复能力下降或毒物引起的损害作用超过机体的修复能力时，机体表现出相应的毒性效应。

毒作用是指化学物质进入机体经过生物转运和生物转化，化学物质本身或其代谢产物与生物大分子或者靶部位相互作用，产生不良或有害的生物学效应，超过机体自身的解毒、修复功能。化学物质对机体的损害作用主要取决于化学物质与机体的接触途径、与靶分子的相互作用和机体对损害作用的反应。

有毒的化学物质很多，所致损害的生物学过程复杂，并有多种中毒表现。当毒物转运到靶部位时，有些可能直接与靶分子反应，引起细胞功能失调，表现出毒效应；有些外源化学物是对生物体内环境产生有害的影响，而并不与特定的靶分子反应，使得分子、细胞器、细胞或器官等功能失调，从而导致毒效应。

一、直接损伤

某些外源性物质，如强碱、强酸、尼古丁、重金属离子、氧化乙烯、一氧化碳等，它们能直接发挥毒作用，称为直接毒物。直接毒物与机体接触或者进入机体后，直接与机体的重要部位接触，造成相应部位的细胞破坏而产生毒性作用。

二、化学物质对生物膜的损害

生物膜可以分隔内外环境，实现内外环境物质交换，进行很多生化反应；生物膜是生物体的重要保护系统。生物膜的主要功能是物质运输，物质运输是维持细胞生命活动的关键。细胞通过此过程能够从环境中摄取所需要的营养物质，同时排出代谢产物。同时，生物膜也可能是化学毒性物质作用的靶部位，改变脂质的流动性或蛋白质的空间构象，从而影响生物膜的结构和功能。

1. 对生物膜通透性的影响 物质运输可以分为小分子物质转运和大分子物质转运两类。小分子物质转运通过主动运输和被动运输两种方式进行。主动运输是逆浓度梯度方向进行的，需要消耗 ATP。被动运输是指物质分子从高浓度流向低浓度，不需要消耗 ATP。大分子物质的转运通过膜动转运进行。膜动转运主要包括胞吐作用和胞吞作用。不同的物质在生物膜上具有不同的通透率，这种差异可以保持细胞内离子组成和 pH 的相对稳定，并可以摄取和浓缩营养物质，排出废物，产生神经、肌肉兴奋所需的离子强度等生物功能。

细胞的功能与生物膜的选择通透性密切相关，膜蛋白的改变将导致生物膜通透性的改变，而通常改变生物膜通透性的物质往往具有一定的毒性。例如，重金属铅、汞、镉可以与膜蛋白上的巯基、羰基、磷酸基、咪唑基和氨基等发生作用，改变其结构和性质，从而影响其通透性；Zn、Cd、Al、Sn 等可以与线粒体膜蛋白反应，改变其结构和功能；DDT 等高脂溶物可以与膜脂相融合而改变膜的通透性。又如，缬氨霉素可以使膜对 K^+通透性增加，导致线粒体发生解偶联造成细胞损伤；农药 DDT 可以作用于神经轴，改变 Na^+、K^+通透性，使生物体兴奋性增高、震颤、痉挛等。因此，在毒理学研究中，常常以通透性作为细胞毒性作用的观察指标，利用生物膜选择通透性，研究化学毒物对生物膜的影响。然而，通透性的改变与细胞毒性大小并不是绝对相关联的，通透性的改变不是细胞损伤的唯一原因。

2. 对生物膜流动性的影响 生物膜的主要特征之一是具有膜流动性，生物膜能否表现正常功能与其直接相关。例如，物质运转、能量转换、细胞分裂、信息传递、细胞融合、胞吞作用、胞吐作用及激素的作用等都与膜的流动性密切相关。

生物膜上的大部分脂质与蛋白质没有直接作用，只有少部分膜脂与膜蛋白结合成脂蛋白。不同的生物膜所含的蛋白质不同，因而所表现出来的功能也不同。同一种生物膜，膜内、外两侧的蛋白质分布不同，膜两侧功能也不同，使得生物膜功能具有方向性，这与生物膜发挥作用有很大的关系。不少的化学毒物会影响生物膜的流动性、通透性和膜上镶嵌蛋白（膜上酶、膜上抗原和膜上受体）的活性，如 DDT、对硫磷可引起红细胞膜脂流动性降低。还有一些有机化合物、无机化合物、重金属等也可以通过改变膜脂流动性而发挥毒性作用。

3. 对生物膜上蛋白质（受体）的影响 生物膜中的各种蛋白质统称为膜蛋白，根据位置分为外周蛋白和内在蛋白。生物膜是膜蛋白发挥功能的基本场所，具有重要的生物学功能，可以在细胞膜上进行信息传递，如激素的刺激、神经传导和遗传信息的传递等。细胞膜上有能识别和接受各种特殊信息的专一性受体，将不同的信息分别传递给有关的靶细胞并产生相应的效应。

受体是一类能够识别具有生物活性的化学信号物质，与之特异性结合能够引起细胞一系列生化反应，导致细胞产生特定的生物学效应的生物大分子。受体的化学本质是蛋白质，主要是糖蛋白和脂蛋白，如胰岛素的受体是糖蛋白，催化性受体是一种跨膜结构的酶蛋白。受体与信息分子的结合类似于底物与酶的结合，依赖于信息分子和受体的空间构象。

有些化学物质可以影响膜上蛋白质和酶的活性。例如，二氧化硅可与人体红细胞膜的蛋白质结合，使红细胞膜蛋白的 α 螺旋减少；有机磷化合物可以与突触小体膜及红细胞膜上的胆碱酯酶发生共价结合；对硫磷可以抑制突触小体膜及红细胞膜上的 Ca^{2+}-AMPase 和 Mg^{2+}-AMPase 活性。这些膜上的蛋白质或者酶结构发生异常，会严重影响生物膜对信息的选择和传递，从而改变基因的表达，引起癌变、突变和畸形等。

此外，生物膜上的蛋白质形成膜表面极性基团，组成表面电荷，化学物质影响蛋白质的结构时也会影响生物膜表面电荷的性质和密度。因此，可以通过测定生物膜表面电荷来了解化学物质的毒性作用。

三、自由基对生物大分子的氧化损伤

某些化学物质如多环芳烃类，以及某些亲核化学物如酚类、氢醌等，在过氧化物酶或其他酶类作用下，可产生“自由基”。自由基在化学上也称为“游离基”，是含有一个不成对电子的原子团。正常情况下，生物体内自由基的产生与清除处于动态平衡，不会对机体造成损伤，但有时机体自由基产生过多或清除过慢，造成自由基积累过多，从而攻击生命大分子物质及各种细胞，造成机体在分子、细胞及组织器官水平的各种损伤，加快机体的衰老进程并诱发各种疾病。由氧自由基产生的细胞毒性效应称为氧化应激，所有的细胞组成成分，包括脂质、蛋白质、核酸等，均可受到自由基的损害。

1. 脂质过氧化作用及其损害　脂质是生物体组织重要组成部分，而自由基先作用于不饱和脂肪酸的α-亚甲基碳，脱去烯丙基氢自由基，启动自由基的连锁反应，称为脂质过氧化。脂质过氧化可能是许多化学物引起生物膜受损和细胞坏死的机制之一。自由基和活性氧均可引起脂质过氧化。脂质过氧化是一种链式反应，可分为起始、发展和终止三个阶段。细胞膜由许多脂质组成，多元不饱和脂肪酸的侧链容易受到自由基的攻击而氧化成脂质过氧化物。·OH 攻击不饱和脂肪酸 LH 中的烯丙基的 C—H 键，抽提其氢原子形成脂烷自由基 L·，该脂烷自由基可以快速与分子氧结合生成脂过氧自由基 LOO·，之后 LOO·再通过抽提其他 LH 中的烯丙基氢原子形成 L·，启动新的连锁反应。如此延续下去，最后会产生以碳为中心的脂质自由基，引发脂质过氧化作用，而将不饱和脂肪酸侧链断裂后形成许多醛类。

2. 蛋白质的氧化损害　蛋白质是重要的生物大分子，在生命活动中还担负着许多重要功能，极易受到自由基的攻击，引起蛋白质变性及交联性改变，甚至导致某些异常蛋白质自由基未被及时清除，对生物大分子造成氧化损伤。蛋白质侧链氨基酸被氧化修饰后，羰基的含量大大增加，使蛋白质丧失功能或被降解。自由基对蛋白质的作用实质上是对氨基酸的作用，所有氨基酸的残基都能被羟自由基作用，芳香氨基酸和含硫氨基酸最为敏感。

对脂肪族氨基酸的氧化最常见的途径为在α-位置上将一个氢原子除去，形成 C-中心自由基，再加氧生成过氧基衍生物。后者分解成 NH_2 及α-酮酸，或者生成 NH_2、CO_2 与醛类或羧酸，破坏脂肪族氨基酸的结构。自由基和侧链残基反应可以产生多种产物，在 O_2 存在时，羟自由基及其他自由基都可以氧化蛋白质的脂肪族侧链，形成氢过氧化物、羟基衍生物和羰基复合物。蛋白质的羰基衍生物是侧链赖氨酸、脯氨酸、精氨酸等通过大量的烷氧自由基和过氧自由基反应形成的，羟基衍生物比较稳定，被作为由活性氧介导的重要的蛋白质氧化标志物。

芳香族氨基酸常形成羟基衍生物，即在苯环或在酪氨酸处交联成二聚体。芳香族与杂环氨基酸中的苯丙氨酸、酪氨酸、色氨酸和组氨酸等侧链也容易被氧化，自由基进攻的主要位点是这些氨基酸残基的芳香环或杂环，直接导致环的氧化或断裂，形成不同的氧化产物。组氨酸氧化成 2-*O*-组氨酸，可以用作组氨酸氧化的标志物。半胱氨酸和甲硫氨酸对几乎所有活性自由基都特别敏感，即使在比较温和的条件下也容易分别氧化成二硫化物和甲硫氨酸亚砜残基。但由于生物体系中含有二硫化物还原酶和甲硫氨酸还原酶，可以还原氧化性半胱氨酸和甲硫氨酸，使损伤得以修复。

由过渡金属介导的具有部位特异性的氧化损伤主要通过 Fenton 反应实现。在蛋白质结构内只有某个或某几个金属结合部位的氨基酸受到影响。脂质过氧化形成的自由基中间产物，如烷氧自由基（LO·）和过氧自由基（LOO·），可与过氧化脂质紧密联系的蛋白质反应。

自由基对氨基酸的氧化造成蛋白质凝集、交联、降解和断裂，损伤主要取决于蛋白质成分特性和自由基的种类。在机体内具有重要功能的蛋白质是酶蛋白、受体蛋白和载体蛋白。自由基对蛋白质的作用表现为直接作用和间接作用，直接作用于蛋白质时，如酶蛋白分子受到自由基与过氧化降解产物的作用使其受损，因酶的催化作用，其功能变化也具有放大效应。自由基也可通过脂类过氧化产物间接破坏蛋白质，如生物膜脂质组分和含量受脂质过氧化的影响，也会间接影响与膜结合的蛋白质活性。

3. DNA 的氧化损害 自由基浓度最高的细胞器是线粒体，线粒体 DNA（mtDNA）裸露于基质，缺乏结合蛋白的保护，与核基因组 DNA 相比更容易受到自由基损伤。自由基对 DNA 氧化损伤的机制是可以使 DNA 的碱基和脱氧核糖发生化学变化，引起碱基改变、破坏或脱落，以及 DNA 链中的单链和双链断裂。自由基还可以与 DNA 碱基发生加成、去氢和电子转移作用。· OH 与 DNA 及碱基杂环的 C_5 和 C_6 位双键加成分别生成 C_5—OH 和 C_6—OH 加合物自由基，终产物为 C_5—OH 脲嘧啶。· OH 在攻击嘌呤碱基时，在 C_4、C_5 和 C_8 位加成。去氢反应发生在胸腺嘧啶甲基基团和脱氧核糖的 C 原子上，5 个 C 原子发生去氢反应的概率是一致的。超氧阴离子自由基（O_2^- ·）虽不能直接导致 DNA 的损伤，但与体内产生的一氧化氮反应产生的 ONOOH，对 DNA 的损伤不能忽视。

DNA 链断裂主要是羟自由基攻击下脱氧核糖遭到破坏，磷酸二酯键的断裂或碱基的破坏或脱落，分为单链断裂和双链断裂。自由基造成 DNA 链断裂的机制是攻击核糖的 C_3 和 C_4 位置，或者是自由基对胸腺嘧啶碱基损伤后经修复酶切除产生的链断裂，或者是氧化应激启动细胞内的一系列代谢过程激活核酸酶导致 DNA 链断裂。过氧化物、巯基氧化物、某些金属离子及 DNA 酶等都能引起 DNA 链断裂，电离辐射通过辐射粒子直接和间接作用也造成强烈的断链作用。间接作用是指辐射粒子在体内产生次级高能电子和自由基，然后使 DNA 链断裂。DNA 链断裂可以引起三种突变：部分碱基的缺失；被修复的 DNA 碱基的错误掺入和错误编码；癌基因的活化或抑制癌基因的失活。

化学毒物能与 DNA 和 RNA 直接作用而影响其合成与功能。例如，亚硝胺将嘌呤和嘧啶碱基烷化而干扰 DNA 复制与转录，从而影响蛋白质合成。化学毒物还可嵌入 DNA 双链能阻止其复制，如岛青霉菌产生的藤黄醌茜素能与 DNA 结合，阻断 RNA 聚合酶在转录中的作用。

四、化学物与生物大分子的结合

非共价结合与共价结合是化学物质与生物大分子（如核酸、蛋白质、酶、膜脂质等）相互作用的主要方式。非共价结合是指通过非极性交互作用、氢键或离子键发生的结合，如毒物与膜受体、细胞内受体、离子通道及某些酶等分子的交互作用。不可逆的共价结合是指化学毒物或其具有活性的代谢产物与机体的一些重要大分子发生共价结合，从而改变核酸、蛋白质、酶、膜脂质等生物大分子的化学结构与生物学功能。化学物或活性中间产物和体内的重要生物大分子共价结合后，可以改变生物大分子的化学结构，从而引起一系列病理生理改变。加合物是化学物质与生物大分子之间通过共价键形成的稳定复合物，可用于反映机体对毒物的接触程度、不同类型和不同性质的早期中毒反应等，有助于中毒的早期诊断和预防。共价结合永久地、不可逆地改变了内源分子结构，从而改变这些大分子物质的化学结构和生理功能，引起病理学改变。共价结合是重要的细胞损害机制之一。

1. 与蛋白质共价结合 蛋白质是生物体重要的高分子化合物，是各种细胞结构中的主要成分，发挥着重要的生理功能，如构成细胞核重要物质的结构蛋白、起生物催化作用的酶、具有运输作用的载体蛋白、发挥调节作用的激素蛋白、具有收缩及运动功能的肌动蛋白和肌球蛋白、起着免疫作用的抗体。但是一些化学物质进入机体后通过多种方式与蛋白质相互作用，从而影响蛋白质的结构和功能。氨基酸中的氨基和羧基是与化学物质相互作用的最主要部位，一些氨基酸中存在的巯基、胍基、咪唑基、吲哚基也是化学物质的重要作用位点。这些基团大多为蛋白质的活性部位，对蛋白质的催化活性和维持蛋白质的构型起着非常重要的作用，一旦这些部位与化学物质发生共价结合，必将影响蛋白质的结构和功能。蛋白质被氧化损伤后会出现凝集与交联或降解与断裂，主要取决于蛋白质成分的特征及自由基的种类。蛋白质分子中的功能基团与毒物或其活性代谢物共价结合，这些功能基团共价结合最终会抑制这些蛋白质的功能，出现组织细胞毒性与坏死，诱发各种免疫反应和肿瘤的形成。

2. 与核酸分子共价结合　DNA 在细胞核内保持着一种稳态和非稳态之间的动态平衡，正常条件下非稳态是暂时的，DNA 损伤修复很快，使机体保持正常的运转。化学毒物进入机体后通常会扰乱机体正常细胞代谢，导致 DNA 结构发生变化，还可与 DNA 结合形成 DNA 加合物。研究表明，多种诱变剂和其活性代谢产物可以与 DNA 结合形成 DNA 加合物，在人类肿瘤发生中起着重要作用。例如，黄曲霉毒素和苯并［a］芘的强烈致癌作用就是与 DNA 形成环氧化物而导致的。与 DNA 结合形成 DNA 加合物只是 DNA 突变的第一阶段，以后还会发生 DNA 链断裂、碱基置换、碱基缺失等一系列变化。

核酸分子上许多位点，如碱基、核糖或脱氧核糖、磷酸等都易受到致癌活性物质的攻击。亲电子物质及其活性代谢产物主要攻击鸟嘌呤的 N-7、C-8、O-6，胞嘧啶的 N-1、N-2，胞嘧啶和鸟嘌呤的氨基；而亲核物质及其代谢活性产物主要攻击胞嘧啶、尿嘧啶、胸腺嘧啶的 C-6 位。此外，胸腺嘧啶的 N-3、O-2、O-6 也易受到攻击。不同类型的 DNA 加合物可引起不同的生物学效应，包括细胞毒性、诱变作用、活化癌基因，以至引发细胞癌变。

生物体中 DNA 的变异和改变引发癌症的可遗传性。化学致癌物共价结合到 DNA，形成的 DNA 加合物导致生物染色体重新排列、变异、细胞死亡、癌症和生命缺陷。这些 DNA 加合物可以活化癌基因，影响调节基因和抑癌基因的表达。苯甲酸钠作为一种防腐剂广泛应用于食品工业中，并开始应用于化妆品生产和尿素循环酶缺乏的临床治疗中。研究表明，苯甲酸盐会导致新生儿畸形和引发癌症。确定加合物形成数目、致癌物质剂量和生物体生物效应间的关系，在生命科学领域，特别是探索化学致癌物的分子效应方面是至关重要的。DNA 加合物是判断遗传毒性致癌物的标志之一。

第二节　终毒物的形成

终毒物是指外源化学物可直接与内源性靶分子反应并造成机体损害时的化学形态。间接毒物是指需要经过代谢活化才能发挥毒性作用的物质，经活化可改变机体的生理、生化特性，从而改变机体的微环境结构，对机体造成不良影响。外源化学物在体内生物转化为终毒物的过程称为增毒。终毒物主要有以下几种类型：亲电子物质、自由基、亲核物质和活性氧化还原反应物。

一、亲电子物质的形成

亲电子物质是指带有正电荷而缺乏电子的分子，它可与负电子的亲核物质共享电子对而发生反应。亲电子物质的形成涉及许多化学物的增毒作用（表 6-1）。阴离子类亲电子物是由细胞色素 P450 或其他酶系将母体化学物氧化成酮、环氧化物、α，β-不饱和酮、醌、卤代酰类时形成的。阳离子亲电子物的形成是由不同性质的基团或元素结合物的裂解所产生。例如，甲基取代芳香烃类的 7,12-二甲基苯并蒽和芳香胺的 2-乙基氨基芴被羟化后，分别形成苯甲醇和 *N*-羟基芳香胺，这些物质可被酯化。甲基汞被氧化为 Hg^{2+}、CrO_4^{2-} 被还原为 Cr^{3+}、AsO_4^{3-} 被还原为 AsO_3^{2-} 或者 As^{3+}也为常见的例子。

表 6-1　亲电子代谢产物产生的毒性

亲电子代谢物	原毒物	催化反应的酶	毒性作用
阴离子类			
醛、酮			
乙醛	乙醇	乙醇脱氢酶	肝脏纤维化
2,5-己二酮	己烷	P450	神经变性
丙烯醛	丙烯醇	乙醇脱氢酶	肝脏坏死
丙烯醛	丙烯胺	单氨氧化酶	血管损伤
黏糠醛	苯	多种酶参与	骨髓损伤
4-羟基壬烯	脂肪酸	脂质过氧化酶	细胞损伤
苯醌，苯醌亚胺	DES	过氧化物酶	致癌作用
DES-4,4′-苯醌			
环氧化物			
8,9-环氧化黄曲霉素 B_1	黄曲霉素 B_1	P450	致癌
3,4-环氧化溴苯	溴苯	P450	肝脏坏死
7,8-巯基-9,10-环氧化苯并芘	苯并［a］芘	P450	致癌
硫氧化物			
硫氧化乙酰胺	硫乙酰胺	黄素单氧化酶	肝脏坏死
卤酰化物			
光气	氯仿	P450	肝脏坏死
阳离子类			
碳离子			
苄基碳	7,12-二甲基苯并芘	P450，硫转移酶	致癌
碳阳离子	二甲基硝基胺	P450	致癌
硝基离子			
芳香硝基离子	2-乙酰胺基芴 二甲基苯并蒽	P450，硫转移酶	致癌
表锍离子	1,2-二溴乙烷	谷胱甘肽硫转移酶	肾小管坏死
金属离子			
二价汞	汞	过氧化氢酶	脑损伤

含巯基的亲电子物质可与 GSH 结合而被灭活，该反应可以自发进行或在谷胱甘肽-*S*-转移酶的催化下进行。重金属离子 Ag^{+}、Cd^{2+}、Hg^{2+}、CH_3Hg^{+}可与 GSH 自发反应而灭活，亲电子物质的灭活还包括其他酶的作用，如环氧化物水化酶所催化的水解作用等。

二、自由基的形成

在原子的外轨道上含有一个或多个不成对电子的分子或基团，可因接受或失去电子，或由性质相同的元素形成的共价键均裂而产生自由基。自由基将多余的电子转移给分子氧，形成超氧阴离子自由基，其又可以和其他物质反应形成新的自由基，反复循环，在体内形成大量的超氧阴离子自由基。

亲核化学物如酚类、氢醌、氨基酚、胺、肼等，在过氧化物酶催化下丢失一个电子而形成自由基。例如，醌不仅易形成亲电子自由基，作为电子受体，它还可启动亲核自由基形成的循环。多环芳烃如苯并［a］芘、7,12-二甲基苯并蒽，能在过氧化酶或细胞色素氧化酶的作用下失去电子形成阳离子自由基，推测是致癌的原因。如同过氧化物酶一样，氧合血红蛋白可与氨基酚反应，形成氨基酚自由基，而其本身却变成高铁血红蛋白，失去携氧能力。

电子向分子转移引起的还原性键均裂过程也可形成自由基，如 CCl_4 裂变为三氯甲基自由基 CCl_3· 是由原子间均裂所产生的自由基的典型例子。CCl_3· 可以与氧反应形成更活泼的三氯甲基过氧化的自由基 CCl_3O_2·；过氧化氢也可裂变产生 HO· 自由基。在体内较为稳定的自由基可以通过与谷胱甘肽、SOD、维生素 E、维生素 C 的反应而被清除。这些抗氧化剂对 HO· 却没有作用，由于 HO· 的半衰期太短，来不及与上述抗氧化剂接触，故对 HO· 的有效预防办法就是阻止它的形成。体内的超氧化物歧化酶广泛存在于细胞质和线粒体，可将超氧阴离子自由基催化为过氧化物，再在谷胱甘肽过氧化酶或过氧化氢酶的催化下生成水。依赖过氧化物产生的自由基被谷胱甘肽所消灭，依赖 NADPH 的谷胱甘肽还原酶将氧化型的谷胱甘肽变为还原型的谷胱甘肽。因此，谷胱甘肽在抗亲电子物质和自由基的清除中都起着重要的作用。

三、亲核物质的形成

亲核物质的形成在化学物活化过程是相对较少的。例如，苦杏仁苷在消化道内可以被细菌的β-糖苷酶分解出亲核物质氰化物；丙烯腈被环氧化后再与谷胱甘肽结合；硝基氢氰酸盐被分解亦可形成亲核物质；此外，有些物质如 5-羟基伯胺喹啉在肝脏被羟化后可氧化产生高铁血红蛋白。

亲核功能基团被结合会导致亲核物质的灭活。羟基化合物被硫酸根或葡糖醛酸结合、巯基与葡糖醛酸结合使得在体内将亲核物质转化为自由基。酚、对苯二酚等转化为亲电子物质的过程被中止；另一灭活途径是巯基、氨基、肼等被含黄素的单氧化酶所氧化，乙醇被氧化为碳酸盐而灭活，氰化物可被转化为硫氰酸盐而灭活。

四、活性氧化还原反应物的形成

活性氧化还原反应物的生成有特殊的机制。例如，能产生高铁血红蛋白的亚硝酸盐，既可在小肠由硝酸盐经肠道细菌还原生成，也可以由亚硝酸酯与谷胱甘肽反应产生。总之，大多数具有反应活性的代谢物是缺少电子的分子或分子片段，如亲电子剂、中性自由基或阳离子自由基。虽然某些亲核物具有反应活性，但许多亲核物需转变为亲电子剂才被活化。具有多余电子的自由基通过形成 HOOH 并迅速均裂生成中性 HO· 而产生毒性损害。

第三节　终毒物与靶分子的结合

毒性是由终毒物与靶分子的反应所介导的一系列继发的生化过程，导致不同生物学组织结构（如靶分子、细胞器、细胞、组织和器官，甚至整个机体）的功能失常和结构损伤。终毒物与靶分子的交互作用，触发毒性效应需要考虑以下方面：①靶分子的属性；②终毒物与靶分子之间反应的类型；③毒物对靶分子的效应；④一些由于生物学微环境改变所引起的，而不是直接由终毒物与靶分子反应所启动的毒性。实际上所有的内源化合物都是毒物潜在的靶标，然而毒理学上最常见的靶标是大分子，如核酸和蛋白质；在小分子中，膜脂质最为常见。此外，也涉及某些辅因子如辅酶 A 和吡哆醛。

内源性分子作为一个靶分子，必须具有合适的反应型和空间构型，以允许终毒物发生共价或非共价结合，且靶分子必须接触足够高浓度的终毒物，才能与终毒物发生反应。因此，处于反应活性化学物邻近或者接近它们形成部位的内源性分子常常是靶分子。活性代谢物的第一个靶分子常常是催化这些代谢物形成的酶或邻近的细胞内结构，如负责甲状腺激素合成的酶——甲状腺过氧化物酶，将某些亲核的外源化学物转变为活性自由基代谢物，继而又使甲状腺过氧化物酶失活，引起抗甲状腺作用，最终诱发甲状腺肿瘤。

一、共价结合

共价结合是不可逆的。共价结合可以持久地改变内源分子，所以具有重要的毒理学意义。共价加合物的形成常见于亲电毒物，如非离子和阳离子亲电物及自由基阳离子。这些毒物与生物大分子如蛋白质和核酸中的亲核原子反应，亲电原子对亲核原子表现出的选择性取决于它们的电荷/半径值。一般而言，软亲电物较易与软亲核物（两者均具有较低的电荷/半径值）反应，如银和汞这样的金属离子被归类为软亲电物，它们优先与软亲核物反应；而锂、钙和钡这样的硬亲电物优先于硬亲核物反应；在这两个极端之间的金属，如铬、锌和铅显示出与亲核物的普遍反应性。亲电物的反应性决定了哪种内源性亲核物能与之反应并成为其靶分子。

中性自由基如 $\cdot OH$、$\cdot NO_2$ 和 $Cl_3C\cdot$ 也能共价结合生物靶分子。$Cl_3C\cdot$ 加入到脂质的双键碳或脂质自由基产生含有氯甲基脂肪酸的脂质。羟基自由基加入到碱基导致许多产物的形成，包括羟嘌呤、羟甲基嘧啶，以及胸腺嘧啶和胞嘧啶的乙二醇。

亲核毒物倾向于与亲电内源化合物反应。在生物分子中亲电物十分罕见，因此只有少数亲核毒物与体内亲电内源性分子发生反应。例如，胺类、肼类与一种脱羧酶底物吡哆醛的共价反应；一氧化碳、氰化物、硫化氢和叠氮化物与各种血红素蛋白中的铁形成配位共价键，其他亲核物以电子转移反应的方式与血红蛋白反应。

二、非共价结合

某些毒物可以通过非极性交互作用或氢键与离子键发生非共价结合，具有代表性的是毒物与膜受体、细胞内受体、离子通道及某些酶等靶分子的交互作用。例如，番木鳖碱结合于脊髓运动神经元上甘氨酸受体，TCDD 结合芳烃受体，蛤蚌毒素结合钠通道，佛波酯结合蛋白激酶 C，杀鼠灵结合维生素 $K_{2\text{-}3}$-环氧化物还原酶。这种作用力也促使吖啶黄和阿霉素插入双螺旋 DNA。这些化学物原子的空间排列使它们与内源性分子的互补部位结合，类似钥匙与锁的关系，因而可能表现出毒性效应。

三、酶促反应

少数毒素通过酶促反应作用于特定靶蛋白上。毒物与机体内源性分子的反应取决于它本身的化学特性，很多毒物在体内通过几种机制发挥作用，有些毒物以酶蛋白为靶分子。例如，蓖麻毒素诱发核糖体水解，阻碍蛋白质合成；蛇毒素中所含的水解酶破坏生物分子而产生溶血或神经毒作用等。醌类既可以作为亲电子物产生共价结合，又可以作为电子受体并启动形成自由基的巯基氧化反应，导致脂质过氧化。

四、电子转移

有些化学物能将血红蛋白中的 Fe^{2+} 氧化成 Fe^{3+}，形成高铁血红蛋白血症。亚硝酸盐能氧化血红蛋白，*N*-羟基芳胺（如氨苯砜羟胺）、酚类化合物（如 5-羟伯胺喹）和肼类（如苯肼）与氧合血红蛋白共氧化，形成高铁血红蛋白与过氧化氢。

五、去氢反应

自由基可迅速将内源化合物去除氢原子后转变为新的内源性自由基。从巯基化合物（R-SH）去除氢形成硫基自由基（R-S·），这种自由基是次磺酸（R-SOH）和二硫化物（R-S-S-R）等其他巯基氧化产物的前身。自由基能从游离氨基酸或蛋白质氨基酸残基的 CH_2 基除去氢，转变为羰基化合物，这些羰基化合物和胺类反应形成与 DNA 或其他蛋白质的交联。从 DNA 分子中的脱氧核糖去除氢产生 C-4′-自由基，这是 DNA 断裂的最初步骤。从脂肪酸去除氢产生脂质自由基并启动脂质过氧化。蛋白质中酪氨酸残基的硝基化可能涉及去氢反应，随后发生酪氨酰自由基与 NO_2 之间的共价结合。

（宋 微 陈卫平）

思考题

1. 简述外源化学物毒作用的可能机制和步骤。
2. 什么是终毒物？包括哪些类型？
3. 试述掌握毒物作用机制的实际意义。

第七章 影响外源化学物毒作用的因素

第一节 外源化学物的自身因素

一、外源化学物的结构

化学结构决定了外源化学物将会发生的代谢转化类型及可能参与和干扰的生化过程，直接影响其作用的性质和毒性大小。化学物的定量结构-性质关系（quantitative structure-property relationship，QSPR）和定量结构-活性关系（quantitative structure-activity relationship，QSAR）是目前国际上一个比较活跃的研究领域，主要通过理论计算方法和各种统计分析工具来研究系列化合物的结构与其生物学性质、各种物理化学性质之间的定量函数关系。化学结构与毒性大小的关系非常复杂，其中有机毒物表现出如下的规律。

1. 取代基对毒性的影响 烃类中引入氨基成为胺后，碱性增加，易与核酸、蛋白质的酸性基团反应，易与酶发生作用，导致毒性增强。胺类化合物毒性大小为：叔胺＜仲胺＜伯胺。烷烃类的氢被卤素取代时，极性增强，毒性增加，其毒性一般按照氟、氯、溴、碘的顺序而增强；并且取代基越多，毒性也越强，如氯化甲烷对肝脏的毒性为：$CH_4 < CH_3Cl < CH_2Cl_2 < CHCl_3 < CCl_4$。芳香族化合物引入羟基（—OH）等取代基后，分子的极性增强、毒性增加。以苯为例，苯具有麻醉和抑制造血机能的作用，当苯环中的氢被羟基取代变成苯酚后，因具有酸性，易与蛋白质中的碱性基团作用，使毒性增强；若被甲基取代后，则抑制造血机能的作用不明显而麻醉作用增加；当被氨基取代后，则显著促进高铁血红蛋白的形成；被硝基或卤素取代后，具有肝毒性。

2. 分子构型对毒性的影响 酶与底物的相互作用通常具有立体结构和对映体的选择性。一般情况下，L-异构体的毒性＞D-异构体的毒性，这是因为L-异构体易与酶或受体结合，如L-吗啡对机体有作用，而D-吗啡对机体无作用。值得关注的是，前致癌物的活化作用表现出立体选择性，如多环芳烃苯并［a］芘经代谢活化形成相应的7,8-二氢二醇-9,10-环氧化物，分子中存在4个手性中心（碳原子7，8，9，10），可形成4个同分异构体；而其中有完全结构的7R，8S，9S，10R的（＋）-反镜像物具有最高的诱变性和致癌性。典型的例子如有机氯农药六六六，它有7种同分异构体（包括α、β、γ和δ等），不同的异构体毒性差别很大。其中，γ、δ-六六六急性毒性最强，β-六六六慢性毒性较大，α、γ-六六六对中枢神经系统有很强的兴奋作用，β、δ-六六六则对中枢神经系统有抑制作用。

一般而言，直链分子的毒性比支链分子的大，成环的比不成环的毒性大，如环己烷毒性大于正己烷。环烃取代基的位置不同，毒性也不同。

3. 同系物中碳原子数和结构对毒性的影响 烷烃、醇、酮等碳氢化合物中，除了甲醇、甲醛、甲烷和乙烷外，随碳原子数增多，毒性增大。但当碳原子数超过7个以上时，毒性反而下降。例如，从丙烷开始，随着碳原子数增多，麻醉作用增强，但壬烷（含有9个碳原子）之后，麻醉作用迅速减低。一般来说，对于碳原子数相同的化合物，直链化合物的毒性大于其他异构体，如庚烷的麻醉作用大于异庚烷；成环化合物毒性大于不成环的，如环戊烷的麻醉作用大于戊烷。另外，化合物的分子饱和度也会对毒性产生影响，一般不饱和烃毒性大于饱和烃，且随着不饱和键的增加，毒性增强，如乙炔＞乙烯＞乙烷。

二、外源化学物的纯度及理化性质

1. 纯度　化学物的毒性是指该物质纯品的毒性，但实际受检物中往往含有不纯物，如工业品中含有原料、杂质、副产品，此类问题在食品中尤为突出。食品在加工过程中可能添加很多的辅剂，如溶剂、赋形剂、稳定剂和着色剂等。这些不纯物可能影响对受检物的毒性评价，其中有些不纯物的毒性甚至比受检物本身的毒性都高。例如，早期对除草剂 2,4,5-T 进行研究时，由于样品中含有剧毒物质二噁英（TCDD），得到的几乎都是关于 TCDD 的毒性结果（致畸性）。商品乐果的大鼠经口 LD_{50} 为 247 mg/kg，而纯品乐果则为 60 mg/kg。因此，在研究某种化学物的毒性时，应尽可能地选用纯品进行试验。

2. 脂/水分配系数　脂/水分配系数是指当达到动态平衡时，化学物质在脂相（油相）和水相中的溶解分配率。该值越大，则脂溶性越高、亲脂、易于吸收、易于分布且不易排泄；反之，则水溶性越高。一些难溶于胃肠的化学物不易接触黏膜表面，就不易被吸收，如金属汞在胃肠内基本不溶解，故经口摄入相对无毒。

化学物在水中的溶解度直接影响其毒性的大小和毒性作用部位。在水中的溶解度越大，毒性也越大，如砒霜（As_2O_3）在水中的溶解度是雄黄（As_2S_2）的 30 000 倍，因此砒霜的毒性远远大于雄黄。铅化物在体液中的溶解度与其毒性成正比，依次为：一氧化铅＞金属铅＞硫酸铅＞碳酸铅。另外，气态化合物的水溶性可影响其在呼吸道的吸收部位，如氟化氢（HF）、氨等易溶于水的刺激性气体主要溶解于上呼吸道表皮上覆盖的水性黏液，引起局部刺激和损害作用；而不易溶解的二氧化氮（NO_2）则可深入到肺泡，引起肺水肿。

3. 分散度和分子大小　一些以气溶胶形式存在于环境空气中的化学物质，如粉尘、烟、雾等，其毒性与分散度有关。分散度以微粒的粒径大小来表示。一般来说，分散度越高的化合物，其在空气中飘浮的时间越长，经呼吸道吸入的机会越多，危害性越大。另外，分散度还影响颗粒物质在呼吸道的阻留情况，粒径大于 10 μm 的颗粒在上呼吸道被阻留，小于 5 μm 的颗粒可达呼吸道深部，小于 0.5 μm 的颗粒易经呼吸道排出，而小于 0.1 μm 的颗粒则因弥散作用易沉积于肺泡壁。此外，颗粒进入体内后，分散度越大，比表面积越大，生物活性也越强。

4. 挥发度　在常温下易挥发的液态化学物，容易形成较大的蒸气压，易于经呼吸道被吸收，这类化学物的毒性与其固有毒性和挥发性有关。例如，苯与苯乙烯的 LC_{50} 值均为 45 mg/L 左右，但由于苯的挥发性较苯乙烯强 1 倍，故其经呼吸道吸入的危害性实际上远高于苯乙烯。将化学物的挥发度估计在内的毒性称为相对毒性。对于经呼吸道吸收的有机溶剂，用相对毒性指数来表示毒性大小，更能反映其对机体的危害程度。

5. 电离度　当外源化学物为非离子型时，将以简单扩散的方式通过膜的脂质双分子层。电离度，即化学物的 pK_a，不同的化学物在不同 pH 环境中的电离度不同。对于弱酸性或弱碱性的化合物，只有在合适的 pH 条件下，使其最大限度地成为非离子型时，才易于吸收和通过生物膜，发挥毒效应。

三、外源化学物的作用方式

1. 接触途径　化学物质进入机体的途径不同，会使物质被机体吸收的速率、吸收量和代谢过程也不同，从而导致毒性的差异。化学物质进入机体的途径包括经胃肠道、呼吸道和皮肤等。经口进入机体的毒物，经胃肠道吸收后先经肝代谢，然后进入体循环，代谢结果（活化或解毒）将影响化学物本身的毒性，即增加或减少毒效应。经呼吸道吸收的毒物，经肺循环进入体循环，在体循环过程中经过肝代谢。经皮吸收是外源化学物由外界进入皮肤并经血管和淋巴管进入血液和淋巴液的过程。经呼吸道吸收及经皮吸收的毒物，通常存在肝外代谢机制。

不同接触途径的吸收速率和毒性大小的一般顺序是：静脉注射≈吸入＞腹腔注射≥肌内注射＞皮下注射＞皮内注射＞口服＞经皮给药。例如，吸入己烷饱和蒸气［20℃，611 g/（N · m^3）］1～3 min 即可丧失意识，而口服几十毫升并无任何明显影响。这是因为口服己烷，经胃肠道吸收后，经肝门静脉首先到达肝而被解毒。小鼠吸入八氟异丁烯 2 h，LD_{50}＜2 μg/kg；而腹腔注射 1 mL，未见小鼠中毒表现。敌百虫对小鼠经口 LD_{50} 为 400～600 mg/kg，而经皮给药后的 LD_{50} 为 1700～1900 mg/kg。但也有例外，如农药久效磷对小鼠腹腔注射和经口吸入的毒性基本一致，LD_{50} 分别为 5.37 mg/kg 和 5.46 mg/kg；氨基腈对大鼠经口和经皮吸收的 LD_{50} 分别为 210 mg/kg 和 84 mg/kg，经口毒性反而比经皮吸收的低，这是由于氨基腈在胃内被胃酸作用迅速转化，到达肝脏后被迅速降解。

2. 接触频率和持续时间　一定剂量的外源化学物，一次全部给予动物时可引起动物严重中毒；若分几次给药，可能只引起轻微的毒作用，甚至不引起毒作用。任何重复染毒，毒性效应主要依赖于染毒的频率和剂量，而非染毒的持续时间。如果化学物与机体的接触频率间隔短于其生物半衰期，使得毒物在体内造成蓄积，就可能引起慢性毒性效应。

对于很多外源化学物，一次性大剂量染毒与较长时间低剂量重复染毒的毒性表现不同。前者一般引起速发毒性或迟发毒性，而后者很可能产生慢性的、低水平的、长期的效应。例如，苯的急性毒性表现为中枢神经系统抑制，但是重复慢性染毒则可造成骨髓毒性，包括再生障碍性贫血和白血病等。

3. 溶剂特性　受试物常需要先用溶剂或助溶剂进行溶解或稀释，溶剂或助溶剂可能会改变毒物的理化性质和生物活性，有的溶剂则可加速或减缓毒物的吸收、排泄，从而影响毒物的毒性。例如，DDT 油溶液大鼠经口 LD_{50} 为 150 mg/kg，而水溶液的 LD_{50} 为 500 mg/kg，这是因为油作为溶剂促进了 DDT 的吸收。有些溶剂可与受试物发生化学反应，改变受试物的化学结构而影响其毒性。例如，当敌敌畏和二溴磷分别用吐温-80 和丙二醇作溶剂时，得到的结果有显著差异，其中后者的毒性比前者高。有些溶剂本身有一定的毒性，如用黄米的乙醇浸出液 0.5 mL 给小鼠皮下注射，动物全部死亡，而对照组用 0.5 mL 的纯乙醇皮下注射后，动物也全部死亡。因此，所选用的溶剂或助溶剂应是无毒的，与受试物不起反应，不影响受试毒物的吸收和排泄，且受试毒物在溶液中应是稳定的。

第二节　机 体 因 素

外源化学物必须到达机体内，与相应的靶分子相互作用，才能引起毒性效应。因此机体自身的多种因素可影响化学物毒性，如物种（species）、品系（strain）、个体健康和易感性等。例如，苯可引起兔白细胞减少，但却使犬的白细胞升高；β-萘胺可引起人和犬患膀胱癌，却对大鼠、豚鼠无致癌性。

一、物种与品系

不同的物种在解剖、生理、遗传、代谢过程方面都有差别，具体表现为以下几个方面：①寿命周期不同，如犬为10～20年，兔为4～9年，大鼠为2～3年；②性成熟期不同，如犬为8～10月龄，兔为5～8月龄，大鼠为2～3月龄；③解剖学特征不同，如犬的肝为7叶，兔为5叶，大鼠为6叶；大鼠无胆囊；不同物种的胎盘屏障细胞层数也不同；④生理学特征不同，如犬有非常敏感的听觉和嗅觉，大鼠、小鼠无呕吐反应等。这些差异决定了不同物种在生理和生化功能上的差异，进而毒物在不同物种体内的吸收、分布、排泄及代谢等过程也就存在差异。例如，犬的心输出量为0.12 L/（kg·min），而大鼠的为0.26 L/（kg·min），因此毒物在大鼠体内的转运速率较犬快。另外，毒物在不同物种体内排泄途径和速率也有差异，如静注亚甲基二水杨酸（methylene disalicylic acid）在24 h经胆汁排出，犬为65%，豚鼠为4%，大鼠为54%。

不同物种对毒物的毒性反应不完全一致。一方面，不同物种对毒物的敏感性存在差异。在小鼠、大鼠、幼鼠、犬、猪和鸡6种实验动物中，对赭曲霉毒素A表现最敏感的是犬，其经口LD_{50}为0.2 mg/kg；最不敏感的是小鼠，其经口LD_{50}为46～58 mg/kg，差异达230～290倍。有机磷化合物对猴、犬等几种动物相同部位脑匀浆中乙酰胆碱酯酶（AchE）的抑制强度，物种间差异为64.8～106.3倍。另一方面，不同物种在毒作用性质上也有差异，如百草枯可引起人肺损伤，而对其他各种实验动物，仅有猴可发生相似反应。一些有机磷化合物可引起鸡、猫、犬、鸭等物种的迟发性神经病，而对鼠类、兔则不敏感。

同一物种的不同品系，在遗传特征、免疫应答、生化酶系等方面也存在差异，如SD（Sqragne Dawley）、F344（Fisher 344）和LE （Long Evans）三个品系大鼠肝脏细胞色素P450酶活性有一定差异。不同人群（不同种族、不同民族，甚至不同国家）的代谢酶系存在多型性或缺陷性，因而对某些毒物表现出不同的敏感性，如日本人及瑞典人红细胞中缺乏或基本没有过氧化氢酶，因此对过氧化氢解毒能力低下。有的人群对氧磷水解酯酶活性低，从而对对硫磷、对氧磷、马拉硫磷表现特别敏感。

二、个体因素

同一物种、同一品系的不同个体在相同条件下接触同一毒物，因年龄、性别、营养及健康状况的不同，也会产生不同的毒效应。

1. 年龄　不同年龄的动物，某些组织器官和酶系功能的发育情况不尽相同，因而其各种代谢能力和生理学功能也有所不同，从而影响对外源化学物的敏感性。婴幼儿和未成熟动物机体各系统与酶系统均未发育完全，故一些需要经过酶系统代谢失活的化学物质，在年幼的动物身上所表现的毒性会更大；反之，凡是经过酶系统转化后才能发挥毒效应的化学物质，对年幼动物的毒性则会更低。例如，八甲磷的甲基需经羟化后才具有毒性，新生鼠缺乏此酶，因此毒性较低，成年鼠则毒性反应大，死亡率也高。同时，婴幼儿的膜通透性较大（包括血-脑屏障），因此对甲基汞等脂溶性神经毒物反应较大；吗啡对新生大鼠的毒性为成年鼠的3～30倍，铅对新生大鼠的神经毒性也较成年的高。

动物进入老年后，其代谢功能逐渐趋于衰退，生物膜通透性高，肾廓清功能低，免疫功能也下降。老年人肾小球的滤过作用和肾小管分泌都较低，因此降低了外源化学物从身体内清除的能力，延长了毒物与机体的接触时间，容易导致蓄积毒性的增加。例如，抗关节炎药物苯噁洛芬（opren）对某些老年患者产生严重的毒性，已经被禁止使用。

一般来讲，毒物的母体毒性大于代谢物毒性时，其对幼年动物和老年动物的毒性表现就比成年动物敏感；而当毒物的毒性经代谢转化增加时，则对成年毒性较大。三种农药对不同年龄大鼠的LD_{50}值见表7-1。

表 7-1　三种农药对不同年龄大鼠急性毒性的影响（李宁和马良，2016）

农药名称	LD_{50}/（mg/kg）		
	新生大鼠	断乳前大鼠	成年大鼠
马拉硫磷	134.4	925.5	3697.0
DDT	4000.0	437.8	194.5
狄氏剂	167.8	24.9	37.0

2. 性别　动物由于性别的差异，其性激素水平和代谢功能也呈现不同，这种差异从发育成熟开始，直至老年期。雌雄代谢能力的差异，会影响需要代谢活化或减毒的化学物的毒作用强度。雄性大鼠代谢外源化合物比雌性更快速，如杀虫剂阿特灵在雄性体内比在雌性体内代谢更快，且更容易生成毒性更大的环氧化物；有机磷化合物巴拉松对雌性大鼠的毒性是雄性的 2 倍；普鲁卡因碱在雄性大鼠中被更多地水解而毒性较低。另外，某些毒物的排泄也存在性别差异，如食品添加剂丁基羟基甲苯在雄性大鼠中主要经尿排泄，而雌性大鼠主要经肝胆由粪便排泄。

3. 营养条件　动物的营养状况对毒物的代谢、分布和毒性效应有重要影响，合理营养、均衡膳食对提高机体抵抗外源毒物和内源性有害物质，以及通过生物转化降低化学物毒性具有显著作用。营养素缺乏，如膳食中缺乏必需脂肪酸、磷脂、蛋白质、维生素及微量元素等，将对一系列功能酶的生物合成或活性，以及正常的细胞结构和生理功能产生影响，从而改变化合物在体内的代谢转化和机体对其的防御功能。例如，食品中缺乏亚油酸或胆碱可增加黄曲霉毒素 B_1 的致癌作用；膳食中蛋白质的不足会使细胞色素 P450 及 NADPH-细胞色素 P450 还原酶活性降低，从而使苯并［a］芘、苯胺、六六六、对硫磷等化合物毒性增强。脂肪酸的缺乏降低微粒体酶的水平和活性，可使乙基吗啡、环己巴比妥、苯胺代谢减少，从而增加它们对机体的毒性。另外，饥饿或饮食改变也可能影响机体对化学物的毒效应，如短期食物的缺乏将增加二甲基亚硝胺的脱烷基化作用，从而增加肝毒性；动物整夜禁食，可因谷胱甘肽的不正常消耗，而增加对乙酰氨基酚和溴苯对机体的肝毒性。近年来有一些学者研究了限食（dietary restriction，DR）对动物的影响。动物试验证明，DR 可增加大鼠肝和肾的 GST 活性，减少致癌物-加合物的形成，从而抑制肿瘤的自然发生，延长动物的寿命。

4. 健康状况　当一种疾病对于机体产生的损害和某种外源化学物作用的部位或方式相同时，一旦接触这种毒物，就会加剧或加速这种毒作用的出现。某些遗传病或遗传缺陷往往影响毒作用的敏感性。一般遗传病的纯合子多有症状，不易被忽略；这些病的杂合子可能表面看起来完全健康，但当接触某种有害物质时，则会出现不同程度的危害。例如，着色性干皮病、共济失调性毛细血管扩张病、先天性全血细胞减少症等的杂合子，对紫外线、烷化剂或某些化学致癌物的敏感性较正常人高。另外，患有肝、肾疾病的人对于外源毒物的吸收、分布、代谢和排泄会产生不同程度的影响。例如，患有严重肝炎与肝硬化的患者可见肝内细胞色素 P450 含量下降 50%，患有急性化学性肝坏死的患者血浆内苯巴比妥、安替比林的半衰期延长 1 倍。肾作为重要的排泄器官，若出现功能下降或衰竭，外源化学物的排泄半衰期将延长，对药效或毒效的发挥都将产生影响。免疫状态对某些毒作用也有直接的影响，过低或过高的免疫水平都可能带来不良的后果。另外，良好的精神状态能启动人体自我调节的控制系统，包括神经系统、内分泌系统和免疫系统，以增强抗病能力；而忧郁、悲伤的情绪则会削弱抗病能力，导致疾病的发生。

三、遗传因素

遗传因素是导致种属、品系和个体间毒物易感性差异的根本原因。遗传因素决定了参与机体构成和具有一定功能的核酸、蛋白质、酶、生化产物，以及它们所调节的转录、翻译、代谢、过敏、组织相容性等差异，在很大程度上影响了毒物的活化、转化、降解和排泄过程，因此在维持机体健康或引起病理生理变化上起重要作用。遗传因素影响人体对毒物的反应的研究主要集中在先天性代谢疾病和不明原因的特殊体质。例如，部分特殊体质人群食用虾和螃蟹后，产生过敏反应的毒理效应；又如，葡糖-6-磷酸脱氢酶（G6PD）缺乏人群，对芳香族化合物，如苯、苯肼、乙酰苯胺等较敏感，接触后容易产生溶血现象。此外，遗传因素的不同导致个体间存在酶的多态性差异，酶的多态性导致代谢多态性，而代谢多态性又是导致机体致癌易感性和某些疾病的内在因素。

四、机体代谢酶

毒物在不同个体内的代谢有很大差异，如苯引起兔白细胞减少，却引起犬白细胞升高；苯胺在猫、犬体内形成毒性较强的邻位氨基苯酚，而在兔体内则形成毒性较低的对位氨基苯酚。这些情况主要是由机体代谢酶的不同而造成代谢途径的不同。不同物种的酶谱和酶活力存在较大差异，如食草动物体内存在硫氰化酶，所以对氰化物的解毒能力较人、犬等动物强。肝脏的脱硫酶能将对硫磷氧化脱硫生成对氧磷，其活性在各动物体内依次为：豚鼠＞小鼠＞大鼠＞兔＞犬；而对氧磷脂酶活性依次为：小鼠＞大鼠＞豚鼠＞兔＞犬。酶谱与酶活性的不同还将导致不同物种对同一化学物质代谢途径的不同，如2-乙酰氨基芴（2-AAF）。

化学物在机体内的生物转化过程包括Ⅰ相反应和Ⅱ相反应。Ⅰ相反应主要的代谢酶有细胞色素 P450（CYP450），Ⅱ相反应主要的代谢酶有谷胱甘肽-*S*-转移酶（GST）、*N*-乙酰化转移酶（*N*-acetyltransferase，NAT）、环氧化物水解酶（epoxide hydrolase，EH）等。CYP450酶系主要参与化学物质进入机体后的激活反应，在不同物种和品系、同一物种和品系的不同组织器官中，其含量、活性和功能都有很大的差异。例如，在我国人群中，对降压药物异喹胍有极快代谢活性的 CYP2H6（ultrarapid metabolism，UM）占 35.83%，快代谢型（extensive metabolism，EM）占 63.33%，慢代谢型（poor metabolism，PM）占 0.8%。而高加索人中有5%～10%是 PM。谷胱甘肽-*S*-转移酶是体内重要的解毒酶系，存在空白基因型个体，因缺乏此酶活性，而不具备对某些化学物的解毒功能。在不同种族的正常人中，空白基因型的频率波动在 35%～60%。NAT 基因具有多肽现象，会影响个体对致突变剂和致癌剂芳香胺的代谢，从而影响到个体对化学物质的易感性。环氧化物水解酶具有明显的个体差异，活性低者，易导致个体缺陷的发生。

第三节　环 境 因 素

生活环境中的气象、昼夜节律、噪声等因素可影响外源化学物对机体的毒性。

一、温度

环境温度的改变可引起不同程度的生理、生化和内环境稳定系统的改变，从而影响外源化学物的吸收、代谢及毒性。例如，在正常生理情况下，高温环境使机体皮肤毛细血管扩张、血循环加快、呼吸加速，则经皮或呼吸道吸收的化合物吸收速度加快。同时，由于高温时多汗，随汗液排出氯化钠等物质增多，胃液分泌减少，胃酸降低，毒物经胃肠道吸收减少。此外，排汗增多，尿量减少，易于造成经肾随尿排出的化学物或其代谢产物在体内潴留的时间延长，使其毒性增强。在不同温度下进行试验，比较 58 种化合物的大鼠 LD_{50}，结果表明，其中 55 种化合物在 36℃高温环境下毒性最大，26℃环境下毒性最小。

二、湿度和气流

高湿环境会增大如 HCl、NO 和 H_2S 等化合物的刺激作用，还有一些化合物如 SO_2 可生成 SO_3 和 H_2SO_4，从而使毒性增加。另外，高温、高湿时汗液蒸发困难，呼吸加快，从而增加了气体、蒸汽、气溶胶类物质经呼吸道吸入的机会。高湿环境下机体表皮角质层水合作用增高，脂/水分配系数低的毒物也易被吸收。

气流对以气态或气溶胶形态存在的毒作用效果影响很大。风速过大，毒剂云团易被吹散，不易对机体造成危害。毒物蒸发快，作用的有效时间将随之缩短。

三、气压

不同的气压条件下，接触毒物可引起不同的毒作用。例如，在高原（低气压）条件下，由于缺氧，氧张力改变，洋地黄（digitoxin）、士的宁（strychnine）的毒性降低，而氨基丙苯（aminopropylbenzene）毒性增强；一些代谢兴奋剂，如二硝基酚等，在低气压条件下对大鼠的毒性增高。过高的气压可表现为氮的麻醉作用，导致机体出现心脏活动增强、血压升高及血流速度加快，并引起免疫抑制。一定的高分压，会引起体内氧自由基生成过多，造成毒性作用，同时也会使得相应药物的毒性增强。

四、季节和昼夜节律

生物节律包括季节和昼夜节律，是生命进化过程中长期形成的基本特征。而季节和昼夜节律的变化会使生物体的许多功能活动发生周期性波动，对毒物产生不同的反应。例如，观察苯巴比妥对小鼠的睡眠作用，发现下午 2：00 给药呈现的睡眠作用最长，清晨 2：00 给药呈现的睡眠作用仅为前者的 40%～60%。人排除某些药物的速度也呈现昼夜节律，如口服水杨酸，早上 8：00 服，排除速度慢，在体内停留时间最长；晚上 8：00 服，排除速度快，在体内停留时间最短。巴比妥钠对大鼠的睡眠作用也呈季节变化，以春季给药睡眠时间最长，秋季最短，仅为前者的 40%。

五、噪声、震动及紫外线

物理因素如噪声、震动、辐射等，不仅干扰机体本身正常的生理过程，也会影响毒物的毒作用，甚至形成物理因素与外源化学物的联合作用。例如，紫外线照射不足可使机体对六氯苯的抵抗力降低；噪声能增加耳毒性药物如卡那霉素对耳蜗的损害作用。

第四节　外源化学物的联合作用

人们在实际生活中经常同时或相继接触两种甚至两种以上的化学物，如食物、环境空气、水和饮料等。多种毒物对机体的毒性作用与一种毒物的毒性作用并不完全相同。在毒理学中研究多种化学物对机体的综合毒作用，比鉴定单一外源化学物的毒性作用更为复杂，但更具实际意义。毒理学上把两种或两种以上的毒物对机体的交互作用称为联合作用（combined effect）。联合作用可分为相加作用、协同作用、增强作用、拮抗作用和独立作用。

一、联合作用的类型

1. 相加作用　相加作用是指两种或两种以上的毒物作用于机体所产生的毒性总效应等于各毒物单独效应的总和。一般对于化学结构接近、同系物、毒作用靶器官相同、作用机制类似的化学物质，当它们同时存在时，常发生相加作用。例如，有机磷化学物中的甲拌磷与乙酰甲胺磷，不管以何种剂量配比，对大鼠与小鼠的作用均呈毒性相加作用。大部分刺激性气体的刺激作用往往为相加作用；具有麻醉作用的毒物，在麻醉方面的作用也表现为相加作用。但也有例外，如谷硫磷与苯硫磷为相加作用，而谷硫磷和敌百虫联合作用则毒性加大1.5倍，苯硫磷与对硫磷联合作用毒性增强达10倍。因此，同系衍生物，甚至主要的靶酶完全相同也不一定都是相加作用。另外，两个化学物配比不同，联合作用的结果也可能不相同。例如，氯胺酮与赛拉嗪给小鼠肌内注射，当以药物质量1：1配比时，对小鼠的毒性呈相加作用，而以3：1配比时则毒性增强。

2. 协同作用与增强作用　协同作用（synergistic effect）是指几种化学物质的联合作用大于各种化学物质的单独作用之和。例如，四氯化碳和乙醇对肝脏都有毒性，如同时进入机体，所引起的肝脏损害作用远比它们单独进入机体时更为严重。如果一种无毒性化学物质与另一种有毒化学物质同时存在，可使该化学物质的毒性增加，这种作用称为增强作用。例如，异丙醇对肝脏无毒性作用，但可明显增强四氯化碳的肝脏毒性作用。

化学物质发生协同作用和增强作用的机制很复杂。可能是各化学物质在机体内交互作用产生了新的物质，使毒性增强。例如，亚硝酸盐和某些胺化合物在胃内发生反应生成亚硝胺，毒性增大，且可能致癌。也可能是化学物质的交互作用引起化学物质代谢酶系发生变化，如马拉硫磷与苯硫磷联合作用时，苯硫磷抑制了肝脏中分解马拉硫磷的酯酶，从而使对大鼠增毒达10倍，对犬增毒达50倍。

3. 拮抗作用　拮抗作用（antagonistic effect）是指两种或两种以上的毒物作用于机体，所产生的联合毒性效应低于各个外源化学物单独作用的毒性效应总和。根据作用机制的不同，拮抗作用可分为功能拮抗作用、化学拮抗作用、配置拮抗作用和受体拮抗作用。功能拮抗作用是指两种化学物质作用于同一生理功能但产生相反的效应，使毒作用相互消减，如当巴比妥中毒时给予去甲肾上腺素或间羟胺等血管加压药物，即可有效地拮抗巴比妥造成的血压下降作用。化学拮抗作用是指两种化学物质发生化学反应并形成一个低毒产物，如二巯丙醇可与砷、汞、铅等离子络合，从而减少这些离子的毒性作用。配置拮抗作用是指一种化学物干扰另一种化学物在机体内的吸收、分布、排泄和生物转化的过程，使得化学物质在靶器官的存留浓度或持续时间减少，从而使毒性降低。例如，使用活性炭可阻止毒物的吸收，服用渗透性利尿药物或改变尿液pH可促进化学物质排泄。受体拮抗作用是指两种化学物质同时与同一受体结合，产生竞争性结合，或者一种化学物质拮抗另一种化学物质的效应，从而使毒性降低。例如，纳洛酮可与吗啡竞争性结合同一受体，从而治疗吗啡产生的呼吸抑制作用。

4. 独立作用　独立作用（independent effect）是指化学物质各自对机体产生不同的效应，其机制是由于各种化学物质对机体作用的部位、靶器官、受体、酶等的不同，因而彼此间互无影响。例如，乙醇与氯乙烯联合给予大鼠，乙醇引起肝细胞的线粒体脂质过氧化，而氯乙烯则引起微粒体脂质过氧化，两者表现为独立作用。

外源化学物的联合作用较为复杂，表7-2列举了部分例子。

表 7-2　某些化学物的联合作用（李宁和马良，2016）

外源化学物	动物种属	联合作用
四氯化碳＋乙醇	大鼠	肝毒性，协同作用
四氯化碳＋锰	大鼠	肝毒性，协同作用
过氧乙烯＋甲苯	大鼠	协同作用
过氧乙烯＋苯	大鼠	拮抗作用
苯巴比妥＋二甲苯	大鼠	独立作用
苯巴比妥＋氯乙烯	大鼠	协同作用
乙醇＋甲醇	大鼠	拮抗作用
硒＋镉	大鼠	拮抗作用
砷＋钴	大鼠	相加作用
锌＋钴	人	拮抗作用
乙醇＋二甲苯	人	高浓度二甲苯时呈拮抗作用
DDT 狄氏剂，甲氧 DDT	小鼠	相加作用
艾氏剂＋氯丹	大鼠	协同作用
有机磷杀虫剂	小鼠	相加作用
氯丹＋对硫磷＋马拉硫磷	小鼠	协同作用
马拉硫磷＋DDT	大鼠	拮抗作用
艾氏剂＋对硫磷	小鼠	拮抗作用

二、毒物的联合作用方式

外源化学物对生物机体可呈现十分复杂的交互作用，最终对机体产生综合毒性作用。联合作用的方式可分为两种。

1. 体外环境进行的联合作用　几种化学毒物在体外环境中共存时发生相互作用而改变其理化性质，从而使毒性增强或减弱。例如，烟尘中的三氧化二铁、锰等重金属，是使 SO_2 氧化成 H_2SO_4 的最好触媒，它凝结在烟尘上形成硫酸雾，其毒性比 SO_2 强 2 倍。再如，酸遇到含有砷或锑的矿石、废渣等可产生毒性很高的砷化氢或锑化氢，从而引起急性中毒事故。

2. 体内进行的联合作用　化学毒物在体内的相互作用，常常通过改变机体的功能状态或代谢能力而实现。例如，某些可与巯基结合的金属在体内与含巯基的酶结合，通过这些酶催化的毒物代谢减慢而产生增毒作用，如 Cd^{2+}、Hg^{2+}对人体红细胞内卤代甲烷的代谢抑制作用即是如此。

（李　晔）

思考题

1. 简述影响外源化学物毒作用的主要因素。
2. 简述化学物质毒性联合作用的类型，并举例加以说明。

第八章 外源化学物的毒作用表现

第一节 一般毒性作用

一、概述

一般毒性是指外源化学物在一定剂量、一定接触时间和接触方式下对实验动物产生的综合毒效应。一般毒性是与特殊毒性相对应的，特殊毒性主要是指致癌作用、致突变作用、致畸作用和生殖毒性等。一般毒性研究是化学品安全性评价和危险性评价的重要组成部分，可发现外源化学物毒作用的靶器官，为进一步的靶器官毒理学研究和中毒机制研究提供线索。根据接触毒物的时间长短，一般毒性分为急性毒性、亚慢性毒性、慢性毒性、重复剂量毒性。相应地，用以评价上述毒作用效应的试验分别为急性毒性试验、亚慢性毒性试验和慢性毒性试验。毒理学是一门实验科学，主要以哺乳动物体内试验的毒性评价为主。

二、急性毒性作用

急性经口毒性试验是检测和评价受试物毒性作用最基本的一项试验，即经口一次性或 24 h 内多次给予受试物后，在短期内观察动物所产生的毒性反应，包括中毒体征和死亡。“一次”在经口和经注射染毒试验中指瞬间给予实验动物的染毒，在经呼吸道及经皮染毒试验中指在一个规定期间内使实验动物持续接触化学物。“24 h 内多次”通常应用在如下情况：外源化学物毒性很低、一次给予实验动物最大染毒容量也观察不到毒性作用、该容量还未达到规定的限制剂量时，需要在 24 h 内多次染毒，以达到规定的限制剂量，通常不超过 3 次，且应有一定的时间间隔，如每次灌胃应至少间隔 4 h。该试验提供在短期内经口接触受试物所产生的健康危害信息，如受试物急性毒性的大小、毒效应的特征和剂量-反应（效应）关系；作为急性毒性分级的依据（根据 LD_{50} 值）；为进一步的毒性试验如亚慢性、慢性毒理试验提供剂量选择和观察指标的依据；初步估测毒作用的靶器官和可能的毒作用机制。通过急性毒性试验，可以得到一系列关于外源化学物的毒性参数，如绝对致死剂量或浓度（LD_{100} 或 LC_{100}）、半数致死剂量或浓度（LD_{50} 或 LC_{50}）、最小致死剂量或浓度（MLD、LD_{01} 或 MLC、LC_{01}）等。

根据《食品安全性毒理学评价程序》（GB 15193.1—2014），具体实施如下。

1）实验动物的选择和处置　选择两种性别的成年健康大鼠（180～220 g）和（或）小鼠（18～22 g），或选用其他实验动物。同性别试验动物体重变异范围应不超过平均体重的±20%。实验动物一般需进行 5～7 天的检疫观察以剔除异常动物。实验动物随机分组，实验过程中雌、雄分笼饲养，染毒途径模拟人的可能接触途径。经口灌胃染毒要求试验前对动物禁食，禁食期间不禁水。

2）试验设计　剂量选择恰当与否是急性毒性试验成功的基础。首先要了解外源受试化学物的理化性质，根据试验方法不同设计不同的试验组数和实验动物数。总的原则是以较大的剂量间隔（一般是按几何级数）给药，找出 10%～90%（或 0～100%）的致死剂量范围，然后在该剂量范围内以合适的间距设几个剂量组。可以不设阴性对照组。

3）观察　染毒后一般要求观察 14 天，必要时延长至 28 天，特殊应急情况至少观察 7 天。观察包括临床观察和病理学观察两个方面。临床观察即观察皮肤、被毛、眼、黏膜，以及呼吸系统、泌尿生殖系统、消化系统和神经系统等，特别注意有无震颤、惊厥、流涎、腹泻、呆滞、嗜睡和昏迷等。在试验开始和结束时称取并记录动物体重，并且在观察期每周至少称取体重 1 次。记录动物变化发生的时间、程度和持续时间，评估可能的毒作用靶器官。如发现动物处于濒死或表现出严重的疼痛和持续的痛苦状态，应处死动物。死亡时间记录应当尽可能准确。

所有动物包括试验期间死亡、人道处死和试验结束处死的动物都要进行大体解剖检查；有大体解剖病例改变的，应做病理组织学检查。

4）LD_{50} 计算及急性毒性分级　表示急性毒性最常用的指标是 LD_{50}，常用的试验方法有霍恩（Horn）法、寇氏（Kor-bor）法、限量法（limit test）、上-下法（up-down procedure，UDP）、概率单位-对数图解法和急性联合毒性试验法。

为评价外来受试物急性毒性的强弱及其对人类的潜在危害程度，国际上提出了外源化学物的急性毒性分级标准。我国急性毒性（LD_{50}）剂量的分级标准原分为六级，2014 年重新修订并颁布实施的 GB 15193.3《急性经口毒性试验》中改为五级，见表 8-1。

表 8-1　急性毒性 LD_{50} 剂量分级标准

毒性分级	大鼠经口 LD_{50}/（mg/kg）	相当于人的致死剂量	
		mg/kg	g/人
极毒	<1	稍尝	0.05
剧毒	1～50	500～4 000	0.5
中等毒	51～500	4 000～30 000	5
低毒	501～5 000	30 000～250 000	50
实际无毒	>5 000	250 000～500 000	500

注：引自《食品安全国家标准　急性经口毒性试验》（GB 15193.3—2014）。

如 LD_{50} 小于人的推荐（可能）摄入量的 100 倍，则一般应放弃该受试物用于食品，不再继续进行其他毒理学试验。

三、亚慢性毒性作用和慢性毒性作用

亚慢性毒性（sub-chronic toxicity）是指实验动物在较长时间内连续接触较大剂量外源化学物所引起的毒性作用。在亚慢性毒性作用中，“较大剂量”是相对的，剂量上限应小于急性毒性的 LD_{50} 的剂量，要求试验期间每日或每次接触的剂量相等。试验期限介于急性毒性试验与慢性毒性试验之间，通常为实验动物寿命的 1/30～1/10。例如，大鼠的平均寿命约 30 个月，其亚慢性毒性试验的染毒期限则为 1～3 个月。慢性毒性（chronic toxicity）是指机体长期接触外源化学物所引起的毒性效应，食品毒理学中的慢性毒性试验期限一般为 6 个月至 2 年，甚至终生染毒。

人体接触外源化学物往往呈现较低剂量、长期接触的特点，所以在评价外源化学物的危害时，亚慢性、慢性毒性试验更有实际意义。亚慢性毒性和慢性毒性试验的研究目的包括：

①观察长期接触受试物的毒性效应谱、毒作用特点和靶器官；②探索受试物的毒作用机制；③观察长期接触受试物所致毒性作用的可逆性；④确定长期接触受试物所致毒性作用的剂量-反应（效应）关系，确定其 NOAEL 和（或）LOAEL，为制定人类接触的安全限量提供依据；⑤观察不同动物对受试物的毒效应差异，为确定适当的安全系数，将试验结果外推到人提供依据。由于亚慢性毒性试验对人力、物力和时间的耗费相对慢性毒性试验小，因此常将其作为慢性毒性试验的预备或筛选试验，只有必要时才进行慢性毒性试验。

亚慢性毒性试验和慢性毒性试验在试验设计与方法上，除染毒期限不同外，其他方面基本相同。

1. 实验动物　选择对化学毒物的代谢过程、生理反应和生化特性基本上与人接近，而且通过急性毒性试验已证明对受试物敏感的物种和品系。一般选择断乳不久的健康动物，雌、雄两种性别，首选实验动物是大鼠。亚慢性毒性试验一般每个染毒剂量组至少 20 只大鼠；慢性毒性试验一般要求每组至少 50 只，当慢性毒性和致癌试验合并进行时，每组动物雌雄均以 50 只以上为宜。如需在染毒期间处死部分动物、检验有关指标，则每组动物数需相应增加。亚慢性毒性试验大鼠选用 5～6 周龄；慢性毒性试验中动物的年龄应低于亚慢性毒性试验，一般选择刚断乳大鼠。

2. 试验分组与剂量设计　为了得到明确的剂量-反应关系，在亚慢性和慢性毒性试验中一般至少应设高剂量、中剂量、低剂量 3 个剂量组和 1 个空白对照组（阴性对照），必要时追加一个溶剂对照组。

亚慢性毒性试验的剂量设计的原则是高剂量组的受试动物在整个试验期内既不发生死亡，又能引起明显的毒性反应，即使有死亡，死亡率也应不超 10%；低剂量组动物应不产生任何毒效应，相当于最大无作用剂量（NOAEL）；中剂量组动物应仅产生轻微的中毒效应，相当于亚慢性毒性的阈剂量（LOAEL）。在亚慢性毒性试验中，通常可以参考急性毒性试验的有关参数，以急性毒性试验的阈剂量作为最高剂量，或以该受试物 LD_{50} 的 1/20～1/5 为最高剂量。但应注意，LD_{50} 的参考值来自于同一动物品系和相同染毒途径。中、低剂量组一般以 3～10 倍组距等比设计 3 组剂量。也可参考临床上所用剂量的 10 倍、30 倍和 100 倍设计剂量（大鼠），非啮齿类动物可用临床上所用剂量的 5 倍、15 倍和 50 倍设计剂量。在慢性毒性试验中，可以选择亚慢性毒效应的 NOAEL 或其 1/5～1/2 为高剂量，以亚慢性毒效应的 NOAEL 1/50～1/10 为中剂量组、1/100 为低剂量组。在设计剂量时，必须根据受试化学物的特点，具体问题具体分析，必要时需要通过进行少量动物、较短时间的预试验来确定染毒剂量。高、中、低各剂量间要有适当的剂量组距，一般不小于 2 倍。

3. 染毒方法与时间　亚慢性和慢性毒性试验中，染毒途径尽量选择与人类接触途径相似的方式。一般以经口染毒为主，多采用饲喂法，每日染毒，连续给予。试验期间，每日定时、定量染毒，以使外源性化学物在实验动物血浆中或体液内维持稳定的浓度范围。

亚慢性毒性试验染毒 1～3 个月，慢性毒性试验染毒 6 个月至 2 年；如慢性毒性试验与致癌试验结合进行，则染毒期限最好接近或等于动物的预期寿命。

4. 观察指标　为了尽可能系统、深入地研究受试物对实验动物产生的毒性效应，亚慢性毒性试验和慢性毒性试验的观察指标较为广泛，包括一般毒性指标、实验室检查和解剖病理学检查等。通常是在仔细分析化学毒物的急性、亚急性毒性试验中动物毒效应表现的基础上，结合外源性化学物的化学结构及其特殊的化学基团，找出可能的毒性线索，设计测试项目和方案。

1）一般毒性指标　①动物体重和进食量。在生长发育期，实验动物的体重增长情况和进食量是综合反映动物健康状况最基本的灵敏指标之一。一般在前 1～3 个月内每周称重一次，以后每 2 周称重一次。②食物利用率（food efficiency）。动物每摄入 100 g 饲料所增长的体重克数为食物利用率。比较食物利用率，有助于了解化学物的毒性效应。③中毒症状。染毒期间应每日观察实验动物的行为改变，详细记录各症状出现的时间和先后次序，包括食欲、活动、被毛、分泌物和呼吸等，尤其要留意动物被毛的光洁度与色泽、眼分泌物、呼吸、神态和行为等。

2）实验室检查　通常包括血、尿常规和相关生化指标。对肝毒性作用较敏感的血液生化指标包括谷-丙转氨酶、谷-草转氨酶、碱性磷酸酶、酸性磷酸酶、天冬氨酸转移酶和丙氨酸氨基转移酶等。

3）解剖病理组织学检查　试验结束时处死全部实验动物后进行解剖学检查，详细检查和记录各脏器的变化，测定脏器质量，分析脏器系数，并留取组织样本用于病理组织学检查及电镜超微结构分析。脏器系数亦称脏/体比值或脏器相对质量（relative organ weight），是指脏器的湿重与单位体重的比值，即每 100 g 体重中某脏器所占的质量。分析实质脏器如心、肝、脾、肺、肾、肾上腺、卵巢和睾丸等的脏器系数，通常能反映脏器受到损害后的变化，为进一步研究毒作用的靶器官提供线索和方向。若脏器系数减小，表明脏器可能出现萎缩、退行性变化等。病理组织学检查则可从组织和细胞水平深入研究化学物毒性作用的性质和程度、靶器官和靶细胞。电镜超微结构分析、免疫组织化学和酶组织化学分析，可从亚细胞水平乃至分子水平揭示毒作用的本质，为进一步的毒理机制研究提供依据。

4）其他指标　根据受试物的毒性资料、前期毒性试验的观察，还可以选取包括血压、血流、动脉管壁弹性、血液电解质的变化、心电图、神经反射、记忆和氧化损伤等项目进一步检查分析。

5）可逆性观察　最后一次给药后 24 h，每组活杀部分动物（如 2/3），检测各项指标，余下动物活杀剖检，重点观察毒性反应器官，以了解毒性反应的可逆程度和可能出现的迟缓性毒性。

5. 注意事项　长期毒性试验由于周期长，人力、物力、财力消耗很大，所以试验质量控制是保证试验具有科学性、准确性和公平性的先决条件，长期毒性试验应该严格遵守 GLP 原则进行试验。在试验过程中应注意：①重视试验项目的管理，应尽量排除试验因素的干扰，保证试验的顺利进行；②重视试验设计的合理性，剂量设计是长期毒性试验成功的关键；③为使试验结果得到国际认可，应采用 SPF 级以上实验动物，并在经 GLP 认证或合格的屏障环境中进行动物试验；④检测条件的控制：实验室检测指标在长期毒性试验结果评价中占重要地位，在试验前、中、后时往往需要多次进行指标检测，这就要求所有检测仪器和有关的辅助条件等尽可能一致，且长期稳定，具有可比性。

6. 结果评价　在结果评价过程中，必须对试验期间的全部观察和检测结果进行全面综合分析，并结合受试物的理化性质和相似化学物的构效关系分析，综合应用统计学、生物学、毒理学和其他相关学科的理论知识与方法进行评价，并结合可能得到的人体资料和流行病学资料，力求得出科学、合理的结论，为有害化学物的危险性管理提供毒理学试验依据。

第二节　致突变作用

一、概述

自 20 世纪以来，外源化学物及其他环境因素对生物体遗传物质的致突变作用逐步显著。

1901 年，de Vies 发现 X 射线可以改变生殖细胞的遗传物质，并提出“突变”（mutation）的概念；1909 年，Morgan 发现果蝇白眼突变的性连锁遗传，提出基因在染色体上直线排列以及连锁互换定律；1927 年，Muller 发现 X 射线还可引发果蝇性连锁显性致死性突变；1941 年，Auerbach 和 Robson 发现芥子气可诱发果蝇基因突变，而芥子气也成为首个可诱发基因突变的化学物。随后有关外源化学物引起基因突变或染色体损伤的报道大量出现。

遗传物质发生变化引起遗传信息的改变，并产生新的表型效应称为突变。突变从发生原因上可分为自发突变和诱发突变。自发突变（spontaneous mutation）是指在普遍存在的未知因素作用下，在自然条件下发生的突变，其发生过程长、发生频率很低，对物种的进化有重要作用。诱发突变（induced mutation）是人为或受各种因素诱发产生的突变，其特点是突变发生过程短、频率高，可能会对物种的生存产生危害。人为的诱发突变常用以培养和开发新种及良种，但是在毒理学中，突变则是作为一种损害作用进行研究。环境中存在的可诱发突变发生的因素包括化学因素（各种化学物质）、物理因素（如电离辐射）和生物因素（如病毒），其中化学因素存在最广泛，人们接触机会最多。凡能引起致突变作用的化学物称为化学诱变剂（chemical mutagen）。有些化学物质具有很高的化学活性，其原型或其化学水解产物就可以引起生物体突变，称为直接诱变剂（direct-acting mutagen）；有些化学物质本身不能引起突变，必须在生物体内经过代谢活化才呈现致突变作用，称为间接诱变剂（indirect-acting mutagen）。

二、致突变作用的类型及机制

外源化学物的致突变作用主要分为三类，即基因突变、染色体畸变及染色体数目畸变。基因突变和染色体畸变的本质是相同的，区别在于受损程度不同。前者染色体损伤小于 0.2 pm，用光学显微镜观察不到，需要依靠生物体生长发育、生化、形态等变化来判断；后者染色体损伤大于或等于 0.2 pm，可在光学显微镜下观察到。

1. 基因突变　基因突变（genetic mutation）是指基因在结构上发生了碱基对组成和排列序列的改变。基因突变一般是以表型（如生长、生化、形态等）的改变为基础进行检测，也可通过核酸杂交技术、DNA 单链构象多态分析（SSCP）及 DNA 测序等方法检测 DNA 序列的改变来确定。基因突变可分为以下几种基本类型。

1）碱基置换（base-pair substitution）　是指 DNA 序列上的某个碱基被其他碱基所取代。碱基置换又分为转换和颠换两种。转换（transition）是指嘌呤与嘌呤碱基、嘧啶与嘧啶碱基之间的置换；颠换（transversion）则是指嘌呤与嘧啶碱基之间的置换。转换和颠换发生的后果取决于是否在蛋白质合成过程中引起编码氨基酸的错误。

2）移码突变（frameshift mutation）　是指 DNA 中增加或减少了一对或几对不等于 3 的倍数的碱基对所造成的突变。DNA 链碱基排列及密码的阅读是连续的，在基因中一处发生移码突变，会使其以后的三联密码子都发生改变，有时还会出现终止密码，所以，移码突变往往会使基因产物发生大的改变，引起明显的表型效应，常出现致死性突变。

3）缺失（deletion）或插入（insertion）　是指在 DNA 链中增加或减少的碱基对为一个或几个密码子，此时基因产物多肽链中会增加或减少一个或几个氨基酸，此部位之后的氨基酸序列无改变。

2. 染色体畸变　染色体畸变（chromosome aberration）是指由于染色体或染色单体断裂，造成染色体或染色单体缺失或引起各种重排，从而出现染色体结构异常。染色体畸变可分为染色单体型畸变（chromatid-type aberration）和染色体型畸变（chromosome-type aberration）。染色单体断裂或染色单体断裂重组的结构损伤为染色单体型畸变，在两个染色单体的相同位点均出现断裂或断裂重组改变的结构损伤为染色体型畸变。

染色体畸变类型中，有些是稳定的畸变，它们可通过细胞分裂而传递下去，在细胞群中维持，如小的缺失、重复、倒位、易位等；而染色体断裂形成的无着丝点断片、无着丝点染色体环、双着丝点染色体及其他不平衡易位则是不稳定的，由于有遗传物质大范围的损失或对有丝分裂的妨碍，往往会造成细胞死亡。一般可通过在光学显微镜下观察细胞有丝分裂中期相来检测染色体畸变。能引起染色体畸变的外源化学物称为断裂剂（clastogen）。

3. 染色体数目畸变 染色体数目畸变（numerical aberration）是指基因组中染色体数目的改变，也称为基因组突变（genomic mutation）。每一种属的机体中各种体细胞所具有的染色体数目是一致的，通常具有两套完整的染色体组，称为二倍体（diploid）。生殖细胞在减数分裂后，染色体数目减半，仅具有一套完整的染色体组，称为单倍体（haploid）。

在细胞分裂过程中，如果染色体出现复制异常或分离障碍，就会导致细胞染色体数目的异常。染色体数目异常包括非整倍体和整倍体。

（1）非整倍体（aneuploid）：细胞丢失或增加一条或几条染色体。缺失一条染色体时称为单体（monosome），增加一条染色体时称为三体（trisome）。

（2）整倍体（euploid）：染色体数目的异常是以染色体组为单位的增减，如形成三倍体（triploid）和四倍体（tetraploid）等。人体中，$3n$ 为 69 条染色体，$4n$ 为 92 条染色体。在肿瘤细胞及人类自然流产的胎儿细胞中可有三倍体细胞的存在。发生于生殖细胞的整倍体改变，几乎都是致死性的。

目前致突变作用的分子机制有两种假说：一是以 DNA 为靶点的直接诱变，引起基因突变和染色体畸变；二是不以 DNA 为靶点的间接诱变，作用于有丝分裂或减数分裂期，如纺锤体等靶器官/组织，引起染色体数目的整倍性或非整倍性畸变，即基因组突变。外源化学物引起 DNA 损伤、诱发突变的机制很复杂。目前，仅对少数化学物以 DNA 为靶点的直接诱变机制比较清楚，表现为以 DNA 为靶点的诱变，如碱基类似物的取代、DNA 加合物的形成、交联及碱基结构的改变等；还可能表现为 DNA 损伤修复。

三、外源化合物致突变作用试验与评价

致突变试验的主要目的是研究外源化学物引起人体的突变并通过生殖细胞传递给后代的可能性；基于对体细胞突变与肿瘤发生关系的认识，也可用于预测化学物潜在的致癌性。由于突变是癌变、畸变的基础，故在化学物遗传毒性的快速初筛试验中，致突变检测尤为重要。但在预测遗传毒性非致癌物的致癌性时，致突变试验可能会出现假阳性，对于非遗传毒性致癌物则会出现假阴性，所以在致癌性评价时，应将致突变试验与其他致癌性评价方法结合进行。

目前，已有致突变试验 200 余种，但常用的且较为重要的仅十余种。

（一）细菌回复突变试验

细菌回复突变试验简称细菌回变试验，是以营养缺陷型的突变体菌株为指示生物检测基因突变的体外试验。常用的菌株有组氨酸营养缺陷型的鼠伤寒沙门氏菌和色氨酸营养缺陷型的大肠杆菌，分别称为 Ames 试验和大肠杆菌回变试验。这两种细菌的野生型能自行合成组氨酸或

色氨酸和乳糖，其突变体则缺乏这些能力，在相应的营养缺乏培养基中不能生长；若在受试物的作用下能生长成菌株，则说明受试物使之发生了回变（具体参照 GB 15193.4—2014）。

（二）染色体分析

主要观察染色体的结构畸变和数目畸变，包括体细胞和生殖细胞的染色体分析。体细胞的染色体分析还可分为体内试验和体外试验。体内试验多观察骨髓细胞，体外试验常使用细胞系。

1．体细胞染色体分析（体内试验）

1）*微核试验*　细胞质中的微核来源有两个方面：一是断片或无着丝粒染色体环在细胞分裂后期不能定向移动，遗留在细胞质中；二是有丝分裂的作用使个别染色体或带着丝粒的染色体环和断片在细胞分裂后期被留在细胞质中。因此，微核试验既能检出断裂剂，又能检出有丝分裂毒物。应用最多的是哺乳动物骨髓嗜多染红细胞微核试验，通过观察骨髓嗜多染红细胞的微核，评估体细胞染色体结构和数量的畸变状况。如外来化学物导致微核率明显增加，且呈剂量-效应关系，可判定阳性结果。

2）*体内哺乳动物骨髓细胞染色体畸变试验*　用来检测整体动物骨髓细胞染色体畸变、评价受试样品致突变的可能性。动物通过适当途径接触受试样品，一段时间后处死动物，处死前用细胞分裂中期阻断剂处理，处死后取骨髓，经低渗、固定后制备骨髓细胞染色体标本，染色后显微镜下观察中期分裂相细胞、分析细胞染色体畸变，阳性结果表明受试物具有引起受试动物骨髓细胞染色体畸变的作用。若有证据表明受试物或其代谢产物不能到达骨髓，则不适用本办法（具体参照 GB 15193.6—2014）。

2．体细胞染色体分析（体外试验）

1）*体外哺乳动物细胞 HGPRT 基因突变试验*　哺乳类细胞在正常培养条件下可产生次黄嘌呤鸟嘌呤磷酸核糖转移酶（HGPRT），在含有 6-硫代鸟嘌呤（6-TG）的条件性培养液中，HGPRT 催化产生核苷-5′-单核酸（NMP），后者掺入 DNA 导致细胞死亡。在致癌和（或）致突变物的作用下，某些细胞 X 染色体上控制 HGPRT 的结构基因发生突变，不能再产生 HGPRT，从而使突变细胞对 6-TG 具有抗性作用，能够在含有 6-TG 的选择性培养液中存活生长。在加入和不加入代谢活化系统的条件下，使细胞暴露于受试物一定时间，然后将细胞再传代培养，在含有 6-TG 的选择性培养液中，突变细胞可以继续分裂并形成集落。基于突变集落数，计算突变频率以评价受试物的致突变性（具体参照 GB 15193.12—2014）。

2）*体外哺乳类细胞 DNA 损伤修复（非程序性 DNA 合成）试验*　当 DNA 受损伤时，损伤修复的 DNA 合成主要在 S 期以外的其他细胞周期，称为非程序性 DNA 合成。正常情况下，DNA 合成仅在细胞有丝分裂周期的 S 期进行。当化学或物理因素诱发 DNA 损伤后，细胞启动非程序性 DNA 合成程序以修复损伤的 DNA 区域。在非 S 期分离培养的原代哺乳动物细胞或连续细胞系中加入 ^{3}H-胸腺嘧啶核苷（^{3}H-TDR），通过 DNA 放射自显影技术或液体闪烁技术法检测染毒细胞中 ^{3}H-TDR 掺入 DNA 的量，可说明受损 DNA 修复合成的程度。在体外培养细胞中，用缺乏半必需氨基酸——精氨酸的培养基进行同步培养，DNA 合成的始动受阻，使细胞同步于 G_1 期；用药物（常用羟基脲）抑制残留的半保留 DNA 复制后，通过 ^{3}H-TDR 掺入可显示非程序性 DNA 合成。受试物组的细胞 ^{3}H-TDR 掺入数随剂量增加而增加，且与阴性对照组相比有统计学意义，或者至少在一个测试点得到可重复并有统计学意义的掺入量增加，均可判定为该试验阳性（具体参照 GB 15193.10—2014）。

3）*体外哺乳类细胞 TK 基因突变试验*　胸苷激酶（TK）在体内催化脱氧胸苷（TdR）生成胸苷酸（TMP）。正常情况下，体内的 TMP 主要由胸苷酸合成酶催化脱氧尿嘧啶核苷酸（dUMP）甲基化而生成。如在细胞培养基中加入胸苷类似物如三氟胸苷（TFT），则 TFT 在 TK 的催化下可生成三氟胸苷酸，继而掺入 DNA，造成致死性突变，导致细胞不能存活。若 *TK* 基因发生突变、胸苷激酶缺陷，则 TFT 不能磷酸化，也不能掺入 DNA，故突变细胞在含有 TFT 的培养基中能够生长，表现出 TFT 的抗性。根据突变集落形成数可计算突变频率，推断受试物的致突变性（具体参照 GB 15193.20—2014）。

3. 生殖细胞染色体分析

1）*小鼠精原细胞或精母细胞染色体畸变试验*　用于评价受试物对小鼠生殖细胞染色体的损伤，根据具体情况选择精原细胞或精母细胞作为靶细胞。经口给予实验动物受试样品，一段时间后处死动物。处死前用细胞分裂中期阻断剂处理动物，处死动物后取两侧睾丸，制备精原细胞或精母细胞染色体标本，显微镜观察中期分裂相细胞，分析染色体畸变情况，以评价受试样品对雄性生殖细胞的致突变性（具体参照 GB 15193.8—2014）。

2）*啮齿类动物显性致死试验*　有些致突变物可引起哺乳动物生殖细胞染色体畸变，直接造成生殖细胞不能与异性生殖细胞结合或导致受精卵在着床前死亡，或导致胚胎早期死亡，此即为显性致死突变。显性致死试验一般以受试物处理雄性啮齿类动物，然后与雌性动物交配，按照顺次的周期对不同发育阶段的生殖细胞进行检测，经过适当时间后，处死雌性动物检查子宫内容物，确定着床数、活胚胎数和死亡胚胎数。如果处理组死亡胚胎数增加或活胚胎数减少，与对照组比较有统计学意义，并呈剂量-反应关系或试验结果能够重复者，则可认为该受试物为哺乳动物生殖细胞的致突变物（具体参照 GB 15193.9—2014）。

（三）果蝇伴性隐性致死试验

存在于性染色体（X 或 Y 染色体）上的基因称为伴性基因，本试验主要指的是 X 染色体。基因组中的一种改变，当它表达时引起携带者死亡，称为致死性突变。果蝇伴性隐性致死试验（sex-linked recessive lethal test，SLRL）所用的果蝇是黑腹果蝇。SLRL 的原理是利用隐性基因在伴性遗传中具有交叉遗传的特征，即雄蝇的 X 染色体传给 F_1 代雌蝇，又通过后者传给 F_2 代雄蝇。位于 X 染色体上的隐性基因在 F_1 代雌蝇为杂合性、不能表达，而能在半合型 F_2 代雄蝇表现出来。眼色性状由 X 染色体上的基因决定且可与 X 染色体的遗传相关联，可作为观察 X 染色体上基因突变的标记。以野生型雄蝇（红色圆眼，正常蝇）染毒，与 Basc（Muller-5）雌蝇（淡杏色棒眼，在两个 X 染色体上各带一个倒位以防止 F_1 代把处理过的父系 X 染色体和母系 X 染色体交换）交配，如雄蝇经受试物处理后，在 X 染色体上的基因发生隐性致死，则可通过上述两点遗传规则于 F_2 代雄蝇中表现出来，并借眼色性状为标记判断试验的结果，即根据孟德尔分类反应产生 4 种不同表型的 F_2 代，有隐性致死时在 F_2 代中没有红色圆眼的雄蝇（具体参见 GB 15193.11—2015）。

（四）评价原则

预测外来化学物质的致突变性，体内试验的权重通常大于体外试验，真核生物试验大于原核生物试验，哺乳动物试验大于非哺乳动物试验，生殖细胞预测可遗传效应的意义大于体细胞，基因突变、染色体畸变和非整倍体异常判断遗传学终点的意义大于原发性 DNA 损伤。

判断某种化学物是否具有致突变作用，仅用一种试验方法得到的结果是不能肯定的，因此，对于化学物的致突变试验要选择多种试验配伍进行。根据《食品安全国家标准——食品安全性毒理学评价程序》（GB 15193.1—2014），一般应遵循原核细胞与真核细胞、体内试验与体外试验相结合的原则。根据受试物的特点和试验目的，推荐下列遗传毒性试验组合。

组合 1：细菌回复突变试验；哺乳动物红细胞微核试验或哺乳动物骨髓细胞染色体畸变试验；小鼠精原细胞或精母细胞染色体畸变试验或啮齿类动物显性致死试验。

组合 2：细菌回复突变试验；哺乳动物红细胞微核试验或哺乳动物骨髓细胞染色体畸变试验；体外哺乳类细胞染色体畸变试验或体外哺乳类细胞 *TK* 基因突变试验。

其他备选遗传毒性试验：果蝇伴性隐性致死试验；体外哺乳类细胞 DNA 损伤修复（非程序性 DNA 合成）试验；体外哺乳类细胞 *HGPRT* 基因突变试验。

结果判定：①如遗传毒性试验组合中两项或以上试验阳性，则表示该受试物很可能具有遗传毒性和致癌作用，一般应放弃该受试物应用于食品。②如遗传毒性试验组合中一项试验为阳性，则再选两项备选试验（至少一项为体内试验）。如再选的试验均为阴性，则可继续进行下一步的毒性试验；如其中有一项试验阳性，则应放弃该受试物应用于食品。③如三项试验均为阴性，则可继续进行下一步的毒性试验。

（张晓宏）

第三节　外源化学物生殖发育毒性

一、概述

人类最初对环境与畸形的研究起源于 19 世纪末期，研究者发现温度、微生物毒素和药物可诱发飞禽、爬行动物、鱼和两栖类产生畸胎。但当时认为哺乳动物母体可以保护胎儿免于环境因素的致畸作用，所以没有得到人们过多的关注。直到 20 世纪三四十年代才发现外界环境因素可诱发哺乳动物产生畸胎。

在经历了一系列重大历史事件后，人们才逐渐认识到了先天缺陷与外界环境因素存在着一定关系。20 世纪 60 年代初的反应停（thalidomide）事件和之后的一系列事件，人们发现有些化学物质虽然不引起摄入者直接畸形，但可以引起一系列其他与生孩子有关的损伤；同时化学毒物还可引起胚胎/胎儿、婴幼儿发育障碍等一系列变化。由此可见，化学毒物可使生殖与发育各环节遭到损害而表现出生殖毒性和发育毒性。

二、生殖毒性与发育毒性

生殖发育是哺乳动物繁衍种族的生理过程，包括生殖细胞发生、卵细胞受精、着床（inbred）、胚胎发育、器官形成、胎仔发育、分娩和哺乳过程，生殖发育也可称为繁殖过程（reproduction）。

外源化学物或其他环境因素与机体接触后可以干扰生殖发育的任何环节，并造成损害作用。外源化学物一方面直接作用于生殖发育过程，另一方面也可通过影响内分泌系统（特别是对性腺）起间接作用。此外，神经系统对内分泌功能也有调节作用，还可以间接影响性腺功能及生殖发育过程。所以，当涉及外来化合物对生殖发育过程的损害作用时，应该全面考虑生殖细胞发生、受精、着床、胚胎形成和发育、器官发生、胎仔发育、分娩、哺乳、幼儿出生后发育和性腺功能及有关神经调节作用。

随着毒理学和生命科学的深入发展，外源化学物对生殖发育损害作用的研究又进一步分为两个方面：一是对生殖过程的影响，即生殖毒性（reproductive toxicity）的探讨；二是对发育过程的影响，即发育毒性（developmental toxicity）的研究。两者侧重点不同，但关系密切，逐渐发展成为毒理学的分支学科，前者称为生殖毒理学（reproductive toxicology），后者称为发育毒理学（developmental toxicology）。生殖毒理学主要涉及外来化合物对生殖细胞的发生、卵细胞受精、胚胎形成、妊娠、分娩和哺乳过程的损害作用及其评定，评定方法为生殖毒性试验；发育毒理学主要研究外来化合物对胚胎发育、胎仔发育、出生幼仔发育影响及其评定，评定方法为发育毒性试验，其中主要是致畸试验。

1. 基本概念　生殖毒性是指对雄性和雌性生殖功能或能力的损害和对后代的有害影响。既可发生于妊娠期，也可发生于妊娠前期和哺乳期，表现为外源化学物对生殖过程的影响。例如，生殖器官及内分泌系统的变化；对性周期和性行为的影响；对生育力和妊娠结局的影响等。

生殖毒理学是生殖医学与毒理学结合而形成的一门重要交叉学科，主要研究对生殖系统产生损害作用的原因、机制和后果。这些损害作用包括生殖器官、相关的内分泌系统和妊娠结局的改变，表现为对性成熟、配子发生及其转运、性周期、性行为、受精、着床、胚胎形成与发育、妊娠、分娩和哺乳等的不良影响，或依赖于生殖系统完整性的其他功能的改变。

发育毒性是指出生前后接触外源性理化因素引起的在子代的寿命期内出现的任何对发育有害的表现，包括结构畸形、生长迟缓、功能障碍及死亡。能造成发育毒性的物质称为发育毒物（developmental toxicant）。出生前的发育毒物应是在未诱发母体毒性的剂量下产生发育毒性的物质。发育毒性主要表现为发育生物体死亡、生长改变、结构异常、功能缺陷（functional deficiency）。

2. 生殖与发育毒性的特点　生殖与发育过程包括配子（精子与卵子）的发育与形成、交配、受精、合子形成与植入、胚胎形成与发育、分娩等阶段。生殖与发育过程的每个阶段所涉及的细胞或器官都可能成为外源化学物毒作用的靶。

化学物的生殖发育毒性有两个显著的特点：①生殖发育器官或生殖发育过程较机体其他系统或功能对某些化学物的毒作用更为敏感。例如，妊娠期暴露过不足以引起肿瘤的低剂量的二乙基亚硝胺，仔鼠成年后再次暴露，则肿瘤发生率增加。②损害作用不仅表现在暴露化学物质的机体本身，还可能影响后代。例如，母鼠暴露高浓度二硫化碳引起的致畸作用，其子一代即使不再暴露二硫化碳，交配后所生的子二代仔鼠也出现与子一代仔鼠几乎完全相同的畸变类型。

三、发育毒性与致畸作用的原理及作用机制

1. 发育各阶段的发育毒性的作用特点

1）着床前期　着床前期又称分化前期，是从受精到完成着床之前的一段时间。着床前期在人类为11～12天，啮齿类动物为6天。卵子受精后，细胞迅速分裂而形成囊胚，分化很少，受损的是相对未分化细胞。一般此时很少发生特异的致畸效应，通常是未分化细胞受化学毒物损伤而致胚泡死亡，称为着床前丢失（pre-implantation loss）。然而，也有着床前期接触毒物（如环氧乙烷、甲基亚硝脲、乙基亚硝基脲、乙基磺酸甲烷和三乙烯三聚氰胺等）

导致胎儿畸形的例子。

2）器官形成期　着床后孕体即进入器官形成期，直到硬腭闭合。一般认为，人体器官形成期是在妊娠3～8周，大鼠、小鼠为妊娠第6～15天，家兔为妊娠第15～18天。器官形成期特别容易感受致畸物的作用而诱发器官结构缺陷，即结构畸形，故又称为致畸敏感期或致畸作用危险期。器官形成期也可能引起胚胎死亡。一胎多仔动物（如啮齿类）胚胎死亡后被吸收，称为吸收胎（abortion），在灵长类则以流产告终。所以，在这一时期，外源化学物表现出的发育毒性，以结构畸形最突出，也可有胚胎死亡、生长迟缓。在器官形成期的不同时间给予致畸物，会诱发不同器官畸形；同一时间染毒可引起多个器官受损。

3）胎儿期　器官形成结束（以硬腭闭合为标志）后即进入胎儿期（人类从第56～58天起），直到分娩。胎儿期以组织分化生长和生理学的成熟为基本特点，这一过程一般在器官形成完成之前就开始并持续到出生后的生长期。胎儿期接触发育毒物，很可能对生长和功能成熟产生效应，如免疫系统、中枢神经系统和生殖器官的功能异常，包括行为、精神、运动缺陷和生殖力降低等。这些临床表现在出生前不明显，出生后需要对子代仔细观察和测试。某些结构变化在胎儿期也能发生，但是这些通常是变形或异常，而非畸形。

4）围生期和出生后的发育期　研究较多的是发育免疫毒性、神经行为发育异常和儿童期肿瘤。

2. 影响致畸作用的因素　致畸作用受多种因素影响，主要包括致畸敏感期、遗传类型、化学物剂量和母体毒性等。

1）致畸敏感期　器官形成期是发生形态结构畸形的关键期。由于加快复制速度即增强了突变的可能性，迅速改变细胞分裂速度对畸形发生尤其重要。器官形成期正是细胞分裂极旺盛的时期。大多数器官都有其对致畸作用的特殊敏感期，即所谓“靶窗”。由于各物种妊娠期长短不同，敏感期的长短也不同，致畸试验的染毒时间则随动物种属而变化。

2）遗传类型　致畸作用存在明显的物种差异，这种差异是由代谢变化、胎盘种类、胚胎发育的速度和方式引起的。致畸物各有其易感物种和品系，易感性取决于机体的基因型。

3）化学物剂量　各种致畸物都有其引发致畸作用的阈剂量。不同致畸物又有不同类型的剂量-效应关系，反映了不同外源化学物胚胎毒性作用的特点。一般来说，所用的剂量高于该化学物致畸作用的阈剂量时，可使致畸范围扩大、程度加重、靶窗延长，再增大则出现胚胎死亡。

4）其他因素　化学物的理化性质及母体毒性均会影响致畸作用。

3. 母体毒性与发育毒性

1）母体因素对发育毒性的影响　母体毒性（maternal toxicity）是指化学毒物对孕母产生的损伤作用，表现为增重减慢、功能异常、出现临床症状甚至死亡。目前常用增重减慢和死亡率来表示。母体毒性可直接（特异）或间接（非特异）影响发育过程，导致发育毒性。影响发育的母体因素包括遗传、疾病、营养和应激等，也可通过胎盘毒性影响发育。

2）母体毒性与胚胎毒性的关系　①具有胚胎毒性，但无母体毒性：说明致畸作用有特定的机制，与母体毒性无关。这类化学物（如反应停）最容易被忽视，也最危险。②出现胚胎毒性，也出现母体毒性：尤其是当发育毒性只在母体毒性存在时才能被观察到的时候，效应可能是间接的，往往不具有特定的致畸机制。许多已知的人类发育毒物，包括乙醇和可卡因，主要在母体毒性水平对胚胎/胎儿有损害，它们的发育毒性可能部分归咎于母体生理学紊乱的继发效应。例如，嗜酒者通常营养状态不良，而且酒精影响胎盘的营养素转运，可增强对孕体的直接效应。③具有母体毒性，但不具有致畸作用。这类物质在妊娠期容易引起警觉。④在一定剂量下，既无母体毒性，也不表现胚胎毒性。

要证明发育毒性是继发于母体毒性，必须明确有发育毒性的母体同时也有母体毒性，而且发育毒性的严重程度和发生率与母体毒性相关。一般认为胚胎死亡和生长迟缓是母体中毒剂量水平引起的胚胎毒性表现，但先天畸形是否继发于母体毒性还有争论。

4. 父源性发育毒性　以往一般认为发育毒性主要与母体在妊娠期间接触有害因子有关，现在发育毒性的研究范围还包括两性配子发生过程受环境有害因子的作用对发育的影响、子代出生早期受环境有害因子的作用对出生后发育过程的影响。越来越多的人群流行病学研究发现，某些出生缺陷也与男性暴露因素有关，被称为父源性出生缺陷(paternal/male-mediated birth defect)。引起父源性出生缺陷的因素主要有遗传缺陷、年龄因素和外界暴露因素（如职业暴露、环境污染、化疗和放疗、某些药物，以及饮酒、吸烟等不良嗜好），这些因素通过父亲对发育个体产生不良影响，因此称为父源性发育毒性(paternal/male-mediated developmental toxicity)。父源性暴露可以引起的子代发育异常包括流产、死胎、低出生体重、畸形、功能障碍等，甚至可能与儿童期肿瘤相关。

四、生殖与发育毒性试验与评价

生殖与发育毒性研究的目的是揭示化学品/药品对哺乳动物生殖发育的任何有害影响，并将研究的结果与所有可以得到的其他药理学和毒理学资料联系起来，以推测对人可能造成的生殖危险。评价化学物对生殖和发育的毒性需要三方面的资料，即环境流行病学、动物生殖发育毒性试验、临床研究。另外，体外筛选试验还可为发育毒性提供初筛和补充。

1. 雄性生殖毒性检测与评价　许多试验已经被推荐或用于评价雄性生殖毒性。雄性生殖毒性的特异性观察终点主要包括：体重，睾丸、附睾、精囊、前列腺和垂体等器官的重量及其大体检查和组织病理学分析，精子数量（计数）和质量（形态、存活率、活力）评价，交配行为，GnRH、LH、FSH、T、雌二醇（E2）、催乳素（PRL）等激素水平，睾丸下降、包皮分离、精液产量、肛门-生殖器间距和外生殖器结构等。采用连续的交配试验可以评价精子细胞生物学状态的生育研究，对于显性致死突变试验和雄性生殖能力来说一直是一项很有用的试验。

2. 雌性生殖毒性检测与评价　对雌性生殖过程的评价要比雄性复杂得多。常用的雌性生殖毒性观察终点包括：体重，卵巢、子宫、阴道、垂体等器官的重量及其组织病理学分析，动情周期、卵泡发育、排卵、交配行为、性激素的合成与分泌、生育力、孕期长度、黄体数、着床前/后丢失、分娩、哺乳及育幼行为、子宫蜕膜、胚胎植入和形成、衰老等。发育毒性观察终点主要包括Ⅰ型和Ⅱ型改变：Ⅰ型改变表现为同窝仔活产数减少、死产数增加、同窝仔存活率下降、吸收胎数增加和畸胎儿数增加等；Ⅱ型改变表现为出生体重下降、出生后存活率下降、出生后生长发育和生育能力下降、发育迟缓胎儿数增加等。大体病理学和组织病理学对生殖能力评价很重要。光镜和电镜在观察卵巢及垂体超微结构方面同样很有价值。

3. 动物发育毒性试验　动物试验的优点是容易控制试验条件，动物数量、年龄、状态，以及选择合适的检测指标。对新的化学品或产品不可能进行流行病学研究，首先通过动物试验来预测其生殖发育毒性。目前管理毒理学要求动物发育毒性试验方案主要有三段生殖毒性试验和一代或多代生殖毒性试验。三段生殖毒性试验主要用于评价药物的生殖发育毒性；一代或多代生殖毒性试验由美国国家环境保护局（EPA）提出，主要用于评价食品添加剂、农药及其他化学物。

在动物选择上必须以哺乳动物为试验对象。一般要求使用与其他毒理学研究中相同的物种与品系，以免进行额外的预试验。原则上，试验动物对受试物的动力学、毒效学及其他有关参数应与人最接近，如代谢过程与生物转化应与人相近、胎盘结构与人相似；此外，还应具备健康、生育力强、多产、孕期短、自发畸形率低、价廉、易得和操作方便等特点。首选啮齿类动物中的大鼠。剂量选择应依据从所有已进行的药理学、急性和慢性毒性及动力学研究中得到的资料。高剂量应该在母体中产生轻度毒性，推荐至少用三个剂量水平和适当的对照组。低剂量不应有任何可归因于受试物的有害作用。中剂量组应在高、低剂量之间按等比级差定位，应引起最小的毒作用。接触途径应与人的接触途径相同，如果采用其他接触途径，必须依据动力学的资料。接触频率一般是一日一次，用与试验组相同的最大容量的赋形剂作为对照组。

1）三段生殖毒性试验　最佳联合方案是对成年动物进行染毒，并包括子代从受精卵到性成熟所有生长发育阶段；观察期应贯穿一个完整的生命周期，以检测近期和远期效应。最常选用方案为三段试验（图 8-1）：①Ⅰ阶段试验：雌雄性交配前-受孕-雌性受精-雌性着床期间染毒，研究对成年雌雄性的生殖功能、配子的发生及成熟、交配行为，受精、着床前的发育和着床的影响（一般生殖毒性试验）；②Ⅱ阶段试验：从着床到硬腭闭合期间染毒，研究对成年雌性生殖功能、胚胎发育、器官形成期的发育毒性（传统致畸试验）；③Ⅲ阶段试验：从着床到幼仔断乳期间对孕母（以及乳母）染毒，研究包括从着床到子代性成熟的母体生殖毒性（成年雌性生殖功能：妊娠、分娩和哺乳）和子代的发育毒性（胚胎、胎儿生长发育，新生幼仔宫外生活的适应性，断乳前后的生长发育，独立生活能力和性功能成熟）（围生期毒性试验）。图 8-2 为美国 FDA 规定的三段生殖发育毒性试验方案，与我国方案有一定差异。

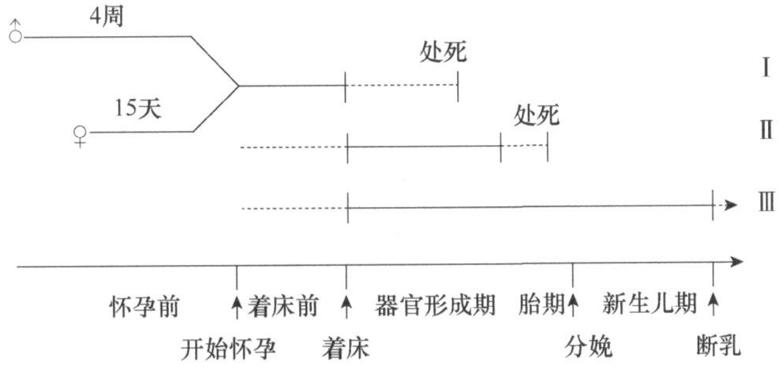

图 8-1　三段生殖毒性试验（周宗灿，2006）

Ⅰ表示生育力和早期胚胎发育毒性试验；Ⅱ表示胚体-胎体毒性试验（致畸试验）；

Ⅲ表示出生前后发育毒性试验。虚线表示染毒期

2）一代和多代生殖毒性试验　一些外源化学物，如食品添加剂、农药及环境污染物等是人类反复接触的，与仅在患病期间使用的药品不同，欲查明其对生殖有关的影响，仅做三段生殖毒性试验是不够的，应进行多代生殖试验。一、二或三代研究的定义是按直接与受试物接触的成年动物的代数规定的。

一代生殖毒性试验是指仅亲代（F_0）动物直接暴露受试物，子一代将在母体子宫内及经哺乳暴露受试物。例如，将生育力研究和出生前后研究的染毒期合并，雄性在交配前 4 周，雌性在交配前 15 天直至断乳暴露受试物，就构成了一个典型的一代生殖毒性研究（图 8-3）。

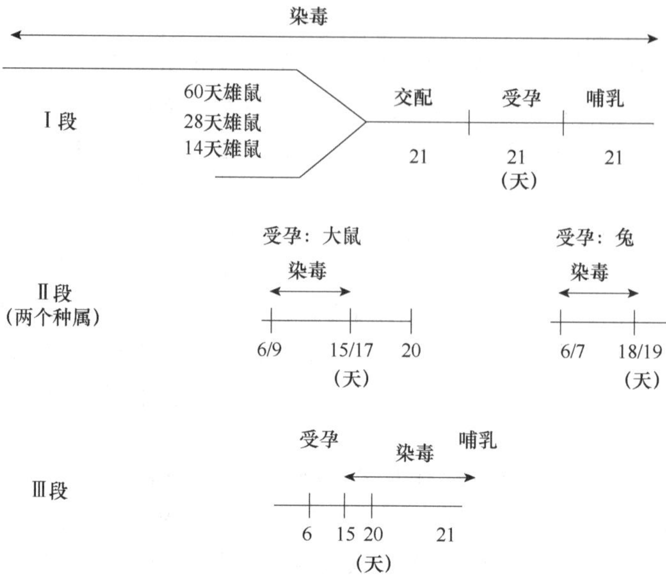

图 8-2　三段生殖发育毒性试验（D'Aguanno，1966）

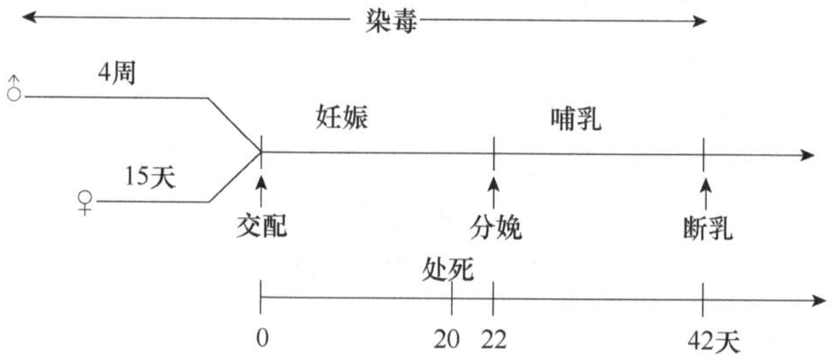

图 8-3　一代生殖毒性试验

两代生殖毒性试验是指仅对两代动物成体进行染毒，即 F_0 代直接暴露受试物，F_1 代既有直接暴露，也有通过母体的间接暴露，第三代（子二代，F_2）将在子宫和经哺乳暴露受试物。三代（图 8-4）及多代（图 8-5）的研究也照此规定类推。

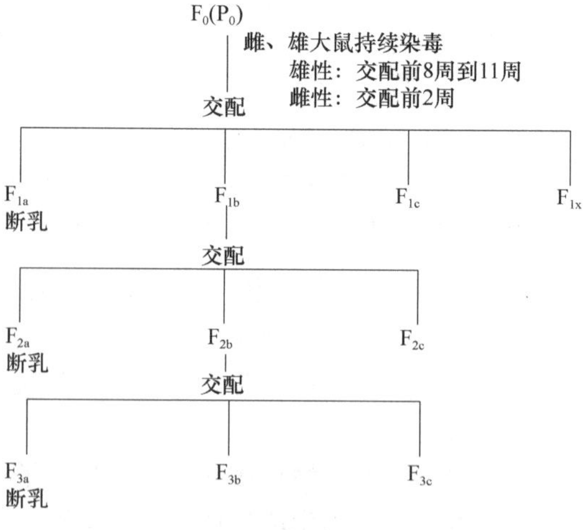

图 8-4　大鼠三代（多代）生殖毒性试验

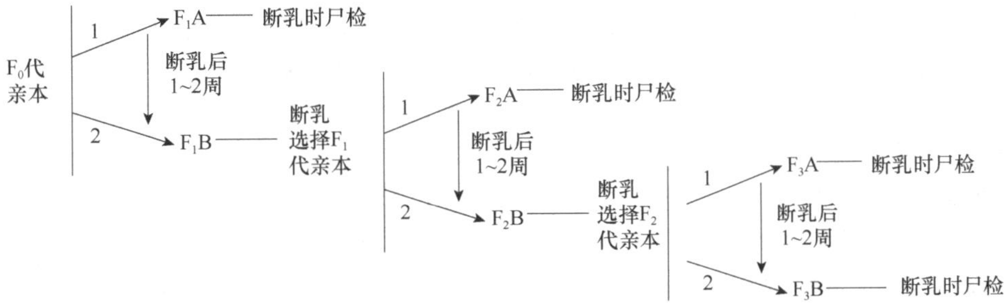

图 8-5　多代生殖毒性试验图解

1. 第一次交配；2. 第二次交配

多代生殖毒性试验可看成是对处于繁殖期动物的毒性筛选试验，不仅是针对生殖毒性的检测，也可检测与生殖和发育有关的生理变化所致的一般毒性效应。可见，多代生殖毒性试验的检测范围是广泛的。

4. 流行病学研究　生殖流行病学研究是父体和母体、孕体特定的暴露与生育结局之间统计学关联的科学。在某些罕见的病例，如德国麻疹所致先天性心脏病、反应停所致短肢畸形，危险相对较高，而且结局是罕见的事件，可能不需要正式研究就可以识别异常出生结局的原因。在其他的情况下，对旧污染物或旧产品只能采用回顾性或横断面调查，除非人群接触剂量很大，这类调查较难获得明确的结论。要发现危险的增加，需要正确发现异常结局和相关的暴露，需要足够大的效应和研究人群。病例报告和出生缺陷监测登记对获得人类发育毒性的证据有用。人类基因组计划的完成促使出生缺陷的遗传感受性差异信息被大量获得。对环境诱导的出生缺陷感受性的遗传基础的了解，不但在危险评估中提供了更多的考虑，而且也将导致更好地理解发育毒物的作用机制。

5. 致畸物及发育毒物的危险度评定　由于致畸作用的机制尚未充分阐明，所以致畸物危险度评定方法也没有完全统一。

1）*致畸指数判断*　致畸指数＝母体 LD_{50}/胎体最小致畸剂量。通过致畸指数可以判断致畸带的宽窄和致畸性的强弱。致畸指数小于 10 为一般不致畸，致畸指数 10～100 为致畸，致畸指数大于 100 为强致畸。

2）*化学物致畸潜力分类和安全系数确定*　根据动物试验中发育毒性效应的类型、严重性和发生率将化学物分为四类，并规定各类型不同的安全系数范围用以评定待测物发育毒性的危险度。

3）*ICH 人类用药危险度分类*　研究设计中规定，一旦一种新药被批准，就要根据动物发育毒性的研究结果和从人类使用经验得到的信息（遗憾的是通常得不到），将该药品在妊娠用药类别中定位，并要求医生在开处方时遵守药品的类别限制，以使怀孕妇女按规定使用这些药品。

4）*动物试验及人群调查资料综合结果分类*　按照欧洲经济共同体（EEC）和联合国经济合作与发展组织（Organization for Economic Co-operation and Development，OECD）的建议，根据动物试验及人群调查资料对致畸物进行分级，包括：1 级，即已确定人类母体接触后可引起子代先天性缺陷的物质；2A 级，对动物肯定致畸，但对人类致畸作用尚未确定因果关系；2B 级，动物试验结果肯定致畸，但无人类致畸资料；3 级，尚无结论性肯定致畸证据或资料不足；4 级动物试验阴性，人群调查结果未发现致畸。

6. 确认人类致畸物的标准　尽管外源化学物在动物试验中阳性致畸物的比率很高，

但确认的人类致畸物还比较少。Wilson 提出的确认人类新的致畸物标准包括：一种特殊的缺陷或几种缺陷并发（综合征）的频率突然增加；缺陷的增加与某种已知的环境改变偶合；已知在妊娠的特殊阶段接触环境的改变产生有特征性缺陷的综合征；缺少妊娠时引起特征性缺陷婴儿产生的其他因子。

7. 发育毒性的初筛和替代试验 为避免出现常规动物发育毒性动物试验周期长、花费多的问题，人们试图用简单、快速的试验方法来评价化学毒物的发育毒性。近年来已经形成一些成熟的体外、体内的初筛和模式生物初筛试验，经过国际权威机构组织的协作验证，显示有较好的预测价值。体内初筛试验也叫 Chernoff-Kavlock 试验（CK 试验）；体外初筛试验包括大鼠全胚胎培养、胚胎细胞微团培养、小鼠胚胎干细胞试验。

（任 锐）

第四节 外源化学物致癌作用

一、概述

癌症是一种严重威胁人类健康和生命的疾病，已成为世界各国人类主要的死亡原因之一。2017 年 WHO 公布数据表明，全球每年有 880 万人死于癌症，占全球每年死亡总人数的近 1/6。每年有 1400 多万新发癌症病例，预计到 2030 年这一数字将增加到 2100 多万。国际癌症研究组织（International Agency for Research on Cancer，IARC）在 1970 年指出，80%～90%的人类癌症与环境因素有关，其中化学因素占 90%以上。近年来，化学致癌作用的研究备受关注，并取得了很大的进步。化学致癌作用（chemical carcinogenesis）是指化学致癌物在体内引起肿瘤的过程。凡能引起动物和人类肿瘤、增加其发病率或死亡率的化合物均称为化学致癌物，如黄曲霉毒素、苯并［a］芘及苯等。

二、化学致癌机制

化学致癌作用是环境因素和个体遗传因素相互作用的结果，是多因素参与的多阶段过程，其机制目前尚未彻底阐明。对于化学致癌机制的研究目前主要有两种理论：一种是遗传机制理论（genetic theory），认为癌变是由于外来致癌因素引起细胞基因的改变或外来基因整合到细胞基因而产生癌变；另一种是遗传外机制理论（epigenetic theory），认为癌变的发生是基因表达调控失常引起的，基因本身不一定有改变。目前两大学派已逐渐在癌基因发病的理论中趋向统一，认为肿瘤的发生是由于多层次的异常所致，仅从单一方面去认识与解释都是局限的。

1. 体细胞突变学说 体细胞突变学说是最经典的致癌机制学说，是主要支持遗传损伤致癌机制的理论。该学说认为正常细胞的基因受化学致癌物作用而发生突变，并通过进一步增殖而形成肿瘤。支持此学说的依据主要有：①致癌物代谢活化后生成的 DNA 加合物诱导基因突变；②大多数致癌物在致突变试验中呈阳性；③DNA 修复缺陷可以导致肿瘤发生；④许多肿瘤组织中产生染色体畸变和基因组不稳定性；⑤肿瘤细胞来源于单细胞克隆；⑥癌基因突变及抑癌基因突变和缺失在肿瘤细胞中普遍存在，且突变的基因型可以通过细胞分裂传递给子代细胞。

2. 亲电子剂学说　化学致癌物在生物转化酶系统作用下，经代谢活化，产生有致癌活性的终致癌物，即含有亲电子结构基团的化合物，它能与生物大分子的亲核基团进行共价或非共价结合并导致损伤效应。DNA 损伤的主要形式是形成 DNA 加合物，从而使这些生物大分子烷基化，导致 DNA 突变。可以肯定 DNA 损伤与肿瘤发生是相关的，但并不是有 DNA 损伤即可导致肿瘤，即突变仅是化学致癌物作用机制的一部分。

一般认为化学致癌物诱导生成 DNA 加合物的数量与致癌性有密切关系，故 DNA 加合物可作为人类接触环境致癌物的标志。例如，人体接触环境致癌物如黄曲霉毒素 B_1、多环芳烃等，在细胞和体液（如血液、尿液）中可测出致癌物或其代谢产物与 DNA 或蛋白质共价结合的加合物。

3. 原癌基因、癌基因及抑癌基因学说　原癌基因与抑癌基因的发现对阐明肿瘤的发生机制、肿瘤的基因治疗及抗肿瘤药物的发展提供了科学依据。癌基因（oncogene）是指一类在自然或试验条件下具有诱发恶性转化的潜在基因，在细胞癌变过程中起着关键作用。原癌基因（proto-oncogene）是指机体内正常细胞所具有的能致癌的遗传信息，即癌基因的原型。在正常情况下，原癌基因呈静息状态，对细胞无害且具有重要的生物学功能。当化学、物理或生物等致癌因素作用于细胞，原癌基因突变成癌基因后才会导致细胞癌变。抑癌基因（anti-oncogene）又称为肿瘤抑制基因（tumor suppressor gene）、肿瘤易感基因（tumor susceptibility gene），编码蛋白质能够降低或抑制细胞分裂活性。这类基因对细胞的生长、增殖和分化起负调节作用，即起到抑癌作用。当受到化学致癌因素的作用后，抑癌基因发生纯合子缺失或失活，可引起细胞的恶性转化而致癌。抑癌基因的发现是肿瘤分子生物学及癌变机制研究的又一重大进展。

4. 癌变的阶段学说　肿瘤的发生过程是一个长期的、多阶段和多基因改变累积的过程，具有多基因控制和多因素调节的复杂性。目前较公认的学说认为，化学致癌过程包括三个阶段：引发阶段（initiation）、促长阶段（promotion）和进展阶段（progression）。引发阶段是遗传毒性发生的过程，是化学致癌的第一步。促长阶段是指在某些因素作用下，启动细胞以相对于周围正常细胞的选择优势进行克隆扩增，形成镜下或肉眼可见的细胞群，即良性肿瘤（如乳头状瘤或腺瘤）。进展阶段是指在促进阶段之中或之后，细胞表现出不可逆的遗传学改变。引发、促长和进展三个阶段是对化学致癌过程的基本划分，通常很难清楚地界定三个阶段。实际上，肿瘤的发生、发展非常复杂，有许多方面还需进一步阐明。

5. 表现遗传机制学说　在致癌过程研究中，还发现存在非 DNA 序列改变（即非遗传机制）引起的癌症发生过程，称为非突变学说或表观遗传机制学说。表观遗传信息提供何时、何地、如何应用遗传信息的指令，在时空顺序上控制基因的表达，它不涉及 DNA 序列改变，但又可以通过细胞分裂遗传给子代细胞。表观遗传机制包括 DNA 甲基化、组蛋白修饰、染色质重塑、非编码 RNA 等，它们构成表观遗传修饰网络，调控着具有组织和细胞特异性的基因表达。虽然对于表观遗传致癌机制的研究远不如遗传毒性致癌机制，但对于某些致癌因素，这些非遗传致癌机制对于它们所诱导的致癌过程起着关键作用。

三、化学致癌物的分类

化学致癌物的种类繁多，且分类方法不尽相同。现将常用的分类方法介绍如下。

1. 根据对人类和动物的致癌作用分类　IARC 是评定化学致癌物的主要国际机构。2004 年，IARC 共对 900 多种化学物质、同类化合物、物理因素、生物因素、生产过程、职业接触等的致癌性进行了评估。根据对人类和实验动物致癌性研究的资料，以及实验室资料的综合评估，IARC 将环境因子与类别、混合物及暴露环境与人类致癌性的关系分为以下四组。

1）Ⅰ组　对人类是致癌物，是指在人类流行病学及动物致癌试验中均有充分证据的致癌物。

2）Ⅱ组　又可分为两组，即ⅡA 组和ⅡB 组。ⅡA 组，对人类很可能（probably）是致癌物，是指对人类致癌性证据有限，对实验动物致癌性证据充分；ⅡB 组，对人类是可能（possible）致癌物，是指对人类致癌性证据有限，对实验动物致癌性证据并不充分，或对人类致癌性证据不足，对实验动物致癌性证据充分。

3）Ⅲ组　可疑致癌物，现有的证据不能对人类致癌性进行分类。

4）Ⅳ组　对人类可能是非致癌物。

根据 2017 年 IARC 致癌物名单，Ⅰ组致癌物的数量为 113 种，ⅡA 组致癌物为 66 种，ⅡB 组致癌物为 285 种，Ⅲ组有 505 种，Ⅳ组有 1 种。

2. 根据化学致癌作用机制分类　根据化学致癌物对细胞成分作用及引起癌变机制的不同，可分为遗传毒性致癌物和表观遗传毒性致癌物。

1）遗传毒性致癌物（genotoxic carcinogens）　大多数化学致癌物属于此类。该类物质进入细胞后与 DNA 共价结合，引起机体遗传物质改变，最终导致癌变的发生。可利用遗传毒理学试验来检测这类致癌物。

2）表观遗传毒性致癌物（epigenotoxic carcinogens）　是指不作用于机体遗传物质的化学致癌物，主要的致癌机制为促进癌细胞的过度增殖及抑制癌变细胞的凋亡。

3）未分类　一些致癌机制上不明确的物质，如二噁烷、美舍吡伦等。

此外，有些化合物本身既不具有引发作用，也不具有促长作用，但可以促进引发作用和增强促长作用，即能促进或增强全部致癌过程，故称为助致癌物（cocarcinogens），如乙醇、二氧化硫等。

四、化学致癌物的筛查方法

在食品生产及销售过程中涉及多种可能对健康造成危害的化学因素，因此有必要对可疑化学物质的致癌性进行评价。由于肿瘤的发生后果严重，所以对化学物质致癌性的评价必须谨慎实施。化学致癌物的判别需从定性和定量两个方面进行。定性判别即判断受试物能否致癌；定量判别是进行剂量-反应关系分析，以推算其可接受的危险度的剂量，或人体实际可能接触剂量下的危险度。在实际操作过程中，通常先进行化学物构效关系分析，再通过致突变筛检试验、细胞恶性转化试验等对化学物的致癌性进行初步的筛查，试验结果若出现阳性，再进行长期致癌试验和人群流行病学调查。

1. 化学致癌物的预筛试验

1）致突变筛检试验　又称短期致癌物筛检试验，其依据为化学物的致突变性与致癌性的联系，即大多数化学致癌物具有致突变性，而大多数非致癌物无致突变性。利用致突变性进行致癌物的筛查，主要在于检出具有遗传毒性的致癌物。目前已建立的致突变试验有 100 多种，作为常规使用的致突变试验有以下几种：鼠伤寒沙门氏菌回复突变试验（Ames 试验）、骨髓微核试验、骨髓细胞染色体畸变试验、姐妹染色单体交换试验、程序外 DNA 合成试验等。该方法的局限性是无法检出非遗传毒性致癌物（假阳性）和具有遗传毒性的非致癌物（假阴性）。

2）哺乳动物细胞体外恶性转化试验 又称细胞转化试验，通过将一些特定离体培养的细胞与受试物接触，以细胞是否恶变为癌细胞作为观察终点，预测其致癌作用。细胞发生恶性转化的特征有：细胞偏大且大小不等、核大而畸形、核膜粗厚、染色质深染且粗糙、核浆比例倒置、核仁增生而肥大；核仁和胞质均由于 RNA 增多而偏酸性，故呈嗜碱性染色而偏蓝，核分裂多见。恶性转化细胞生长失去接触抑制，细胞在液体培养基中贴壁后呈现多层排列，交叉重叠。

本试验的观察终点是细胞的恶性转化，即将此种细胞移植于动物体内是否可形成肿瘤。因此，其可靠性超过致突变试验。但是值得注意的是，在恶性转化试验结果中观察到的是恶性前期状态，它具有双向性的特点，很有可能发展成肿瘤，也有可能保持现状，不会发展。因此恶性转化试验阳性结果只表示受试物具有致癌的可能性，只能作为一个辅助性试验。

3）定量-构效关系分析 利用理论计算和统计分析工具来研究化学物结构与其生物学效应之间的定量关系。构效关系分析具有快速、经济、有效等特点，但是由于目前还没有一个功能较为全面的构效关系分析系统，且分析时并未结合"生物学因素"，因此实际操作中实验结果往往存在较大偏差。

2. 哺乳动物短期致癌试验 又称为有限动物试验（limit *in vivo* bioassay），其特点是周期短，需要观察的靶器官指标少，能节省大量的人力和物力，提高试验效率；同时，可直接反映受试物与动物直接接触的情况，能验证受试物的致癌性、助癌性和促癌作用的机制。国内外目前应用较多的哺乳动物短期致癌试验有 4 种：①小鼠皮肤肿瘤诱发试验；②小鼠肺肿瘤诱发试验；③大鼠肝转变灶（altered focus）试验；④雌性 SD 大鼠乳腺癌诱发试验。

由于试验期短，观察的终点不是病理确认的恶性肿瘤，而是癌前病变如腺瘤、瘤性增生结节为主，因此大大缩短了试验周期。

3. 哺乳动物长期致癌试验 又称为哺乳动物终生试验，是通过观察在实验动物的大部分生命期间，经口重复给予受试物引起的致癌效应，了解肿瘤发生率、靶器官、肿瘤性质、肿瘤发生时间和每只动物肿瘤发生数，为预测人群接触该受试物的致癌作用及最终评定该受试物能否应用于食品提供依据。该试验能充分代表化学致癌潜伏期长的特点，可严格控制动物试验条件并能避免流行病学调查中各种混杂因素的影响，因而是目前公认鉴定动物致癌物最可靠、应用最多的一种方法，也是目前检测哺乳动物致癌物的标准方法。根据我国食品安全国家标准——致癌试验（GB 15193.27—2015），该试验方法主要步骤如下。

1）实验动物选择和饲养 应符合国家标准和有关规定（GB14923、GB14922.1、GB14922.2）。应选择肿瘤发生率低的动物种属和品系，可选用大鼠、小鼠，一般 6～8 周龄，试验开始时每个性别动物体重差异不应超过平均体重的±20%。每组动物数至少 100 只，雌、雄各半。雌鼠应为非经产鼠、非孕鼠。若计划试验中期剖检（卫星组），应增加动物数（每组至少 20 只，雌、雄各半）。对照组动物性别和数量应与受试物组相同。

2）剂量与分组 试验至少设 3 个受试物组、1 个阴性对照组，对照组除不给予受试物外，其余处理均同受试物组。必要时增设未处理对照组。

高剂量组应选择最大耐受剂量，原则上应使动物出现比较明显的毒性反应，但不引起过高死亡率；低剂量不引起任何毒性效应；中剂量应介于高剂量与低剂量之间，可引起轻度的毒性效应，一般剂量组间距以 2～4 倍为宜，不超过 10 倍。

3）染毒方式 根据受试物的特性和试验目的选择受试物掺入饲料、饮水或灌胃方式给予，若受试物影响动物适口性，应灌胃给予。为保证受试物在动物体内浓度的稳定性，每日同一时段灌胃1次（6天/周）。按体重调整灌胃体积。各组灌胃体积一致。

喂饲时，混入饲料中的受试物的最高浓度不应超过5%。若超过5%时，可调整对照组饲料营养素水平，使其与受试物各剂量组饲料营养素水平保持一致，同时增设未处理对照组。

4）试验期限　小鼠为18个月，大鼠为24个月，个别生命周期较长和自发肿瘤较低的动物可适当延长。当最低剂量组或对照组存活的动物数仅为开始时的25%时（雌、雄动物分别计算），可及时终止试验；但因受试物毒性作用造成高剂量组动物过早死亡，则应继续进行试验。

5）观察指标　试验过程中密切观察动物，及时发现濒死动物并进行病理学解剖。记录发现第一例肿瘤时存活的动物数，作为试验终结时的有效动物数；体表及体内各组织器官均应肉眼观察，找出可疑肿块，并进行组织病理学检查。

主要的分析指标如下。①肿瘤发生率：肿瘤发生率是最重要的指标，需要计算肿瘤（良性和恶性）总发生率、恶性肿瘤总发生率、各器官或组织肿瘤发生率和恶性肿瘤发生率，以及各种病理类型肿瘤发生率。②多发性：肿瘤的多发性是化学致癌的显著特征。多发性是指一只动物出现多种器官肿瘤或一个器官出现多个肿瘤。一般计算每组的平均肿瘤数和每一组中出现2个或多个肿瘤的动物数或比例。③潜伏期：从接触致癌物到各组出现第一个肿瘤的时间作为该组的潜伏期。这种办法只适用于能在体表观察的肿瘤，如皮肤肿瘤或乳腺肿瘤。对于内脏肿瘤的潜伏期，则需分批剖杀，计算平均潜伏期。在分析和判断结果时，以上3种指标只要有1项与对照组有差异并存在剂量反应关系，即可判定为阳性结果。如染毒组发生的肿瘤类型在对照组未出现，也作为阳性结果，但此时的对照组应当有历史对照资料。阳性结果的评定应当非常慎重。与对照组相比，在较高剂量组才出现统计学差异，不如在较低剂量下或在人类实际接触的剂量出现显著差异的意义重大。阴性结果的判定应满足试验设计的最低要求：2种动物2种性别、3个剂量中有1个接近最大耐受剂量、每组有效动物数雌雄至少各50只。如将动物数增至每组100只，则假阴性概率可明显下降，因此，即使符合最低要求得到阴性结果时，仅表明该受试物在特定染毒条件下不引起肿瘤净增率增高。

4. 人群肿瘤流行病学研究　流行病学调查是评价人类致癌物的重要方法之一。它是通过直接调查人群健康效应来反映致癌物的危害状况的一种方法，其调查结果往往比动物试验更准确，所以完整的流行病学资料对于判别某种物质是否为人类致癌物是具有决定意义的。但是流行病学调查历时久、耗资大，同时易受到多种因素的干扰，所以获取完整可靠的流行病学资料十分困难。

癌症流行病学是以地区、时间、年龄、性别等各种人口学指标与癌症相关性的统计学描述性资料为基础，进行人类环境中某特定成分及其致癌危险性的推理性分析，再结合临床研究，最终制定防治对策与措施。化学物致癌性的判别不单纯是一个学术问题，还与管理部门制定政策有密切关系。必须将短期试验、动物试验及人群流行病学资料所得结果综合起来加以分析，才能得出较为可靠的结论。目前这三个方面试验方法仍然有许多不足之处，有待进一步完善。

（赵　芹）

思考题

1．急性毒性试验的目的是什么？
2．致突变试验的意义是什么？
3．细菌回复突变试验的原理是什么？
4．试述化学致癌物的分类。
5．试述化学致癌的三个阶段及其特征。
6．致癌试验阳性的判定标准是什么？
7．外源化学物发育毒性的特点和影响因素有哪些？
8．什么是发育毒性？发育毒性主要有哪些表现？

第九章 食品安全性毒理学评价

第一节 我国食品安全性毒理学评价程序和方法

安全性（safety）是指化学物质在特定条件下不引起机体出现损害效应的概率。安全性评价（safety evaluation）是利用毒理学程序和方法评价化学物质对机体产生的有害效应（损伤、疾病甚至死亡），并外推和评价在特定条件下化学物质对人体和人群的健康是否安全。

一、概述

1. 食品安全性毒理学评价概况 食品安全性毒理学评价（food toxicological safety evaluation）是通过动物试验和对人群的观察，阐明食品中的某些物质（含食品固有成分、外来添加物质或污染物质等）的毒性及潜在的危害，决定其能否进入市场或阐明其安全使用的条件，以达到最大限度地减小其危害作用，保护人们身体健康的目的。它是在了解物质的毒性及危害性的基础上，结合社会实际情况，全面权衡其利弊，对该物质是否能食用做出判断或确定人类安全接触条件的过程。

为保证毒理学试验结果的正确性，需规范整个毒理学试验条件和试验过程。我国在颁布《食品安全国家标准食品安全性毒理学评价程序》（GB15193.1—2014）时，与之配套的还有《食品安全国家标准食品毒理学实验室操作规范》（GB15193.2—2014）[二维码（1）]、《食品安全国家标准受试物试验前处理方法》（GB15193.21—2014）[二维码（2）]、《食品安全国家标准急性经口毒性试验》（GB15193.3—2014）等一系列标准，分别对食品毒理学实验室操作规范、毒理学评价中涉及的具体试验方法和内容、受试物试验前处理方法等内容制定了相应的要求与规范。

（1）

（2）

2. 安全性毒理学评价的前期准备工作 在对食品或食品中的化学物进行安全性毒理学评价之前，必须做好充分的准备工作。试验前应了解该物质的基本数据：待评价受试化学物质名称、化学结构式、分子质量；理化性质如熔点或沸点、挥发性、溶解性、pH、纯度、杂质等；受试样品的成分、规格、用途、使用范围及使用方式，以了解人类可能接触的途径、剂量、过度接触及滥用或误用的可能性等，从而预测其毒性，进行合理的试验设计。

1）收集受试样品的基本资料 试验前要了解受试样品的化学结构，初步预测其潜在危害性或致癌性。还需了解受试样品的组成成分及纯度、理化性质（包括外观、相对密度、沸点、熔点、溶解性、挥发性、乳化性或混悬性、稳定性等）、定量分析方法，以及生产流程、生产过程所用的原料和中间体等基本资料。

2）了解受试样品的使用情况 需了解受试样品的使用方式及人体接触途径、用途、使用范围、使用量，以及所产生的社会效益、经济效益和人群健康效益等，这些信息将为毒性试验的设计和最后的综合评价等提供参考。

3）选用人类实际应用的产品形式进行试验 受试样品通常不是以单一物质形式存在的，常含有如原料、杂质、副产品、溶剂、赋形剂、稳定剂和着色剂等物质，其毒性可能超过受试物本身，从而影响对受试物毒性的正确评价。因此，受试样品必须是符合既定配方的规格化产品，其组成成分、比例及纯度应与实际应用相同。

二、我国食品安全性毒理学评价程序

（3）

《食品安全性毒理学评价程序》（GB15193.1—2014）是开展食品安全性毒理学评价的标准程序。在GB15193.1—2014中，根据《中华人民共和国食品安全法》和《新食品原料安全性审查管理办法》[二维码（3）]等标准修改了检验对象和受试物要求；修改了食品安全性毒理学评价试验的内容，取消了四个阶段的提法，明确了遗传毒性试验组合；修改了对不同受试物选择毒性试验的原则、毒理学试验的目的、各项毒理学试验结果的判定、进行食品安全性评价时需要考虑的因素。该标准适用范围包括：食品及其原料、食品添加剂、新食品原料、辐照食品；食品相关产品，用于食品的包装材料、容器、洗涤剂、消毒剂和用于食品生产经营的工具、设备；食品污染物，如农药残留、兽药残留、生物毒素、重金属等。

评价试验内容主要包括以下几个方面。

1）*急性经口毒性试验* 急性经口毒性试验是检测和评价受试物毒性作用最基本的一项试验，该试验的目的包括了解受试物的急性毒性强度、性质和可能的靶器官，测定LD_{50}，为进一步进行毒性试验的剂量和毒性观察指标的选择提供依据，并根据LD_{50}进行急性毒性剂量分级。如果LD_{50}小于人的推荐（可能）摄入量的100倍，则一般应放弃该受试物用于食品，不再继续进行其他毒理学试验。急性经口毒性试验的具体操作方法参见《食品安全国家标准 急性经口毒性试验》（GB15193.3—2014）。

2）*遗传毒性试验* 遗传毒性试验的内容包括细菌回复突变试验（GB15193.4—2014）、哺乳动物红细胞微核试验（GB15193.5—2014）、哺乳动物骨髓细胞染色体畸变试验（GB15193.6—2014）、小鼠精原细胞或精母细胞染色体畸变试验（GB15193.8—2014）、体外哺乳类细胞HGPRT基因突变试验（GB15193.12—2014）、体外哺乳类细胞*TK*基因突变试验（GB15193.20—2014）、体外哺乳类细胞染色体畸变试验（GB15193.23—2014）、啮齿类动物显性致死试验（GB15193.9—2014）、体外哺乳类细胞DNA损伤修复（非程序性DNA合成）试验（GB15193.10—2014）和果蝇伴性隐性致死试验（GB15193.11—2015）。

遗传毒性试验的目的是为了了解受试物的遗传毒性，以及筛选受试物的潜在致癌作用和细胞致突变性。一般应遵循原核细胞与真核细胞、体内试验与体外试验相结合的原则。根据受试物的特点和试验目的，推荐下列遗传毒性试验组合。①组合一：细菌回复突变试验；哺乳动物红细胞微核试验或哺乳动物骨髓细胞染色体畸变试验；小鼠精原细胞或精母细胞染色体畸变试验或啮齿类动物显性致死试验。②组合二：细菌回复突变试验；哺乳动物红细胞微核试验或哺乳动物骨髓细胞染色体畸变试验；体外哺乳类细胞染色体畸变试验或体外哺乳类细胞 *TK* 基因突变试验。③其他备选遗传毒性试验：果蝇伴性隐性致死试验、体外哺乳类细胞DNA损伤修复（非程序性DNA合成）试验、体外哺乳类细胞*HGPRT*基因突变试验。

如果遗传毒性试验组合中两项或两项以上试验阳性，则表示该受试物很可能具有遗传毒性和致癌作用，一般应该放弃该受试物用于食品。如遗传毒性试验组合中一项试验为阳性，则再选两项备选试验（至少一项为体内试验）；如再选的试验均为阴性，则可继续进行下一步的毒性试验；如其中有一项试验阳性，则应该放弃该受试物应用于食品；如三项试验均为阴性，则可继续进行下一步的毒性试验。

3）28 天经口毒性试验　28 天经口试验是在急性毒性试验的基础上，进一步了解受试物毒作用性质、剂量-反应关系和可能的靶器官，得到 28 天经口 NOAEL，初步评价受试物的安全性，并为下一步较长期毒性和慢性毒性试验剂量、观察指标、毒性终点的选择提供依据。对只需要进行急性毒性、遗传毒性和 28 天经口毒性试验的受试物，若试验未发现有明显毒性作用，综合其他各项试验结果可做出初步评价；若试验中发现有明显毒性作用，尤其是有剂量-反应关系时，则考虑进行进一步的毒性试验。试验的具体操作方法和技术要求参见《食品安全国家标准 28 天经口毒性试验》（GB15193.22—2014）。

4）90 天经口毒性试验　该试验是为了观察受试物以不同剂量水平经较长期喂养对实验动物的毒作用性质、剂量-反应关系和靶器官，得到 90 天经口 NOAEL，为慢性毒性试验剂量选择和初步制定人群安全接触限量标准提供科学依据。90 天经口毒性试验根据所得到的 NOAEL 进行评价，其原则是：①NOAEL 小于或等于人的推荐（可能）摄入量的 100 倍表示毒性较强，应放弃该受试物用于食品；②NOAEL 大于 100 倍而小于 300 倍者，应进行慢性毒性试验；③NOAEL 大于或等于 300 倍者不必进行慢性毒性试验，可进行安全性评价。试验的具体操作方法和技术要求参见《食品安全国家标准 90 天经口毒性试验》（GB15193.13—2015）。

5）致畸试验　致畸试验的目的是为了了解受试物是否具有致畸作用和发育毒性，并可得到致畸作用和发育毒性的 NOAEL。根据试验结果评价受试物是不是实验动物的致畸物。若致畸试验结果阳性，则不再继续进行生殖毒性试验和生殖发育毒性试验。在致畸试验中观察到的其他发育毒性，应结合 28 天和（或）90 天经口毒性试验结果进行评价。试验的具体操作方法和技术要求参见《食品安全国家标准致畸试验》（GB15193.14—2015）。

6）生殖毒性试验和生殖发育毒性试验　生殖毒性试验和生殖发育毒性试验的目的是为了了解受试物对实验动物繁殖及对子代的发育毒性，如性腺功能、发情周期、交配行为、妊娠、分娩、哺乳和断乳，以及子代的生长发育等。通过试验得到受试物的 NOAEL，为初步制定人群安全接触限量标准提供科学依据。根据试验所得的 NOAEL 进行评价，原则是：①NOAEL 小于或等于人的推荐（可能）数量的 100 倍表示毒性较强，应放弃该受试物用于食品；②NOAEL 大于 100 倍而小于 300 倍者，应进行慢性毒性试验；③NOAEL 大于或等于 300 倍者，则不必进行慢性毒性试验，可进行安全性评价。具体操作方法和技术要求参见《食品安全国家标准生殖毒性试验》（GB15193.15—2015）和《食品安全国家标准生殖发育毒性试验》（GB 15193.25—2014）。

7）毒物动力学试验　毒物动力学试验的目的是：了解受试物在体内的吸收、分布和排泄速度等相关信息；为选择慢性毒性试验的合适实验动物种（species）、系（strain）提供依据；了解代谢产物的形成情况。根据试验结果，对受试物进入机体的途径、吸收速率和程度，受试物及其代谢产物在脏器、组织和体液中的分布特征，生物转化的速率和程度，主要代谢产物的生物转化通路，排泄的途径、速率和能力，受试物及其代谢产物在体内蓄积的可能性、程度和持续时间做出评价。应结合相关学科的知识对各种毒物动力学参数进行毒理学意义的评价。具体操作方法及技术要求参见《食品安全国家标准毒物动力学试验》（GB 15193.16—2014）[二维码（4）]。

（4）

8）慢性毒性试验　慢性毒性试验的目的是为了确定实验动物长期经口重复给予受试物引起的慢性毒性效应，了解受试物剂量-反应关系和毒性作用靶器官，确定 NOAEL 和 LOAEL，为预测人群接触该受试物的慢性毒性作用及确定健康指导值提供依据。根据慢性毒性试验所得的 NOAEL 进行评价的原则是：①NOAEL 小于或等于人的推荐（可能）摄入量的 50 倍者，表示毒性较强，应放弃该受试物用于食品；②NOAEL 大于 50 倍而小于 100 倍者，经安全评价后，决定该受试物可否用于食品；③NOAEL 大于或等于 100 倍者，则可考虑允许使用于食品。试验的具体操作方法及技术要求参见《食品安全国家标准慢性毒性试验》（GB 15193.26—2015）。

9）*致癌试验*　致癌试验的目的是为了确定在实验动物的大部分生命期间，经口重复给予受试物引起的致癌效应，了解肿瘤发生率、靶器官、肿瘤性质、肿瘤发生时间和每只动物肿瘤发生数，为预测人群接触该受试物的致癌作用，以及最终评定该受试物能否应用于食品提供依据。根据致癌试验所得的肿瘤发生率、潜伏期和多发性等进行致癌试验结果判定的原则是（凡符合下列情况之一，可认为致癌试验结果阳性；若存在剂量-反应关系，则判断阳性更可靠）：①肿瘤只发生在试验组动物，对照组中无肿瘤发生；②试验组与对照组动物均发生肿瘤，但试验组发生率高；③试验组动物中多发性肿瘤明显，对照组中无多发性肿瘤，或者只是少数动物有多发肿瘤；④试验组与对照组动物肿瘤发生率虽无明显差异，但试验组中发生时间较早。试验的具体操作方法和技术要求参见《食品安全国家标准致癌试验》（GB 15193.27—2015）。

10）*慢性毒性和致癌合并试验*　本试验的目的是为了确定在实验动物的大部分生命期间，经口重复给予受试物引起的慢性毒性和致癌效应，了解受试物慢性毒性剂量-反应关系、肿瘤发生率、靶器官、肿瘤性质、肿瘤发生时间和每只动物肿瘤发生数，确定慢性毒性的 NOAEL 和 LOAEL，为预测人群接触该受试物的慢性毒性和致癌作用，以及最终评定该受试物能否应用于食品提供依据。其结果评定同“8）慢性毒性试验”和“9）致癌试验”。试验的具体操作方法和技术要求参见《食品安全国家标准慢性毒性和致癌合并试验》（GB 15193.17—2015）。

三、不同受试物选择毒性试验的原则

1. 总原则

（1）凡属我国首创的物质，特别是化学结构提示有潜在慢性毒性、遗传毒性或致癌性，或者该受试物产量大、使用范围广、人体摄入量大，应进行系统的毒性试验，包括急性经口毒性试验、遗传毒性试验、90 天经口毒性试验、致畸试验、生殖发育毒性试验、毒物动力学试验、慢性毒性试验和致癌试验（或慢性毒性和致癌合并试验）。

（2）凡属与已知物质（指经过安全性评价并允许使用者）的化学结构基本相同的衍生物或类似物，或在部分国家和地区有安全食用历史的物质，则先进行急性经口毒性试验、遗传毒性试验、90 天经口毒性试验和致畸试验，根据试验结果判定是否需进行毒物动力学试验、生殖毒性试验、慢性毒性试验和致癌试验等。

（3）凡属已知的或在多个国家有食用历史的物质，同时申请单位又有资料证明申报受试物的质量规格与国外产品一致的，则可先进行急性经口毒性试验、遗传毒性试验和 28 天经口毒性试验，根据试验结果判断是否进行进一步的毒性试验。

2. 安全性毒理学评价试验的选择　食品添加剂、新食品原料、食品相关产品、农药残留和兽药残留的安全性毒理学评价试验的选择。

1）*食品添加剂*

（1）香料：凡属世界卫生组织（WHO）已建议批准使用或已制定日容许量者，以及香料生产者协会（FEMA）、欧洲理事会（COE）和国际香料工业组织（IOFI）四个国际组织中的两个或两个以上允许使用的，一般不需要进行试验。凡属资料不全或只有一个国际组织批准的，先进行急性毒性试验和遗传毒性试验组合中的一项，经初步评价后，再决定是否需进行进一步试验。凡属尚无资料可查、国际组织未允许使用的，先进行急性毒性试验、遗传毒性试验和 28 天经口毒性试验，经初步评价后，决定是否进行进一步试验。凡属用动植物可食部分提取的单一高纯度天然香料，如其化学结构及有关资料并未提示具有不安全性的，一般不要求进行毒性试验。

（2）酶制剂：由具有长期安全食用历史的传统动物和植物可食部分生产的酶制剂，WHO 已公布日容许摄入量或不需规定日容许摄入量者或多个国家批准使用的，在提供相关证明材料的基础上，一般不要求进行毒理学试验。对于其他来源的酶制剂，凡属毒理学资料比较完整，WHO 已公布日容许摄入量或不需规定日容许摄入量者或多个国家批准使用，如果质量规格与国际质量规格标准一致，则要求进行急性经口毒性试验和遗传毒性试验。如果质量规格与国际质量规格标准不一致，则需增加 28 天经口毒性试验，根据试验结果考虑是否进行其他相关毒理学试验。对其他来源的酶制剂，凡属新品种的，需要先进行急性经口毒性试验、遗传毒性试验、90 天经口毒性试验和致畸试验。经初步评价后，决定是否需进行进一步试验。凡属一个国家批准使用，WHO 未公布日容许摄入量或资料不完整的，进行急性经口毒性试验、遗传毒性试验和 28 天经口毒性试验，根据试验结果判定是否需要进行进一步的试验。通过转基因方法生产的酶制剂按照国家对转基因管理的有关规定执行。

（3）其他食品添加剂：凡属毒理学资料比较完整，WHO 已公布日容许量或不需规定日容许量者或多个国家批准使用，如果质量规格与国际质量规格标准一致，则要求进行急性经口毒性试验和遗传毒性试验。如果质量规格标准不一致，则需增加 28 天经口毒性试验，根据试验结果考虑是否进行其他相关毒理学试验。凡属一个国家批准使用，WHO 未公布日容许摄入量或资料不完整的，则可进行急性经口毒性试验、遗传毒性试验、28 天经口毒性试验和致畸试验，根据试验结果判定是否需要进一步的试验。对于由动植物或微生物制取的单一组分、高纯度的食品添加剂，凡属新品种的，需要先进行急性经口毒性试验、遗传毒性试验、90 天经口毒性试验和致畸试验，经初步评价后，决定是否需进行进一步试验。凡属国外有一个国际组织或国家已批准使用的，则进行急性经口毒性试验、遗传毒性试验和 28 天经口毒性试验，经初步评价，决定是否需进行进一步试验。

（5）

2）*新食品原料*　按照《新食品原料申报与受理规定》（国卫食品发［2013］23 号）［二维码（5）］进行评价。

（6）

3）*食品相关产品*　按照《食品相关产品新品种申报与受理规定》（卫监督发［2011］49 号）［二维码（6）］进行评价。

4）*农药残留*　按照 GB15670—2017《农药登记毒理学试验方法》［二维码（7）］进行评价。

（7）

5）*兽药残留*　按照《兽药临床前毒理学评价试验指导原则》（中华人民共和国农业部公告 1247 号）进行评价。

四、食品安全性毒理学评价需要考虑的因素

（1）试验指标的统计学意义、生物学意义和毒理学意义：对试验中某些指标的异常改变，应根据试验组与对照组指标是否有统计学差异、其有无剂量-反应关系、同类指标横向比较、

两种性别的一致性及与本实验室的历史性对照值范围等,综合考虑指标差异有无生物学意义，并进一步判断是否具毒理学意义。此外，如在受试物组发现某种在对照组没有发生的肿瘤，即使与对照组比较无统计学意义，仍要给予关注。

（2）人的推荐（可能）摄入量较大的受试物，应考虑给予受试物量过大时，可能影响营养素摄入量及其生物利用率，从而导致某些毒理学表现，而非受试物的毒性作用所致。

（3）时间-毒性效应关系：对由受试物引起实验动物的毒性效应进行分析评价时，要考虑在同一剂量水平下毒性效应随时间的变化情况。

（4）特殊人群和易感人群如孕妇、乳母或儿童食用的食品，应特别注意其胚胎毒性或生殖发育毒性、神经毒性和免疫毒性等。

（5）人群资料：由于存在着动物与人之间的物种差异，在评价食品的安全性时，应尽可能收集人群接触受试物后的反应资料，如职业性接触和意外事故接触等。在确保安全的条件下，可以考虑遵照有关规定进行人体试食试验，并且志愿受试者的毒物动力学或代谢资料对于将动物试验结果推论到人具有重要的意义。

（6）动物毒性试验和体外试验资料：《食品安全性毒性学评价程序》（GB15193.1—2014）所列的各项动物毒性试验和体外试验系统是目前管理（法规）毒理学评价水平下所得到的最重要的资料，也是进行安全性评价的主要依据。在试验得到阳性结果，而且结果的判定涉及受试物能否应用于食品时，需要考虑结果的重复性和剂量-反应关系。

（7）不确定系数：即安全系数。将动物毒性试验结果外推到人时，鉴于动物与人的物种和个体之间的生物学差异，不确定系数通常为100。但可根据受试物的原料来源、理化性质、毒性大小、代谢特点、蓄积性、接触的人群范围、食品中的使用量和人的可能摄入量、使用范围及功能等因素来综合考虑其安全系数的大小。

（8）毒物动力学试验的资料：毒物动力学试验是对化学物质进行毒理学评价的一个重要方面，因为不同化学物质、剂量大小，在动物动力学或代谢方面的差别往往对毒性作用影响很大。在毒性试验中，原则上应尽量使用与人具有相同毒物动力学或代谢模式的动物种系进行试验。研究受试物在实验动物和人体内吸收、分布、排泄和生物转化方面的差别，对于将动物试验结果外推到人和降低不确定性具有重要意义。

（9）综合评价：在进行综合评价时，应全面考虑受试物的理化性质、结构、毒性大小、代谢特点、蓄积性、接触的人群范围、食品中的使用量与使用范围、人的推荐（可能）摄入量等因素。对于已在食品中应用了相当长时间的物质，对接触人群进行流行病学调查具有重大意义，但往往难以获得剂量-反应关系方面的可靠资料；对于新的受试物，则只能依靠动物试验和其他试验研究资料。然而，即使有了完整和详尽的动物试验资料，以及一部分人类接触者的流行病学研究资料，由于人类的种族和个体差异，也很难做出能保证每个人都安全的评价。实际上是不存在所谓绝对的安全的。在受试物可能对人体健康造成的危害以及其可能的有益作用之间进行权衡，以食用安全为前提，安全性评价的依据不仅仅是安全性毒理学试验的结果，而且与当时的科学水平、技术条件，以及社会经济、文化因素有关。因此，随着时间的推移、社会经济的发展、科学技术的进步，有必要对已通过评价的受试物进行重新评价。

（蒋东华）

第二节　转基因食品安全性评价

一、概述

生物技术与其他新发现的科学一样，是一把“双刃剑”，在为人类带来新的便捷和丰厚利益的同时，难免会带来新的风险。转基因技术的应用打破了原本自然界进化发展的自然规律，使物种的遗传逐渐受控于人，如果对转基因技术不加以管理控制，就可能对人类造成灾难性的后果，而这些后果有些是短期的，有些可能是长期潜伏、不易显见的。因此，随着转基因技术的应用和发展，人们对于转基因技术的安全性也愈加重视。

（一）转基因食品安全性评价问题的由来

转基因食品安全性评价受到重视并区别于传统食品的安全性评价始于 1990 年召开的 FAO 和 WHO 食品安全评价专家咨询会。这次会议重点关注了生物技术在食品生产中的应用及地位，同时讨论了转基因食品安全性评价的一般性和特殊性的问题，认为传统的食品安全性毒理学评价方法已经不再适用于转基因食品。1993 年，经济合作发展组织召开了转基因食品安全会议，会议提出了《现代转基因食品安全性评价：概念与原则》的报告，报告中的“实质等同性原则”得到了世界各国的普遍认可。

1998 年，英国的 Pustai 在 *Nature* 杂志上发表文章称，用转有植物雪花莲凝集素的转基因马铃薯饲养大鼠，引起大鼠器官发育异常，机体免疫系统受损。文章随后经过英国皇家协会组织的评审，认定该文章的结论不科学。1999 年，美国康奈尔大学在 *Nature* 杂志上发表文章，报道斑蝶幼虫食用了撒有转 *Bt* 基因玉米花粉的马利筋草（milkweed）后有 44%死亡，引起轩然大波。这些事件加剧了人们对转基因食品安全性的疑虑，同时也提示应该对转基因食品安全性给予更多的关注和研究。

（二）转基因食品潜在的安全隐患

1. 环境安全性　转基因生物环境安全性评价的核心问题是，转基因生物是否会将所转基因再转移到其他生物中，即基因漂移，影响生物的遗传多样性，打破原有生物种群的动态平衡，破坏生态环境；其次是对靶标生物物种进化的影响。

（1）转基因作物作为外来品种对新环境的入侵，可能使生物多样性受到潜在影响。20 世纪 90 年代，我国华北地区商业化种植的 Bt 棉花（转 *Bt* 基因抗虫棉），在大面积的种植过程中能有效遏止棉铃虫，使化学农药使用量显著降低，但却给盲蝽象的种群增长提供了温床，从而间接使受盲蝽象虫害冲击的梨、枣等作物遭受经济损失。

（2）转基因作物对非目标生物的潜在影响。转基因作物种植过程中的外源基因可能会向亲缘野生种转移，造成整个作物种子资源基因库的污染，对生态系统及生态过程产生影响。1997 年，人们在玉米的原产地——墨西哥山区的野生玉米内检测到转基因成分，但转基因玉米的种植地却是在离山区几百里之遥的美国境内。星联玉米（star link corn）对人体有致敏性，因此 1998 年美国国家环境保护局批准其商业化生产，但只把此种玉米用作动物性饲料。然而在 2000 年，在市场上 30 多种玉米食品中发现了星联玉米的致敏性成分。

（3）抗生素标记基因的水平转移可能产生耐药菌株。抗生素标记基因有向微生物水平转移的可能，从而使有害微生物获得抗生素抗性。2002 年英国进行了转基因食品 DNA 的人体残留试验。7 名有大肠切除手术史的志愿者，食用含转基因大豆的汉堡包后，在其小肠肠道内检测到转基因的 DNA 残留。由于转基因使用抗生素进行标记，因此摄入这种转基因食品后，可能使肠道细菌或者口腔细菌对抗生素产生抗性。2009 年，国际环保组织——绿色和平组织分别在北京、上海、广州和深圳的卜蜂莲花、华润万家和沃尔玛超市购买了木瓜样品，并送往独立的国际权威检测机构进行转基因成分检测。结果显示，各大超市所销售的国产木瓜无一例外，都是转基因木瓜且含有抗生素抗性基因，消费者如果长期食用这些木瓜，可能对某些抗生素产生耐药性。

（4）转基因作物本身或其亲缘野生种可能成为杂草或超级杂草。转基因作物可获得耐寒、抗病、抗虫害的优良性状，被广泛种植后，转基因作物就有可能因为其各种抗性而成长为新的杂草或优良杂草。例如，加拿大和美国商业化种植具有抗除草剂及自播种特性的转基因油菜，仅几年后，其农田便发现了对多种除草剂（包括草甘膦、固杀草和保幼酮等）具有抗性的杂草化油菜植株。

此外，转基因作物可能产生新的病毒或疾病，以及其他一些不可预计的风险。

2. 食用安全性 目前对于转基因生物、转基因食品的食用安全性问题还没有准确的定论，但其评价方法主要是从致敏性、毒性、营养成分、抗营养因子等几个方面进行的。

（1）致敏性：转基因作物通常插入特定的基因片段以表达特定的蛋白质，而如果所表达的蛋白质是已知过敏原，则有可能引起过敏人群的不良反应。例如，为增加大豆含硫氨基酸的含量，1996 年，巴西将坚果中的 2S 清蛋白基因转入大豆中，而 2S 清蛋白具有过敏性，导致原本没有过敏性的大豆对某些人群产生过敏反应，最终该转基因大豆被禁止商品化生产。

（2）毒性：有学者认为，转基因作物可能会增加或者积累食物中原有的微量毒素或者带来新的毒素，引起急性或慢性的中毒。例如，抗虫作物残留的毒素和蛋白酶活性抑制剂可能对人畜健康有害；此外，传统植物中含有的少量毒素，如芥酸、番茄毒素、棉酚等，这些原有毒素的量在转基因食品中虽然理论上不应该增加或不应该产生新的毒素，但实际是难以预知的。

（3）营养成分：转基因食品营养成分的变化，可能使人类的营养结构失衡。“第 2 代”转基因作物主要着眼于使食物更具营养价值或改变其营养特性。例如，无芥酸菜籽油的问世，虽然改善了其营养成分，但这种改变是否会造成人类营养成分的失衡，需要长期观察并进行评价。

（4）抗营养因子：抗营养因子（antinutritional factor，ANF）是指对营养物质的消化、吸收和利用产生不利影响，以及使人和动物产生不良反应的物质。ANF 是植物的一种自我保护机制，它在防止自身组织降解、生长、抗虫害等方面起着重要的保护和调节作用。大豆中存在的 ANF 有两类：①热不稳定性抗营养因子，包括胰蛋白酶抑制因子、大豆凝集素、寡糖、脲酶及抗维生素因子；②热稳定性抗营养因子，包括大豆球蛋白、R-伴大豆球蛋白、异黄酮、单宁、植酸、皂苷等。转基因食品的 ANF 应该与其亲本一致。

3. 粮食供给安全问题 长期种植转基因作物，特别是粮食，可能造成原有种子种质资源基因库的污染。因此，对转基因粮食作物的把控和管理一直是各国高度关注的问题。

二、转基因食品的安全性评价

（一）安全性评价的目的和意义

转基因食品是人类历史上的新型食品，它的安全管理受到了世界各国的广泛重视。转基因食品实现了基因在动物、植物和微生物之间的转移，对转基因食品进行安全性评价是安全管理的核心和基础之一。转基因食品安全性评价的目的是从技术上分析生物技术及其产品的潜在危险，对生物技术的研究、开发、商业化生产和应用的各个环节的安全性进行科学、公正的评价，使人类健康和生态环境安全得以保障的同时促进生物技术的健康、有序发展。转基因评价为生物技术的科学决策提供了依据，回答了公众对于转基因食品安全的疑问，同时促进了转基因食品国际贸易，维护了国家权益。

（二）安全性评价的原则

转基因食品的安全性评价应遵循：实质等同原则、预先防范原则、逐步评价原则、个案评估原则、科学评价原则、风险效益平衡原则、熟悉性原则和重新评价原则。

1. 实质等同原则 “实质等同”（substantial equivalence）原则是目前普遍公认的食用安全性评价原则，最早由国际经济互助组织于 1993 年提出。该原则认为，如果导入基因后产生的蛋白质经确认是安全的，或者是转基因作物和原作物主要营养成分（脂肪、蛋白质、碳水化合物等）、形态、是否产生抗营养因子、毒性物质、过敏性蛋白等方面没有发生特殊的变化，就可以认为转基因作物在安全性上和原作物是同等的，也就是说，“实质等同原则”认为转基因食品与非转基因食品在对人类的影响方面是相似的。在 1996 年 FAO 和 WHO 召开的第二次生物技术安全性评价专家咨询会议中，将转基因植物、动物、微生物产生的食品分为三类：一是转基因食品与现有的传统食品具有实质等同性；二是除某些特定差异外，与传统食品具有实质等同性；三是与传统食品没有实质等同性。

实质等同比较的主要内容有：转基因植物的生物学特性，如植物形态、生长、产量、抗病性和其他农艺特征；转基因微生物的分类学特征、定殖潜力或浸染性、宿主范围、有无质粒、抗生素抗性、毒性等；动物的形态、生长生理特性、繁殖、健康特性及产量等。

根据“实质等同性”原则，转基因食品安全性评价应根据情况区别对待。

（1）与现有食品及食品成分具有完全实质等同性：即转基因食品成分、营养价值、体内代谢途径及杂质水平与传统食品相同，或变异在已知的范围内，那就不必考虑毒性和营养方面的安全性，这类食品无须做进一步的分析评价。

（2）与现有食品及成分具有实质等同性，但产生或缺少某个新成分或特性。这时应对不同成分或特性做进一步的分析评价，重点关注植入的基因与哪种蛋白质有关、是否会产生新物质，以及基因操作是否改变了内源成分或产生了新的物质。

（3）与现有食品无实质等同性，需要进行广泛的营养学和毒理学评价。

实质等同性的概念目前已被许多国家所采用，并且制定了一系列的转基因食品管理决策，但这一概念并没有得到所有人的认可。1999 年在 *Nature* 杂志发表的一篇文章就列举了“实质等同性”概念的种种局限。文章的核心观点是：转基因食品在化学上与传统食品相似并不能提供足够的证据表明其安全。“实质等同性”概念有利于转基因食品的生产厂商而不是有利于消费者，各国监管当局对“实质等同性”概念的态度已经成为转基因食品安全性评估程序进一步发展的障碍。转基因食品的安全性评估，最好是进行全面的生物学、毒理学、免疫学试验，而不仅仅是进行化学试验。但目前还没有比“实质等同性”更好的评估体系。

从“实质等同性”概念的提出到目前被欧美各国采用，已经过去了二十多年时间。在这段时间里，已经有众多产品经过了以实质等同性为原则的安全评估。中国每年进口转基因大豆，但目前还没有发现其对健康有副作用的证据。但麻省理工学院科研人员发现转基因大豆对致癌物甲醛有积蓄作用和谷胱甘肽在转基因大豆中耗竭，使“实质等同”原则遭到质疑。

2. 预先防范原则　转基因技术使人类完成了遗传物质在人、动物、植物和微生物四大系统之间的转移。在这种生物技术的应用过程中，存在将危害性强的试验材料外泄到环境中的风险，因此对转基因食品的安全风险进行预先防范性评估是必需的。

3. 逐步评价原则　转基因生物及其制品的研发通常要经过实验室研究、中间试验、环境释放、生产性试验和商业化生产等几个环节。每个环节对人类健康和环境所造成的风险是不相同的。转基因食品的研发和生产大国对转基因的管理都是分阶段审批的，在不同的阶段要解决的安全问题不同；转基因食品的转入不同目的基因可能存在的安全风险是不同方面的，如表达蛋白质的毒性和致敏性、标记基因的毒性、抗营养成分或天然毒素等。即使是某一毒性的安全性评价，也要分步骤进行。安全性评价分阶段性的进行可以提高筛选效率，在最短的时间内发现可能存在的风险。因此，转基因食品的安全性评价要遵循一个“逐步”（step by step）原则。

4. 个案评估原则　由于基因来源和功能的差异、受体和基因操作的差异，每一例转基因食品应具体进行分析，即“case by case”，而不是说转基因水稻通过了一例，今后 100 例、1000 例都可以通过。因此，包括重组 DNA 植物在内的食用植物的安全性评价需要一个更加有针对性的方案。个案原则不是特别针对转基因食品的，但是转基因食品的安全性评价必须遵守个案分析的原则。

5. 科学评价原则　转基因食品安全性评价的体系应当是科学的试验设计，获得的数据准确可靠。以科学数据为评价依据（based on science），经得起历史的考验，是安全性评价必须遵守的基本原则。一个产品被批准上市一般需经 6～7 年的评估。各国政府和生物安全委员会正是本着这个原则，对转基因植物及其食品对人体健康和生态环境的安全性做出实事求是的科学评价。应及时完善评价的科学体系，有助于转基因食品的安全性评价。

6. 风险效益平衡（balance of benefit and risk）原则　现代生物技术所产生的转基因生物及其产品可以带来巨大的经济效益，在风险评估中，需要对转基因生物及其产品的效益、其可能给环境和人类健康带来的风险进行权衡，从而确定是否继续开发相关产品。

7. 熟悉性（familiarity）原则　转基因食品的风险评估既可以在短时间内完成，同时也需要长时间的监控。准则取决于人们对转基因食品有关背景的了解和熟悉程度。而“熟悉”是一个动态的过程，“熟悉”并不能代表转基因食品的安全，仅意味着可以采用一致的管理程序；“不熟悉”同样也不能代表转基因食品不安全，仅意味着在对此转基因食品熟悉之前，需要逐步地对可能存在的潜在风险进行评估。

8. 重新评价（revaluation）原则　食品安全是一个相对的和动态的概念，随着科学技术的发展，以及现代医学、预防医学和现代食品工业技术的进步，消费者的健康意识不断更新，转基因食品的安全性评价也会随之而发生变化，对当时的一些认识和方法会提出新的看法。今天认为是安全的食品，明天可能发现有不安全的因素；同样，今天认为是不安全的食品成分，明天可以用新的技术将其不安全成分删除或变为安全。当对转基因食品食用安全性和营养质量的科学认识发生改变，或者转基因食品食用安全性和营养质量受到质疑，或有其他必要的原因时，都应进行重新评价。

（三）转基因食品安全性评价的主要内容

1. 过敏原　评价转基因产品是否具有过敏性，需要参考食物过敏原的一些共同特征：①基因来源，供体生物中是否含有已知的过敏原；②相对分子质量，大多数已知的过敏原相对分子质量为 10 000～40 000；③序列同源性，许多过敏原的序列已知，应比较免疫作用明显的序列相似性；④热加工稳定性；⑤pH 胃酸的作用，大多数过敏原抗酸和蛋白酶消化；⑥食用部分，在植物非食用部分表达的新蛋白不是食物过敏原。

转基因食品产生过敏性可能有以下几个方面：①所转基因编码已知的过敏蛋白；②原有的基因可编码过敏蛋白；③转入蛋白与已知过敏原的氨基酸序列在免疫学上有明显的同源性；④转入蛋白属某类蛋白家族的成员，而这类蛋白家族的某些成员是过敏原。

如果基因的亲本没有过敏史，就应该对其产物的氨基酸序列进行分析，并将分析结果与已建立的各种数据库中的过敏原进行比较。现在已有相应的分析软件可以分析序列同系物、结构相似性，以及根据 6～8 个连续氨基酸所组成的变态反应的抗原决定簇和最小结构单位进行抗原决定簇符合性检验；如果这样的评价不能提供潜在过敏的证据，则需进一步应用其他试验方法确定该蛋白质对消化及加工的稳定性。

国际食品生物技术委员会与国际生命科学研究院的过敏性和免疫研究所一起制定了一套分析遗传改良转基因食品过敏性的树状分析法（图 9-1）。该法重点分析基因的来源、目标蛋白与已知过敏原的序列同源性、目标蛋白与已知过敏患者血清中的 IgE 能否发生反应，以及目标蛋白的理化特性。

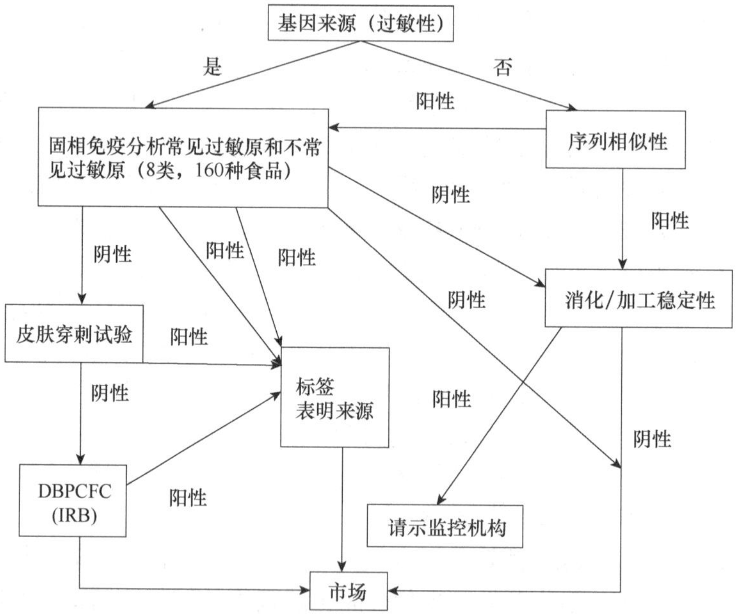

图 9-1　食品过敏性的树状分析法（Metcalfe et al.，1996）

若基因来自已知的过敏原，不管是常见的或不常见的过敏原，且其编码的蛋白质是在遗传工程体的食用部分表达，则均需提供数据以确定该基因是否编码一种过敏原。这时，第一步是进行目标蛋白的免疫反应分析，即它与对供体生物过敏的患者血清中的 IgE 抗体的免疫反应性。可用目标蛋白，也可用转基因食品的提取物进行免疫分析。若基因来自一种常见过敏原，则必须用 14 个过敏患者血清，且免疫分析结果为阴性，可＞99.9%保证供体的一种主要过敏原未转入 GMO，＞95%保证影响至少 20%敏感人群的一种次要过敏原未转入 GMO。若基因来自一种不常见的过敏原，则必须用 5 个血清。应当指出，这时更难找到对这些过敏原过敏的患者。用 5 个血清且免疫分析结果为阴性，则＞95%保证供体的一种主要过敏原未转入 GMO。由于受不常见过敏原影响的人群比常见过敏原小，故这时对消费者的风险更小。体外免疫试验结果若为阳性，则已充分证明转基因食品有过敏性。

若转基因食品中含常见过敏原的基因，体外免疫分析为阴性或结果模棱两可，则转基因食品必须做进一步的皮肤穿刺试验。皮试阳性则足以证明转基因食品的提取物能促发皮肤嗜碱白细胞释放组胺。

最后再对过敏患者做双盲、以安慰剂作对照的食物试验（DBPCFC），以确定转基因食品的安全性。这两种体内试验的任一种为阳性，即证明转基因食品有过敏性。若转基因食物所含的基因来自不常见过敏原，也可用类似的途径进行分析。当用 5 种或 5 个以上血清做免疫分析得出阴性结果时，风险便非常小；若所用血清少于 5 个，则需进一步做目标蛋白对消化和加工的稳定性分析。

若基因来自未知是否有过敏性的生物，如病毒、细菌、昆虫、非食品植物等，则分析就比较困难。来自这些 DNA 的蛋白质成为过敏原的可能性不会太高，因为大多数蛋白质的性质不是过敏原，这些蛋白质中的多数在转基因食品中只是低水平表达，而触发过敏反应的是食物中的主要蛋白。分析这类蛋白质的第一步是与已知的过敏蛋白比较氨基酸序列。一般而言，促发过敏反应所要求的与 T 细胞结合的最短肽链长度为 8 或 9 个氨基酸，与 IgE 结合的抗原决定簇所要求的肽链长度甚至更长。因此，发现 8 个连续相同的氨基酸的这种分析似乎相当保险，因为它分析的是整个蛋白质的序列，而不仅仅是与已知过敏原的已知抗原决定簇相似的氨基酸序列。目前对过敏原的抗原决定簇的氨基酸序列还缺乏足够的资料，因此较适宜的方法是分析整个肽链长度上氨基酸的同源性。当然这种分析找到的相似氨基酸，也可能与 IgE 的结合毫不相干，同时它也不能找到不连续的抗原决定簇或取决于蛋白质高级结构的构象抗原决定簇，但食物过敏原的热稳定性说明，线性的连续抗原决定簇有更大的意义。若发现引入的目标蛋白与已知的过敏原有序列同源性，则这一蛋白质必须用对该过敏原敏感患者的血清进行免疫反应，其分析过程同上述已知过敏原的基因。若未发现与已知过敏原有序列同源性，则可继续分析该蛋白质对消化和加工的稳定性，用模拟哺乳动物的胃肠消化系统来进行分析。

以上树状分析法已用于分析转基因食物的过敏性，如转基因大豆含巴西坚果的高甲硫氨酸贮藏蛋白 2S 清蛋白，原拟作为改良的动物饲料。因巴西坚果是一种常见过敏食物，用对巴西坚果过敏患者的血清进行免疫分析，说明所转的巴西坚果贮藏蛋白可能是一种过敏原，SDS 凝胶电泳及与巴西坚果过敏者的血清进行免疫杂交，说明它确实是主要过敏原，现已标为 Bere 1，它可为 9 名患者中的 8 个血清所识别。在转基因大豆中也发现有这种蛋白质，在 3 名对巴西坚果过敏者身上做皮肤穿刺试验为阳性，进一步证明了转基因大豆的潜在过敏性。结果这一转基因大豆品种的商业化被放弃。

2001 年，FAO 和 WHO 组织了有关转基因食品安全的专家咨询会议。在会议报告中，对过敏原的检测提出了新的过敏原检测决定树（图 9-2）。检测主要分两种情况。①转基因食品中含有的外源基因来自已知含有过敏原的生物。在这种情况下，2001 年的决定树主要针对氨基酸序列的同源性和表达蛋白来评价对过敏患者潜在的过敏性。如果序列比较与已知过敏原同源，则表明这种食品是过敏原，无须进行下一步的测试；如果与已知过敏原无同源性，则需要用过敏患者的血清做进一步测试，如果测试结果小于 10 kIU/L，则视为安全。②转基因食品中含有的外源基因来自未知含有过敏原的生物，则应该考虑：与环境和食品过敏原的氨基酸同源性；用过敏原患者的血清做交叉反应；胃蛋白酶对基因产物的消化能力；进行动物模型试验。

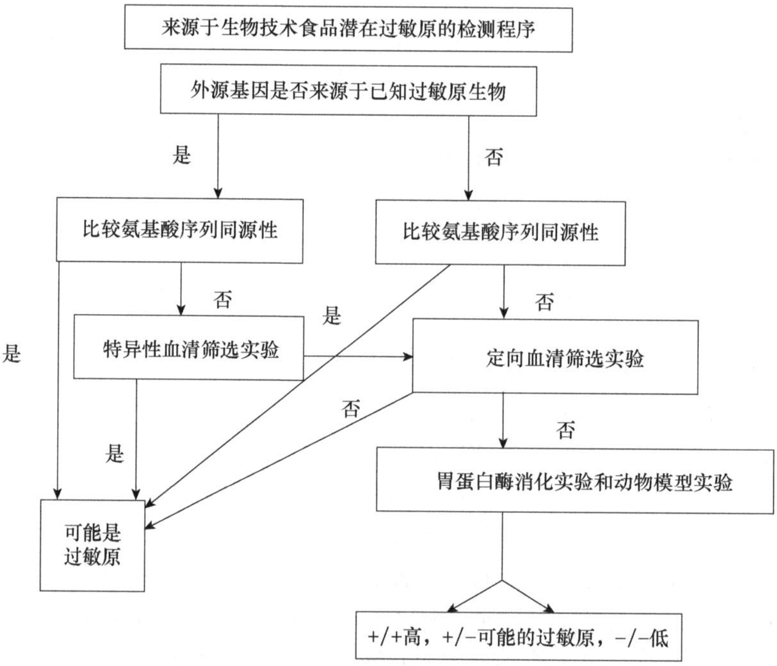

图 9-2　FAO 和 WHO 2001 过敏原决定树（FAO/WHO，2001）

新的过敏原检测决定树在检测过敏原时采用了如下方法。

1）与过敏原数据库的同源性分析

（1）步骤一：从蛋白数据库中获得所有过敏原的氨基酸序列，如 SwissProt 和 TrEMBL 的网址为 https://www.expasy.org/tools；PIR 的网址为 https://proteininformationresource.org/。用 FASTA 的格式获得成熟蛋白质的形式作为一组数据。

（2）步骤二：选取待测蛋白中一段 80 个氨基酸的序列。

（3）步骤三：进入 EMBL 网址（http://www2.ebi.ac.uk），用该页面中的 FASTA 软件将步骤二选取的氨基酸序列与步骤一中的过敏原分别进行同源性分析。

如果同源性超过 35%，则可以认为与过敏原有显著的同源性。如果氨基酸序列有 6 个连续的氨基酸相同，则需要用抗体试验来证实是否是潜在的过敏原。

2）特异性血清筛选试验　　选择已知有过敏史患者的血清做免疫学分析，但必须考虑抗原决定簇的糖基化问题。因为糖基化会影响蛋白质加工和蛋白酶水解的容易程度，以及糖基化可以改变抗原决定簇的结构，从而使抗原具有免疫原性而造成人的过敏。糖基化可以发生在蛋白的 N 端，也可以发生在蛋白的 O 端。一般 N 端的糖基化可以准确预测，而 O 端糖基化则不能准确预测。

3）目标血清筛选试验　在许多情况下，通过比较蛋白质与过敏原并没有发现显著的同源性，但这并不能认为这种蛋白质不是过敏原，而应该考虑外源蛋白来自何种生物，采用对这种生物过敏的患者血清做测试。

4）消化液抗性试验　用提纯和浓缩的蛋白质做消化试验，需要用食品中的非过敏蛋白（如大豆脂清蛋白和马铃薯酸性磷酸酶）和过敏性蛋白（如牛奶中的β-乳球蛋白和大豆胰蛋白酶抑制剂）作为对照。

5）动物模型试验　动物模型试验可以用 Brown Norway 大鼠模型和 BALB/c 小鼠腹膜模型，以及其他动物模型。结果用 Th1/Th2 抗体产生的情况来检测过敏性。一般需要用两种以上的方法或动物来检测。

2. 毒性物质　从理论上讲，任何外源基因的转入都可能导致遗传工程体产生不可预知的或意外的变化，其中包括多向效应。这些效应需要设计复杂的多因子试验来验证。如果对转基因食品的受体生物有潜在的毒性，应检测其毒素成分有无变化、插入的基因是否导致毒素含量的变化或产生了新的毒素。在毒性物质的检测方法上，应考虑使用 mRNA 分析和细胞毒性分析。

由于外源基因的插入导致植物中新物质的合成，这些新物质还包括新的代谢产物。检测时应考虑新物质的化学特性和功能，并确定这些新物质在可食用部分的浓度，包括差异和均值。还应考虑在目前饮食中的暴露情况和对特殊人群可能造成的影响。

动物试验是食品安全毒理学检测最常用的方法之一，对转基因食品的毒性检测涉及免疫毒性、神经毒性、致癌性与遗传毒性等多种动物模型的建立。目前，我国的转基因食品安全性检测采用的是 2014 年由国家卫生和计划生育委员会颁发的《食品安全国家标准 食品安全性毒理学评价程序》（GB15193.1—2014）。

3. 抗生素抗性标记基因　标记基因的安全性评价是转基因食品安全检测的重要环节。WHO 提出了关于标记基因的安全性检测原则：一是明确标记基因的分子、化学和生物学特性；二是标记基因与其他基因一样进行检测；三是原则上某一标记基因的资料一旦积累，应可用于任何一种植物，也可与任何一种目的基因连接。

美国食品药品监督管理局（FDA）检测抗生素抗性标记基因时，认为在采取个案分析原则的基础上，应考虑如下内容。

（1）判断标准：①使用的抗生素是否是人类治疗疾病的重要抗生素；②是否经常使用；③是否口服；④在治疗中是否是独一无二、不可替代的；⑤在细菌菌群中所呈现的对抗生素的抗性水平状况如何；⑥在选择压力存在时是否会发生转化。

（2）抗生素抗性基因所编码的酶在消化时对人体产生的直接效应：包括该产物是否是毒性物质、是否是过敏原或诱导其他过敏原的产生、是否具有使口服抗生素失去疗效的潜在作用。

（3）抗生素抗性基因水平转入肠道上皮细胞肠道微生物的潜在可能性：目前认为人们在食用食品后，大部分 DNA 经过肠胃道的核酸酶消化后，已成为戊糖、嘌呤和嘧啶碱基。即使有极少部分较大片段的 DNA，在没有选择压力的环境中，在不存在感受态的受体细胞、没有大于 20 kb 的同源区的情况下，抗生素抗性基因水平转入上皮细胞的可能性极小；加之上皮细胞的新陈代谢周期短，这种转移更是微乎其微了。

（4）抗生素抗性基因水平转入环境微生物的潜在可能性：土壤中的许多微生物含有可转移的质粒，有些质粒含有抗生素抗性基因，这些微生物的数量远远超过了转基因植物残存的抗生素抗性基因的数量，加之这些抗生素抗性基因是整合在植物基因组中的，其移动性又远远低于微生物中的质粒。因此，水平转移到环境微生物的可能性也非常小。

（5）未预料的基因多效性：这是一些学者关心的问题之一。基因的多效性有的可以预测，有的则不可预测。其效应也是可以有利，也可以不利。在多效性中包括次生效应，如插入位点和插入基因的产物引发的“下游”效应对代谢过程的影响。例如，新霉素磷酸转移酶标记基因可改变细胞的磷酸化状态。

目前，常用的标记基因有那霉素抗性基因（*npt*Ⅱ）、潮霉素抗性基因（*hpt*）、Glufosinate抗性标记基因（*bar*、*pat*）、草甘膦抗性基因（*epsps*）、绿黄隆（chlorsulfuron）抗性基因、二氢叶酸还原酶基因（*DHFR*）、庆大霉素抗性基因（*Gent*）、红霉素抗性基因（*MLS*）、四环素抗性基因（*Tet*）等。此外，还有报告基因如冠瘿碱基因（*opine*）、β-葡糖苷酸酶基因（*GUS*）、β-半乳糖苷酶（*LacZ*）、氯霉素乙酰转移酶基因（*Cat*）等。

4. 营养成分及抗营养因子　食品的功能之一在于它对人类的营养。因此，营养成分和抗营养因子是转基因食品安全性检测的重要组成部分。对转基因食品营养成分的检测主要针对蛋白质、淀粉、纤维素、脂肪、脂肪酸、氨基酸、矿物质、维生素、灰分等与人类健康营养密切相关的物质。

几乎所有的植物性食品中都含有抗营养因子，这是植物在进化过程中形成的自我防御物质。目前，已知的抗营养因子主要有蛋白酶抑制剂、植酸、凝集素、芥酸、棉酚、单宁、硫苷等。在检测抗营养因子时，要根据植物的特点选择抗营养因子进行检测和分析。

植酸是维生素B族的一种肌醇六磷酸酯，化学名称是环己六醇-1,2,3,4,5,6-六磷酸二氢酯，其作为几乎所有种子中磷酸盐和肌醇的存在形式，广泛存在于豆类、谷类和油料植物的种子中。植酸可与多价阳离子，如 Ca^{2+}、Mg^{2+}、Mn^{2+}、Fe^{2+}等形成不溶性的复合物，降低人体对无机盐和微量元素的生物利用率，继而引起人体和动物的金属元素营养缺乏症和其他疾病。同时，植酸还会影响人体和动物对蛋白质的吸收。在转基因食品的安全检测中，着重检测转基因食品是否由于外源基因的插入改变了食品中植酸的含量。

胰蛋白酶抑制剂主要存在于豆类植物中，可以降低蛋白质的消化率，导致胰脏肿大和生长停滞。胰蛋白酶抑制剂可以通过加热的方式除去。

棉酚是一种萜类物质，产生于棉花多种组织（包括种子）的分泌腺体，是一种对肺、肝、肾、淋巴和睾丸有着极大危害的物质，可以引起人和单胃动物中毒，产生食欲不振、体重减轻、精子活力降低和呼吸困难等症状。环丙烯脂肪酸、梧桐脂肪酸和锦葵酸是所有棉花中特有的脂肪酸，环丙烯脂肪酸能够抑制硬脂酸脱饱和成为油酸，影响细胞膜的渗透能力。常规棉中的棉酚含量几乎能使所有的牲畜和人中毒，因此应该对转基因棉花中的棉酚含量进行检测。

芥酸是一种二十二碳一烯脂肪酸，主要存在于菜籽油、芥子油中，而一般油脂不含有。在油菜籽油中，芥酸含量可以高达40%以上。芥酸分子比普通脂肪酸分子多4个碳原子，难以消化吸收，营养价值较低，并且有副作用，如抑制生长，促进甲状腺肥大，引起动物心肌脂肪沉积。对转基因油菜加工食品的抗营养因子检测，应重点检测芥酸的含量。例如，对抗除草剂转基因油菜的抗营养因子检测中，通过多年对转基因油菜和非转基因亲本油菜的检测分析，发现转基因油菜并没有提高油菜籽中芥酸的含量。

硫代葡糖苷（简称硫苷）是广泛存在于十字花科等植物中的葡萄糖天然衍生物，至今已发现120余种。无论是白菜型、芥菜型或甘蓝型油菜籽中都有多种硫苷存在，且各种硫苷的组成比例在油菜类型间、品种间差异较大。从营养角度来看，其本身无毒，但被动物摄入后，芥子酶（即硫苷的水解酶）水解生成有毒的异硫氰酸酯和噁唑烷硫酮等。据研究报道，硫葡糖苷的水解产物——噁唑烷硫酮、异硫氰酸酯和某些腈类物质会降低家禽对碘的吸收，使甲状腺肿大，肝腺受损，抑制生殖系统发育，因而使食欲降低，代谢受阻，造血功能下降，生长受阻，贫血，繁殖机能破坏，使蛋的保存品质变劣，不同程度地影响家禽的生长发育，甚至造成中毒死亡。

第三节　新食品原料的安全性评价

一、概述

食品资源是人类得以生存的物质基础和保障，随着人口的不断增加，人均占有的食品资源量日益减少。随着食品资源日益紧张、人们生活水平的不断提高及健康意识的增强，人们希望开发出对健康有益的新食品原料。无论从食品工业发展还是满足人类食品需求多样性的角度出发，国家均鼓励对新食品原料的研究和开发。

食品资源的开发包括以下几个主要途径：一是加大对现有食品资源的开发和利用，提高常规食品的产量；二是利用新技术生产新的食品资源；三是挖掘和发展具有特色的天然食品资源。

1990年，原卫生部颁布的《新资源食品卫生管理办法》中对新资源食品的定义是“食品新资源系指在我国新研制、新发现、新引进的无食用习惯或仅在个别地区有食用习惯的，符合食品基本要求的物品。以食品新资源生产的食品称为新资源食品（包括新资源食品原料及成品）”。该办法对规范我国新资源食品管理，提高食品卫生水平，保障消费者健康，促进食品新资源的开发和应用发挥了重要作用。

2012年FAO和WHO颁布的《食品中化学物风险评估原则和方法》中对新资源食品的定义为“新资源食品属于非传统食品，对其使用的安全性了解不足，或具有因成分、有害物质水平、潜在有害作用、传统制备和烹调、消费模式和消费水平引发安全性关注的非传统食品。新资源食品包括由通常不作为食物食用的原料生产的食品或食品成分，或引入先前未用于食品生产的新工艺得到的发生了显著改变的食品”。

2013年10月，国家卫生和计划生育委员会为了规范新食品原料安全性评估材料审查工作，根据《中华人民共和国食品安全法》制定颁布了《新食品原料安全性审查管理办法》，同时废止了原卫生部于2007年12月1日公布的《新资源食品管理办法》。《新食品原料安全性审查管理办法》（以下简称为《办法》）规定新食品原料不包括转基因食品、保健食品、食品添加剂新品种，同时修改了新食品原料定义、范围，进一步规范了新食品原料应当具有的食品原料属性和特征。《办法》第二条规定，新食品原料是指在我国无传统食用习惯的以下物品：动物、植物和微生物；从动物、植物和微生物中分离的成分；原有结构发生改变的食品成分；其他新研制的食品原料。

关于新食品原料，不同国家对其定义不同。欧盟将新食品原料食品定义为1997年5月15日以前没有在欧盟市场上消费的食品和食品成分，包括：含有转基因生物的食品和食品成分；结构是新的或者主要结构是有目的改造的食品和食品成分；含有微生物或从其中分离的食品或食品成分；植物或从动植物中分离的食品或成分，但经传统方法培育且有安全使用历史的植物或动物除外；新的食品加工过程，可能显著改变了食品和食品成分的结构和组成，影响了食品营养价值。由于食品原料来源、工艺、应用等复杂性，欧盟等其他国家对什么是新食品原料食品也未能解释得很具体，对一个食品成分或食品是否作为新食品原料、食品均要进行个案分析，欧盟成立了一个新食品原料工作咨询小组，就是针对一种食品或者成分是否可以作为新食品原料进行评估咨询的。加拿大将新资源食品定义为过去没有使用，或者传统食品经改造，或新食品加工方法生产的食品。澳大利亚和新西兰将新食品原料定义为非传统食品，即没有被澳大利亚或新西兰广泛食用的食品。美国没有针对新食品原料的法规，对新的食品原料或成分按 GRAS 名单进行管理。

二、新食品原料的安全性评价

随着近年来食品技术的迅速发展，新食品原料得到了广泛的开发和利用，不同来源的新食品原料存在不同的安全性问题，如何对新食品原料进行有效的安全性评价和管理，是当前各国卫生管理部门要面临的首要问题。新食品原料作为无安全食用历史的非传统食品，由于对其安全性缺乏认识，为了保证消费者健康，应制定相应的新食品原料评价规程和办法。我国卫生部和计划生育委员会发布了《新食品原料安全性审查管理办法》《新食品原料安全性评审规程》《新食品原料申报与受理规定》，明确提出新食品原料应当具有食品原料的特性，符合应当有的营养要求，且无毒、无害，对人体健康不造成任何急性、亚急性、慢性或者其他潜在性危害。

新食品原料在进行申请备案时应当准备的书面材料有：申请表；新食品原料研制报告；安全性评估报告；生产工艺；执行的相关标准（包括安全要求、质量规格、检验方法等）；标签及说明书；国内外研究利用情况和相关安全性评估资料；申报委托书（委托代理申报时提供）；有助于评审的其他资料。还应另附未启封最小包装的样品 1 件或者原料 30 g。

（一）新食品原料研制

在新食品原料研制完成后应该对以下内容进行说明。

（1）新食品原料的研发背景、目的和依据。

（2）新食品原料名称，包括商品名、通用名、化学名（包括化学物统一编码）、英文名、拉丁名等。

（3）新食品原料来源：①动物和植物类：产地、食用部位、形态描述、生物学特征、品种鉴定和鉴定方法及依据等。②微生物类：分类学地位、生物学特征、菌种鉴定、鉴定方法及依据等资料。③从动物、植物、微生物中分离的成分及原有结构发生改变的食品成分：动物、植物、微生物的名称和来源等基本信息，新成分的理化特性和化学结构等资料。原有结构发生改变的食品成分还应提供该成分结构改变前后的理化特性和化学结构等资料。④其他新研制的食品原料：来源、主要成分的理化特性和化学结构，相同或相似的物质用于食品的情况等。

（4）新食品原料主要营养成分及含量，可能含有的天然有害物质（如天然毒素或抗营养因子等）。

（5）新食品原料食用历史：国内外人群食用的区域范围、食用人群、食用量、食用时间及不良反应资料。

（6）新食品原料使用范围、使用量及相关确定依据。

（7）新食品原料推荐摄入量、适宜人群及相关确定依据。

（8）新食品原料与食品或已批准的新食品原料具有实质等同性的，还应当提供上述内容的对比分析资料。

（二）新食品原料安全性评价内容

新食品原料安全性评价内容如下。

1）成分分析　包括主要成分和可能的有害成分检测结果及检测方法。

2）卫生学检验　三批有代表性样品的污染物和微生物的检测结果及方法。

3）毒理学评价

（1）国内外均无传统食用习惯的（不包括微生物类），原则上应当进行急性经口毒性试验、三项遗传毒性试验、90天经口毒性试验、致畸试验和生殖毒性试验、慢性毒性和致癌试验及代谢试验。

（2）仅在国外个别国家或国内局部地区有食用习惯的（不包括微生物类），原则上进行急性经口毒性试验、三项遗传毒性试验、90天经口毒性试验、致畸试验和生殖毒性试验；若有关文献材料及成分分析未发现有毒性作用且人群长期食用历史而未发现有害作用的新食品原料，可以先评价急性经口毒性试验、三项遗传毒性试验、90天经口毒性试验和致畸试验。

（3）已在多个国家批准广泛使用的（不包括微生物类），在提供安全性评价材料的基础上，原则上进行急性经口毒性试验、三项遗传毒性试验、28天经口毒性试验。

（4）国内外均无食用习惯的微生物，应当进行急性经口毒性试验/致病性试验、三项遗传毒性试验、90天经口毒性试验、致畸试验和生殖毒性试验。仅在国外个别国家或国内局部地区有食用习惯的微生物类，应当进行急性经口毒性试验/致病性试验、三项遗传毒性试验、90天经口毒性试验；已在多个国家批准食用的微生物类，可进行急性经口毒性试验/致病性试验、二项遗传毒性试验。

大型真菌的毒理学试验，按照植物类新食品原料进行。根据新食品原料可能的潜在危害，选择必要的其他敏感试验或敏感指标进行毒理学试验，或者根据专家评审委员会的评审意见验证或补充毒理学试验。

4）微生物耐药性试验和产毒能力试验　作为新食品原料申报的微生物应进行耐药性试验，应当依据其是否属于产毒菌属而进行产毒能力试验。大型真菌的毒理学试验按照植物类新资源食品进行。

5）安全性评估　按照危害因子识别、危害特征描述、暴露评估、危险性特征描述的原则和方法进行。其中，卫生学检验、毒理学评价、微生物耐药性试验和产毒能力试验应当由我国具有食品检验资质的检验机构（CMAF）进行，进口产品毒理学评价、微生物耐药性试验和产毒能力试验可由国外符合良好实验室规范（GLP）的实验室进行。安全性评估意见应当由有资质的风险评估技术机构进行。

三、新食品生产工艺安全性评价

1. 动物、植物类　对于未经加工处理的或经过简单物理加工的，简述物理加工的生产工艺流程及关键步骤和条件，非食用部分去除或可食部位择取方法；野生、种植或养殖规模，生长情况和资源的贮备量，可能对生态环境的影响；采集点、采集时间、环境背景及可能的污染来源；农业投入品使用情况。

2. 微生物类 发酵培养基组成、培养条件和各环节关键技术参数等；菌种的保藏、复壮方法及传代次数；对经过驯化或诱变的菌种，还应提供驯化或诱变的方法及驯化剂、诱变剂等研究性资料。

3. 从动物、植物和微生物中分离的和原有结构发生改变的食品成分 详细、规范的原料处理、提取、浓缩、干燥、消毒灭菌等工艺流程图和说明，各环节关键技术参数及加工条件，使用的原料、食品添加剂及加工助剂的名称、规格和质量要求，生产规模及生产环境的区域划分。原有结构发生改变的食品成分还应提供结构改变的方法原理和工艺技术等。

4. 其他新研制的食品原料 详细的工艺流程图和说明，主要原料和配料及助剂，可能产生的杂质及有害物质等。

第四节 辐照食品安全性评价

一、概述

食品辐照技术是利用钴-60、铯-137 等放射源产生的 γ 射线，或是电子加速器产生的高能电子束，对食品和一些农副产品进行加工、处理的技术。由于电离辐射在食品中会产生辐射化学和辐射生物学效应，因此，这一技术能达到抑制发芽、推迟成熟、杀虫灭菌、改进品质等目的。

我国辐照食品种类主要有：

（1）谷物、豆类及其制品辐照杀虫；

（2）干果、果脯类辐照杀虫杀菌；

（3）熟畜禽肉类食品辐照保鲜；

（4）冷冻包装畜禽肉类辐照保鲜；

（5）脱水蔬菜、调味品、香辛料和茶的辐照杀菌；

（6）水果、蔬菜类辐照保鲜；

（7）鱼、贝类水产品类辐照杀菌等。

辐照不同于化学熏蒸法、腌制法等传统保藏技术，具有以下优点：

（1）辐照可以通过控制不同剂量的射线进行杀菌、消毒、降低食品的病原体污染；

（2）辐照食品不会留下任何残留物，可以减少环境中化学物质残留所造成的危害；

（3）辐照处理属于“冷加工”，几乎不引起食品的温度升高，可保持食品原有的鲜度和风味；

（4）辐照食品医用类型广泛，易形成生产规模化、工业化；

（5）γ 射线穿透力强，杀虫、灭菌彻底，可以起到化学药品和其他处理方式所不能达到的作用；

（6）辐照食品节约能源，与热处理、干燥和冷冻保藏相比，使能耗降低为原先的十几分之一到几分之一。

二、辐照食品的安全性评价

辐照食品的营养价值可根据以下方面进行评估：辐照后食品中维生素稳定性和生理有效

性，脂肪含量、质量与基本脂肪酸的组成，食品中脂肪、糖类和蛋白质组分的消化特性及其在生物学的有效性，是否存在抗代谢物，食品感官变化等。

国内对辐照食品的营养价值的大量研究结果表明，辐照食品保持了其宏观营养成分（蛋白质、脂类和糖类的正常营养价值）。某些辐照食品可能发生维生素损失，然而这种损失很少，而且同其他普通食品加工过程类似。动物试验结果表明，食用经一定剂量辐照的食品，没有致癌、致畸、致突变效应，也不会降低蛋白质的利用率及其他食品成分的生物学价值。吸收剂量为 56 kGy 的辐照食品被认为是安全的，并且是营养充足的。

1980 年，FAO、IAEA 和 WHO 辐照食品卫生安全评价专家小组得出结论：食品辐照加工是一种物理性加工方法，在食品中无残留。在辐照剂量小于 10 kGy 的前提下，辐照不会引起任何食品的毒理学危害，无须做毒理学评价。1997 年，IAEA 联合专家组在瑞士日内瓦举行的会议上，专家组讨论了高剂量辐照对食品营养和其他方面的影响，并宣告超过 10 kGy 的辐照剂量“将不会使营养损失达到对个人或群体的营养状态产生任何危害影响的程度”。

（一）感官质量

在使用高剂量的食物辐照灭菌时，辐照食品在风味和组织结构上都发生了一些不宜的变化。1.5～2.5 kGy 的剂量就可导致风味的变化，并且随着剂量增加而加重。

（二）营养品质

食品经电离辐照处理后，其大量营养素和微量营养素都会受到一些影响，使食品发生理化性质的变化和生物学变化。但总的来说，在规定使用的剂量下进行辐照处理，不会使食品营养质量有显著下降。

1）蛋白质和氨基酸　电离辐射对蛋白质会产生严重的影响，主要表现在色、香、味的变化上。辐照引起蛋白质分子的化学变化主要有：脱氨，放出二氧化碳，巯基的氧化、交联和降解。通过辐照蛋白质和蛋白质的基质可能产生臭味化合物和氨。其中，苯丙氨酸、酪氨酸、甲硫氨酸对辐照作用敏感，裂解后会产生难闻气味的化合物。①低剂量下辐照：主要发生特异蛋白质的抗原性变化。②高剂量下辐照：蛋白质中的部分氨基酸会发生分解或氧化，游离氨基酸类和肽类会产生脱氨基作用和脱羧基作用。高剂量辐照可能引起蛋白质的伸直、凝聚、伸展，甚至使分子断裂并使氨基酸分裂出来。

2）碳水化合物和糖类　固态或液态的糖类，经过辐照后多会发生变化。①碳水化合物对辐照不敏感，在食品通常辐照剂量范围内相对稳定。②大剂量辐照会引起碳水化合物的氧化和降解，产生辐解产物。③辐照会导致复杂的糖类的解聚作用。

3）脂类　脂肪的氧化程度与脂肪酸的饱和度、抗氧化剂的种类和含量、物料中的氧气和水的含量、辐照的总剂量和速率等有关。在较高的辐照剂量下，常会出现类脂质过氧化作用、过氧化物和挥发性化合物的形成、产生酸败和异味。辐照对食品中的脂肪酸，尤其是不饱和脂肪酸有一定的破坏作用，但与其他加工方法相比，这种破坏损失是较小的。

4）维生素　维生素的损失量取决于辐照剂量、温度、氧气和食物类型。由于微生物对辐照很敏感，所以选择在低温缺氧或低温密封的条件下进行辐照。维生素 K 是对辐照最敏感的脂溶性维生素。纯维生素溶液对辐照很敏感，在食品中因与其他物质复合存在，其敏感性降低。水溶性维生素 C 对辐照敏感性很强，其他水溶性维生素，如维生素 B_1、B_2、B_6、泛酸、叶酸等对辐照也较敏感。在常温条件下，水溶液中的维生素 C 辐照将会受到较大程度的破坏，而在冷冻状态下其辐照破坏作用小。

（三）微生物的安全性评价

辐照对微生物细胞的损害与细胞的生长状态有关，在致死剂量以下的辐照效应与微生物种类、细胞的生长阶段、生长环境、辐照速率及辐照时间等因素有关，一般以杀灭该菌为完全灭菌的控制指标。世界卫生组织规定：采用 1～7 kGy 处理可杀灭鲜、冻海产品和冻家禽、肉中的腐败致病菌；采用 10～30 kGy 高剂量辐照可杀灭肉、家禽、海产品和食品半成品中的所有微生物。

1）选择性辐照杀菌　选择性辐照杀菌是指通过一定剂量的电离辐射，减少初始细菌的总量，以限制腐败菌作用的辐照处理，但它不能杀死全部细菌，仍有一定数量的细菌存活。

2）针对性辐照杀菌　针对性辐照杀菌是指能针对性地杀死全部无芽孢致病菌的辐照处理，该辐照强度值是保证辐照食品安全性的最低限值。

3）辐照杀菌　辐照杀菌是指能将食品中的致病菌和腐败菌完全杀死的辐照处理，它能保证辐照食品在任何贮藏、运输和销售条件下都是安全的，不会有微生物的生长。

（四）毒理学评价

接受辐照后的食品，可以产生辐解产物。这些产物中包括一些有毒物质，如醛类。为了更好地评价辐照食品的安全性，我们对其进行毒理学评价。从研究辐照食品开始，许多国家都先后展开了对辐照食品的毒理学试验。1980 年，FAO、WHO 和 LAEA 联合专家委员会根据长期的毒理学结果宣布：总平均剂量不超过 10 kGy 辐照的任何食品是安全的，不存在毒理学上的危害，经过该剂量辐照处理的食品不需要再做毒理试验。因此，在 20 世纪 70～80 年代，有关辐照食品的毒理学试验报道较多，而近些年却有所减少。

（五）辐照食品的放射性

虽然辐照食品能为生活带来很多便利，但人们还是对辐照食品的放射性充满恐惧，尤为关注辐照食品是否被放射性元素污染及是否诱发了感生放射性（induced radioactivity）。在食品辐照处理过程中，作为辐照源的放射性物质被放置在双层光管内，射线只能透过钢管壁照射在食品上，放射源不可能泄漏和污染食品，也绝对不允许放射源泄漏事件发生。物质在经过射线照射后，可能诱发放射性，称为感生放射性。射线必须达到一定的阈值才可能诱发感生放射性。美国军方研究表明，16 MeV 的能量所诱发的感生放射性可以忽略。目前，辐照食品常用的辐射源能量都在 10 MeV 以下，辐照食品不可能诱发感生放射性或者诱发的感生放射性可以忽略不计。

因此，在允许的剂量范围内处理的辐照食品，对食品安全性的影响非常小，对人类健康也无任何危害，而且经过辐照可以更好地保障食品的安全性。

三、辐照食品标识问题

根据通用标签要求，FDA 认为有必要把辐照食品已被辐照告知消费者，因为辐照与其他加工一样，会影响食品的特性。对加工迹象不明显的产品，如食品整体已被辐照，FDA 要求在辐照食品上加贴带有辐照标识的标签，并注有“经辐照加工”或“经辐照处理”字样。如果在未经辐照的食品中加入了经过辐照的成分，则不要求在零售包装上加贴特殊标签，因为这种食品很明显是经过加工的。但对于不是在零售市场上的，并有可能被进一步加工的食品，则要求加贴特殊标签以确保该食品不被多次辐照。此外，FDA 鼓励生产厂商在标签上加一些真实性陈述，如采用辐照处理此食品的目的等。

按照国家有关规定，食品或食品配料只要经过辐照处理，都要有辐照标识或相应的文字标识。这样做一方面是保护消费者的知情权，消费者有权利选择购买或不购买辐照食品；另一方面也是为了防止食品或配料被多次辐照，绝大多数食品是不允许重复照射的。

（车会莲）

思考题

1. 我国食品安全性毒理学评价程序中对受试物有什么要求?
2. 什么是转基因食品? 转基因食品如何分类?
3. 转基因食品的主要安全性问题是什么?
4. 转基因食品安全性评价的原则有哪些?
5. 转基因食品安全性评价的主要内容有哪些?
6. 我国对转基因食品的基本管理制度有哪些?
7. 新食品原料的定义是什么?
8. 新食品原料相关的法律法规有哪些?
9. 新食品原料的安全性评估包括哪些内容?
10. 我国辐照食品的种类有哪些?
11. 辐照食品的优势是什么?
12. 我国关于辐照食品的标识是如何规定的? 为什么?

第十章 食品安全风险分析

第一节 风险分析与风险评估概述

一、风险分析的产生与发展

1. 风险分析的产生背景 随着经济全球化步伐的加快，世界食品贸易量的持续增长，世界食品链供应体系遭受前所未有的冲击，特别是随着食品生产的工业化和新技术、新原料及新产品的采用，发生食品污染的因素呈现出复杂化趋势。食品链内外源因素的变化导致了一系列食品安全事件的发生。食品安全问题已成为人类面临的重大公共安全问题。

过去较多依赖终端的食品检验监管模式是一种滞后被动的管理模式，已不能适应现代食品供应链的变化，不能应对复杂的食品安全现状。食品安全的监管必须要以预防为主，不能仅依赖事后检验。食品安全风险分析理论就是针对国际上目前的食品安全问题而产生的一种保证食品安全的理论和模式。风险分析就是对食品链中的风险进行评估，根据风险程度采取相应的风险管理措施来控制或降低风险，并在风险评估和风险管理的过程中保证风险相关各方保持良好的风险交流。食品安全风险分析基于“从农田到餐桌”的全过程控制理念，重在事前的预防、预警和过程控制，通过对不同危害的风险评估，制定相应的管理措施，把风险控制在一个可接受的水平。

2. 食品风险分析的发展过程 风险分析的概念最早出现在环境科学危害控制中，在20世纪80年代末才出现在食品安全领域。1986～1994年的乌拉圭回合多边贸易谈判，形成了与食品密切相关的两个正式协定，即“实施卫生与植物卫生措施协定”（SPS 协定）和“贸易技术壁垒协定”（TBT 协定）。“SPS 协定”要求各国政府采取的卫生措施必须建立在风险评估的基础上，以避免隐藏的贸易保护措施。1991 年，FAO、WHO 和关税及贸易总协定（General Agreement on Tariffs and Trade，GATT）联合召开了“食品标准、食品中的化学物质与食品贸易会议”，建议食品法典委员会（CAC）在制定决策时应采用风险评估原理。1995年3月，在瑞士日内瓦召开的FAO和WHO联合专家咨询会中形成了“风险分析在食品标准问题上的应用”报告。此次会议的召开，是国际食品安全评价领域的一个发展里程碑。会议确定了风险分析的一系列定义，认为风险分析应包括风险评估、风险管理和风险交流三个方面。1997年1月，FAO和WHO联合专家咨询会在罗马FAO总部召开，会议提交了“风险管理与食品安全”报告，规定了风险管理的框架和基本原理。1998年2月，在罗马召开FAO和WHO联合专家咨询会，会议提交了“风险交流在食品标准和安全问题上的应用”报告，规定了风险交流的要素和原则，讨论了进行有效风险交流的障碍和策略。通过以上会议，风险分析的定义、框架及应用原理、应用模式已基本确定，形成了食品安全风险分析原理的基本理论框架。随后，CAC将风险分析准则纳入CAC工作程序手册中，并号召各成员国将风险分析纳入食品立法准则。

目前，食品安全风险分析的理念已被世界许多国家和组织采用，被认为是制定食品安全标准的基础，也是食品安全控制的科学基础。风险分析作为食品安全领域的一种管理模式在国际上不断得到应用、推广和发展。

3. 风险分析的基本概念　根据 CAC 工作程序手册和《食品安全风险分析工作原则》（GB/T 23811—2009），与食品安全风险分析相关的基本概念如下。

危害（hazard）：食品中所含有的对健康有潜在不良影响的生物、化学或物理因素或食品存在的状态。

风险（risk）：食品中危害产生某种不良健康影响的可能性和该影响的严重性。

风险评估（risk assessment）：以科学为依据，由危害识别、危害特征描述、暴露评估及风险特征描述四个步骤组成的过程。

风险管理（risk management）：与各利益相关方磋商后，权衡各种政策方案，考虑风险评估结果和其他保护消费者健康、促进公平贸易有关的因素，并在必要时选择适当预防和控制方案的过程。

风险交流（risk communication）：在风险分析全过程中，风险评估者、风险管理者、消费者、产业界、学术界和其他利益相关方对风险、风险相关因素和风险感知的信息及看法，包括对风险评估结果解释和风险管理决策依据进行的互动式沟通。

风险分析（risk analysis）：由风险评估、风险管理和风险交流三部分组成的过程。

危害识别（hazard identification）：对某种食品中可能产生不良健康影响的生物、化学和物理因素的确定。

危害特征描述（hazard characterization）：对食品中生物、化学和物理因素所产生的不良健康影响进行定性和（或）定量分析。

暴露评估（exposure assessment）：对食用食品时可能摄入生物、化学和物理因素及其他来源的暴露所做的定性和（或）定量评估。

风险特征描述（risk characterization）：根据危害识别、危害特征描述和暴露评估结果，对产生不良健康影响的可能性与特定人群中已发生或可能发生不良健康影响的严重性进行定性和（或）定量估计及估计不确定性的描述。

4. 风险分析的内容　风险分析是研究风险的产生、发展、对人们的危害，以及如何进行预防、控制和规避的科学。风险分析应完整、全面、准确；公开透明并予以记录；根据最新科学数据适时评价和审查。风险分析主要包括风险评估、风险管理和风险交流三部分内容，其中风险评估是风险分析体系的核心和基础。食品安全风险分析框架图见图 10-1。

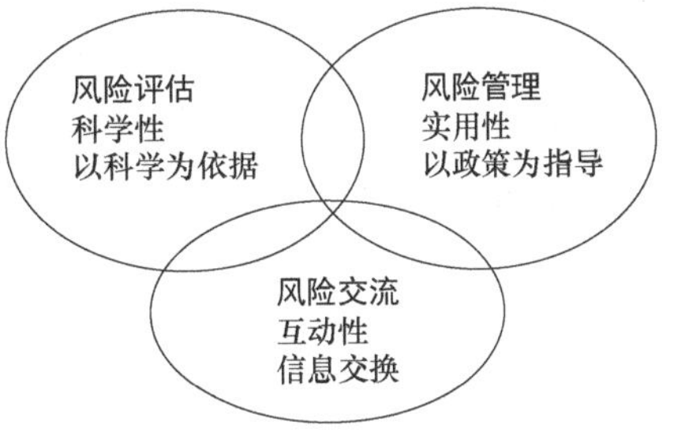

图 10-1　食品安全风险分析框架图

这三部分是一个高度统一融合的整体，密切相关，不可分割。风险分析框架的三部分在功能上相互独立，各有侧重，但在必要时三者之间应保持必要的信息互动。在任何一项食品安全任务中，只有三个部分的工作都得到了开展，才能称之为运用了风险分析。风险管理者与风险评估者通过风险交流进行互动，由风险管理者根据风险评估的结果，以及与相关方交流的结果制定出风险管理措施，并在执行管理措施时对其进行监控和评估，随时对风险管理措施进行修正，从而达到对风险的有效管理。在整个风险分析过程中，应确保所有利益相关方的有效交流和协商。

二、风险评估

风险评估是指对人体接触食源性危害而产生对健康不良影响的可能性和严重性的科学评估，是风险管理和风险交流的基础。科学的风险评估是维护消费者健康、食品安全及进行风险管理决策的基础。

风险评估包括四个步骤，即危害识别、危害特征描述、暴露评估及风险特征描述。风险评估应以所有现有科学数据为基础。应尽最大可能利用所获得的定量信息，同时也可利用定性信息。进行风险评估还应获取和整合来自各地的有关数据，尤其包括流行病学监测数据、分析和暴露数据、媒体报道、投诉、国外预警等。

1. 危害识别 危害识别的目的在于确定人体摄入危害物的潜在不良作用，这种不良作用产生的可能性，以及产生这种不良作用的确定性和不确定性。危害识别是对暴露人群发生不良作用的可能性进行定性的评价。通常由于资料不足，进行危害识别的最好方法是证据加权。该方法需要对来源于适当的数据库资料、经同行专家评审的文献及企业界未发表的研究报告等资料进行充分的评议。该方法对不同研究的重视程度顺序为：流行病学研究、动物毒理学研究、体外试验及量效与构效关系。

2. 危害特征描述 危害特征描述即为对存在于食品中可能对健康产生不良影响的生物、化学和物理因素性质进行定性和定量的评价，从而回答摄入多大剂量使人感到不适、人们会有怎样的不适感等问题。

危害特征描述一般是由毒理学试验获得的数据外推到人，计算人体的每日容许摄入量（ADI 值）或暂定每日耐受摄入量（PTDI 值）。危害特征描述是确定毒作用终点、作用机制和剂量-反应关系。其中，剂量-反应关系是危害特征描述的核心内容，多数是基于动物试验的毒理学资料得出的。

3. 暴露评估 暴露评估是对可能经食品摄入的及其他相关途径暴露的生物、化学和物理因素进行定性和定量评估的过程。暴露评估是根据膳食调查和各种食品中化学物质暴露水平调查的数据进行的。对于农药兽药残留、食品添加剂及污染物、天然毒素等化学危害物，暴露评估的目的在于求得某危害物对人体的暴露剂量、暴露频率、时间长短、路径及范围。由于剂量决定毒性，所以关于危害物的膳食摄入量需要食品消费量和这些食品中相关化学物浓度的资料。一般来说，摄入量评估有三种办法：一是总膳食研究，二是单一食品研究，三是双份膳食研究。总膳食研究是将某国家或地区的食物进行分类，按照当地菜谱烹饪为能够直接入口的样品，通过分析获得整个人群的膳食摄入量。单一食品的选择性研究是针对某些特殊污染物在有代表性的地区选择指示性食品（如花生中的黄曲霉毒素）进行研究。双份膳食研究则对个体的危害物摄入量的变异研究更加有效，其投入的人力、物力和财力均较大。

4. 风险特征描述 风险特征描述是在前三步（危害识别、危害特征描述和暴露评估）的基础上，对特定人群中产生已知或潜在不良健康危害影响的可能性及严重性进行定量和定性的评估，包括相关的不确定性。对化学物质的风险特征描述的结果是提供人体摄入化学物质对健康产生不良影响的可能性的估计。当考虑食品中化学危害对公共卫生构成风险时，定性风险评估是依靠先例和经验进行主观估计与判断，提供给决策者低、中、高风险的定性判定。定量风险评估的目标是建立一个数学模式来阐明暴露于造成健康损伤的因素所产生对健康不良作用的概率。

三、风险管理

风险管理的首要目的是通过选择和实施适当的措施，尽可能有效地控制食品风险，保障公众健康。这些措施包括制定最高限量、制定食品标签标准、实施公众教育计划、使用其他物质或改良农业或生产规范以减少某些化学物质的使用量等。风险管理可分为风险评价、风险管理选择评估、执行管理决定、监控和审查四个部分。风险评价的基本内容包括确认食品安全问题、描述风险概况、依据风险评估和风险管理的有限性对危害进行排序、为进行风险评估制定风险评估政策、决定进行风险评估、风险评估结果的审议。风险管理选择评估的程序包括确定现有的管理选项、选择最佳的管理选项和最终的管理决定。监控和审查指的是对实施措施的有效性进行评估，以及在必要时对风险管理和（或）风险评估进行审查。做出风险管理决定时应当首先考虑已做过风险评价的结果，同时可适当考虑其他因素（如经济费用、效益、技术可行性、对风险的认知程度等），可以进行成本效益分析。执行管理决定之后，应当监控措施的有效性和对暴露人群风险的影响，以确保食品安全目标的实现。

风险管理应是一个持续的过程。在对风险管理决策进行评估和审查时，应考虑新收集的所有数据。应对食品标准和指导性技术文件进行定期审查，并在必要时予以更新，从而反映出最新的科学知识和与风险分析相关的其他信息。

四、风险交流

为了确保风险管理政策能将食源性风险降到最低限度，在整个风险分析的过程中，相互交流具有十分重要的作用。风险情况交流的目的主要包括以下几个方面：在风险分析过程中提高所有参与者对所研究的特定问题的认识和理解；在达成和执行风险管理决定时增加一致性和透明度；为理解建议的或执行中的风险管理决定提供坚实的基础；提高风险分析过程中的整体效果和效率；制定和实施作为风险管理选项的有效信息和教育计划；培养公众对于食品供应安全性的信任和信心；加强所有参与者的工作关系和相互尊重；在风险交流过程中，促进所有相关团体的适当参与；就相关团体对于食品及相关问题的风险的认知、态度、评估、实践、理解进行信息交流。可见，在风险评估中强调所引入的数据、模型、假设及情景设置具有科学性，风险管理关注所做出的风险管理决策的实用性，风险交流强调在风险分析全过程中各方面的信息互动。

风险交流不只是信息的传递，其主要作用应是确保将有效风险管理需要的所有信息和意见纳入整个决策过程。

风险交流是一个双向的过程，它涉及风险管理者与风险评估者之间、风险分析小组成员与外部的利益相关方之间的信息共享。在信息交换的过程中，一方面就食品安全风险和管理措施向公众提供清晰、及时的信息，保证利益相关方和公众对食品安全风险信息和决策过程要有知情权，同时对决策过程要有参与权；另一方面，通过风险交流，风险管理者和风险评估者可获取关键信息、数据和观点，并从受影响的利益相关方那里征求反馈意见，这也有助于形成决策依据。

第二节　化学性危害的风险评估

化学物的风险评估涉及的对象包括有意加入的化学物（如食品添加剂、农药、饲料添加剂、兽药及其他农业化学物）、食品中无意进入的污染物，以及天然存在的化学物（如植物毒素、贝类毒素、真菌毒素等）。

一、危害识别

危害识别是风险评估的第一步，主要是识别有害作用，即对食品中的某种生物性、化学性或物理性因素可能对健康产生不利作用的确定，属于定性评估的范畴。危害识别时，由于资料不足，常采用证据加权的方法进行危害认定。此方法需要对来源于适当的数据库、经同行专家评审的文献及未发表的研究报告的科学资料进行充分的评议。目前的研究主要以动物和体外试验资料为依据，流行病学资料虽然价值大，但由于研究费用昂贵，现今能够提供的数据较少。

1. 流行病学研究　流行病学研究包括试验研究和观察性研究，前者如临床试验或干预研究，后者如病例-对照研究和队列研究。人群试验研究的优点是能够较好地控制混杂因素，且说服力强，但由于存在伦理道德、经济方面和试验条件的限制，用人群进行有害作用的实验研究经常是不可行的，也是不必要的。如果产生一种健康效应如癌症需要很长时间，或者已知化学物对人体可能有严重的不良反应，就不能进行人群干预试验。此外，人群试验研究还需要受试者主动参与，而这样做通常会导致研究对象具有高度选择性。因此，人群试验研究存在很多的局限性，但观察性研究则可以为人们提供一些证据，这些证据能够说明人群暴露于食物有害因素的风险。不过，到目前为止人们在食物相关的风险评估中很少使用人群研究数据。

如果能够从临床研究获得数据，在危害识别及其他步骤中应当充分利用。然而，对于大多数化学物来说，临床和流行病学资料是难以获得的。如果能获得阳性的流行病学研究数据，应当把它们应用于风险评估中。此外，大部分流行病学研究的统计学力度不足以发现人群中低暴露水平，因此阴性的流行病学资料难以在风险评估中得到肯定的解释。因此，流行病学资料虽然价值最大，但风险管理者不应过分依赖流行病学研究而等到阳性结果出现才制定决策。因为阳性结果出现时，不良效应已经发生，危害识别已经被耽误，这显然有悖于预防医学防患于未然的宗旨。

2. 动物试验研究　虽然用动物代替人体进行危害鉴定并非是一种理想的方法，但目前仍然认为动物试验是现有方法中最好的一种。由于用于风险评估的绝大多数毒理学数据来自动物试验，这就要求这些动物试验必须遵循国际上广泛接受的标准化试验程序。国际上的一些机构，如联合国经济合作与发展组织（OECD）、美国国家环境保护局（EPA）等曾制定了化学品的危险评价程序，我国也以国家标准形式制定并修订了《食品安全国家标准 食品安全性毒理学评价程序》。无论采用哪种程序，所有试验必须按照良好实验室规范（GLP）和标准化质量保证/质量控制（QA/QC）方案实施。

长期（慢性）动物试验数据非常重要，它涉及的毒理学效应终点包括致癌性、生殖/发育毒性、神经毒性、免疫毒性等。短期（急性）毒理学试验资料也是必需的，因为化学物的毒性分级是以急性毒性获得的 LD_{50} 数值大小为依据。由于短期试验快速且费用低，因此用它来检测化学物质是否具有潜在致癌性，引导支持动物试验或流行病学调查的结果是非常有价值的。根据动物毒理学试验的结果可以得出观察到有害作用的最低水平（LOAEL）、未观察到损害作用的水平（NOAEL）或者阈剂量。

3. 体外试验　体外试验方法被广泛地应用于化学物的筛选和分级，涉及的食品化学物不仅包括食品中的天然成分，也包括暴露后在体内产生的化学物及批准使用的化学物，如食品添加剂、残留物，以及来源于食品包装的化学物和污染物。通过体外试验可以获取关于毒性机制的重要信息，这对充分评估风险是非常有利的。

利用适当的体外毒理学试验系统除了可以提高对食物相关化学物所致危害的预测能力外，也有助于了解化学物的毒理学作用机制。随着体外试验技术的不断发展和应用，体外试验系统可以成为更有针对性地评估化学物风险的基础。

4. 对致癌物质的识别与分类　危害物的识别中，最难的问题是对致癌物质如何确定。500多万种现存的化合物中，真正做过动物试验、有数据者不超过1万种；约有1000多种会引起某种动物致癌，而其中有确凿证据会引起人类癌症的有120种（截至2017年）。其致癌的分类法是根据各种动物试验及流行病学观察的结果来评估的。因为物种之间代谢功能相差很大，有的化学物只对某种动物有致癌性，而对其他动物并不致癌。如果利用多种不同动物进行的多次试验中，其结果皆可出现致癌，但没有流行病学证据，或者只有相当有限的临床观察者，我们将之归类为“有充分证据的可疑致癌物”。鉴于不能用人类做试验，以及缺乏流行病学的数据，将这些已充分证明会导致动物致癌的物质视同“有可能导致人类癌症”。

二、危害特征描述

危害特征描述的主要内容是研究剂量-反应关系，主要是将产生的效应进行量化，以便使这一阶段获得的剂量-反应关系能够与可能的暴露相比较。食品添加剂、农药、兽药和污染物在食品中的含量一般很低，通常为微量（mg/kg 或 μg/kg），甚至更少（ng/kg 或 pg/kg），但为了能观察到毒性反应，动物毒理学试验的剂量往往设定很高。为了与人体摄入水平相比，需要把高剂量条件下的动物试验数据经过处理后外推到低很多的人体实际可能暴露剂量，因此，对剂量-反应关系的研究也就成为危害特征描述的核心所在。在无阈值剂量的假设之下，这种由高至低的外推是必要可行的。

1. 剂量-反应关系的评估　剂量-反应关系的评估就是确定化学物的摄入量与不良健康效应的强度和频率，包括剂量-效应关系和剂量-反应关系。剂量-效应关系是指不同剂量的外源性化学物与其在个体或群体中所表现的效应量（大小）的关系；剂量-反应关系是指不同剂量的外源性化学物与其在群体中所引起效应的质（发生率）之间的关系。

通常动物模型可很好地预测对人类毒性的结果，但在高剂量向低剂量外推的过程中，由于种属差异，靶器官对化学物的敏感性和选择性可能由于毒代动力学或毒效动力学方面质和量的差异而不同，危害的性质在从动物到人的外推中或许会随剂量的改变而改变或完全消失。如果动物与人体的反应在本质上不一致，则所选的剂量-反应模型可能有误。即使在同一剂量时，人体与动物的毒物代谢动力学作用也可能有所不同；如果剂量不同，代谢方式存在不同的可能性更大，如化学物质的吸收过程。因此，毒理学家必须考虑将高剂量的不良作用外推到低剂量时，这些和其他与剂量有关的变化存在哪些潜在影响。

2. 遗传毒性和非遗传毒性致癌物　一般来说，毒理学家对化学物的不良效应存在阈剂量的认识比较认同，但遗传毒性致癌物除外，致癌物没有安全剂量而言。

近年来，已逐步能够区别各种致癌物，并确定有一类非遗传毒性致癌物，即本身不能诱发突变，但它可作用于其他致癌物或某些物理化学因素后期启动致癌过程。遗传毒性致癌物是能间接或直接地引起靶细胞遗传改变的化学物，其主要作用靶点是遗传物质；而非遗传毒性致癌物作用于非遗传位点，主要是促进靶细胞增殖和（或）持续性的靶位点功能亢进/衰竭。

目前国际上已建立了一套致突变试验，包括体内试验和体外试验相结合的试验。虽然每一种致癌突变试验本身都存在局限性，但由于多个试验的组合，在区别致癌物属于遗传毒性或非遗传毒性上还是有用的。

3. 阈值法和非阈值法　将动物试验获得的未观察到有害作用水平（NOAEL）或观察到有害作用最低水平（LOAEL）值除以合适的安全系数可得到安全阈值水平，即每日容许摄入量（ADI）。假定某化学物对人体与实验动物的有害作用存在合理可比的阈剂量值，则 ADI 值可提供这样的信息：如果人体摄入该化学物的量低于 ADI 值，则对人体健康产生不良作用的可能性可忽视不计。但是，人体和实验动物存在种属差异，或许人的敏感性更高，遗传特性的差异更大，并且膳食习惯更为多样。鉴于此，可采用安全系数克服此类不确定性，同时也可弥补人群中个体差异带来的变异。通常对长期动物试验资料的安全系数为 100，包括来自种属的 10 倍差异和来自人群个体间的 10 倍差异。但由于可能存在极端情况，即使采用安全系数，也不能保证每个个体的绝对安全。不同国家的卫生机构有时采用不同的安全系数，有些卫生机构按照效应强度和可逆性调整 ADI 值。

对于遗传毒性致癌物，一般不能采用 NOAEL 除以安全系数的方法来制定容许摄入量，因为即使在最低摄入量时，仍然有致癌风险。但致癌物零阈值的概念在现实管理中是难以实践的，因为致癌物越来越多，其中一些是难以避免或无法将其完全消除，或者还没有可替代的化学物，因此零阈值的概念不得不演变为可接受风险的概念。对遗传毒性致癌物的管理办法有两种：一种是禁止生产和使用这类化学物；另一种是对化学物制定一个极低而可忽略不计、对健康影响甚微或社会能够接受的风险水平，即非阈值法。

三、暴露评估

暴露评估是风险评估的重要部分，也称为摄入量评估。评估化学物摄入量时有四个原则：评估应当与所要达到的目的一致；评估应包括对精确度的评价；应明确阐明所提出的假设；应当考虑到那些受化学物影响与一般人不同的关键人群。

食物中含有多种不同的化学物，这些化学物在膳食中含量过高（如农药残留、真菌毒素等）或过低（如必需微量元素）都可能对人体健康有害。在暴露评估过程中，需要两种基础资料：一是化学物在食物中的存在水平，二是含有化学物的食物消费量。获得以上数据后，还需要利用代表膳食暴露情况的模型来进行暴露估计。

1. 食物中化学物的含量　一般只选择一种浓度来代表化学物的平均水平。食品添加剂的含量可以从制造商那里获得，而食品污染物（包括农药和兽药残留）的含量则要通过敏感和可靠的分析方法对代表性食品进行分析获得。

为了获得食品中化学物的含量，采样方法分代表性采样和目标采样。代表性采样是为了了解食品中化学物含量的代表状况，事先并不知道食品中化学物的含量。采样时，根据不同种类或品牌的生产和消费数量或市场份额等信息来进行。目标采样是依据成本效益原则，采集化学物含量可能较高的样本。HACCP 系统主要在关键控制点进行样本采集。实际上，许多残留物或污染物的检测程序是将两种采样方法联合使用，或者将采样重点放在残留量可能升高的可疑地点或季节。

2. 摄入量评估　对于食品化学物，如食品添加剂、农药和兽药残留及污染物等的膳食摄入量估计，需要有关食品消费量和这些食物中相关化学物浓度的资料。食品添加剂、农药和兽药残留的膳食摄入量可根据规定的使用范围及使用量来估计，最简单的估计方式是以最高使用量计算摄入量。食物的消费数据可以来自食物供应资料、家庭调查、个体膳食调查、总膳食研究。个体膳食调查的方法包括食物记录、24 h 回顾、食物频率法、膳食史法等。为估计人群的膳食暴露情况，FAO 和 WHO 建议采用总膳食研究。此外，以生物学标志物为基础的方法可用于估计食物化学物的暴露。大多数情况下，生物学标志物可能是食物化学物本身或其代谢产物。通常以尿液和血液为检测样本，但也可选择其他体液及排出物，如乳汁、毛发、脂肪组织、口腔拭子、呼出气及粪便。

3. 暴露评估模型　暴露评估是将食物消费量数据与食品化学物的浓度数据进行整合，其通用公式如下：

$$\text{膳食暴露}=\frac{\sum(\text{食品中化学物浓度}\times\text{食品消费量})}{\text{体重（kg）}}$$

当获得食物消费数据和化学物浓度数据时，一般可采用以下三种方法中的一种来合并或整合数据进行暴露估计：点估计、简单分布及概率分析。点估计是指将食物消费量设为一个固定值，再乘以固定的残留量/浓度，然后将所有摄入量相加的一种方法。简单分布是指将残留量/浓度变量设为一个固定参数值，再与食物摄入量分布进行整合的一种方法，由于此方法考虑了食物消费模式的变异，因此其结果比点估计更有意义。概率分析法是根据分布特点来描述变量的变异性和（或）不确定性，它分析每一变量的所有可能数值，并根据发生概率来计算每种可能模型的结果的权重。对化学物膳食暴露的概率分析是利用模型中食物消费量和残留量/浓度数据的分布，并使用描述暴露过程的数学模型中每一输入分布的随机数据来模拟膳食暴露。

4. 暴露量评估准则　由于暴露评估需进行的工作项目非常多，若无可依循的准则，常导致评估结果有极大的差异。完整的暴露量评估应包括以下六大项工作：单一化学危害物或混合物的基本特性；污染源；暴露路径及对环境的影响；通过测量或估计的危害物浓度；暴露人群情况；整体暴露分析。

四、风险特征描述

风险特征描述是在危害识别、危害特征描述和暴露评估的基础上进行的。

1. 有阈值的化学危害物　FAO 和 WHO 食品添加剂联合专家委员会（JECFA）及 FAO 和 WHO 农药残留联席会（JMPR）对有阈值的化学危害物设置健康指导值（HBGV）。健康指导值是 JECFA 和 JMPR 针对食品及饮用水中的物质所提出的经口（急性或慢性）暴露范围的定量描述值，该值不会引起可察觉的健康风险，包括 ADI、每日可耐受摄入量（TDI）、暂定每日最大耐受摄入量（PMTDI）、暂定每周耐受摄入量（PTWI）、暂定每月耐受摄入量（PTMI）等。对这类物质的风险特征描述是将估计的或计算出的人体暴露水平（E_{human}）与 HBGV 进行比较。

如果 $E_{\text{human}}<\text{HBGV}$，该危害物不会产生可察觉的风险或其风险可以接受；

如果 $E_{\text{human}}>\text{HBGV}$，该危害物的风险超过了可以接受的限度，应当采取适当的风险管理措施。

在支持数据不能满足对有阈值效应的物质建立健康指导值的情况下，JECFA 和 JMPR 会对动物试验观察到的毒效应剂量与估计的人体膳食暴露水平之间的暴露限值（MOE）进行评价。MOE 是指临界效应的未观察到不良作用水平或基准剂量下限值与理论的、预期的或估计的暴露剂量或浓度的比值。

2. 无阈值的化学危害物　传统观点认为既有遗传毒性又有致癌物的物质没有阈值，在任何暴露水平都有不同程度的风险。因此，对于那些遗传毒性致癌物质，JECFA 并未设定其健康指导值。对遗传毒性致癌物质进行风险特征描述建议的类型包括以下方法：

（1）推荐的暴露量应在合理可行的前提下尽可能低；

（2）对不同暴露水平的风险进行量化；

（3）将产生相似危害的化合物根据对其评估的风险大小进行分级。

其中，方法（3）包括 MOE 法，这种方法可以提出建议，以告知风险管理者人群暴露量与可在实验动物或人体产生可测量效应的预期剂量的接近程度。除此之外，通过比较不同物质的 MOE，有助于风险管理者按优先顺序进行风险管理行动。

第三节　生物性危害的风险评估

与食品安全有关的生物性危害包括致病性细菌、病毒、蠕虫、原生动物、藻类和它们产生的某些毒素。目前，全球食品安全最显著的危害是致病性细菌，研究数据也主要是针对细菌的风险评估。就生物因素而言，由于现今尚未有一套较为统一的、科学的风险评估方法，因此一般认为，食品中的生物危害应该完全消除或者降低到一个可接受的水平，CAC 认为危害分析和关键控制点（HACCP）体系是迄今为止控制食源性危害最经济有效的手段。在制定一个具体的 HACCP 计划时，必须明确识别生产工序中所有可能发生的危害，并消除或减少这样的危害到可接受水平，这是生产安全食品的关键所在。不过，确定哪一个可能的危害是"实质性的"并且应当得到控制，这将需要涉及以风险评估为基础的危害评估。危害评估的结果将得出一个应当在 HACCP 计划中详细说明的显著危害的清单。下面以生物性危害中最为典型的微生物危害为例，介绍生物性危害的风险评估现状。

一、微生物危害定量评估的困难

微生物危害一般通过两种机制导致人类疾病。第一种作用模式是产生能够起作用的毒素，这些毒素既可引起短期轻微的症状，也可引起长期的或危及生命的严重中毒后果。第二种作用模式是摄入能够感染宿主的活病原体而产生病理反应。在前一种情况下，很容易确定一个阈值，这使某种生物危害物的定量风险评估成为可能。但对于后一种情况，由于微生物病原体可以繁殖，也可以死亡，其生物学作用复杂，因此要进行生物性危害的定量评估也就相对困难。

二、国内微生物定量风险评估常用模型

微生物预测模型（predictive model，PM）和剂量-效应模型（dose-response model，DRM）通常被应用于微生物风险特征描述阶段，评估特定危害对特定人群产生的影响。自 1980 年来，计算机技术促进了 PM 和 DRM 的快速发展，并使其成为微生物定量风险评估的两个重要组成部分。

1. 微生物预测模型　预测微生物学的主要目的是运用数学模型对微生物生长进行定量分析，使人们能够在没有进行微生物检测的前提下，预测微生物的生长和死亡，为食品安全提供重要保障。风险评估的数学模型就是模拟微生物的变化，可以采用一些概率的方式来

解释微生物的变化。例如，微生物在特定的食品或介质表面生长/不生长或存在的概率情况。一般来说，把预测微生物学的模型分成初级、二级和三级。初级是研究特定温度下微生物的生长情况；二级是模拟环境因素（物理、化学、生物）影响下的变化，如迟滞期时间和生长率的变化；三级模型就是建立界面友好的模型。预测模型的作用主要有两点：一是以简化等式来模拟微生物的实际动态变化；二是用于预测非检测条件下的可能情况。

微生物预测模型被用于描述在食物链不同环节如加工、销售、运输、消费等过程中环境因素对微生物数量变化的影响，成为暴露评估必不可少的重要组成，一些数据库和功能强大的软件极大方便了此类模型的构建。然而，值得注意的是，如何选择恰当的微生物预测模型应用于微生物定量评估有待深入研究，微生物定量评估中不确定性和变异性的差异评定也应当引起广泛重视。

2. 剂量-效应模型　剂量-效应模型是微生物定量评估中危害特征描述阶段涉及的重要模型，被用来描述个体或群体的危害暴露水平与不良健康（如感染、疾病、死亡）之间的关系。我国已完成的微生物定量评估研究中，已在对副溶血弧菌、沙门氏菌、创伤弧菌及单增李斯特菌的定量评估中分别采用了该模型。国外也常将该模型用于微生物定量评估中，如2011年，欧洲食品安全局曾借助其研究减少空肠弯曲杆菌危害的干预措施。

召集人类志愿者并进行人体试验是建立剂量-反应模型较准确的方法，如国外学者曾对暴露于含不同剂量的蜡样芽孢杆菌巴氏杀菌奶开展人类志愿者研究。然而，由于法律限制及实践过程中复杂的申请程序，采用人体试验构建准确的剂量-效应模型仍存在较大困难。此外，致病菌通常较低的暴露水平也增大了模型的构建难度，因此，对致病菌进行全面完整的定量风险评估在许多情况下仍难以实现。目前，我国已完成的风险评估项目中，一般参考国外相关文献，根据食源性疾病暴发数据或试验数据总结建立剂量-效应模型，然而，由于不同国家或地区的消费模式、人群特点等存在差异，利用来自发达国家资料建立的模型对于我国人群疾病发生的适用性可能较差，因此，建立适用于我国国情的剂量-效应模型工作势在必行。

三、微生物风险评估现状

截至2016年，WHO和FAO已连续发表了19部关于微生物风险评估的系列报告，内容涉及禽肉、即食食品、水、婴儿配方粉、水产品、蔬菜等不同食品基质中的沙门氏菌、单增李斯特菌、阪崎肠杆菌、弧菌、病毒等致病菌，其已经成为指导全球相关评估和制定相关标准的权威性技术文件。

国际上比较有影响力的食源性致病菌定量风险评估案例有：FAO和WHO公布的鸡蛋和肉鸡沙门氏菌风险评估，生食牡蛎创伤弧菌风险评估，国际贸易暖水虾中传播霍乱的O1和O139群霍乱弧菌风险评估，即食食品单核细胞增生李斯特菌风险评估，美国农业部食品安全监督服务局（FSIS）公布的带壳鸡蛋和蛋制品肠炎沙门氏菌的风险评估，美国FDA公布的生食牡蛎致病性副溶血性弧菌公共卫生影响的定量风险评估，几种即食食品食源性单核细胞增生李斯特菌公共卫生相对风险的定量评估，FDA协同FSIS公布的水产品中李斯特菌的风险评估等。此外，国际上还有建立阪崎肠杆菌、弯曲菌属、蜡样芽孢杆菌等致病菌的定量风险评估模型的相关研究报道。

我国的微生物风险评估起步较晚，但自2000年以来，已经先后开展了带壳鸡蛋中沙门氏菌、生食牡蛎中副溶血性弧菌、即食肉制品中单核细胞增生性李斯特菌及婴儿配方粉中阪崎肠杆菌的风险评估。特别是在2009年，《食品安全法》正式实施；同年，首届国家食品安全风险评估专家委员会在北京成立，我国政府开始加强对食品风险分析的研究。2011 年 10 月，国家食品安全风险评估中心（China National Center for Food Safety Risk Assessment，CFSA）正式成立，作为唯一负责食品安全风险评估的国家级技术机构，承担国家食品安全风险评估、监测、预警、交流和食品安全标准等技术支持工作。目前，CFSA 完成了我国从零售到餐桌鸡肉中沙门氏菌定量风险评估工作，评价了不同人群通过进食鸡肉暴露于沙门氏菌的可能性及对健康的危害，并提出了降低人群进食鸡肉感染沙门氏菌风险的干预措施和建议。另外，熟制鸡肉中空肠弯曲杆菌、即食食品中单核细胞增生李斯特氏菌（单增李斯特菌）、牡蛎中副溶血弧菌等定量风险评估工作仍在进行之中。近年来，除 CFSA 外，国内有关专家也相继完成了一系列定量风险评估工作，如中国带壳鸡蛋中沙门氏菌、猪肉中金黄色葡萄球菌、散装熟肉制品中单增李斯特菌、杂色蛤中副溶血弧菌、日常饮食中赭曲霉毒素 A、米饭中蜡样芽孢杆菌、谷物和油脂制品中霉菌毒素等。

第四节　食品中有毒有害物质限量标准的制定

一、概述

1. 限量标准制定的意义　食品安全不仅是涉及技术的问题，还是影响到政治和经济发展的问题。国际组织制定了严格的法规和标准，对食品的生产、加工、运输和国际贸易中的食品安全提出了更高的要求，世界各国也采取了相应的管理和控制措施。食品中有毒有害物质限量标准制定的意义主要包括以下几个方面。

1）*保证食品的食用安全性*　通过毒理学试验，对各种有毒有害物质进行安全性评价和制定安全限值，并根据该物质在食品中的实际残留量和食物摄入情况制定其限量标准，从而保证食用的安全性。

2）*国家食品安全质量监督管理的依据*　食品中的有毒有害物质关系到人的健康及生命安全，世界各国均制定了相应的法律法规条款加以约束。在行使食品安全质量管理时，从技术层面上必须要有相应的、具有法律效力的标准值作为界定和管理的依据。为了便于安全质量问题的仲裁及依法监督管理，必须制定食品中有毒有害物质安全限量标准。

3）*食品安全生产的基础*　食品生产过程包括种养殖、加工、包装、贮藏、运输等多个环节，涉及工业、农业、卫生、商业等多个领域，各个环节存在各种安全因素，任何一个环节中的危害因素均可导致最终产品的安全危害。故食品安全贯穿食品生产全过程，只有每个环节中的有害物质均控制在标准限量之内，才能保证产品的安全。

4）*国际食品贸易的基本条件*　目前，许多国家基于保护国民身体健康和本国经济利益的考虑，制定了食品中各种有毒有害物质限量标准，以标准的形式筑起各种技术贸易壁垒，限制进口产品的入境。为了满足国外消费市场需求，参与国际竞争，就必须与国际的限量标准接轨，按照对方的限量标准生产出口产品，进行国际食品贸易。

2. 限量标准的内容　食品中有毒有害物质限量标准主要包括：食品中农药残留限量标准，兽药残留限量标准，食品中有害金属、非金属及化合物限量标准，食品中生物毒素限量标准，食品中微生物限量标准等。

1）*农药残留*　农药的种类和品种有很多，主要包括有机氯农药、有机磷农药、氨基甲酸酯类农药和拟除虫菊酯类农药，以及近年来新增的生物类农药。有机氯农药由于高蓄积性和难降解性，已被禁用。但自然界中仍残留有以前使用的未降解的有机氯农药。各类农药均具有一定的毒性，为了保证食品的质量安全，就必须对其在食品中的最高容许量进行限定。

2）*兽药残留*　主要有抗生素类和激素类，过量使用兽药会导致动物食品中抗生素或激素超标。人类食用此类抗生素或激素超标的肉类食品，将导致人出现中毒症状。例如，违禁药“瘦肉精”引发的急性中毒事件屡屡发生。

3）*重金属元素*　由于环境污染及重金属的生物富集效应，食品中可能会残留多种有害的重金属元素。常见的有害重金属元素有铅（Pb）、汞（Hg）、砷（As）、镉（Cd）及铬（Cr）等。这些有害元素多数不易代谢，易在体内蓄积，产生各种急性或慢性毒性作用，甚至有致癌、致畸和致突变作用。

4）*有害微生物及其毒素*　常见危害食品的细菌有假单孢菌属、微球菌属、葡萄球菌属、芽孢杆菌属、乳杆菌属、致病性大肠杆菌等，危害食品的霉菌有曲霉属、青霉属和镰刀霉属的一些霉菌。这些微生物及部分微生物产生的毒素，会导致食品的食用价值降低，甚至完全不能食用，造成巨大的经济损失，同时也对食用者造成健康危害。对致病性微生物制定限量标准，是控制食品卫生、保证食品质量的一项重要手段。

5）*其他有毒有害物质*　包括各种环境污染物、食品生产和加工中带入或产生的有毒有害物质，如*N*-亚硝基化合物、多环芳香族化合物、多氯联苯等。这类物质对食品污染造成的危害已越来越受到重视，一些慢性疾病，尤其是肿瘤、遗传性疾病和先天性疾病均可能与此类化学物质污染有关。

3. 限量标准的现状　与发达国家相比，我国食品安全标准无论从数量还是与国际接轨方面都还有较大差距。例如，在农药残留限量标准方面，突出的问题是我国农药残留限量标准数量和种类太少。目前，我国标准涉及的农药种类为 153 种，CAC 标准为 144 种，二者相同的农药种类 91 种；我国标准与 CAC 标准在残留具体食品的数量上相差巨大，我国仅为 88 种，CAC 则达到 232 种；我国农药残留限量指标的总数为 576 个，远远少于 CAC 的 2825 个；在可比指标范围内，我国有 142 个残留限量指标值与 CAC 相同，72 个残留限量指标值严于 CAC，52 个残留限量指标值宽于 CAC。我国在限量标准制定时，主要参考 FAO 和 WHO 的毒理学基础研究资料及 CAC 和发达国家的标准，在取得大量本国实际调研数据的基础上，结合国情而制定。发达国家国家标准 90%以上采用国际标准；我国只有 40%国家标准采用或等同采用了国际标准。目前我国各种食品安全质量法规、标准正在修订中，国家已经加大标准研制力度，完善质量标准体系。

二、食品中有毒有害物质限量标准制定的步骤和程序

1. 食品中有毒有害物质限量标准制定的步骤　食品污染、某些化学物质在食品中的应用，以及某些食品原料自身产生的有毒有害成分，必然会导致食品产品存在某些有毒物质。为了保证人类的健康，必须制定相应的控制标准，将这些有毒有害物质控制在最小含量水平，即食品中有毒有害物质的限量标准。这类标准往往是根据危害性分析的基本原理，并按照下述程序和步骤来制定的，如图 10-2 所示。

1）*危害识别*　危害识别的目的在于确定人体摄入的有毒有害物质的潜在危害作用、危害作用发生的可能性，以及产生这种危害作用的确定性与不确定性。可通过流行病学研究、动物试验或以前的资料来识别食品中某种已知或潜在的有害因素。

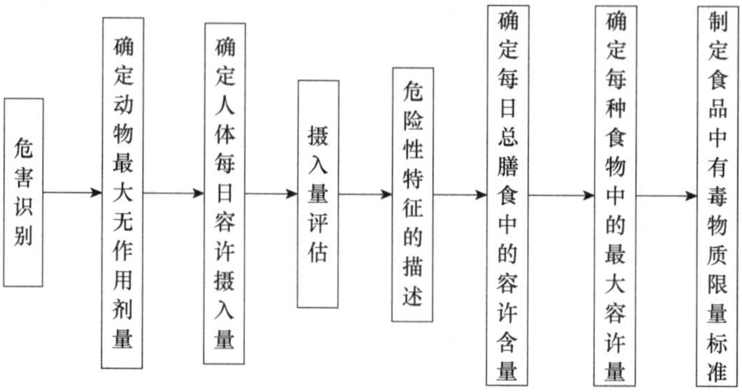

图 10-2　食品中有毒有害物质限量标准的制定步骤

2）确定最大无作用剂量（MNL）　该剂量是指某一物质在试验时间内，对实验动物不显示毒性损害的剂量水平。有时也用 NOAEL 来表示。在确定最大无作用剂量时，应采用动物最敏感的指标或最易受到毒性损害的指标进行观察。除了观察一般毒性指标外，还应考虑一些特殊毒性指标，如致癌、致畸、致突变及迟发性神经毒性等。对于具有这些特殊毒性的物质，在制定食品中最大容许量时，应慎重。FAO 和 WHO 食品添加剂专家委员会（JECFA）规定，对于那些经流行病学研究已确认的致癌物，在制定其在食品中最大容许量标准时，不必考虑其最大无作用剂量，而是最大容许量越小越好，最好为零。最大无作用剂量是进一步制定最大容许量标准的基本数据和重要依据，因此必须准确可靠。

通常采用一系列的动物毒性试验，来确定该物质的最大无作用剂量。动物毒性试验应按照我国《食品安全国家标准 食品安全性毒理学评价程序》（GB 15193.1—2014），并根据受试物的具体情况和国外、国际组织对该物质的安全性毒理学资料，决定试验阶段和内容。

3）确定人体每日容许摄入量（ADI）　ADI 值是指人类终生每日摄入该物质后，不会对机体产生任何已知不良效应的剂量，以人体每千克体重的该物质的摄入量（mg/kg BW）来表示。若人体对于某一有毒物质的每日暴露量超过此值，人体的健康就会受到损害，故可将 ADI 理解为人体的理论最大无作用剂量。它是由上一步动物试验中获得的最大无作用剂量（MNL）外推得到的理论值，而不是通过人体直接测定的。由于人和动物的种间差异，以及人群之间的个体差异，在由动物最大无作用量向人体 ADI 外推时，必须除以一定的安全系数。一般规定安全系数取 100，即人体的 ADI 值是动物 MNL 值的 1/100。但此安全系数并不是固定不变的，可根据物质的毒性性质、反应强度、暴露人群的不同而发生改变。如毒性损害作用强烈或是接触婴幼儿等特殊人群的物质，安全系数还应扩大。

$$\text{ADI}\ (\text{mg/kg BW}) = \text{MNL}\ (\text{mg/kg BW}) \times 1/100 \times \text{人群体重}$$

一般情况下，成年人体重均以 60 kg 计。

4）摄入量评估　对有害物质膳食摄入量的估计需要有关食品消费量和这些食物中相关物质浓度等资料。目前，一般采用人体组织和体液的直接监测来评估摄入量。

5）确定每日总膳食中的容许含量　每日总膳食中的容许含量是指人体每日膳食中的所有食品中含有该物质的总量。ADI 值是人体安全摄入量的一个理论值，具体到制定膳食中的容许含量时，要考虑到食物的多样性、人对不同食物的摄食结构和比例，以及该物质除食物以外的其他可能摄入途径，如人体每日接触的有毒物质不仅来源于食物，还来源于饮水、空气或职业性接触等。因此，人体每日由膳食摄入的有毒物质的量实际上应比 ADI 小。对非职业性接触人群而言，食品仍然是有毒有害物质的主要来源，占总量的80%～85%。

每日总膳食容许含量（mg/kg BW）＝ADI（mg/kg BW）×80%

例：某一有毒物质的 ADI 值为 20 mg/kg BW，人体每日实际由总膳食所摄入的量占80%，则人体每日由食物摄入的量不应超过960 mg（20 mg/kg BW×80%×60 kg BW）。

6）危险性特征的描述　危险性特征的描述是危害识别、危害特征描述及摄入量评估的综合结果。通过危险性特征的描述，对人体摄入某物质对健康产生危害作用的可能性进行估测，并在此基础上权衡如何接受或降低危险性，制定相应的食品标准。

7）确定每种食物中的最大容许量　要确定某种物质分别在人体摄入的食物中的最高容许量，就需根据人的膳食调查，了解含有该物质的食品种类与每日膳食摄入量。

食物中的平均最大容许量（mg/kg BW）＝每日总膳食容许含量（mg/kg BW）/含有该物质的食物每日摄入量之和（g）

例：只有一种食物含有某种物质，该食物每日摄入量为 200 g，则每千克食物中含有该有毒物质的最大容许量为总膳食容许含量/200；若还有另一种食物中含有该种物质，这一食物的摄入量为100 g，那么这两种食物中该物质的平均最大容许量为总膳食容许含量/（200＋100）。

8）制定食品中有毒物质的限量标准　在一般情况下，可根据食品中某种有毒有害物质的最大容许含量来制定食品中某种有毒物质的限量标准。但在实际制定过程中，必须根据具体情况进行分析。首先应坚持安全第一的原则，对于具有致癌、急性毒性明显、蓄积毒性较强的物质，还可能需要缩小确定的最大容许量标准。另外，还应对污染或残留该有毒物质的食品进行符合统计学样本量的抽样检测，若食品中有毒有害物质实际污染或残留量小于前述研究所获得的最大容许量，且已进行了危险性分析，此时应以实际污染或残留量来制定限量标准。在制定限量标准过程中，可参考国际已认可的毒理学评价结果、暴露评估结论、ADI值等资料。

标准的制定不仅取决于科学试验的资料，还要与当时的科技发展水平、社会经济条件和政治因素密切相关，因此，制定的限量标准带有一定的相对性。随着科技进步和社会的发展，限量标准应适时修订。

2. 限量标准的制定程序　限量标准是由国家政府管理部门依靠相关行业的专家而制定，是基于政策层面上的工作，以科学研究为依据，结合社会实际，为风险管理提供可执行法规文本，审定后由政府颁布，具有法律效力。限量标准的起草及审批程序如图10-3所示，主要包括以下程序：提出标准制定建议（任何单位或个人）；列入计划；研制组（协作组）研制草拟；标准草案；标准委员会审议（各有关部门参加）；征求各方意见（中央与地方政府各部门、企业界、协会等）；审定与批准、发布。

三、国际组织对食品中有毒有害物质残留安全限量的制定

1. FAO和WHO对食品中农药残留限量的制定

1）专家组的工作内容和分工　农药残留联席会（JMPR）成立于1963年，是FAO与WHO联合管理的3个专家咨询机构之一［其他2个为食品添加剂专家委员会（JECFA）和微生物风险评估联席会（JEMRA）］。JMPR是农药残留风险评估机构，主要职责是开展农药残留风险评估工作，为风险管理机构CAC和CCPR提供建议及咨询，共同制定食品法典农药残留标准。

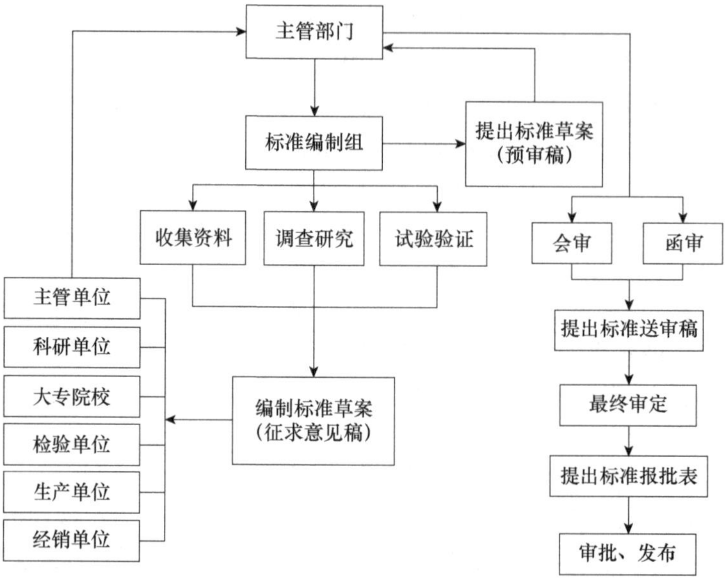

图 10-3　食品中有害物安全限量标准制定工作程序（引自刘宁和沈明浩，2005）

JMPR 由 FAO 农药残留专家组和 WHO 农药残留专家组组成，各自开展评估工作。FAO 农药残留专家组负责审查农药使用方式、农药的成分和化学资料、农药残留分析方法，评估农药残留的去向及在良好农业生产操作（GAP）下粮食作物中农药残留水平，推荐食品中农药的最大残留限量（MRL）建议值。WHO 农药残留专家组负责评估农药毒理学资料，主要评估农药经口、经皮、吸入、遗传毒性、神经毒性或致癌性等急性、慢性毒理学资料，计算农药的 ADI 值及急性参考剂量（ARfD）。

2）*毒理学试验*　在进行农药残留的安全性毒理学评价时，要进行短期试验，长期试验，吸收、分布、代谢、排泄、对酶的作用和生物半衰期等生化研究，以及致癌、致畸、致突变等特殊毒性作用研究。

3）*人体 ADI 值的制定*　JMPR 一般采用安全系数法将动物试验的结果外推到人，通常使用安全系数为 100。以动物试验所获得的 NOAEL 值除以安全系数（100）制定人体的 ADI 值。

2. CAC 关于食品中兽药残留限量的制定　CAC 的主要职责是：制定推荐的国际食品标准及食品加工规范；协调各国的食品标准；指导各国和全球食品安全体系的建立。食品法典委员会（CAC）关于食品中兽药残留限量的制定是根据 JECFA 的评价而制定的。

1）*推荐最大残留限量的制定*　推荐最大残留限量（MRL）需要考虑的因素有：残留兽药的毒理学和放射性同位素示踪的研究；结合性残留物的生物效应；靶器官；测定残留物安全限量的残留物标准；按照良好兽药使用规范（GVP）使用兽药后的残留数据；兽药充分排泄的休药期；适合的兽药残留分析方法。

应注意以下几点：由毒理学试验所得的 NOAEL 值确定 ADI 值。按照 GVP 规范使用兽药，如果残留量低于 ADI 值，则可相应降低制定的 MRL 值；如果用常规的分析方法检测不出兽药残留时，就将 MRL 值提高到目前分析方法所能检出的水平；推荐的 MRL 值不能明显大于根据毒理学试验得到的 MRL 值。

2）*兽药结合性残留物的评价*　兽药残留包括兽药原形和其代谢产物残留。结合性残留物是兽药或其代谢产物与内源大分子共价结合的产物。若结合性残留物占总残留物的比例不大，通常可选择一种可提取的合适残留物作为代表，来制定其 MRL；而当结合性残留比例较大时，就必须对这些结合性残留物进行毒理学试验和安全性评价，以确定其 ADI 值，并进一步制定其 MRL 值。

3）*兽药残留的微生物学危害评价*　食品中残留的抗生素类药物可能会对人体肠道内正常的菌群产生危害。通过志愿者试验获得的资料是非常有限的。当得不到人体试验的资料时，可考虑用动物试验来获得相关数据，对其对肠道微生物危害进行评价。

4）*对致敏兽药残留物的考虑*　有些兽药残留可能会引起机体发生过敏反应，对一般人群的健康影响不大，但对高度敏感人群可能会产生严重的过敏反应。因此，有必要对已知的或可疑致敏的药物保持尽可能低的残留量水平，如青霉素、头孢菌素等。

3. FAO 和 WHO 对食品中其他残留物限量的制定　FAO 和 WHO 的食品添加剂专家委员会（JECFA）负责食品添加剂、食品污染物和兽药残留的评价和限量标准的制定。WHO 专家组通过评价毒性以确立 ADI 值或推荐 ADI 值；FAO 专家组则根据（推荐）ADI 值和实际残留量提出 MRL 值或推荐 MRL 值。制定食品中 MRL 值，还应考虑人体对各类食物的摄入量。在确定 MRL 值时，最大理论摄入量不应超过 ADI 值。一般而言，食物摄入量要选取各种食品摄入量的上限数据。特别是确定动物性食品中兽药残留的 MRL 值时，由于兽药在靶组织器官中残留量可能较高，需要分别按各组织器官残留量的上限数据来确定。

（任丹丹）

思考题

1. 风险分析由哪几部分组成？简要说明它们之间的关系。
2. 什么是风险评估？风险评估由哪几部分组成？
3. 什么是风险管理？风险管理的主要内容是什么？
4. 什么是剂量-反应关系评估？
5. 以某种有阈值的食源性化学物危害为例阐述风险评估过程。
6. 食品中有毒有害物质限量标准制定的意义是什么？
7. 食品中有毒有害物质限量标准主要包括哪些内容？
8. 食品中有毒有害物质限量标准制定的步骤是什么？

下篇

实验技术与应用篇

第十一章 食品毒理学动物试验基础

第一节 食品毒理学动物试验概述

动物试验是食品毒理学的主要研究手段。通过动物试验的设计、实施、结果观察和评价，确定食品中可能存在的有毒物质对人体的危害。食品毒理学的主要研究方法是以实验动物为模型，通过外源化学物对实验动物的毒性反应，向人（原型）外推，以期评估外源化学物对人的危害及危险性。

一、食品毒理学动物试验的原则

1. 化学物对实验动物产生的作用可以外推于人 基本假设为：①人是最敏感的物种；②化学物代谢是人和实验动物共有的生物学过程，与体重（或体表面积）相关。这两个假设是实验生物学的前提。以单位体表面积计算对人产生毒作用的剂量和实验动物通常相近似。而以体重计算，则人通常比实验动物敏感，差别可能达 10 倍。因此，可以利用安全系数来计算人的相对安全剂量。一般认为，如果某一化学物对几个物种实验动物的毒性是相同的，则人的反应也可能是相似的。

2. 实验动物必须暴露于高剂量 这是发现对人潜在危害的必需的和可靠的方法。此原则是根据质反应的概念，随剂量或暴露量增加，群体中效应发生率增加。毒理学试验中，一般要设 3 个或 3 个以上剂量组，以观察剂量反应（效应）关系，确定受试物引起的毒效应及其毒性参数。仅仅检测受试物在人的暴露剂量是否引起毒效应是不够的，当引起毒效应的最低剂量与人的暴露剂量接近时，说明该化学物不安全。当该剂量与人的暴露剂量有很大的距离（几十倍、几百倍或以上）时，才认为具有一定安全性，此距离越大，安全性越可靠。如果在研究中所用的一系列剂量不能引起毒性效应，则认为所用剂量还不够高，应增加剂量以确定受试化学品的毒性。此外，试验模型所需的动物数量总是远少于处于危险中的人群。为了在使用少量动物的试验中得到有统计学意义的可靠结果，需要应用相对较高的剂量，以检测效应发生的频率。

3. 人的可能暴露途径是选择受试物投予方式的主要依据 外源化学物经不同途径染毒实验动物所表现的毒性可有很大差异，这是由于染毒部位的解剖生理特点不同，外源化学物吸收进入血液的速度和量，以及首先到达的器官和组织也不同。因此，毒理学试验中染毒途径的选择，应尽可能模拟人的暴露途径。

二、食品毒理学动物试验的局限性

因为外源化学物的毒性作用受到许多因素的影响，将实验动物的毒理学试验资料外推到人时，会有很大的不确定性。

1. 实验动物和人对外源化学物的反应敏感性不同 虽然在毒理学试验中用两种或两种以上的动物，并尽可能选择与人有相似毒物反应的动物，但要完全避免物种差异是不可能的。而且，实验动物不能述说涉及主观感觉的毒效应，如疼痛、腹胀、疲乏、头晕、眼花、耳鸣等，这些毒效应就难以或不可能发现。在动物试验中，可观察到体征，而没有“症状”。

2. 动物染毒剂量远大于人实际接触剂量 在毒理学试验中，为了寻求毒作用的靶器官，并能在相对少量的动物上得到剂量-反应或剂量-效应关系，往往选用较大的染毒剂量，这一剂量通常要比人实际接触的剂量大得多。有些化学物在高剂量和低剂量的毒性作用规律并不一定一致，如大剂量下出现的反应有可能是由于化学物在体内超过了机体的代谢能力，这就存在高剂量向低剂量外推的不确定性。

3. 试验中使用的动物数量有限 毒理学试验所用动物数量有限，那些发生率很低的毒性反应，在少量动物中难以发现。而化学物一旦进入市场，接触人群往往会很大。这就存在小数量实验动物到大量人群外推的不确定性。

4. 实验动物的选择单一 试验中一般选用成年健康动物，反应较单一，而接触人群可以是不同的人种、种族，包括年老体弱及患病的个体，在对外源化学物毒性反应的易感性上存在很大差异。

三、动物试验的职业道德

实验动物（laboratory animal）是经人工饲育，对其携带的微生物进行控制，遗传背景明确或者来源清楚，用于科学研究、教学、生产、检定及其他科学实验的动物。要预防和治疗人类的疾病、认识生命过程，动物试验是必不可少的，实验动物对医学的发展有不可忽视的贡献。所有的研究人员要尊重生命，善待实验动物。2006 年，我国科技部颁发了《关于善待实验动物的指导性意见》，这是我国第一部实验动物福利的政府文件，该指导意见共 6 章 30 条，分别对实验动物的饲养过程、使用过程和运输过程如何善待动物提出具体意见，并提出了善待动物的行政措施。

使用有知觉动物做研究时，应遵守下列原则：①给予人道主义的管理和处理；②使痛觉和不适感减少到最低限度；③避免不必要的使用实验动物。1959 年，英国动物学家 Wiliam Russell 和微生物学家 Rex Burch 编著的《人道主义实验技术原理》一书出版，该书第一次提出了动物试验“3R”原则，即减少（reduction）、替代（replacement）和优化（refinement）。“3R”原则的提出，对在世界范围内启动“3R”的研究起到了非常重要的作用。“3R”不仅是适应动物保护主义的一种需要，也符合生命科学发展的要求。减少是指在能保证获取一定数量与精确度的数据信息的前提下，减少动物的使用数量。替代是指在科学研究中应用无知觉材料来代替使用活的、有知觉的脊椎动物的方法，其范围包括使用组织学、胚胎学、细胞学或计算机等方法取代整体动物试验。优化是指必须使用动物时，应通过改善动物设施、饲养管理和试验条件，精细地选择、设计试验路线和手段，优化试验操作技术，尽量减少试验过程对动物机体的损伤，减轻动物遭受的痛苦和应激反应，同时使动物试验得出科学的结果。

第二节　动物试验的组织实施

一、实验动物的选择与管理

在食品毒理学动物试验中，对实验动物正确选择和规范管理是获得可靠研究结果的先决条件。

1. 实验动物物种的选择 外源化学物的固有毒性往往在人和不同物种实验动物之间

表现不同，物种差别可以表现为量的差别和质的差别。因此，需要对实验动物物种进行选择。选择的基本原则是：在受试物代谢、生物化学和毒理学特征方面与人最接近；自然寿命不太长；易于饲养和实验操作；经济并易于获得。要利用对受试物在代谢、生物化学和毒理学特征与人最接近的物种，就需要了解实验动物物种和人对受试化学物的吸收、生物转化等资料，但这往往并不切合实际。目前，常规选择物种的方式是利用两个物种，一种是啮齿类动物，另一种是非啮齿类动物。系统毒性研究最常用的啮齿类动物是大鼠和小鼠，非啮齿类动物是犬。豚鼠常用于皮肤刺激试验和致敏试验，兔常用于皮肤刺激试验和眼刺激试验。遗传毒理学试验多用小鼠，致癌试验常用大鼠和小鼠，致畸试验常用大鼠、小鼠和兔，迟发性神经毒性试验常用成年母鸡。

2. 实验动物品系的选择　品系（strain）是实验动物学的专用名词，是指用计划交配的方法，获得起源于共同祖先的一群动物。不同品系实验动物的遗传基因型不同，因而具有不同的生物学特性，对同一刺激的反应差异很大，在选择时必须注意。按遗传学控制分类，可将实验动物分为近交系、封闭群（远交系）和杂交群三类。不同类别的动物，其交配保种方式不同。近交系动物是通过全同胞兄妹交配来维持基因纯合性的。常用的近交系大鼠有ACI、BN、F344、SHR、WKY等；常用的近交系小鼠有BALB/C、C57BL/6、DBA/2、A/He等。封闭群动物是指以非近亲交配方式进行繁殖生产的一个种群，在群体内保持了遗传的多态性和基因频率的稳定性。常用的封闭群动物有Wistar大鼠、SD大鼠、KM小鼠、NIH小鼠、ICR小鼠、Beagle犬等。杂交群又称系统杂交动物F_1代，是指两个不同品系的近交系杂交产生的后代，在实际使用中仅用其F_1代，如B6D2F_1（雌性C57BL/6小鼠与雄性DBA/2小鼠杂交的第一代动物）。它与一般动物育种上的杂交意义不同，既具有杂交的优势，又具有明确的遗传背景，在遗传组成上是交配的两个近交品系之和。根据实验动物遗传均一性排序，近交系最高，杂交群次之，封闭群较低。对某种外源化学物进行毒理学系列研究时，应固定使用同一品系动物，以求研究结果的稳定性。遗传毒理学一般采用啮齿类动物，主要是小鼠或大鼠。

3. 不同净化级别实验动物的选择　在动物的饲养环境及动物体表和消化道中，存在着种类繁多的微生物与寄生虫。控制实验动物体内外的微生物和寄生虫，避免其对实验动物生产和试验的干扰，是保证试验结果准确性的关键条件之一。

1）*实验动物按微生物学和寄生虫学控制的分类*　根据对实验动物体内外微生物和寄生虫控制的程度，可以将实验动物分为如下4个级别。

（1）普通动物（conventional animal，CVA）：不携带所规定的人兽共患病病原和动物烈性传染病病原，如沙门氏菌、结核分枝杆菌、狂犬病病毒等。普通动物是微生物和寄生虫控制级别最低的实验动物，常用的普通动物有豚鼠、兔、犬和猴。我国国家标准已取消了普通小鼠和大鼠，因此食品毒理学研究应使用清洁级以上净化级别的小鼠和大鼠。

（2）无特定病原体（specific pathogen free，SPF）动物：除清洁动物应排除的病原外，不携带主要潜在感染或条件致病和对科学试验干扰大的病原。SPF动物除了不带有普通动物应排除的烈性传染病和人畜共患病病原体外，还不带有特定的能干扰科学研究的病原微生物和寄生虫，如绿脓杆菌和金黄色葡萄球菌等，是真正意义上的“健康”动物。SPF动物的种群来源于无菌动物或剖宫产净化动物，饲养在屏障环境中。由于SPF动物不带传染病和寄生虫病原体，体质健康，自然死亡率低，因而试验结果准确可靠，其作为国际公认的标准实验动物，广泛应用于生物医学研究各个领域。

（3）清洁动物（clean animal，CLA）：除普通动物应排除的病原外，不携带对动物危害大和对科学研究干扰大的病原。清洁动物的种群来源于 SPF 动物或无菌剖宫产动物，饲养在屏障环境中。清洁动物不应具有明显可见的疾病表现、脏器病理变化和异常死亡，在试验中受动物疾病的干扰较少，其敏感性和重复性也较好。

（4）无菌（germ free，GF）动物：用现有的检测技术和方法在动物体内外的任何部位均无可检出一切生命体的实验动物。无菌级动物来源于普通级动物经无菌剖宫产手术，幼仔在无菌隔离器中经人工哺育或由其他无菌级动物代乳饲育而成。"无菌"只是一个相对概念，仅仅指以目前的技术手段未能查出有微生物存在。

2）环境条件分类及技术指标要求　不同净化级别的动物必须饲养在相应的设施环境中，并有相应的饲养管理操作规程，定期监测以保证其携带的微生物和寄生虫符合等级标准。根据对饲养动物的微生物控制程度和空气净化程度，动物环境可分为普通环境（conventional environment）、屏障环境（barrier environment）、隔离环境（isolation environment）三个类型，不同类型的实验动物对空气净化程度的要求不同，动物的级别越高，要求空气的净化程度也越高。

（1）普通环境：符合动物居住的基本要求，不能完全控制传染因子，但能控制野生动物的进入，适用于饲育普通实验动物。普通环境要有强力通风及空调设备，垫料要消毒，饮水要符合城市卫生标准。普通环境温度，犬、兔、猴、小型猪等控制在 16～26℃，豚鼠、地鼠控制在 18～29℃；日温差≤4℃，相对湿度控制在 40%～70%，换气次数最少 8 次/h。

（2）屏障环境：符合动物居住的要求，严格控制人员、物品和空气的进出，适用于饲育清洁级和（或）SPF 级实验动物。屏障环境温度控制在 20～26℃，日温差≤4℃；相对湿度控制在 40%～70%，换气次数控制在 15～20 次/h，空气洁净度 7 级。屏障环境设施适宜 SPF 动物的试验观察和饲养。进入设施内的空气要经高效过滤器过滤，饲料、垫料要消毒，进入设施内的人和实验动物及其他物品都要进行严格的微生物控制。

（3）隔离环境：采用无菌隔离装置以保持无菌状态或无外来污染物。适用于饲育无特定病原体、悉生及无菌实验动物。隔离环境温度控制在 20～26℃，日温差≤4℃；相对湿度控制在 40%～70%，换气次数不低于 20 次/h，隔离装置空气洁净度为 5 级，隔离装置内外的静压差要不低于 50 Pa。

实验动物环境控制指标除了温度、日温差、相对湿度、最小换气次数、空气洁净度外，还包括气流速度、相邻区域之间的最小静压差、落下菌数、噪声、照度和昼夜明暗交替时间等。国家标准《实验动物环境及设施》（GB14925—2010）中规定了动物实验室环境技术指标。

4. 个体选择

1）性别　同一物种、品系的不同性别实验动物通常对相同外源化学物毒性反应类似，但雌、雄两性对化学物毒性的易感性存在差别。一般来说，对于初次试验的受试物，应该采用两种性别。如试验中发现存在性别差异，则应将不同性别动物的试验结果分别统计分析。如果已知不同性别的动物对受试物敏感性不同，应选择敏感的性别。在食品毒理学试验中，如无特殊研究需要，不应选择妊娠、哺乳期的动物。

2）年龄和体重　根据毒理学试验的类型选择实验动物的年龄。急性试验一般选用成年动物；慢性试验因试验周期长，应选用较年幼的或初断乳的动物，以使试验周期能覆盖成年期。同一试验中，组内个体间体重差异应小于 10%，各组间平均体重差异不应超过 5%。

3）健康状况　实验动物的健康状态对毒理学试验结果有很大的影响，因此应选用健康动物。健康动物应发育正常、体形健壮，无外观畸形，被毛浓密、有光泽、顺贴而不蓬乱，行动灵活、反应敏捷，眼睛明亮有神，表皮无溃疡和结痂，天然孔道干净无分泌物等。为确保选择健康动物，一般在试验前观察 5～7 天。

二、动物试验的准备及操作

1. 动物试验前的准备　动物试验前要进行一系列的准备工作，包括知识和技术准备、试验条件准备、预试验。知识和技术准备主要是指掌握动物试验的基础知识和动物试验技术、了解动物试验的规章制度等。试验条件准备是指仪器设备的配置与校准、药品的配制、器械的准备、实验动物的购入、实验场所消毒与器具配套等。预试验是实验者在正式试验前对试验方法和条件，以及与试验对象磨合为一个整体的过程，是正式试验前的模拟或者演习，其目的在于检查各项准备工作是否完善、人员是否配齐、试验方法和步骤是否切实可行、技术是否熟练、仪器设备是否运行正常、测试指标是否稳定可靠、剂量是否设计合理等，了解实验结果与预期结果的距离，从而为正式试验提供补充、修正的意见和经验，是动物试验必不可少的重要环节。预试验可有效地避免匆忙进入正式试验后因发现很多试验细节准备不充分，以致影响试验进展的现象。预试验可使用少量动物进行，试验方法和观测指标应和正式试验一样。预试验的试验数据不能归入正式的试验结果中统计。

2. 动物试验中的个人安全防护　实验动物操作中最基本的防护就是要穿着合适的防护工作服，戴口罩、帽子、手套，避免身体与动物直接接触。对直接接触实验动物的工作人员，必须定期组织体格检查。对患有传染性疾病，不宜承担相应工作的人员，应当及时调换工作。如果进行已知的传染性试验，要在试验前对工作人员进行特异性血清抗体检测并留存，以后要进行定期特异抗体检测，以便了解工作人员是否在工作中受到了感染。长期饲养犬的饲养人员应接种狂犬疫苗，饲养灵长类动物的饲养人员接种甲型肝炎疫苗并定期进行结核菌素试验。

3. 实验动物的抓取　正确地抓取动物是为了不损害动物，不影响观察指标，并防止被动物咬伤，保证试验顺利进行。抓取动物的方法依试验内容和动物种类而定。抓取动物前，必须对各种动物的一般习性有所了解，抓取时既要大胆敏捷，又要小心仔细，不能粗暴。

1）小鼠的抓取要点　用一只手轻轻地捏住鼠尾的中部提起（不要抓尾尖和尾根），放于另一只手上。当小鼠向前挣脱时，左手拇指和食指抓住其两耳间及颈部的皮肤，无名指、小指和大鱼际肌夹住其尾巴根部，调整动物在手中的姿势。

2）大鼠的抓取要点　用一只手轻轻地捏住鼠尾的中部提起（不要抓尾尖和尾根），移动到目标位置。张开一只手的虎口，迅速将拇指和食指插入大鼠的腋下。虎口向前，其余三指及掌心握住大鼠身体的中段，并将其保持仰卧位。调整拇指的位置，紧抵在下颌骨上。

3）豚鼠的抓取要点　将一只手轻轻地伸进笼子，用手掌迅速扣住豚鼠背部，抓住肩胛上方，拇指、食指环扣颈部，另一只手托住臀部。豚鼠胆小易惊，故在抓取时，应预先警告或让它看见捕捉者或听到捕捉者的声音。抓取时，如果豚鼠挣扎激烈，应先轻轻安抚，尽量让其安静，以防窒息。抓取豚鼠要稳、准、迅速，不能太粗暴，也不能抓腰腹部，以免造成肝破裂而死亡。

4. 实验动物的编号方法　实验动物编号的标记方法很多，好的标记方法应该标号清晰耐久、简便易读。常用编号方法有被毛染色法、耳缘打孔法、刺数钳烙印法和号牌法等，主要应用于需要对动物个体进行识别、做连续动态观察的试验。

1）*被毛染色法*　常用于大鼠、小鼠、兔的编号标记。可用苦味酸（黄色）、品红（红色）的酒精饱和溶液在被毛上染色。不同的颜色及染色部位可以代表不同的编号，如红色代表十位数，黄色代表个位数。不同部位的被毛染色代表不同的数字。一般习惯的部位顺序为：左前肢为 1，左腹部为 2，左后肢为 3，头颈部为 4，背部为 5，尾根部为 6，右前肢为 7，右腹部为 8，右后肢为 9。用红、黄两种颜色组合，可编到 99。被毛染色法简便、清晰，适用于短期试验。如做长期试验，为避免褪色，可每隔 2～3 周重染一次。

2）*耳缘打孔法*　用打孔器在动物耳缘的不同部位打孔，以表示一定的编号。一般左耳代表十位数，右耳代表个位数。耳缘打孔法适用于长期试验中做终生标记。

3）*号牌法*　用金属制的号牌固定于实验动物耳上或系于大动物的项圈上。对猴、犬、猫等大动物，数量较少时可以不做特别标记，只记录它们的外表和毛色特征即可。此外，还有刺数钳烙印法和电子标签法。

5. 实验动物的分组方法　实验动物分组应严格按照随机分组的原则进行。使每只动物都有同等机会被分配到各个试验组中，尽量避免人为因素对试验造成的影响。当购入动物的年龄、体重较为均一，可用随机数字表法分组。当一批动物在年龄、体重上相差较大时，应采用随机区组法分组，使差异随机分布到各组内。

确立试验总组数和总动物数：动物试验应设立各种对照组，包括阴性对照组、阳性对照组、模型对照组、赋形剂（溶剂）对照组等；试验组包括不同处理因素组或不同剂量组等。

确定试验总组数后，再确定每组样本数量和试验需要总动物数。一般情况下，啮齿类大小鼠试验分组每组 10～20 只、雌雄各半即可满足统计学分析的要求。如果进行长期试验，在试验中间需要处死部分进行观察，每组可适当增加至 20～40 只。大动物如兔、犬和猪的试验一般每组 6～10 只。

6. 受试物及样品的准备　对各个毒理学试验应该用同一种、同一批号受试物。受试物成分和配方必须固定。受试物在贮存期内的稳定性和在饲料中的稳定性必须进行研究并报告。受试物应一次备齐全部实验的用量。染毒前根据染毒途径的不同，应将受试物制备成一定的剂型，常制备成水溶液、油溶液或混悬液。对水溶性受试物，体内试验首选的溶剂为水（经口染毒）和等渗盐水（胃肠道外染毒）。水不溶性受试物应溶于或悬浮于适当的有机溶剂中。天然植物油（如玉米油、橄榄油）可以作为溶剂，但有两个缺点，即不能保证得到成分完全一致的植物油，植物油中的抗氧化剂成分等可影响受试物的毒性/遗传毒性。混悬液最常用的赋形剂为 0.5%羧甲基纤维素钠或 10%阿拉伯树胶。除非已证明贮存稳定，受试物溶液应新鲜配制。

三、实验动物的染毒途径及技术

在毒理学试验中，染毒途径的选择应尽可能模拟人接触该受试物的方式。最常用的染毒途径为经口、经呼吸道、经皮及注射途径。染毒的途径和方法根据试验目的、实验动物种类和药物剂型等情况确定。不同途径的吸收速率不同，一般是：静脉注射＞呼吸道吸入＞肌内注射＞腹腔注射＞皮下注射＞经口＞皮内注射＞其他途径（如经皮等）。

1. 染毒途径的选择　常用的染毒途径有经口灌胃法、经呼吸道吸入、经皮吸收和注射染毒法。选择染毒途径的依据如下。

1）*根据受试物的性质选择染毒途径*　经口染毒是最常见的染毒途径。具有刺激性的受试物不适用于皮下、肌内和腹腔注射，只能经口给药或静脉注射。在消化道内破坏或吸收不好的受试物则应注射染毒。具有催吐作用的受试物不宜经口给猫、犬和猴，因为动物呕吐时会把部分药物吐出，影响试验的精确性，可采用注射途径；而鼠和兔不会呕吐，可经口染毒。

2）*根据试验要求选择染毒途径*　要使受试物作用出现快时多采用注射途径（腹腔、静脉）。要使受试物的作用时间相对延长时，可注射油剂或悬浊液。粉尘、气体、雾状药物或毒物需要通过呼吸道吸入。有些毒物易经皮吸收，产生局部作用，则采用皮肤给药方法。

3）*根据受试物剂型选择染毒途径*　水溶液可以采用任何给药途径；油溶液可以经口给药，如需注射时一般用肌内注射。要注意给药部位是否完全吸收。另外，根据试验的特殊要求，还有脊髓腔染毒、关节腔染毒和直肠染毒等途径。

2. 染毒途径的剂量要求　各种染毒途径的剂量以受试的实验动物或制剂来确定。一般染毒最大容积为：经口 20 mL/kg；经皮 2 mL/kg（根据体表面积计算，限于染毒的准确性）；静脉注射 1 mL/kg（5 min 以上）；肌内注射 0.5 mL/kg（一个部位）；每眼 0.01 mL；直肠 0.5 mL/kg；阴道：0.2 mL/kg（大鼠），1 mL/kg（兔）；吸入 2 mg/L。

四、动物试验后的处置

1. 生物材料的采集

1）*血液采集*　根据动物种类、检测目的、试验方法及所需血量，可选择尾部采血、耳部采血、眼部采血、心脏采血、大血管采血等方法。采血总量取决于物种、性别、年龄、健康及营养状况。非终末采血可分为单次和多次采血，单次采血量低于动物总血量的 15%，对动物不会有影响。若采血量为总血量的 15%～20%，则会出现一些副作用，如心排血量或血压降低。当达到总血量的 30%～40%，则会引起缺血性休克；若取血达 40%，可引起约 50% 的猪和大鼠死亡。因此，对于健康的、没有明显不良反应的动物，单次采血不超过动物总血量的 15%，可在 3～4 周后重复采血。多次采血每天不应超过总血量的 1%（0.6 mL/kg）。

2）*尿液采集*　在毒物动力学研究中，对半衰期长（数小时以上）的受试物，可用代谢笼；对半衰期短的受试物，可在全麻下经尿道或经腹壁插管至膀胱收集尿液。常用的尿液采集方法有代谢笼采集法、输尿管插管采集法、尿道插管采集法、膀胱手术插管采集法、穿刺膀胱采集法、压迫膀胱采集法、剖腹采集法、反射排尿采集法。对犬可用接尿法或导尿法。

3）*粪便采集*　大鼠和小鼠可用代谢笼，下部有粪尿分离器。对犬和猴可直接取新鲜粪便，分析前剔去表层，取内层粪便分析。

2. 实验动物麻醉　在动物试验中，为了减轻动物的痛苦，便于试验操作，顺利完成试验，除个别情况外，需要对动物进行必要的麻醉。在麻醉过程中，必须对动物仔细观测。在麻醉过程中确定麻醉深度是一个非常重要的步骤。麻醉分为四个时期，即痛觉丧失期、兴奋期、耐受期、窒息期。应用乙醚时，上述各期出现较为明显。若不同的麻醉剂联合应用（主要与肌松药联合应用时），动物的反应会与上述有所不同。进行手术的最佳麻醉状态是意识丧失、痛觉丧失和松弛。

常用的麻醉药可分为挥发性麻醉药和非挥发性麻醉药两大类。可根据试验目的和所用动物种类进行选择。对不同物种，根据麻醉的持续时间，常将短效（30 min）、中效（120 min）、长效 （长于 120 min）麻醉剂联合用药。①短效麻醉剂：对啮齿类多用乙醚，对大动物可用硫喷妥钠 10～20 mg/kg 静脉或腹腔注射。②中效麻醉剂：推荐用赛拉嗪＋氯胺酮，对啮齿类（5 mg 赛拉嗪＋100 mg 氯胺酮）/kg 肌内注射，对大动物（2 mg 赛拉嗪＋10 mg 氯胺酮）/kg

肌内注射。③长效麻醉剂：常用戊巴比妥钠，对啮齿类 35～50 mg/kg 腹腔注射，对大动物 30 mg/kg 静脉或腹腔注射，对大鼠还可用乌拉坦 1500 mg/kg 肌内注射。

动物麻醉时的需要注意以下几点。①要掌握好麻醉药的剂量：在麻醉药使用过程中，应随时检查动物的反应。尤其是静脉注射时必须缓慢，同时观察肌肉紧张性、角膜反射和对皮肤夹捏的反应。当这些反应减弱或消失时，应立即停止注射。②动物在麻醉期体温容易下降，要采取保温措施。当体温降低时，要使用加热灯、加热垫。在寒冷冬季，麻醉药在注射前应加热到动物体温水平。动物术后至苏醒尚处于麻醉状态，此时的动物应单笼放置，以防止被其他动物损伤。③麻醉过量的处置：麻醉过量时，表现为呼吸变慢、变浅、不规则，甚至呼吸停止；心跳微弱，心律不齐，甚至停止；各种生理反射消失。此时应立即停止注射或吸入麻醉药，施行人工呼吸、吸氧，注射苏醒剂和强心剂，如咖啡因、可拉明和肾上腺素等。

3. 安死术　安乐死是动物试验中常用来处死实验动物的一种手段，这是从人道主义和动物保护角度，在不影响试验结果的同时，尽快让动物无痛苦死去的方法。

1）大鼠、小鼠常用的安死术　①脊椎脱臼法：将鼠置于实验台上，左手拇指和食指用力向下按住鼠头，右手抓住鼠尾用力向后拉，将脊髓与脑髓拉断，鼠便立即死亡。②急性失血法：可采用断头、剪断颈动静脉或股动静脉法造成急性大量失血而死亡。③麻醉致死法：用挥发性或非挥发性麻醉药过量麻醉而致死。④气体窒息致死法：将鼠装入塑料袋或塑料桶内，通入窒息气体如二氧化碳或氮气，动物因缺氧而窒息死亡。

2）犬、兔常用的安死术　①急性失血法：先使动物麻醉，分离颈动脉或股动脉，将一根较粗的塑料管插入动脉内放血，动物在 3～5 min 内即可死亡。此法对脏器无损伤，适于活杀采集病理切片标本。②化学药物致死法：通过注射一定量的化学药物而使动物迅速致死。常用的化学药物有：10%氯化钾溶液（静脉注射，犬 20～30 mL/只，兔 5～10 mL/只），10%甲醛溶液（静脉注射，犬 20 mL/只），士的宁（皮下注射，犬 0.3～0.42 mg/kg，兔 0.5～0.6 mg/kg，豚鼠 3.0～4.4 mg/kg）。需要说明的是，空气栓塞法由于不符合实验动物福利的要求，不建议使用。

4. 病理解剖及标本留取　动物试验后进行解剖检查是动物试验过程中一个重要步骤，通过对动物解剖检查和病理学观察，可以分析动物死亡原因、各器官病变特点，观察试验效果，为分析试验结果提供病理形态学依据。

1）实验动物解剖检查　①体表检查：检查动物外观（脱毛，肥瘦，皮肤是否有外伤、出血、肿瘤等），眼、耳、鼻、口腔和肛门有无异常分泌物、出血、损伤。②胸腹部皮下组织检查：观察是否有出血和感染情况。分离出气管，用止血钳夹住，便于剖胸时对肺脏的观察。③腹腔检查：注意腹腔内有无积液、血液或炎性渗出物，并记录；检查腹腔内各脏器位置是否正常，胃、肠充盈情况，大网膜和腹膜的颜色和状态等；最后将脏器取出。④胸部检查：首先观察胸骨后方胸腺、两侧胸腔是否有积液等，然后检查两肺表面与胸壁有无粘连、胸膜颜色和状态、心包情况和肺纵膈有无出血等变化，最后取出胸腔器官。检查两侧肺表面有无出血、炎症变化，有无实变和肺气肿。剪开心包膜暴露心脏，注意大小、外形、心外膜情况。⑤头部检查：观察硬脑膜有无出血、充血等变化，然后剪开硬脑膜。用眼科剪刀剪断与脊髓相连的脊椎动脉和颈神经，镊子夹住脊髓轻轻往外拉；托住脑组织，将各对脑神经切断，用小剪刀探入蝶骨鞍槽内，剥离与脑垂体相连的周围组织，最后连同脑垂体将整个脑、脊髓取出。检查脑回和脑沟有无异常变化，观察脑有无病变。

2）脏器称重　在毒理学动物试验中，由于动物的各组织器官在增生、萎缩、炎症、肿瘤等病变时会产生重量上的改变，这种改变对病理形态学诊断、分析试验结果有着重要的参考价值及意义，因此，脏器称重是病理解剖学常用的手段。根据体重算出各器官占体重的百分数，并列表分析。

3）动物组织标本的选取和固定 选取组织和固定时间应越早越好，以免发生自溶。组织块选取时，应首先选取病灶与正常交界处的组织，即包括病变本身及病变周围的正常组织。另外，切出的组织也应注意包括所有脏器的重要结构部分。切出时要取其最大的组织面。选取组织时不要挤压，还要尽量保持肉眼下标本的完整性。组织块的厚度要适宜，一般为 3.0～5.0 mm，大小为 1.5～2.0 cm^2。固定液要新鲜，应取 10～20 倍于固定组织的体积，固定时间一般在 24 h 或更长。

第三节 食品毒理学实验室规范

食品毒理学试验以生物学实验方法为主要手段，具有独特的专业特点。

一、食品毒理学实验室管理要求

（一）组织和管理

1. 法律地位及组织机构 毒理学实验室应是一个能够承担相应法律责任的实体。应将法律要求传达给全体员工，制定相应的措施，保证其客观、公正、独立地从事检测活动。非独立法人的实验室所在母体单位应书面授权该实验室独立对外开展检测业务，独立对外行文，有独立财务账号或账目，独立核算；授予实验室的最高管理者相应的管理权力，明确相应的法律责任。其最高管理者一般应由其法人单位领导班子成员担任。对实验室最高管理者、技术管理者、质量主管及实验室各部门负责人有任命文件。

2. 公正性和保密性 为了保证检测结果或数据的客观性和公正性，实验室应遵守“三不得”的规定。一是不得与检测活动、数据和结果存在关联的利益关系；二是不得参与任何对检测结果和数据的判断产生不良影响的商业或技术活动，保证工作的独立性和数据、结果的诚信性；三是不得参与和检测样品或有竞争利益关系产品的设计、研制、生产、供应、安装、使用或维护的活动。

3. 质量管理体系文件 实验室不但要建立和运作管理体系，而且要把客观存在于组织之中的管理体系编制成书面文件，使有关人员能够阅读了解管理体系，明确管理的相关要求，明白自己的职责和职责范围内的各项管理与技术活动，如何加以实施、达到什么样的要求和目的。所有要素都应文件化，包括质量方针、目标、承诺、政策、程序、计划、指导书等。管理体系文件主要由管理（质量）手册、程序文件和作业指导书（标准操作规程 SOP）、表格报告及质量记录等构成。

（二）记录与文件控制

1. 记录 实验室所用的有关文件应当采取适当的方式予以登记、标识后，方可予以发放、使用。使用过程中，使用人员有责任和义务保持文件的完好和完整。对于文件的修订、废止、改版或更新，要按照规定的要求，合理且规范进行，防止无效或作废版本文件的使用。失效或废止文件版本要从现场收回，加以标识后存档。如果确因工作需要或其他原因需要保留在现场的，必须明显加以标识，以防误用。实验室质量文件的标识应满足唯一性和现行有效性（表明文件现在的状态）。

2. 文件控制 实验室应建立记录管理程序，对下述方面进行规定：①记录应有唯一标识，便于识别；②记录的采集，即如何进行记录，应包括记录的方式与形式。实验室有各种各样的活动，产生各种各样的记录，记录的方式和形式自然有所不同；③实验室应对记录有统一管理，应建立记录目录或索引；④规定记录查取的方式和权限；⑤记录的更改应明确更改权限，保留更改前内容；⑥规定记录保存的方式、责任人及持续时间；⑦记录的维护及安全处理，如记录出现破损怎么办、如何防止记录的丢失和盗用等；⑧记录应清晰，不能字迹模糊，记录的内容和表达应明确，不得模棱两可；⑨记录和更改用笔应确保笔迹在存放期限内不褪色。

（三）投诉及不符合工作处理

对客户投诉或申诉的处理过程和要求，编制管理程序文件。对客户的每一次投诉或申诉，均要严格按照规定予以处理。处理程序一般分为受理或记录、界定涉及的领域和部门、明确负责调查处理的岗位或负责人、组织调查分析、确定造成投诉或申诉的原因或情况说明、向客户反馈或解释处理意见和结果。除设有客户投诉的途径，还应定期或不定期主动向客户征求意见，积极了解客户的抱怨。客户的投诉是发现不符合工作的重要途径之一，实验室应重视从客户投诉中判定管理体系是否存在需改进的要求。

（四）持续改进

改进贯穿质量体系运行全过程。在实验室的管理体系运行过程中，不符合工作的出现是难免的，一旦出现了不符合工作，就应当立即纠正，不符合工作可能再度发生时要执行纠正措施程序。一旦确定了潜在不符合的原因，就应当及时制定预防措施。实验室要建立包括客户意见、外部审核结果、参加能力验证结果、内审、管理评审、质量监督结果等指标组成的质量指示系统，一旦这些指标出现偏离，则应考虑改进。

二、实验室的技术要求

（一）实验耗材

实验室应当选择具备充分质量保证能力的单位，为其提供相关物品或提供服务。实验室对供货单位或服务提供者的质量保证能力应当进行评价，并建立合格供货单位和服务提供者的名单。实验室每一次外购物品或选择服务，首先应从确定的名单中选择供货单位或服务提供者。实验室应尽可能对外购物品实施检测或验收。

考虑到试验消耗材料的质量及性能的稳定和优劣对试验结果有着巨大的影响，实验室应制定相应的合适措施和程序及验收工作 SOP，对其质量予以验证和保证。例如，动物饲料应保证营养成分符合相关规范要求，如为蔬菜，应保证农药残留量不能超标，饲料成品的颗粒硬度、分散度等物理性状都要符合要求，如为 SPF 级以上动物用饲料，尚需进行有效的灭菌处理；动物饮水卫生质量应符合相关规范要求，必要时需进行有效的灭菌处理；动物饲养时所用垫料的物理特性应适于动物的喜好习性，易于清理，保证卫生且有害物质含量不能超标；致突变试验中使用的阳性对照物应尽可能选择高纯度物质。

毒理学试验的试验系统主要是实验动物，以啮齿类动物为主（大、小鼠，豚鼠），但也有少数试验采用非啮齿类动物（如兔、犬等），同时还包括某些细菌及体外培养的细胞、细胞株等。实验动物的进口、检疫、饲养和使用应参照《中华人民共和国动物防疫法》《动物检疫管理办法》《实验动物管理条例》及《食品安全性毒理学评价程序和方法（GB15193）》的相关规定和要求。菌株和培养细胞的保存、培养等均应参照《食品安全性毒理学评价程序和方法（GB15193）》介绍的方法。

（二）人员

实验室应根据所从事检测工作的特点及工作量配备管理和技术人员，人员的数量和能力均应满足要求。所有从事抽样、检测、签发检测报告、操作设备的人员都必须持证上岗，上岗的授权必须明确、具体。实验室应确定人员培训需求，并制定人员培训的程序和计划，人员培训的内容应与其所承担的任务相适应。实验室还应对所做的这些培训活动的有效性进行评价。评价可以通过对人员能力的监督评价来实施，如通过能力验证、人员比对、操作观察、内部或外部审核等来证明人员的能力，进而证明人员培训的有效性。实验室应保存所有人员的资格、培训、技能和经历的档案。

（三）环境设施与设备

毒理学实验室一般设有屏障环境实验动物设施、病理实验室、遗传毒理室、免疫实验室、生化实验室、生殖毒理室、皮肤毒理室、吸入染毒实验室、行为毒理室、分子毒理室、化学实验室等。实验室设施应能够满足实验室工作的需要，不同的试验项目对实验室设施要求不同。仅开展急毒和（或）二阶段毒理学试验的实验室动物房面积不应小于 100 m^2，实验室面积（不包括动物房）至少应有 100 m^2；开展三段或四段毒理学试验的实验室应配备 SPF 级以上级别动物房，且面积不应小于 250 m^2，实验室面积（不包括动物房）至少应有 200 m^2。实验室和动物房应完全分隔开，除喂饲之外的所有试验操作（灌胃给样、采集尾血等），如需在动物房中进行，则应在动物房的特定分隔区域内进行，以避免目击操作过程对实验动物产生不良影响。

实验室的设计布局必须符合相应的安全要求，且应配备必要的安全防护、急救设施。如某些高危险性实验区间应采用独立空调和排风设施，以免发生交叉污染。应建立完整的危险警示和限制标志，实验室（包括动物房）中应配备必要的急救设施及药物，如紧急冲淋装置，灼伤、烫伤、割挫伤等急救药物等。实验室应配备空气消毒设施和（或）通风设施，动物房设施的布局、设计及环境参数要求等可参考《实验动物环境与设施（GB14925）》。实验室应配备专用的冰箱用来存放实验动物尸体，再统一进行焚烧处理，其排放物应符合《危险废物焚烧污染控制标准（GB18484）》规定的要求，或交由此类废弃物处理服务提供商进行处理。实验室除动物尸体外的其他有毒化学试剂和三致试验等使用的注射器材应按要求进行无害化处理。具体参照《污水综合排放标准（GB 8978）》《大气污染物综合排放标准（GB 16297）》《医疗机构污水排放要求（GB18596）》及《致突变物、致畸物和致癌物的处理方法（GB15193.19）》等标准进行。

毒理实验仪器设备包括全自动生化分析仪、全自动血液分析仪、自动病理制片和图像分析系统、自动型真空旋转蒸发仪、动式染毒柜、电子显微镜、低温高速离心机等，根据试验需要还可配备流式细胞仪、酶联免疫斑点图像分析仪、全自动酶标仪、液体闪烁仪、多媒体显微成像系统、定量分析 PCR 仪、凝胶成像分析仪、电泳仪、程控水迷宫、毛细管电泳仪等设备。重要的、关键的仪器设备，以及操作技术复杂的大型仪器设备，应由专门指定（以授权方式体现）的操作人员操作，操作者应经过培训考核，持证上岗。对检测结果有重要影响的仪器设备和主要的仪器设备，应该建立档案，并且应以“一台一档”的方式建立档案，档案应包含仪器设备的基本信息、实时动态管理，及时补充相关的信息和资料。同类的多只小型计量器具可建立一个档案，集中存放相关材料。实验室应编制期间核查程序，按计划和程序要求实施。当仪器设备经校准给出一组校准因子时，确保有关数据得到及时修正。

（四）量值溯源

实验室应制定溯源的总体要求，对于设备检定/校准应绘制溯源到国家基准的量值传递框图，确保量值符合计量法制规定；应制定和实施量值溯源程序，规定实验室的量值溯源方法。当实验室对其所用测量设备进行外部校准时，应选择溯源体系图中相应等级的计量标准或基准；当进行自校准时，需证明实验室具有相应的校准能力并满足溯源性要求。在溯源到国家/国际计量基准不可能或不适用时，可以采用部分校准，或通过参加适当的能力验证等提供相关的证明。

实验室应设计并实施一套对测量系统进行校准、真实性评估的检定程序，以保证测量结果可追溯到 SI（国际单位制符号）单位，或可以参比到一个自然常数或其他规定的参考值。如果以上都无法实现，还可以采用参加适当的实验室间的比对计划；使用相应的参考物质（有证书说明其材料的特性）；将供应商或制造商提供的关于试剂、程序或检验系统的溯源性的说明形成文件等。

三、毒理学实验室过程控制

检验过程控制是实验室质量控制工作的核心部分，在很大程度上决定检验结果的准确性，成功的过程控制有赖于质量体系的有效运行。

（一）合同评审

为达到客户的要求，实验室要与客户充分沟通、了解客户需求，并对自身的技术能力是否能够满足客户的要求等形式合同文件加以必要评审。实验室应编写评审客户要求、标书和合同的相关程序文件，并加以有效实施，记录必要的评审过程和结果。

（二）样品管理

样品唯一标识系统是样品管理的关键环节，另外还应有状态标识，表明该样品的检测状态是待检、检毕，还是留样。对于同批样品，该批样品应有同一编号，并对个体再细分编序号；如样品有附件，则附件与主体必须采用同一编号，并注明每一附件序号；如在实验室之外传递时（如分包），同样要做好唯一性标识。建立唯一标识系统的目的是确保样品在实验室自始至终不会发生混淆并可追溯。

实验室应有适当的设施条件确保样品在贮存、搬运、准备和检测中不发生变质或损坏，也不会影响到检测结果的完整性。贮存环境条件应与样品要求相符，并做好记录。样品应规定保存期限。对仲裁检验，样品需留样，以备在客户有争议时复测。还应有防盗、防丢失措施，特别对于价值昂贵的样品。

（三）试验计划与方法确认

试验计划是毒理学检验过程的关键控制环节之一。试验计划是否科学、正确、合理将直接决定试验结果是否准确和可信。毒理学实验室常用的检验方法大多属于标准检验方法和其他公认检验方法，但时常需要对标准检验方法进行细化，即编写 SOP，这主要是针对标准检验方法中没有明确或操作性不够强的环节。SOP 属于质量文件（作业指导书）的范畴，应该由实验室负责人审批。毒理学实验室应慎用非公认检验方法，应尽量从技术上验证确保此类方法是可靠的，从组织上经过严格的审批手续后才能投入使用，并且还要观察此类方法的使用情况，对不足之处及时修补。

食品毒理学试验应参照《食品安全性毒理学评价程序和方法（GB15193）》所述的方法，必要时，也可参考其他权威出版物提供的试验方法，如美国 FDA 或欧盟的食品毒理学评价方法。鉴于生物伦理学的考虑，目前国际上针对动物试验提倡“3R”策略，即“减少、替代和优化”策略。应积极选用以体外培养组织或细胞等替代整体动物作为试验系统的替代试验方法，但该替代试验法应是已经被证明有效且得到相关的国际权威组织认可的，同时必须通过实验室的非标方法验证程序进行验证。

（四）试验系统的准备

大鼠、小鼠、豚鼠、兔的饲养、转运，以及细菌、菌株的培养、传代、保存的具体方法应严格遵照相应的 SOP。对试验用菌株的操作，应注意防止微生物污染和扩散，具体事项参照中华人民共和国国务院 2004（424）号令《病原微生物实验室生物安全管理条例》和 WHO《实验室生物安全手册（2003）》。实验动物的选择应按照试验计划进行，而良好的试验计划应保证研究的先进性、实用性及结论的可重复性，并尽可能节约。实验动物的选择应遵循相似性原则、差异性原则、易化原则、相容或相匹配原则、可获性原则、重现性、均一性原则。

（五）样品的前处理

受试物预处理包括受试物的溶解、浸泡、浓缩、融化、悬浮、混合、去辅料、掺入、灭菌等。样品预处理必须考虑以下几点。①介质的选择：介质是帮助受试物进入试验系统或动物体内的重要媒介，所选溶剂、乳化剂或助悬剂本身应不产生毒性作用，与受试物各成分之间不发生化学反应，且保持其稳定性。一般可选用蒸馏水、食用植物油、淀粉、明胶、羧甲基纤维素等。②对人的可能摄入量较大的受试物，在按其摄入量设计试验剂量时，往往会超过动物的最大灌胃剂量或超过掺入饲料的限量（10%，*m*/*m*），此时可去除既无功效作用又无安全问题的辅料部分（如淀粉、糊精等）进行试验。③液体样品需进行浓缩处理时，应采用不破坏其中有效成分的方法。可使用温度 60～70℃减压或常压蒸发浓缩、冷冻干燥等方法。④对于推荐量较大的含乙醇样品，在按其推荐量设计试验剂量时，如超过动物最大灌胃容量，可以进行浓缩。⑤含有益生菌等微生物的样品，在进行 Ames 试验或体外细胞试验时，应将微生物灭活后进行。

（六）试验操作

试验操作应严格按照有关标准检验方法和 SOP 进行。试验操作过程中发生意外情况时需重新进行试验，如以下几种情况：①培养细胞及细菌在试验操作过程中出现污染，应重新试验；②因实验动物饲养或给样操作不当等人为因素造成动物严重伤害甚至死亡，超过一定比例，如 90 天喂养试验中动物死亡超过 10%，则应重新试验；③如超过 10%的死亡动物和组织器官因自溶等原因而无法进行必要的组织病理学检查，则应重新试验。

（七）数据统计分析及结果报告

实验室应当对检测活动中的数据计算转换做出相应措施规定，以确保检测数据得到正确的计算和转换。避免因计算处理和数据转换出现的错误而造成结果不可靠。当实验室使用计算机或自动化设备对检测数据进行采集、处理、记录、报告、存贮或检索时，实验室应对出具的数据进行质量控制，以保证数据的完整性和保密性。自行开发的软件应被制成足够详细的文件，并加以验证；计算机硬盘应有备份，并建立定期刻录和电子签名制度；软盘、光盘、U 盘应由专人妥善保管，禁止非授权人接触，防止结果被修改。

实验室应及时出具检测结果报告，检测报告应具有依据的正确性、及时性、准确性；同时应使用法定计量单位，检测报告还应该包含有足够的信息。当需要对检测结果做出说明时，结果报告中还应给出必要的附加信息。这些信息可能包括：对方法的偏离、增添或删节；特定检测环境条件的说明信息；对结果报告符合或不符合要求/规范的声明；不确定度的信息；特定方法或客户群体要求的附加信息等。

（八）监督检查与结果质量控制

监督检查应贯穿检验全过程，并涉及所有质量控制关键点。还应采取技术方法和数据统计方法进行结果质量控制。实验室应尽量参加外部机构特别是权威机构组织的质控考核和实验室间比对活动，这是质量控制的一个有效方法。外部质控以能力验证活动（proficiency testing，PT）最有效，有条件的实验室也可以组织发起双边/多边室间比对活动。要对参加 PT 或室间比对的可疑结果进行分析和改进。

（李宝龙）

第十二章 一般毒性试验

第一节 急性经口毒性试验

一、试验目的及原理

1. 试验目的

（1）急性经口毒性试验是评估化学物毒性特性的第一步，通过短时间经口染毒可提供化学物对健康所产生危害的信息。试验结果可作为化学毒性分级和标签标识，以及确定亚慢性毒性试验和其他毒理学试验剂量的依据。

（2）此试验为设计性试验，通过此试验应掌握化学物急性毒性评价试验的基本程序，并且掌握进行试验设计时应考虑的各种因素与试验条件。

（3）熟悉实验动物的饲喂技术及基本要求，掌握实验动物灌胃的技能，学会半数致死剂量（LD_{50}）及其可信限的计算方法。

（4）通过本试验获得受试化学物的 LD_{50}，并描述试验过程中实验动物的各种反应及可能的靶器官。LD_{50} 测定的方法有多种，如改良寇氏法、霍恩氏法、Bliss 法、概率单位法等。

2. 原理　选择健康的实验动物，根据体重按随机分组的方法，依据 LD_{50} 计算的设计原则将动物分成数个染毒组。一次或 24 h 内多次给予受试物后，了解动物所产生的急性毒性反应及其严重程度、中毒死亡的特征及可能的死亡原因，观察受试物毒性反应与剂量的关系，求出 LD_{50}，并根据 LD_{50} 值将受试物进行急性毒性分级。

二、试验材料

1. 实验动物　选用健康成年昆明种小鼠（18～22 g）。试验前要对动物饲养观察 3～7 天，以适应饲养环境，并淘汰不健康或体重不符合要求的动物。

2. 器材　灌胃针（小鼠适用），注射器（0.25 mL、1 mL、2 mL、5 mL），吸管（0.1 mL、0.2 mL、0.5 mL、1 mL、2 mL、10 mL），容量瓶（10 mL、25 mL、50 mL），烧杯（10 mL、25 mL、50 mL），滴管，电子天平（感应量 1/10 000 g），动物体重秤，外科剪刀，镊子。

3. 受试物　受试物应溶解或悬浮于适宜的介质中，建议首选水，其次是植物油（如玉米油），或考虑使用其他介质（如羧甲基纤维素、明胶、淀粉等）。对于非水溶性介质，应了解其毒理特性，否则应在试验前先确定其毒性。每次经口染毒液体的最大容量取决于实验动物的大小，对啮齿类动物所给液体容量一般为 1 mL/100 g BW，水溶液可至 2 mL/100 g BW。

三、试验步骤

1. 预试验

1）摸索剂量范围　先找出 100% 与 0%的致死量（或阳性反应的剂量）为试验的上、下限剂量（D_{max} 和 D_{min}）。根据经验或文献定出一个估计量，取动物若干，每 4 只一组，按估计量给药，如出现 4/4 死亡时，下一组剂量降低；当出现 3/4 死亡时，则上一剂量为 D_{max}；如降低一档剂量出现的死亡率为 2/4 或 1/4 时，应考虑到 4/4 死亡剂量组在正式试验时可能出现死亡率低于 70%，为慎重起见可将 4/4 死亡剂量乘以 1.4 倍，作为 D_{max}。依次类推，找出 D_{min}。

2）剂量分组　一般染毒组数（G）以 5～8 组为宜，组间剂量比值为 r。在确定组数后，按下列公式计算 r。

$$r=\sqrt[G-1]{\frac{D_{\max}}{D_{\min}}}$$

3）受试物溶液的配制　配制等比浓度的受试物溶液，并使每只动物在给药容量上相等（如 0.5 mL/20 g）。剂量按等比级数增减，相邻两剂量比值 1∶0.6～0.9，设 5 个剂量组（与上一段剂量分组不符）。

2. 正式试验

1）动物的分组　①饲喂条件：实验动物喂养室温度应该控制在（22±3）℃，相对湿度 30%～70%，无对流风。早 6：00 至晚 6：00 进行 12 h 光照，其余时间黑暗。一般喂养常规实验室饲料，自由饮水。②区分性别：辨别小鼠性别，并将雌雄动物分开放入不同笼具中。③称重：称量小鼠体重的天平，其感应量需在 0.1 g 以下。同一次试验中动物体重变异不应超过平均体重的 20%。④编号：小鼠称重后，立即以染色法编号。用苦味酸乙醇饱和溶液（黄色）标记个位数号码，品红（红色）标记十位数号码。一般以头部为 1 号，按顺时针依次右前肢为 2 号，右腰为 3 号，右后肢为 4 号，尾根部为 5 号，右后肢为 6 号，左腰为 7 号，左前肢为 8 号，后背为 9 号，10 号为在头部染红色标记，11 号在右前肢染红色和黄色标记各一，依次类推。⑤分组：从随机数字表上抄录 30 个随机数字，分别除以 5（因为要将动物分成 5 组），写下余数。如果被除数小于除数，商数为 0，那么被除数即为余数；如果被除数为 0，余数亦为 0。其他可按余数分组：余数为 1，即将动物归入第一组；余数为 2，归入第二组；依此类推，余数为 0，归入第五组。

如各组动物数不等，则需调整。调整时，仍从随机数字表中抄录若干随机数字，然后用待调整组动物数去除该随机数字，以决定将哪一只动物调整至其他组。如随机数字分别为 83、89。而待调整组动物数为 8，先用 8 去除 83，得余数为 3，于是将该组的第 3 只动物调至其他组。再用 7（因待调整组还剩 7 只动物）去除 89，得余数为 5，于是将该组的第 5 只动物调整至其他组，依此类推。

计算各组动物的平均体重，体重要求在同一组内、同性别动物体重差异应小于平均体重的 10%，不同组间同性别动物体重均值差异应小于 5%。

2）剂量设置　本次试验采用改良寇氏法，分 5 个染毒剂量组，由教师指导同学进行染毒剂量设计。采用改良寇氏法进行剂量设计时要符合以下要求：①各组动物随机分组，组内动物数相同；②组间剂量要求按等比级数设计；③受试动物的反应（死亡率）要求符合正态分布；④最低剂量组死亡率＜20%，最大剂量组死亡率＞80%（最好有 0%及 100%反应组）。

3）受试物的配制　①量取受试物：固体化学物采用称量法，液体化学物可用称量法或吸量法。称量法：准确称取一定量的受试物，放入烧杯中，加溶剂溶解或稀释，倒入刻度容器（如容量瓶）内，混匀，再加溶剂定容。计算受试物浓度（mg/mL），备用。吸量法：依设计剂量计算出应吸取液态受试物的容积，加入容量瓶中，用溶剂加至刻度。计算公式为

$$X=A\times V/d\times 1000$$

式中，X 为应吸取受试物的容积（mL）；A 为设计要求的受试物浓度（mg/mL）；V 为容量瓶容积（mL）；d 为受试化学物比重。

②受试物的配制：包括等容量稀释法和等浓度稀释法两种。

等容量稀释法：按试验最大剂量组所需受试物溶液的浓度及体积，计算所需受试物量，配制最高剂量组试液；再按组距，逐组稀释，分别配出各剂量组所用的受试物药液。

等浓度稀释法：将受试物配成一种浓度的溶液，各剂量组的动物将给予不同体积的受试物。

等容量稀释法和等浓度稀释法计算举例如下：若最大剂量组为 760 mg/kg（7.6 mg/10 g），灌胃量为 0.1 mL/10 g，则受试物浓度应为 7.6 mg/0.1 mL，即 76 mg/mL。欲配制 50 mL 该溶液，需受试物量为 7.6 mg/0.1 mL×50 mL＝3800 mg。其余试剂的配制依此类推，详见表 12-1。

表 12-1　两种稀释法配制受试物计算结果举例

剂量/（mg/kg）	等容量稀释法		等浓度稀释法	
	浓度/（mg/mL）	灌胃量/（mL/10 g）	浓度/（mg/mL）	灌胃量/（mL/10 g）
760	76	0.1	76	0.1
380	38	0.1	76	0.050
190	19	0.1	76	0.025
95	9.5	0.1	76	0.013
49.5	4.95	0.1	76	0.006

3. 灌胃染毒及毒效应观察

1）*要求*　　灌胃染毒应在动物空腹时进行，一般在染毒前禁食 4 h。因为胃内充满食物会增加注入阻力，并影响毒物的吸收。

2）灌胃量：本试验各剂量组采用等容量灌胃法，灌胃量为 0.1 mL/10 g。若小鼠体重为 18 g，则灌胃量为 0.18 mL。一般小鼠的灌胃容量为 0.2～1 mL。

3）灌胃操作：左手抓住小鼠耳后、颈部的皮肤，用无名指、小指和大鱼际肌将其尾根部压紧，将动物固定成垂直体位，腹部面向操作者，注意使动物的上消化道固定成一直线。右手持灌胃针，吸取所需受试物溶液后，将针头由小鼠口腔插入，避开牙齿，沿咽后壁缓缓滑入食管。若遇阻力，可轻轻上下滑动探索，一旦感觉阻力消失，即可将灌胃针插入胃部。如遇动物挣扎抵抗，应停止进针或将针拔出，千万不可强行插入，以免穿破食管，甚至误入气管，导致动物立即死亡。小鼠的进针深度一般为 2.5～4 cm。为验明是否已正确地插入胃部，可轻回抽注射器，如无气泡抽出，表明以插入胃中；如有大量气泡，则提示误入气管，应抽出重插。确定将灌胃针插入胃部后，将受试物溶液注入小鼠胃部并抽出灌胃针，完成灌胃操作。

4）*毒效应观察*　　一般观察 14 天，必要时延长到 28 天，特殊应急情况下至少观察 7 天。观察和记录中毒体征及出现的时间、死亡数量和时间及死亡前的特征（表 12-2）。根据观察情况分析中毒特点和毒作用靶器官，按照试验结果填写急性毒性试验记录表（表 12-3）。高剂量组动物的死亡常很快发生，染毒后应立刻密切注视。观察期间应注意保证饲料、饮水、温度等生活条件，严防非试验因素引起的死亡。最后将死亡情况及各种数据填入试验原始记录表中（表 12-4）。

表 12-2　实验动物中毒表现观察项目

器官系统	观察及检查项目	中毒后一般表现
中枢神经系统及躯体运动	行为	改变姿态，叫声异常，不安或呆滞
	动作	震颤，运动失调，麻痹，惊厥，强制性动作
	各种刺激的反应	易兴奋，知觉过敏或缺乏知觉
	肌肉张力	强直，弛缓
自主神经系统	瞳孔大小	缩小或放大
	分泌	流涎，流泪
呼吸系统	鼻孔	流鼻涕
	呼吸性质和速率	徐缓，困难，潮式呼吸
心血管系统	心区触诊	心动过缓，心律不齐，心跳过强或过弱
胃肠系统	腹型	气胀或收缩，腹泻或便秘
	粪便硬度和颜色	粪便不成形，黑色或灰色
生殖泌尿系统	阴户，乳腺	膨胀
	阴茎	脱垂
	会阴部	污秽
皮肤和毛皮	颜色，张力	发红，皱折，松弛，皮疹
	完整性	竖毛
黏膜	黏膜	流黏液，充血，出血性紫绀，苍白
	口腔	溃疡
眼	眼睑	上睑下垂
	眼球	眼球突出或震颤
	透明度	浑浊
其他	直肠或皮肤温度	降低或升高
	一般情况	姿势不正常，消瘦

表 12-3　动物一般体征观察表

观察项目	体征/症状
鼻孔、呼吸状态、呼吸频率和深度	
运动功能、运动频率和特点的改变	
惊厥，随意肌明显无意识收缩或惊厥性收缩	
反射	
眼检查	
心血管	
唾液	
竖毛	
痛觉	
肌张力	
排便，呕吐	
多尿	
皮肤	

表 12-4　急性毒性试验原始记录表

受试物名称：　　受试物性状：　　受试物纯度：　　染毒途径：
实验动物种系：　　实验动物来源：　　室温：　　湿度：　　日期和时间：

剂量组/（mg/kg）	动物编号	性别	体重/g	染毒时间	症状及出现时间	死亡时间	体重记录/g

试验操作者：　　记录者：

4. 计算 LD_{50}　按改良寇氏法公式计算 LD_{50}

$$\lg LD_{50}=X_m-i\left(\sum p-0.5\right) \quad (12\text{-}1)$$

式中，X_m 为最高剂量组剂量的对数；i 为组距或公比的对数值；p 为各组动物死亡率，用小数表示（如果死亡率为 80%应写成 0.80）；$\sum p$ 为各组动物死亡率之总和（化成小数）。

$$S_{\lg LD_{50}}=i\times\sqrt{\sum\frac{pq}{n}} \quad (12\text{-}2)$$

式中，p 为各组实验动物死亡率；q 为各组实验动物存活率（$1-p$）；i 为组距或公比的对数值；n 为每组实验动物数。

$$LD_{50}\ 95\%\text{可信限}=\lg^{-1}\left(\lg LD_{50}\pm 1.96\times S_{\lg LD_{50}}\right) \quad (12\text{-}3)$$

$$LD_{50}\text{的平均可信限}=LD_{50}\pm\left(LD_{50}\text{的 }95\%\text{可信限的上限}-\text{下限}\right)/2 \quad (12\text{-}4)$$

四、试验结果及分析

依据实验动物中毒症状、死亡时间、LD_{50} 及急性毒作用带，判断该受试化合物的毒性分级（表 12-5）及由中毒表现初步提示毒作用特征。

表 12-5　急性毒性（LD_{50}）剂量分级表

级别	大鼠口服 LD_{50}/（mg/kg）	相当于人的致死量	
		mg/kg	g/人
极毒	＜1	稍尝	0.05
剧毒	1～50	500～4 000	0.5
中等毒	51～500	4 000～30 000	5
低毒	501～5 000	30 000～250 000	50
实际无毒	5 001～15 000	250 000～500 000	500
无毒	＞15 000	＞500 000	2 500

试验报告应包括如下内容：

（1）受试物名称、理化性状、配制方法、所用浓度；

（2）实验动物的种属、品系和来源（注明合格证号和动物级别）；

（3）实验动物饲养环境，包括饲料来源、室温、相对湿度、实验动物房合格证号；

（4）所用剂量和动物分组，每组所用动物性别、数量及体重范围；

（5）染毒后动物中毒表现和死亡情况及出现时间，大体解剖及病理所见；

（6）计算 LD_{50} 的方法；

（7）列表报告结果和计算的 LD_{50} 及其 95%可信区间（建议的表格形式见表 12-6）；

（8）结论。

表 12-6　×××对小鼠急性经口毒性试验结果

动物性别	剂量分组/（mg/kg）	动物数/只	体重（$\bar{X}$ ±SD）/g			死亡动物数/只	死亡率/%
			0 天	7 天	14 天		
	$\bar{X}$						

LD_{50} 及 95%可信区间：　　雄性动物：　　雌性动物：

【注意事项】

（1）灌胃染毒时要求动物保持空腹状态，因此染毒前应禁食（不禁水）6～10 h。灌胃后至少 2～3 h 才能喂食。油剂比水溶液要求限制喂食的时间更长些。

（2）防止操作者中毒。当受试化合物为气体或易挥发液体时，配制时应在通风柜内操作。如化合物可损伤皮肤或经皮吸收，应注意保护操作者手、脸皮肤和防止溅入眼内。余下的受试化合物应在教师指导下销毁。

（3）相同剂量的受试物，若以不同浓度给药，死亡情况会有所不同。常用的方法是将受试物体积固定，根据试验设计的剂量将受试物配制成不同浓度的溶液进行灌胃。

（4）通常灌胃体积以体重的 1%～2%计算，最多不超过 3%，即每 100 g 体重灌胃 1～2 mL，最多不超过 3 mL。根据实际经验得出的各种实验动物灌胃量的极限是：小鼠 0.5～1 mL，大鼠 4～5 mL。

第二节　蓄积毒性试验

一、试验目的及原理

1. 试验目的　　蓄积毒性试验是评价外源化学物有无蓄积毒性的重要方法，可为亚慢性、慢性毒性试验的剂量选择提供依据，是制定卫生标准、选择安全系数的主要依据。

2. 原理　　某些毒物多次以小剂量反复进入体内，可表现出机体对该毒物的反应性增强，即一次染毒不引起反应的剂量，如多次重复染毒，则可能引起明显的毒性反应甚至死亡。这表明毒物有蓄积毒性。毒物的蓄积与进入机体的毒物剂量、重复染毒间隔时间、毒物的毒性及其代谢特点和机体反应特性条件有关。

在一定期限内，每日以低于致死剂量（小于 LD_{50} 剂量）给予实验动物受试物，直至出现预计的毒性效应（或死亡）为止，计算达到预计效应的总累积剂量，求出此累积剂量与一次接触该化合物产生相同效应的剂量的比值，此比值即为蓄积系数（K值）。

二、试验材料

1. **实验动物**　健康成年大鼠或小鼠。
2. **器材**　注射器、灌胃针、动物体重秤。

三、试验步骤

采用蓄积系数法，选用大鼠或小鼠以经口灌胃或腹腔注射方法进行试验，先进行受试物的急性毒性试验，求出LD_{50}。然后选取相同条件的动物40只（或更多），随机分为试验和对照2组，每组至少20只，雌雄各半。在1/20～1/5 LD_{50}范围内选择剂量，以相同染毒途径、定时、定量对试验组染毒。观察记录动物死亡数。当试验组累积发生一半动物死亡时终止染毒。累计从试验开始到出现50%动物死亡时的累积染毒总剂量（$\sum LD_{50[n]}$），用公式（12-5）计算该毒物的蓄积系数（K）：

$$K=\frac{\sum LD_{50[n]}}{\sum LD_{50[1]}} \tag{12-5}$$

式中，$\sum LD_{50[n]}$为一次染毒的50%的致死剂量；$\sum LD_{50[1]}$为引起动物死亡的累计总剂量。

四、试验结果及分析

根据蓄积系数，可将毒物的蓄积作用分4级（表12-7）。

表12-7　按蓄积系数对蓄积作用分级

蓄积系数	分级
$K<1$	高度蓄积
$1=K<3$	明显蓄积
$3=K<5$	中等蓄积
$K=5$	轻度蓄积

另外一种测定毒物蓄积系数的试验方法是：动物每天按体重给一定剂量的毒物染毒。第1～4天，给0.10 $\sum LD_{50}$剂量，然后染毒剂量按1.5倍每4天递增一次，染毒剂量安排见表12-8。

表12-8　蓄积毒性试验染毒方案

接触天数/天	1～4	5～8	9～12	13～16	17～20	21～24	25～28
每日接触剂量（LD_{50}）	0.10	0.15	0.22	0.34	0.50	0.75	1.12
4天接触总剂量（LD_{50}）	0.40	0.60	0.90	1.36	2.00	3.00	4.48
累积接触总剂量（LD_{50}）	0.40	1.00	1.90	3.26	5.26	8.26	12.74

蓄积系数的计算仍用公式（12-5），评价的标准仍按表12-7。

第三节　28天经口毒性试验

一、试验目的及原理

1. 试验目的　确定在28天内经口连续接触受试物后引起的毒性效应，了解受试物剂量-反应关系和毒作用靶器官，确定28天经口最小观察到有害作用剂量（LOAEL）和未观察到有害作用剂量（NOAEL），初步评价受试物经口的安全性，并为下一步较长期毒性和慢性毒性试验剂量、观察指标、毒性终点的选择提供依据。

2. 原理　当评价某受试物的毒作用特点时，在了解受试物的纯度、溶解特性、稳定性等理化性质和有关毒性的初步资料之后，可进行28天喂养试验，以提出较长期喂饲不同剂量的受试物对动物引起有害效应的剂量、毒作用性质和靶器官，估计亚慢性摄入的危险性。28天经口急性毒性试验能提供受试物在较短时间内重复给予引起的毒性效应、毒作用特征及靶器官等有关资料。由于动物和人存在物种差异，试验结果外推到人有一定的局限性，但可为初步估计人群允许接触水平提供有价值的信息。

二、试验材料

1. 仪器　实验室常用解剖器械、电子天平、生物显微镜、检眼镜、生化分析仪、凝血分析仪、尿液分析仪、离心机、石蜡切片机等。

2. 试剂　甲醛、二甲苯、乙醇、苏木素、伊红、石蜡、血细胞分析仪稀释剂、生化分析试剂、凝血分析试剂、尿液分析试剂等。

三、试验步骤

1. 实验动物及分组　一般啮齿类动物首选大鼠，非啮齿类动物首选比格犬。大鼠周龄推荐不超过6周，体重50～100 g，每组动物数不少于20只，雌雄各半。犬应选用4～6个月幼犬，每组动物数不少于8只，雌雄各半。对照组动物性别和数量应与试验组相同。试验至少设3个受试物剂量组和1个阴性（溶媒）对照组。对照组除不给受试物外，其余处理均同受试物剂量组。

2. 剂量设计　原则上，高剂量应使部分动物出现比较明显的毒性反应，但不引起死亡；低剂量不宜出现任何观察到毒效应（相当于NOAEL），且高于人的实际接触水平；中剂量介于两者之间，可出现轻度的毒性效应，以得出LOAEL。一般递减剂量的组间距以2～4倍为宜，如受试物剂量总跨度过大，可加设剂量组。试验剂量的设计参考LD_{50}剂量和人体实际摄入量进行。能求出LD_{50}的受试物，以LD_{50}的10%～25%作为最高剂量组，最低剂量组至少是人体预期摄入量的3倍。求不出LD_{50}的受试物，试验剂量应尽可能涵盖人体预期摄入量100倍的剂量，在不影响动物摄食及营养平衡前提下，提高高剂量组的剂量。对于人体拟摄入量较大的受试物，高剂量组亦可以按最大给予量设计。

3. 受试物给予　根据受试物的特性和试验目的，选择受试物掺入饲料、饮水或灌胃方式给予。受试物应连续给予28天。应每日在同一时段灌胃1次，每周称重2次，根据体重调整灌胃体积。

受试物灌胃给予，要将受试物溶解或悬浮于合适的溶媒中，首选溶媒为水，不溶于水的受试物可使用植物油（如橄榄油、玉米油等），不溶于水或油的受试物亦可使用羧甲基纤维素、淀粉等配成混悬液或糊状物等。受试物应现用现配，有资料表明其溶液或混悬液贮存稳定者除外。应每日在同一时段灌胃1次，每周称体重2次，根据体重调整灌胃体积。灌胃体积一般不超过10 mL/kg BW，如为水溶液时，最大灌胃体积大鼠可达20 mL/kg BW，犬15 mL/kg BW；如为油性液体，灌胃体积应不超过4 mL/kg BW；各组灌胃体积一致。

受试物掺入饲料或饮水给予，要将受试物与饲料（或饮水）充分混匀并保证该受试物配制的稳定性和均一性，以不影响动物摄食、营养平衡和饮水量为原则，受试物掺入饲料比例一般小于质量分数5%，若超过5%，调整对照组饲料营养素水平，使其与受试物组饲料营养素水平保持一致，同时增设未处理对照组。受试物掺入饲料时，需将受试物剂量（mg/kg BW）按动物每100 g体重的摄食量折算为受试物饲料浓度（mg/kg 饲料）。一般28天经口毒性试验大鼠每日摄食量按体重10%折算。

4. 观察指标

1）一般临床观察　观察期限为28天。试验期间至少每天观察一次动物的一般临床表现，并记录动物出现中毒的体征、程度和持续时间及死亡情况。观察内容包括被毛、皮肤、眼、黏膜、分泌物、排泄物、呼吸系统、神经系统、自主活动（如流泪、竖毛反应、瞳孔大小、异常呼吸）及行为表现（如步态、姿势、对处理的反应、有无强制性或阵挛性活动、刻板反应、反常行为等）。对体质弱的动物应隔离，濒死和死亡动物应及时解剖。

2）体重和摄食及饮水消耗量　每周记录体重、摄食量，计算食物利用率；试验结束时，计算动物体重增长量、总摄食量、总食物利用率。受试物经饮水给予，应每日记录饮水量。如受试物经掺入饲料或饮水给予，应计算和报告受试物各剂量组实际摄入量。

3）眼部检查　试验前和结束时，至少对高剂量组和对照组实验动物进行眼部（角膜、球结膜、虹膜）检查，犬用荧光素钠进行检查。若发现高剂量组动物有眼部变化，则应对所有动物进行检查。

4）血液学检查　大鼠试验结束进行血液学指标测定；犬试验前、试验结束进行血液学指标测定。推荐指标为白细胞计数及分类、红细胞计数、血红蛋白浓度、红细胞压积、血小板计数、凝血酶原时间（PT）、活化部分凝血活酶时间（APTT）等。如果对血液系统有影响，应加测网织红细胞、骨髓涂片细胞学检查。

5）血生化检查　测定指标应包括电解质平衡、糖、脂类和蛋白质代谢、肝肾功能等。至少包含丙氨酸氨基转移酶（ALT）、天冬氨酸氨基转移酶（AST）、谷氨酰转肽酶（GGT）、碱性磷酸酶（AKP）、尿素（Urea）、肌酐（Cre）、血糖（Glu）、总蛋白（TP）、白蛋白（Alb）、总胆固醇（TC）、甘油三酯（TG）、氯、钾、钠指标。必要时可检测钙、磷、尿酸（UA）、胆碱酯酶、山梨醇脱氢酶、总胆汁酸（TBA）、高铁血红蛋白、激素等指标。

6）尿液检查　包括尿蛋白、相对密度、pH、葡萄糖和潜血等。

7）体温、心电图检查　犬试验前、试验结束时应进行体温、心电图检查。

8）大体解剖　试验结束时必须对所有动物进行大体检查，包括体表、颅、胸、腹腔及其脏器，并称量心脏、胸腺、肾上腺、肝、肾、脾、睾丸的绝对重量，计算相对重量（脏/体比值）。

9）组织病理学检查　可以先对最高剂量组和对照组动物进行以下脏器组织病理学检查，发现病变后再对较低剂量组相应器官及组织进行检查。检测脏器包括脑、甲状腺、胸腺、心、肝、脾、肾、肾上腺、胃、十二指肠、结肠、胰、肠系膜淋巴结、卵巢、睾丸、膀胱，必要时可加测脊髓、垂体、食道、空肠、回肠、直肠、唾液腺、颈淋巴结、气管、肺、动脉、子宫、乳腺、前列腺、骨和骨髓、坐骨神经和肌肉、皮肤和眼球等组织器官。对肉眼可见的病变或可疑病变组织进行病理组织学检查，出具组织病理学检查报告，病变组织给出病理组织学照片。

四、试验结果及分析

1. 试验结果分析　应将所有的数据和结果以表格形式进行总结，列出各组开始前的动物数、试验期间动物死亡数及死亡时间、出现毒性反应的动物数，列出所见的毒性反应，包括出现毒效应的时间、持续时间及程度。

2. 试验结果的评价 应将临床观察、生长发育情况、血液学检查、血生化检查、尿液检查、大体剖检、脏器重量和脏体比值、病理组织学检查等各项结果，结合统计结果进行综合分析，初步判断受试物毒作用特点、程度、靶器官、剂量-效应、剂量-反应关系。在综合分析的基础上得出 28 天经口毒性 LOAEL 和（或）NOAEL。初步评价受试物经口的安全性，并为进一步的毒性试验提供依据。

3. 试验报告 试验报告应包括以下几方面的内容。

1）受试物 名称、批号、剂型、状态（包括感官、性状、包装完整性、标识）、数量、前处理方法、溶媒。

2）实验动物 物种、品系、级别、数量、体重、性别、来源，动物检疫、适应情况，饲养环境，饲料来源。

3）试验方法 试验分组、每组动物数、剂量选择依据、受试物给予途径及期限、观察指标、统计学方法。

4）试验结果 动物生长活动情况、毒性反应特征（包括出现的时间和转归）、体重增长、摄食量、食物利用率、眼部检查、血液学检查、血生化检查、尿液检查、大体解剖、脏器重量和脏体比值、病理组织学检查结果。

5）试验结论 受试物 28 天经口毒作用的特点，剂量反应关系，靶器官和可逆性。并得出 28 天经口毒性 NOAEL 和（或）LOAEL 结论等。

4. 试验结果的解释 对计量资料给出均数、标准差。对动物体重、摄食量、饮水量（受试物经饮水给予）、食物利用率、血液学检查、血生化检查、尿液检查、脏器重量和脏体比值、病理检查等结果应以适当的方法进行统计学分析。一般情况下，计量资料采用方差分析，进行多个试验组与对照组之间均数比较；分类资料采用 Fisher 精确分布检验、卡方检验、秩和检验；等级资料采用 Ridit 分析、秩和检验等。

第四节 90 天经口毒性试验

一、试验目的及原理

1. 试验目的 亚慢性毒性试验是实验动物在不超过寿命期限的 10%的时间内（大鼠通常为 90 天），重复经口接触受试物后引起的健康损害效应。本试验可以确定在 90 天内经口重复接触受试物引起的毒性效应，了解受试物剂量-反应关系、毒作用靶器官和可逆性，得出 90 天经口毒性 LOAEL 和 NOAEL，初步确定受试物的经口安全性，并为慢性毒性试验剂量、观察指标、毒性终点的选择，以及获得“暂定的人体健康指导值”提供依据。

2. 原理 当评价某受试物的毒作用特点时，在了解受试物的纯度、溶解特性、稳定性等理化性质和有关毒性的初步资料之后，可进行亚慢性毒性试验，进一步研究多次重复染毒条件下出现的中毒体征和生化病理改变以及可能的靶器官，对受试物的主要毒作用、靶器官和最大无作用剂量或中毒阈剂量做出估计。亚慢性毒性试验所确定的 NOAEL 可为慢性毒性试验的剂量选择和观察指标提供依据。当 NOAEL 达到人体可能摄入量的一定倍数时，则可以此为依据外推到人，为确定人食用的安全剂量提供依据。

二、试验材料

1. 实验动物　健康大鼠或小鼠 80 只以上。非啮齿类可选用犬。

2. 器材　实验室常用解剖器械、电子天平、生物显微镜、检眼镜、血生化分析仪、血液分析仪、凝血分析仪、尿液分析仪、心电图扫描仪、离心机、病理切片机、注射器、灌胃针。

3. 试剂　甲醛、二甲苯、乙醇、苏木素、伊红、石蜡、血细胞分析仪稀释剂、血生化分析试剂、凝血分析试剂、尿液分析试剂（或试纸）等。

三、试验步骤

1. 实验动物及分组　选用已有资料证明对受试物敏感的动物种属和品系，一般啮齿类动物首选大鼠，周龄推荐不超过 6 周龄，体重 50～100 g，试验开始时每个性别动物体重的差异不应超过平均体重的±20%，每组动物数不少于 20 只，雌雄各半。犬通常选用 4～6 个月的幼犬，一般不超过 9 个月，每组动物数不少于 8 只，雌雄各半。

2. 染毒剂量和试验期限　至少应设三个受试物剂量组和一个阴性（溶媒）对照组，必要时增设未处理对照组。对照组除不给受试物外，其余处理均同与试验组相同。

原则上高剂量应使部分动物出现比较明显的毒性反应，但不引起死亡；低剂量不宜出现任何观察到毒效应（相当于 NOAEL），且高于人的实际接触水平；中剂量介于两者之间，可出现轻度的毒性效应，以得出 NOAEL 和（或）LOAEL。一般递减剂量的组间距以 2～4 倍为宜，如受试物剂量总跨度过大可加设剂量组。试剂剂量的设计参考急性毒性 LD_{50} 剂量、28 天经口毒性试验剂量和人体推荐摄入量进行。

能求出 LD_{50} 的受试物，以 28 天经口毒性试验的 NOAEL 或 LOAEL 作为 90 天经口毒性试验的最高剂量组；或以 LD_{50} 的 5%～15%作为最高剂量组，此 LD_{50} 百分比的选择主要参考 LD_{50} 剂量反应曲线的斜率。然后在此剂量下设几个剂量组，最低剂量组至少是人体推荐摄入量的 3 倍。

求不出 LD_{50} 的受试物，试验剂量应尽可能涵盖人体预期摄入量 100 倍的剂量，在不影响动物摄食及营养平衡前提下应尽量提高高剂量组的剂量，对于人体推荐摄入量较大的受试物，高剂量组亦可以按最大给予量设计。

3. 受试物给予　试验前大鼠至少要在实验动物房进行 3～5 天（犬 7～14 天）环境适应和检疫观察。根据受试物的特性或试验目的，选择受试物掺入饲料、饮水或灌胃方式给予。若受试物影响动物适口性，应灌胃给予。受试物应连续给予 90 天。为保证受试物在动物体内浓度的稳定性，每日同一时段灌胃 1 次（每周灌胃 6 天）。试验期间，前 4 周每周称体重 2 次，之后每周称体重 1 次，按体重调整灌胃体积。灌胃体积一般不超过 10 mL/kg BW，如为水溶液时，最大灌胃体积大鼠可达 10 mL/kg BW，犬为 15 mL/kg BW；如为油性液体，灌胃体积应不超过 4 mL/kg BW；各组灌胃体积一致。受试物掺入饲料时，需将受试物剂量（mg/kg BW）按动物每 100 g 体重的摄食量折算为受试物饲料浓度（mg/kg 饲料），一般 90 天经口毒性试验大鼠每日摄食量按体重 8%折算。

4. 观察指标　观察期限为 90 天。因受试物及研究目的有差异，一般可包括以下各项。

1）一般临床观察　试验期间至少每天观察一次动物的一般临床表现，并记录动物出现中毒的体征、程度和持续时间及死亡情况。观察内容包括被毛、皮肤、眼、黏膜、分泌物、排泄物、呼吸系统、神经系统、自主活动（如流泪、竖毛反应、瞳孔大小、异常呼吸）及行为表现（如步态、姿势、对处理的反应、有无强制性或阵挛性活动、刻板反应、反常行为等）。

对体质弱的动物应隔离，濒死和死亡动物应及时解剖。

2）体重和摄食及饮水消耗量　每周记录体重、摄食量，计算食物利用率；试验结束时，计算动物体重增长量、总摄食量、总食物利用率。受试物经饮水给予，应每日记录饮水量。如受试物经掺入饲料或饮水给予，应计算和报告受试物各剂量组实际摄入量。

3）眼部检查　在试验前和试验结束时，至少对高剂量组和对照组大鼠进行眼部检查（角膜、晶状体、球结膜、虹膜），犬用荧光素钠进行检查，若发现高剂量组动物有眼部变化，则应对所有动物进行检查。

4）血液学检查　大鼠试验中期、试验结束进行血液学指标测定；犬试验前、试验期间（45 天）、试验结束进行血液学指标测定。推荐指标为白细胞计数及分类（至少三分类）、红细胞计数、血红蛋白浓度、红细胞压积、血小板计数、凝血酶原时间（PT）、活化部分凝血活酶时间（APTT）等。如果对血液系统有影响，应加测网织红细胞、骨髓涂片细胞学检查。

5）血生化学检查　大鼠试验中期、试验结束进行血液生化指标测定；犬试验前、试验期间（45 天）、试验结束进行血液生化指标测定，应空腹采血。测定指标应包括电解质平衡、糖、脂和蛋白质代谢、肝（细胞、胆管）肾功能等方面。至少包含丙氨酸氨基转移酶（ALT）、门冬氨酸氨基转移酶（AST）、碱性磷酸酶（ALP）、谷氨酰转肽酶（GGT）、尿素（Urea）、肌酐（Cr）、血糖（Glu）、总蛋白（TP）、白蛋白（Alb）、总胆固醇（TC）、甘油三酯（TG）、氯、钾、钠指标。必要时可检测钙、磷、尿酸（UA）、总胆汁酸（TBA）、胆碱酯酶、山梨醇脱氢酶、高铁血红蛋白、激素等指标。应根据受试物的毒作用特点或构效关系增加检测内容。

6）尿液检查　大鼠在试验中期、试验结束时进行尿液常规检查，犬试验前、试验期间（45 天）、试验结束进行尿液常规检查。包括外观、尿蛋白、密度、pH、葡萄糖和潜血等。若预期有毒反应指征，应增加尿液检查的有关项目如鸟沉渣镜检、细胞分析等。

7）体温、心电图检查　犬试验前、试验期间（45 天）、试验结束时应进行体温、心电图检查。

8）大体解剖　试验结束时必须对所有动物进行大体检查，包括体表、颅、胸、腹腔及其脏器，并称脑、心脏、胸腺、肾上腺、肝、肾脾、睾丸、附睾、子宫、卵巢的绝对重量，计算相对重量［脏、体比值和（或）脏/脑比值］。

9）组织病理学检查　可以先对最高剂量组和对照组动物进行以下脏器组织病理学检查，发现病变后再对较低剂量组相应器官及组织进行检查。检测脏器应包括脑、垂体、甲状腺、胸腺、肺、心、肝、脾、肾、肾上腺、胃、十二指肠、空肠、回肠、结肠、直肠、胰、肠系膜淋巴结、卵巢、子宫、睾丸、附睾、前列腺、膀胱等。必要时可加测脊髓（颈、胸、腰）、食道、唾液腺、颈淋巴结、气管、动脉、精囊腺和凝固腺、子宫颈、阴道、乳腺、骨和骨髓、坐骨神经和肌肉、皮肤和眼球等组织器官。对肉眼可见的病变或可疑病变组织进行病理组织学检查。应有组织病理学检查报告，病变组织给出病理组织学照片。

必要时，根据受试物的性质及所观察的毒性反应，增加其他指标（如神经毒性、免疫毒性、内分泌毒性指标）。

四、试验结果及分析

1. 数据处理　应将所有的数据和结果以表格形式进行总结，列出各组试验前的动物数、试验期间动物死亡数及死亡时间、出现毒性反应的动物数，列出所见的毒性反应，包括出现毒效应的时间、持续时间及程度。对计量资料给出均数、标准差和动物数。对动物体重、摄食量、饮水量（受试物经饮水给予）、食物利用率、血液学检查、血生化检查、尿液检查、心电图、脏器重量、脏/体比值和（或）脏/脑比值、病理检查等结果，应以适当的方法进行统计学分析。一般情况下，计量资料采用方差分析，进行多个试验组与对照组之间均数比较，分类资料采用 Fisher 精确分布检验、卡方检验、秩和检验，等级资料采用 Ridit 分析、秩和检验等。

2. 结果评价　应将临床观察、生长发育情况、血液学检查、尿液检查、血生化检查、心电图、大体解剖、脏器重量和脏/体比值和（或）脏/脑比值、病理组织学检查等各项结果，结合统计结果进行综合分析，判断受试物毒作用特点、程度、靶器官，剂量-效应、剂量-反应关系。在综合分析的基础上得出 90 天经口毒性的 LOAEL 和（或）NOAEL，为慢性毒性试验的剂量、观察指标的选择提供依据。

3. 试验报告　试验报告应包括以下内容。

1）*受试物*　名称、批号、剂型、状态（包括感官、性状、包装完整性、标识）、数量、前处理方法、溶媒。

2）*实验动物*　物种、品系、级别、数量、体重、性别、来源（供应商名称、实验动物生产许可证号），动物检疫、适应情况，饲养环境（温度、相对湿度、实验动物设施使用许可证号），饲料来源（供应商名称、实验动物饲料生产许可证号）。

3）*试验方法*　试验分组、每组动物数、剂量选择依据、受试物给予途径及期限、观察指标、统计学方法。

4）*试验结果*　动物生长活动情况、毒性反应特征（包括出现的时间和转归）、体重增长、摄食量、食物利用率、眼部检查、血液学检查、血生化检查、尿液检查、心电图、大体解剖、脏器重量、脏/体比值和（或）脏/脑比值、病理组织学检查结果。如受试物经掺入饲料或掺入饮水给予，报告各剂量组实际摄入量。

5）*试验结论*　受试物 90 天经口毒作用的特点、剂量-反应关系、靶器官和可逆性，并得出 90 天经口毒性 NOAEL 和（或）LOAEL 结论等。

4. 试验的解释　应根据现代的毒理学和生物学知识，对试验所得阳性结果是否与受试物有关给出肯定和否定的意见；对出现矛盾的结果应给出合理解释，评价结果的生物学意义和毒理学意义。从剂量-效应和剂量-反应关系的资料，得出 LOAEL 和（或）NOAEL。同时，对是否需要进行慢性毒性试验，以及对慢性毒性试验的剂量、观察指标等提出建议。由于动物和人存在物种差异，试验结果外推到人有一定的局限性，但也能为初步确定人群的允许接触水平提供有价值的信息。

第五节　慢性毒性试验

一、试验目的及原理

1. 试验目的　确定实验动物长期经口重复给予受试物引起的慢性毒性效应，了解受试物剂量-反应关系和毒性作用靶器官，确定未观察到有害作用剂量（NOAEL）和最小观察到有害作用剂量（LOAEL），为预测人群接触该受试物的慢性毒性作用及确定健康指导值提供依据。

2. 原理　许多化学物质在食品中的浓度并不具有明显的急性毒性，然而会在长期慢性接触的情况下发生潜在、积累的毒性效应。经过长期、反复给予实验动物不同剂量的受试物后，可观察慢性毒性效应、严重程度、靶器官和损害可逆性，确定 NOAEL 和最大耐受剂量（MTD），为制定人类接触该受试物的安全限值提供科学依据。

二、试验材料

1. 主要仪器 实验室常用解剖器械、动物天平、电子天平、生物显微镜、生化分析仪、血细胞分析仪、血液凝固分析仪、尿液分析仪、离心机、切片机。

2. 主要试剂 动物标记染料（苦味酸乙醇饱和溶液）、受试物、甲醛、二甲苯、乙醇、苏木素、伊红、石蜡、血清稀释液、生化试剂、血凝分析试剂、尿分析试剂等。

三、试验步骤

1. 实验动物 啮齿类动物首选大鼠，非啮齿类动物首选犬。大鼠推荐周龄6～8周，每组动物数至少40只，雌雄各半，雌鼠应为非经产鼠、非孕鼠。犬应选用4～6月龄的幼犬，每组动物数至少8只，雌雄各半，雌犬应为非经产犬、非孕犬。对照组动物性别和数量应与受试物组相同。

2. 剂量及分组 试验至少设3个受试物剂量组，1个阴性（溶媒）对照组，对照组除不给予受试物外，其余处理均同受试物组。必要时增设未处理对照组。

高剂量应根据90天经口毒性试验确定，原则上应使动物出现比较明显的毒性反应，但不引起过高死亡率；低剂量不引起任何毒性作用；中剂量应介于高剂量与低剂量之间，可引起轻度的毒性作用，以得出剂量-反应关系、NOAEL和（或）LOAEL。一般剂量的组间距以2～4倍为宜，不超过10倍。

3. 试验期限 试验期限至少12个月。

4. 受试物给予 根据受试物的特性和试验目的，选择受试物掺入饲料、饮水或灌胃方式给予。若受试物影响动物适口性，应灌胃给予。

5. 观察指标

1）一般观察 试验期间至少每天观察1次动物的一般临床表现，并记录动物出现中毒的体征、程度和持续时间及死亡情况。观察内容包括被毛、皮肤、眼、黏膜、分泌物、排泄物、呼吸系统、神经系统、自助活动（如流泪、竖毛反应、瞳孔大小、异常呼吸）及行为表现（如步态、姿势、对处理的反应、有无强直性或阵挛性活动、刻板反应、反常行为等）。

如有肿瘤发生，记录肿瘤发生时间、发生部位、大小、形状和发展等情况。

对濒死和死亡动物应及时解剖并尽量准确记录死亡时间。

2）体重、摄食量及饮水量 试验期间前13周每周记录动物体重、摄食量和饮水量（当受试物经饮水给予时），之后每4周1次；选择犬进行试验时应每周记录体重、摄食量和饮水量（当受试物经饮水给予时）。试验结束时，计算动物体重增长量、总摄食量、食物利用率（前3个月，啮齿类动物）、总食物利用率（非啮齿类动物）、受试物总摄入量。

3）眼部检查 试验前，对动物进行眼部检查（角膜、球结膜、虹膜）。试验结束时，对高剂量组和对照组动物进行眼部检查，若发现高剂量组动物有眼部变化，则应对其他组动物进行检查。

4）血液学检查 试验第3个月、第6个月和第12个月及试验结束时（试验期限为12个月以上时），每组至少检查雌雄各10只动物，每次检查应尽可能使用同一动物；选择犬进行试验时，增加试验第9个月这个时间点。如果90天经口毒性试验的剂量水平相当且未见任何血液学指标改变，则试验第3个月可不检查。

检查指标为白细胞计数及分类（至少三分类）、红细胞计数、血小板计数、血红蛋白浓度、红细胞压积、红细胞平均容积（MCV）、红细胞平均血红蛋白量（MCH）、红细胞平均血红蛋白浓度（MCHC）、凝血酶原时间（PT）、活化部分凝血活酶时间（APTT）等。如果对造血系统有影响，应加测网织红细胞计数和骨髓涂片细胞学检查。

5）*血生化检查*　按“血液学检查”规定的时间和动物数进行。如果90天经口毒性试验的剂量水平相当且未见任何血生化指标改变，则试验第3个月可不检查。采血前宜将动物禁食过夜。

检查指标包括电解质平衡、糖、脂和蛋白质代谢、肝（细胞、胆管）肾功能等方面。至少包含丙氨酸氨基转移酶（ALT）、天冬氨酸氨基转移酶（AST）、碱性磷酸酶（ALP）、谷氨酰转肽酶（GGT）、尿素（Urea）、肌酐（Cr）、血糖（Glu）、总蛋白（TP）、白蛋白（Alb）、总胆固醇（TC）、甘油三酯（TG）、钙、氯、钾、钠、总胆红素等，必要时可检测磷、尿酸（UA）、总胆汁酸（TBA）、球蛋白、胆碱酯酶、山梨醇脱氢酶、高铁血红蛋白、特定激素等指标。

6）*尿液检查*　试验第3个月、第6个月和第12个月及试验结束时（试验期限为12个月以上时）对所有动物进行尿液检查；选择犬进行试验时，增加试验第9个月这个时间点。如果90天经口毒性试验的剂量水平相当且未见任何尿液检查结果异常，则试验第3个月可不检查。检查项目包括外观、尿蛋白、相对密度、pH、葡萄糖和潜血等，若预期有毒反应指征，应增加尿液检查的有关项目如尿沉渣镜检、细胞分析等。

7）*体温、心电图检查*　犬试验前、试验第3个月、第6个月和第12个月及试验结束时（试验期限为12个月以上时）应进行体温、心电图检查。

8）*大体剖检*　所有实验动物，包括试验过程中死亡或濒死而处死的动物及试验期满处死的动物都应进行解剖和全面系统的肉眼观察，包括体表、颅、胸、腹腔及其脏器，并称量脑、心、肝、肾、脾、子宫、卵巢、睾丸、附睾、胸腺、肾上腺的绝对重量，计算相对重量（脏体比值），必要时还应选择其他脏器，如甲状腺（包括甲状旁腺）、前列腺等。

9）*组织病理学检查*　可以先对高剂量组和对照组动物所有固定保存的器官及组织进行组织病理学检查；发现高剂量组病变后再对较低剂量组相应器官和组织进行组织病理学检查；试验过程中死亡或濒死而处死的动物，应对全部保存的组织和器官进行组织病理学检查；对大体解剖检查肉眼可见的病变器官和组织进行组织病理学检查；成对的器官，如肾、肾上腺、两侧器官均应进行组织病理学检查。

应固定保存以供组织病理学检查的器官和组织，包括唾液腺、食管、胃、十二指肠、空肠、回肠、盲肠、结肠、直肠、肝、胰腺、胆囊（非啮齿类动物）、脑（包括大脑、小脑和脑干）、垂体、坐骨神经、脊髓（颈、胸和腰段）、眼（眼部检查发现异常时，非啮齿类动物）、视神经（非啮齿类动物）、肾上腺、甲状旁腺、甲状腺、胸腺、气管、肺、主动脉、心、骨髓、淋巴结、脾、肾、膀胱、前列腺、睾丸、附睾、子宫、卵巢、乳腺等。必要时可加测精囊腺和凝固腺、副泪腺（啮齿类动物）、任氏腺（啮齿类动物）、鼻甲、子宫颈、输卵管、尿道、骨、肌肉、皮肤和眼（啮齿类动物）等组织器官。应有组织病理学检查报告，病变组织给出病理组织学照片。

其他指标：必要时，根据受试物的性质及所观察的毒性反应，增加其他指标（如神经毒性、免疫毒性、内分泌毒性指标）。

四、试验结果及分析

1. 试验结果　应将所有的数据和结果以表格形式进行总结，列出各组试验开始前的动物数、试验期间动物死亡数及死亡时间、出现毒性反应的动物数，描述所见的毒性反应，包括出现毒效应的时间、持续时间及程度。

2. 数据处理　对动物体重、摄食量、饮水量（受试物经饮水给予）、食物利用率、血液学指标、血生化指标、尿液检查指标、脏器重量、脏/体比值和（或）脏/脑比值、大体和组织病理学检查等结果进行统计学分析。一般情况下，计量资料采用方差分析，进行受试物各剂量组与对照组之间均数比较，分类资料采用 Fisher 精确分布检验、卡方检验、秩和检验，等级资料采用 Ridit 分析、秩和检验等。

3. 结果评价　结果评价应包括受试物慢性毒性的表现、剂量-反应关系、靶器官、可逆性，得出慢性毒性相应的 NOAEL 和（或）LOAEL。

4. 试验报告　试验报告应包括如下内容。

1）受试物　名称、批号、剂型、状态（包括感官、性状、包装完整性、标识）、数量、前处理方法、溶媒。

2）实验动物　物种、品系、级别、数量、体重、周龄、性别、来源（供应商名称、实验动物生产许可证号），动物检疫、适应情况，饲养环境（温度、相对湿度、实验动物设施使用许可证号），饲料来源（供应商名称、实验动物饲料生产许可证号）。

3）试验方法　试验分组、每组动物数、剂量选择依据、受试物给予途径及期限、观察指标、统计学方法。

4）试验结果　动物生长活动情况、毒性反应特征（包括出现的时间和转归）、体重增长、摄食量、饮水量（受试物经饮水给予）、食物利用率、临床观察（毒性反应体征、程度、持续时间，存活情况）、眼部检查、血液学检查、血生化检查、尿液检查、心电图、大体解剖、脏器重量、脏/体比值和（或）脏/脑比值、病理组织学检查、神经毒性或免疫毒性检查结果。如受试物经掺入饲料或掺入饮水给予，报告各剂量组实际摄入量。

5）试验结论　受试物长期经口毒效应，剂量-反应关系、靶器官和可逆性，确定慢性毒性 NOAEL 和（或）LOAEL 结论等。

5. 试验的解释　慢性毒性 NOAEL 和 LOAEL 能为确定人群的健康指导值提供有价值的信息。

【注意事项】

（1）实验动物的饲养条件、饮用水、饲料、垫料、笼具应符合国家标准和有关规定。使用的饲料及饮水进行必要的检查、测定，防止其中含有有害物质，即使是低剂量的有害物质也可以造成假阳性结果或干扰正常的结果。

（2）合理营养。由于慢性毒性试验期限长、染毒剂量低，受试物引起的毒效应多数比较轻微，缺少特异性。因此要防止由于营养失调造成的生长发育异常及生理、生化指标的改变，以致加重或掩盖了受试物引起的毒效应，影响正确地进行评价。

（3）对观察指标严格执行质量控制，保持检测方法的稳定性和一致性。实验动物的某些行为功能、生理、生化指标随年龄增长会发生一定变化，应注意与同期的对照组进行比较。

（4）加强饲养管理、防止疾病发生。慢性毒性试验期限长，动物又处于染毒条件下，容易并发其他疾病，影响对受试物引起的毒效应的辨认。如造成疾病流行，动物大批死亡，试验将彻底失败。故防止疾病发生是试验失败的关键，必须给予足够的重视。

（韩新锋）

第十三章 致突变毒性试验

第一节 细菌回复突变试验

一、试验目的及原理

1. 试验目的 用于检测受试物对微生物的基因突变作用，预测其遗传毒性和潜在的致癌作用。学习并掌握利用鼠伤寒沙门氏菌组氨酸缺陷菌株和大肠杆菌色氨酸缺陷菌株来鉴定外源化学物致突变性的方法。

2. 原理 鼠伤寒沙门氏菌的突变型（即组氨酸缺陷型）菌株在无组氨酸的培养基上不能生长，在有组氨酸的培养基上则可以正常生长。致突变物可使沙门氏菌突变型回复突变为原养型（正常型），因而在无组氨酸培养基上也能生长。故可根据在无组氨酸的培养基上菌落形成的数量，鉴定受试物是否为致突变物。某些致突变物需要代谢活化后才能使上述细菌产生回复突变，受试物要同时在有和没有代谢活化系统的条件下进行试验。常用经多氯联苯（PCB）诱导的大鼠肝匀浆制备的S9混合液作为代谢活化系统。

二、试验材料

（一）仪器

低温高速离心机，低温冰箱（−80℃）或液氮罐，生物安全柜，恒温培养箱，恒温水浴锅，灭菌设备，匀浆器等。

（二）试剂

1. 培养基制备 培养基成分或试剂除说明外，至少应是化学纯，无诱变性。避免重复高温处理，选择适当保存温度和期限。

1）营养肉汤培养基 牛肉膏 2.5 g，胰蛋白胨 5.0 g，氯化钠 2.5 g，磷酸氢二钾（$K_2HPO_4 \cdot 3H_2O$）1.3 g，加蒸馏水至 500 mL，加热溶解，调 pH 7.4，分装后 0.103 MPa 灭菌 20 min，4℃保存备用。保存期不超过半年。

2）营养肉汤琼脂培养基 用于基因型（*rfa* 突变，R 因子，pAQ1 质粒，ΔuvrB）鉴定。琼脂粉 1.5 g，营养肉汤培养基 100 mL，加热融化后调 pH 为 7.4，0.103 MPa 灭菌 20 min。

3）底层培养基 在 400 mL 灭菌的 1.5%琼脂培养基（100℃）中依次加入磷酸盐贮备液 8 mL，40%葡萄糖溶液 20 mL，充分混匀，冷却至 80℃左右时按每皿 25 mL（相对于 90 mm 平皿）制备平板，冷凝固化后倒置于 37℃培养箱中 24 h 以除去水分及检查有无污染，备用。

（1）磷酸盐贮备液（50×）：磷酸氢钠铵（$NaNH_4HPO_4 \cdot 4H_2O$）17.5 g，柠檬酸（$C_6H_8O_7 \cdot H_2O$）10.0 g，磷酸氢二钾（K_2HPO_4）50.0 g，硫酸镁（$MgSO_4 \cdot 7H_2O$）1.0 g，加蒸馏水至 100 mL 溶解，0.103 MPa 灭菌 20 min。注意：待其他试剂完全溶解后，再将硫

酸镁缓慢放入其中继续溶解，否则易析出沉淀。

（2）40%葡萄糖溶液：葡萄糖 40.0 g，加蒸馏水至 100 mL，0.055 MPa 灭菌 20 min。

（3）1.5%琼脂培养基：琼脂粉 6.0 g 加入 400 mL 锥形瓶，加蒸馏水至 400 mL，融化后，0.103 MPa 灭菌 20 min。

4）顶层培养基　加热融化顶层琼脂，每 100 mL 顶层琼脂中加 10 mL 0.5 mmol/L 组氨酸-生物素溶液。混匀，分装在 4 个烧瓶中，0.103 MPa 灭菌 20 min。用时融化分装小试管，每管 2 mL，在 45℃水浴中保温。

（1）顶层琼脂：琼脂粉 3.0 g，氯化钠 2.5 g，加蒸馏水至 500 mL，0.103 MPa 灭菌 20 min。

（2）0.5 mmol/L 组氨酸-生物素溶液（诱变试验用）：D-生物素（相对分子质量 244）30.5 mg，L-组氨酸（相对分子质量 155）19.4 mg，加蒸馏水至 250 mL，0.103 MPa 灭菌 20 min。

2. 鉴定菌株基因型用特殊试剂及培养基

1）0.8%氨苄青霉素溶液（鉴定菌株用，无菌配制）　称取氨苄青霉素 40 mg，用 0.02 mol/L 氢氧化钠溶液 5 mL 溶解，保存于 4℃冰箱备用。

2）0.1%结晶紫溶液（鉴定菌株用）　称取结晶紫 100 mg，溶于 100 mL 无菌水。

3）L-组氨酸溶液和 0.5 mmol/L D-生物素溶液（鉴定菌株用）　称取 L-组氨酸 0.4043 g、D-生物素 12.2 mg，分别溶于 100 mL 蒸馏水，0.103 MPa 灭菌 20 min，保存于 4℃冰箱备用。

4）0.8%四环素溶液（用于四环素抗性试验和氨苄青霉素-四环素平板，无菌配制）　称取 40 mg 四环素，用 0.02 mol/L 盐酸 5 mL 溶解，保存于 4℃冰箱。

5）氨苄青霉素平板（用作 TA97、TA98、TA100 菌株的主平板）和氨苄青霉素-四环素平板（用作 TA102 菌株的主平板）　培养基各成分组成比例如下：底层培养基 980 mL，组氨酸水溶液（0.4043 g/100 mL）10 mL，0.5 mmol/L D-生物素溶液 6 mL，0.8%氨苄青霉素溶液 3.15 mL，0.8%四环素溶液 0.25 mL。四环素仅在使用对四环素有抗性的 TA102 时加入。以上成分均已分别灭菌或无菌制备。

6）组氨酸-生物素平板（组氨酸需要试验用）　每 1000 mL 中由以下成分组成：底层培养基 984 mL，组氨酸水溶液（0.4043 g/100 mL）10 mL，0.5 mmol/L D-生物素溶液 6 mL。以上成分均已分别灭菌或无菌制备。

7）二甲基亚砜　光谱纯，无菌。

注：培养基成分或试剂除特殊说明外至少应是化学纯，无诱变性。避免重复高温处理，选择适当保存温度和期限。

3. 阳性诱变剂的配制　根据所选择的诱变剂的种类和剂量用适当的溶媒配制阳性对照品（表 13-1）。

表 13-1　推荐用于点试法和平板掺入法的标准诱变剂

方法	S9	TA97	TA98	TA100	TA102
点试法	不加	敌克松	敌克松	叠氮钠	敌克松
	加	2-氨基芴	2-氨基芴	2-氨基芴	1,8-二羟蒽醌
平板掺入法	不加	敌克松	敌克松	叠氮钠	敌克松
	+	2-氨基芴	2-氨基芴	2-氨基芴	1,8-二羟蒽醌

4. 10% S9 混合液的制备

1）大鼠肝 S9 组分的诱导和配制　选健康雄性成年 SD 或 Wistar 大鼠，体重 150～200 g，周龄 5～6 周。将多氯联苯（Aroclor1254）溶于玉米油中，浓度为 200 g/L，按 500 mg/kg 体重无菌操作一次腹腔注射，5 天后处死动物，处死前禁食 12 h。也可采用苯巴比妥钠和 β-萘黄酮联合诱导的方法进行制备，经口灌胃给予大鼠苯巴比妥钠和 β-萘黄酮，剂量均为 80 mg/kg，连续 3 天，禁食 16 h 后断头处死动物。其他操作同多氯联苯诱导。

处死动物后取出肝脏，称重后用新鲜冰冷的氯化钾溶液（0.15 mol/L）连续冲洗肝脏数次，以便除去能抑制微粒体酶活性的血红蛋白。每克肝（湿重）加预冷的氯化钾溶液（0.15 mol/L）3 mL，连同烧杯移入冰浴中，用无菌剪刀剪碎肝脏，在玻璃匀浆器（低于 4000 r/min，1～2 min）或组织匀浆器（低于 20 000 r/min，1 min）中制成肝匀浆。以上操作需注意无菌和局部冷环境。

将制成的肝匀浆在低温（0～4℃）高速离心机上，以 9000 *g* 离心 10 min，吸出上清液即为 S9 组分，分装于无菌冷冻管或安瓿中，每安瓿 2 mL 左右，用液氮或干冰速冻后置−80℃低温保存。

S9 组分制成后，经无菌检查、蛋白质含量测定（Lowry 法），每毫升蛋白含量不超过 40 mg 为宜，并经间接致癌物（诱变剂）鉴定其生物活性合格后贮存于深低温或冰冻干燥，保存期不超过 1 年。

2）S9 辅助因子（混合液试剂）的配制

（1）镁钾溶液：氯化镁 1.9 g 和氯化钾 6.15 g 加蒸馏水溶解至 100 mL。

（2）磷酸盐缓冲液（0.2 mol/L）（pH7.4）：磷酸氢二钠（Na_2HPO_4，28.4 g/L）440 mL，磷酸二氢钠（$NaH_2PO_4 \cdot H_2O$，27.6 g/L）60 mL，调 pH 至 7.4，0.103 MPa 灭菌 20 min 或滤菌。

（3）辅酶-Ⅱ（氧化型）溶液：无菌条件下称取辅酶Ⅱ，用无菌蒸馏水溶解配制成溶液（0.025 mol/L），现用现配。

（4）葡萄糖-6-磷酸钠盐溶液：无菌条件下称取葡萄糖-6-磷酸钠盐，用无菌蒸馏水溶解配制成溶液（0.05 mol/L），现用现配。

3）10% S9 混合液的制备　10% S9 混合液一般由 S9 组分和辅助因子按 1∶9 组成，也可将浓度配制成 30%（不同受试物所需 S9 浓度不同），临用时新鲜无菌配制，或过滤除菌。10% S9 混合液 10 mL 配制如下：磷酸盐缓冲液 6.0 mL，镁钾溶液 0.4 mL，葡萄糖-6-磷酸钠溶液 1.0 mL，辅酶Ⅱ溶液 1.6 mL，肝 S9 组分 1.0 mL，混匀，至冰浴中待用。用每平板 0.5 mL S9 混合液（含 20～50 μL S9）测定其对已知阳性致癌物（诱变剂）的生物活性，确定最适用量。也可按一般用量，即每平皿 0.5 mL S9 混合液。

三、菌株鉴定与保存

1. 试验菌株　推荐采用下列的菌株组合：鼠伤寒沙门氏菌 TA1535；鼠伤寒沙门氏菌 TA97a 或 TA97 或 TA1537；鼠伤寒沙门氏菌 TA98；鼠伤寒沙门氏菌 TA100；鼠伤寒沙门氏菌 TA102 或大肠杆菌 WP2uvrA 或大肠杆菌 WP2uvrA（PKM101）。

2. 菌株的鉴定　菌株必须进行基因型鉴定、自发回变菌落数鉴定和对阳性致突变物敏感性的鉴定，合格后才能用于致突变试验。鉴定方法如下。

1）增菌培养　在 5 mL 营养肉汤培养基中用接种环接种贮存菌培养物，37℃振荡（100 次/min）培养 10 h 或静置培养 16 h，使活菌数不少于 1×10^9/mL～2×10^9/mL。

2）菌株基因型鉴定

（1）组氨酸缺陷型（*his*）鉴定方法：加热融化底层培养基两瓶（一瓶不加组氨酸，一瓶加组氨酸），不加组氨酸者每 100 mL 底层培养基中加 0.5 mmol D-生物素 0.6 mL；加组氨酸者每 100 mL 底层培养基中加 L-组氨酸（每 100 mL 中含 0.4043 g）1 mL 和 0.5 mmol D-生物素 0.6 mL，冷却至 50℃左右，各倒两个平皿。然后将试验菌株按菌株号顺序在此两种培养基上划直线接种，37℃培养 48 h。菌株应在有组氨酸的培养基表面各长出一条菌膜，而在无组氨酸的培养基上除自发回变菌落外没有菌膜，说明受试菌株确为组氨酸缺陷型。

（2）深粗糙型突变（*rfa*）鉴定方法（脂多糖屏障缺陷的鉴定）：深粗糙型突变的细菌，缺失脂多糖屏障，因此某些分子质量较大的物质能进入细菌体内并抑制其生长。加热融化营养肉汤琼脂培养基，取菌液 0.1 mL 移入平皿，迅速将营养肉汤琼脂培养基（冷却至 50℃左右）适量倒入平皿，混匀，平放凝固。取无菌滤纸片一小圆片放入已凝固的培养基平皿中央，用移液器在滤纸片上滴加 0.1%结晶紫溶液 10 μL，37℃培养 24 h，每个菌株做一个平皿。阳性菌株将在纸片周围出现一个透明的抑制带，即存在深粗糙型突变（*rfa*）。TA97、TA98、TA100 和 TA102 均有抑制带，而野生型鼠伤寒沙门氏菌则没有。

（3）R 因子（抗氨苄青霉素）的鉴定方法：加热融化营养肉汤琼脂培养基，冷却至 50℃左右，适量倒入平皿中，平放凝固，用移液器吸 0.8%的氨苄青霉素 10 μL，在凝固的培养基表面沿中线涂成一条带，待氨苄青霉素溶液干后，用接种环取各菌株菌液与氨苄青霉素带相交叉划线接种，并且接种一个不具有 R 因子的菌株作为氨苄青霉素抗性的对照，37℃培养 24 h，一个平板可同时鉴定几个菌株。菌株在氨苄青霉素带的周围依然生长而不受抑制，即有抗氨苄青霉素效应，证明它们都带有 R 因子。对照菌株则在氨苄青霉素带附近有一生长抑制区。

（4）四环素抗性的鉴定（pAQ1 质粒的鉴定）：TA102 菌株含 PAQ1 质粒，具有抗四环素的特性。鉴定方法：用移液器各吸取 5～10 μL 0.8%的四环素溶液和 0.8%的氨苄青霉素溶液，在营养肉汤琼脂培养基平皿表面沿中线涂成一条带，待四环素和氨苄青霉素溶液干后，用接种环与四环素和氨苄青霉素带相交叉划线接种 TA102 和一种有 R 因子而无 PAQ1 质粒的菌株（作为四环素抗性的对照），37℃培养 24 h。TA102 菌株生长将不受抑制，对照菌株有一段生长抑制区，表明 TA102 菌株有 pAQ1 质粒，具有抗四环素效应。

（5）*uvrB* 修复缺陷型的鉴定（紫外线敏感试验）：*uvrB* 基因表达核酸外切酶的 b 亚基，这种外切核酸酶具有 DNA 的切补功能，对紫外线损伤的 DNA 有修补作用。*uvrB* 基因的变异使细菌中外切核酸酶切除变异碱基的活性丧失，菌株对紫外线高度敏感。鉴定方法：取受试菌株在营养肉汤琼脂平皿表面划线接种。接种后的平板一半用墨纸覆盖，在距 15 W 紫外线灭菌灯 33 cm 处照射 8 s，37℃培养 24 h，对紫外线敏感的 3 个菌株（TA97、TA98、TA100）仅在没有照射过的一半生长，而具有野生型切除修复酶的菌株 TA102 在没有照射过的一半和照射过的一半均能生长。

（6）生物素缺陷型（bio）的鉴定方法：加热融化底层培养基两瓶。一瓶加生物素，每 100 mL 底层培养基中加 0.5 mmol D-生物素 0.6 mL 和 L-组氨酸 1 mL；另一瓶不加生物素，每 100 mL 底层培养基中加 L-组氨酸 1 mL，冷却至 50℃左右，每种底层培养基各倒两个平板。取有生物素和无生物素培养基平板各一个，按菌株号顺序各取一接种环的菌液划直线于培养基表面，37℃培养 48 h。株菌在有生物素培养基平板表面各长出一条菌膜，在无生物素培养基平板上除自发回变菌落外无菌膜，说明受试菌株为生物素缺陷型。

各菌株生物学特性见表 13-2。

表 13-2　试验菌株生物学特性鉴定标准

菌株	基因型					
	色氨酸缺陷	组氨酸缺陷	脂多糖屏障缺陷	R 因子	抗四环素	*uvrB* 修复缺陷
TA97		+	+	+	−	+
TA97a		+	+	+	−	+
TA98		+	+	+	−	+
TA100		+	+	+	−	+
TA102		+	+	+	+	−
TA1535		+	+	−	−	+
TA1537		+	+	−	−	+
WP2uvrA	+			−	−	+
WP2uvrA（pKM101）	+			+	−	+

注：+表示阳性；−表示阴性；空格表示不需要进行此项鉴定。

3）自发回变率的测定　准备底层培养基平板 8 个。融化顶层培养基 8 管，每管 2 mL，在 45℃水浴中保温。在每管顶层培养基中，分别加入待鉴定的测试菌株的菌液 0.1 mL，一式两份，轻轻摇匀，迅速将此试管内容物倒入已固化的底层培养基平板中，转动平皿使顶层培养基均匀分布，平放固化，37℃培养 48 h，计数菌落数。每一株的自发回变率应落在表 13-3 所列的正常范围内。

表 13-3　试验菌株自发回变菌落数

菌株	Ames 实验室	Bridges 实验室	Errol & Zeiger 实验室	
	不加 S9	不加 S9	不加 S9	加 S9
TA97	90～180	−	100～200	75～200
TA97a	90～180	−	100～200	75～200
TA98	30～50	−	20～50	20～50
TA100	120～200	−	75～200	75～200
TA102	240～320	−	200～400	100～300
TA1535	10～35	−	5～20	5～20
TA1537	3～15	−	5～20	5～20
WP2uvrA	−	7～23	−	−
WP2uvrA（pKM101）	−	27～69	−	−

鉴定合格的菌种应保存在深低温（如−80℃），或加入 9%光谱级 DMSO 作为冷冻保护剂，保存在液氮条件下（−196℃）。无上述条件者可冰冻干燥制成干粉，4℃保存。除液氮条件外，保存期一般不超过 2 年。主平板贮存于 4℃，超过 2 个月后应丢弃（TA102 除外，保存 2 周后丢弃）。

四、试验设计

1. 溶媒　溶媒应不与受试物发生反应，对所选菌株和 S9 没有毒性，没有诱变性。首选蒸馏水；对于不溶于水的受试物可选择其他溶媒，首选 DMSO（每平板最高添加量不超过 0.1 mL）。也可选择其他溶媒。

2. 剂量设计　一般受试物最低剂量不低于 0.2 μg/皿；对于无细菌毒性的可溶性受试物，推荐的最高剂量为 5 mg/皿或 5 μL/皿；对于溶解度差的受试物，可以采用悬浊液，但溶液浑浊的程度（沉淀的多少）不能影响菌落计数。由于溶解度或者毒性的限制最大剂量达不到 5 mg/皿或 5 μL/皿时，最高剂量应为出现沉淀或细菌毒性的剂量。评价含有潜在致突变杂质的受试物时，试验剂量可以高于 5 mg/皿或 5 μL/皿。对于需要前处理的受试物（如液体饮料、袋泡茶、口服液和辅料含量较大的样品等），其剂量设计应以处理后的样品计。

每种受试物在允许的最高剂量下设 4 个剂量组，包括加和不加 S9 两种情况。按等比组距的原则设计剂量间隔，推荐采用 $\sqrt{10}$ 倍组距。每个剂量应做 3 个平板。

受试物应无菌，必要时以适当的方法灭菌或除菌。

3. 对照组的设置　每次试验应同时设有阳性对照组、溶媒对照组和未处理对照组，包括加和不加 S9 两种情况。阳性对照物应根据所采用的菌株进行选择（表 13-1），并选择合适的剂量以保证每次试验的有效性。溶媒对照组的处理方法除不加入受试物外，与处理组相同。当阳性致突变物采用 DMSO 溶解，而受试物不用 DMSO 溶解时，应同时做 DMSO 溶媒对照。对已知和经证实含有组氨酸并可能影响试验结果的受试物，必要时进行预处理（如进行 XAD-Ⅱ树脂柱过滤）。

五、试验步骤

常用的试验方法有平板掺入法、预培养平板掺入法和点试法，一般先用点试法做预试验，以了解受试物对沙门氏菌的毒性和可能的致突变性。平板掺入法是标准试验法。

1. 平板掺入法

（1）将菌株培养物接种于营养肉汤培养基内，37℃振荡（100 次/min）培养 10 h 或静置培养 16 h，使活菌数不少于 1×10^9/mL～2×10^9/mL。

（2）底层培养平皿，每个剂量加 S9 和不加 S9 均做 3 个平板。融化顶层培养基分装于无菌带帽小试管（每管 2 mL，试管数与平皿数相同），在 45℃水浴中保温。在保温的顶层培养基中依次加入测试菌株增菌液 0.1 mL，混匀；加入受试物溶液 0.05～0.2 mL（一般加入 0.1 mL，需活化时另加 10% S9 混合液 0.5 mL），再混匀，迅速倒在底层培养基上，转动平皿使顶层培养基均匀分布在底层上，平放固化，37℃培养 48 h 观察结果，必要时延长至 72 h 观察结果。

另做一阳性对照、溶媒对照和未处理对照。阳性对照不加受试物，只加同体积标准诱变剂；溶媒对照组只加入同体积的溶媒；未处理对照只在培养基上加菌液；其他方法同试验组。

2. 预培养平板掺入法　预培养对于某些受试物可取得较好的效果，因此可根据情况确定是否进行预培养。在加入顶层琼脂前，先进行以下预培养步骤：在试验中，将受试物（需活化时另加 10% S9 混合液 0.5 mL）和菌液在 37℃中培养 20 min，或在 30℃中培养 30 min，然后再加 2 mL 顶层琼脂，其他同上述平板掺入法。

3. 点试法　在底层培养基平皿上写上记号。取已融化并在 45℃水浴中保温的顶层培养基 1 管（2 mL），加入测试菌株增菌液 0.1 mL（需活化时加 10% S9 混合液 0.5 mL），混匀，迅速倒在底层培养基上，转动平皿使顶层培养基均匀分布在底层上，平放固化。取无菌滤纸圆片（直径约为 6 mm），小心放在已固化的顶层培养基的适当位置上，用移液器吸取适量受试物（如 10 μL）点于纸片上，或将少量固体受试物结晶加到纸片或琼脂表面，37℃培养 48 h 观察结果。同时做阳性对照、溶媒对照和未处理对照组，分别在滤纸片上加入同体积标准诱变剂、溶媒，未处理对照组滤纸片上不加物质，其他步骤同上。

六、试验结果及分析

1. 回变菌落计数　直接计数培养基上的回变菌落数，计算各菌株各剂量 3 个平板回变菌落数的均数和标准差。

2. 掺入法的判定　在背景生长良好的条件下，测试菌株 TA1535、TA1537、TA98 和大肠杆菌的回变菌落数等于或大于未处理对照组的 2 倍，其他测试菌株的回变菌落等于或大于未处理对照组的 2 倍，并有剂量-反应关系或至少某一测试点有重复的并有统计学意义的阳性反应，即可认为受试物为诱变阳性。当受试物浓度达到 5 mg，每皿仍为阴性者，可认为是阴性。

3. 点试法的结果判定　如在受试物点样纸片周围长出较多密集的回变菌落，与未处理对照相比有明显区别者，可初步判定该受试物诱变试验阳性，但应该用掺入法试验来确证。

（1）验证：明显的阳性结果不需要进行验证。可疑的结果要改用其他的方法进行验证；如在平板上出现少数散在自发回变菌落，判为阴性，阴性结果需要验证（即重复一次），应改变试验的条件，如剂量间距（改为 5 倍间距）等。如在滤纸片周围见到抑菌圈，说明受试物具有细菌毒性。

（2）对照组结果评价：对照组阳性结果表明受试物对试验菌株的基因组诱发了点突变；阴性结果表明，在该试验条件下受试物对测试菌株不诱发基因突变。

4. 试验结果　报告的试验结果应是两次以上独立试验的重复结果。如果受试物对 4 种菌株（加和不加 S9）的平皿掺入试验均得到阴性结果，可认为此受试物对鼠伤寒沙门氏菌无致突变性。如受试物对一种或多种菌株（加或不加 S9）的平皿掺入试验得到阳性结果，即认为此受试物是鼠伤寒沙门氏菌的致突变物。

【注意事项】

（1）完成本试验应有专门的实验室，应有良好的通风设备。

（2）试验者必须注意个人防护，尽量减少接触污染的机会。

（3）受试的致癌物与致突变物的放弃处理，原则上按同位素放弃物处理方法进行。

（4）所用沙门氏菌试验菌株一般毒性较低，具有 R 因子的危害更小，但要防止沙门氏菌污染动物饲养室。

第二节　哺乳动物红细胞微核试验

一、试验目的及原理

1. 试验目的　通过检测哺乳动物骨髓和（或）外周血红细胞的微核出现率，判断受试物是否具有致突变作用，主要用于鉴别损伤染色体和（或）纺锤体的物质。

2. 原理　微核是在细胞有丝分裂后期染色体有规律地进入子细胞形成细胞核时，留在细胞质中的整条染色单体或染色体的无着丝断片或环。这些成分在有丝分裂末期以后，单独形成一个或几个规则的次核存在于细胞质，由于其体积明显小于细胞核，故称微核。此外也可能在受到纺锤体毒物的作用时，主核未能形成而代之以一组小核，此时小核比一般典型的微核稍大。所以微核试验能检测化学毒物或物理因素诱导产生的染色体完整性改变和染色体分离改变这两种遗传学终点。

微核可以出现在多种细胞中，但在有核细胞中较难与正常核分叶及核突出物相区别。红细胞在成熟之前，先由成红细胞将主核排出，演变为嗜多染红细胞（polychromatic erythrocytes，PCE），PCE 细胞保持其嗜碱性约 24 h，然后成为正染红细胞，并进入循环的外周血中。在 PCE 细胞中，主核排出，微核可留在胞质中，并保持一定的时间，容易观察和识别。因此通常观察和计数 PCE 细胞中的微核，以反映染色体断裂和纺锤体损伤情况。嗜多染红细胞是处于发育中间期、未成熟的红细胞，仍含有核糖体，可用选择性核糖体染料与成熟的、缺乏核糖体的正染红细胞区分。

二、试验材料

1. 主要器材　手术刀、手术剪、无齿镊、小型弯止血钳、干净纱布、带橡皮头吸管、台式离心机、刻度离心管、晾片架、电吹风机、玻璃染色缸、1 mL 注射器及 6 号针头、载玻片及推片、定时钟、带油镜头显微镜、细胞计数器、细菌过滤器、恒温水浴锅等。

2. 试剂

（1）小牛血清：牛血清过滤除菌后放入 56℃恒温水浴保温 1 h 进行灭活，贮存于 4℃冰箱。也可用大、小鼠血清代替。

（2）Giemsa 染液：称取 Giemsa 染料 3.8 g，加入 375 mL 甲醇。先将染料置于研钵内，加入少量甲醇研细，再分次倾入剩余的甲醇继续研磨，待完全溶解后，再加入 125 mL 甘油，然后转移至烧杯内，盖上玻璃表面皿，置 37℃恒温箱保温 48 h，期间振摇数次，取出过滤于棕色瓶内，存放阴凉处，2 周后可用。该染液存放时间越长，染色效果越好。

（3）Giemsa 应用液：取 1 份 Giemsa 染液与 6 份磷酸盐缓冲液混合而成。现用现配。

（4）1/15 mol/L 磷酸盐缓冲液（pH6.8）：磷酸二氢钾（KH_2PO_4）4.50 g，磷酸氢二钠（$Na_2HPO_4 \cdot 12H_2O$）11.81 g，加蒸馏水至 1000 mL。

（5）吖啶橙染液：①吖啶橙贮备液：以 0.1%吖啶橙水溶液作为贮备液。称取吖啶橙 0.1 g 溶于 100 mL 蒸馏水中，至褐色瓶内，在 4℃下可保存数周。②吖啶橙工作液：以 0.24 mmol/L 吖啶橙-磷酸盐缓冲液作为工作液，临用时配制。取 2 份 0.1%吖啶橙贮备液，30 份 0.06 mol/L、pH6.8 磷酸盐缓冲液混匀即得。

（6）甲醇（分析纯）、甘油（分析纯）。

三、试验步骤

1. 受试物

1）受试物的配制　应将受试物溶解或悬浮于合适的溶媒中，首选溶媒为水，不溶于水的受试物可使用植物油（如橄榄油、玉米油等），不溶于水或油的受试物亦可使用羧甲基纤维素、淀粉等配成混悬液或糊状物等。受试物应现用现配，有资料表明其溶液或混悬液贮存稳定者除外。

2）给予途径　应采用灌胃法。阳性对照物也可采用腹腔注射的方法。灌胃体积一般不超过 10 mL/kg 体重，如为水溶液时，最大灌胃体积可达 20 mL/kg BW；如为油性液体，灌胃体积应不超过 4 mL/kg 体重；各组灌胃体积一致。

2. 实验动物

1）动物种、系选择　在利用骨髓时，首选小鼠或大鼠。利用外周血时，可用小鼠。如果已经证实某品系动物脾脏不清除有微核的嗜多染红细胞，或对引起染色体结构或数目畸变的化学物检测有足够的敏感性，则此种动物可以利用。通常用 7～12 周龄，体重 25～35 g 的小鼠或体重 200～300 g 的大鼠，在试验开始时，动物体重差异应不超过每种性别平均体重的±20%。每组用两种性别的动物至少各 5 只。

2）动物准备　试验前动物在试验动物房应进行至少 3～5 天环境适应和检疫观察。

3）动物饲养　实验动物饲养条件、饮用水、饲料应符合国家标准和有关规定（GB 14925—2010、GB 5749—2006、GB 14924.1—2001、GB 14924.2—2001、GB 14924.3—2010）。每个受试物组动物按性别分笼饲养，每笼 5 只。试验期间实验动物喂饲基础饲料，自由饮水。

3. 剂量　受试物应设 3 个剂量组，最高剂量组原则上为动物出现严重中毒表现和（或）个别动物出现死亡的剂量，一般可取 1/2 LD_{50}；低剂量组应不表现出毒性；分别取 1/4 LD_{50} 和 1/8 LD_{50} 作为中、低剂量。急性毒性试验给予受试物最大剂量（最大使用浓度和最大灌胃容量）动物无死亡而求不出 LD_{50} 时，高剂量组则按以下顺序：①10 g/kg BW；②人的可能摄入量的 100 倍；③一次最大灌胃剂量进行设计，再下设中、低剂量组。另设溶媒对照组。阳性对照物可用环磷酰胺 40 mg/kg BW 经口或腹腔注射（首选经口）给予。

4. 受试物给予　经口灌胃。根据细胞周期和不同物质的作用特点，可先做预试验，确定取材时间。常用 30 h 给受试物法，即两次给受试物间隔 24 h，第二次给受试物后 6 h 采集骨髓样品。试验还可以有以下两种采样方式：①以受试物 1 次给予动物。以适当的间隔采集骨髓样品至少 2 次，开始不早于给予后 24 h，最后不晚于给予后 48 h。外周血采样以适当的间隔至少 2 次，开始不早于给予后 36 h，最后不晚于给予后 72 h。如在一个采样时间发现阳性结果，则不需要进一步采样。②每天 1 次给予，共 2 次或多次（间隔 24 h）给予，可在末次给予后 18～24 h 采集骨髓 1 次，对外周血可在末次给予后 36～48 h 采样 1 次。若选用外周血正染红细胞的含微核细胞率作为试验观察终点，给予受试物的时间应达 4 周以上。

5. 标本制作

1）骨髓样品　①骨髓液制备：以小鼠为例，取小鼠两侧股骨，剔去肌肉，用滤纸或纱布擦去血污和肌肉，剪去股骨两端。用配有 6 号针头的 1 mL 注射器吸取小牛血清约 0.05 mL 冲洗骨髓腔数次，将冲洗物滴在载玻片上。②涂片：将玻片上的冲洗物调匀后，推片若干张。迅速干燥，可在酒精灯上短时烘烤。③固定：将干燥的涂片置甲醇液中固定 5～10 min，取出晾干。当日不染色的涂片亦应固定后保存。④染色：固定好的涂片用 Giemsa 应用液染色 15～30 min。立即用 pH6.8 的磷酸盐缓冲液或蒸馏水冲洗、晾干，待检。为了便于诊断，也可用吖啶橙染色法。固定好的涂片放入 0.24 mmol/L 吖啶橙-磷酸盐缓冲液内，染色 2～3 min。用 pH6.8 磷酸盐缓冲液冲洗 3 次，每次 1～2 min。晾干后在荧光显微镜下观察，如微核带红色荧光，可再冲洗数分钟，直至发黄绿色荧光。在染色、干燥过程中均应避光，以防荧光减弱或消失。⑤封片：染色干燥后的涂片若需长时间保存，可放入二甲苯透明 6 min，取出后趁湿滴上适量中性树脂胶，盖上盖玻片，平置。待干后即可写好标签，收入盒内备检。若在短时间内进行观察，涂片不需制成封片。

2）外周血样品　从尾静脉或其他适当的血管采集外周血，血细胞立即在存活状态染色或制备涂片并染色。为排除与使用非 DNA 染料相关的人工假象，可利用 DNA 特异性染料（如吖啶橙或 Hoechst33258 加 Pyronin-Y）。这种方法的好处是不会排除常用染料（如 Giemsa）的使用。

3）阅片　①先以低倍镜、高倍镜粗检，选择细胞完整、分散均匀，着色适当的区域，在油镜下观察。以有核细胞形态完好作为判断制片优劣的标准。②本方法系观察嗜多染红细胞的微核。用 Giemsa 染色法，嗜多染红细胞呈灰蓝色，成熟红细胞呈粉红色。典型的微核多为单个的、圆形、边缘光滑整齐，嗜色性与核质一致，呈紫红色或蓝紫色，直径通常为红细胞的 1/20～1/5。③对每个动物的骨髓至少观察 200 个红细胞，对外周血至少观察 1000 个红细胞，计数嗜多染红细胞在总红细胞中比例（总红细胞为正染红细胞和嗜多染红细胞的总和），受试物组嗜多染红细胞在总红细胞中比例不应低于对照值的 20%，否则说明受试物细胞毒性较大，PCE 形成受到严重抑制。每个动物至少观察 2000 个嗜多染红细胞以计数有微核嗜多染红细胞频率，即含微核细胞率，以千分率表示。如一个嗜多染红细胞中有多个微核存在时，只按一个细胞计。

嗜多染红细胞微核率＝有微核的嗜多染红细胞总数/检查的嗜多染红细胞数×1000‰

四、试验结果及分析

1. 数据处理　按动物性别分别统计各组含微核细胞率的均数和标准差，利用适当的统计学方法如泊松（Poisson）分布或 u 检验，对受试样品各剂量组与溶剂对照组的含微核细胞率进行比较。

2. 结果评价　试验组与对照组相比，试验结果含微核细胞率有明显的剂量-反应关系并有统计学意义时，即可确认为有阳性结果。若统计学上差异有显著性，但无剂量-反应关系时，则应进行重复试验。结果能重复可确定为阳性。

3. 试验报告

1）试验结果　记录每只动物观察的嗜多染红细胞数和含有微核的细胞数，以列表方式报告不同性别每组动物的嗜多染红细胞数、含微核细胞率和嗜多染红细胞在总红细胞中的比例、剂量-反应关系、阴性对照的历史资料和范围，并写明结果的统计方法。

2）试验结论　根据试验结果，对受试物是否能引起哺乳动物嗜多染红细胞含微核细胞率增加做出结论。

4. 试验的解释　阳性结果表明受试样品在本试验条件下可引起哺乳动物嗜多染红细胞含微核细胞率增加。阴性结果表明在本试验条件下受试样品不引起哺乳动物嗜多染红细胞含微核细胞率增加。一般阴性对照组的含微核细胞率＜5‰，但应有本实验室所用实验动物的自发含微核细胞率本底值作为参考。本试验方法不适用于有证据表明受试物或其代谢产物不能达到靶组织的情况。

（刘志宗）

第三节　哺乳动物骨髓细胞染色体畸变试验

一、试验目的及原理

1. 目的　学习动物骨髓细胞染色体制备和分析的基本方法。了解致突变化合物诱发动物体内细胞染色体畸变的类型，检测受试物能否引起整体动物骨髓细胞染色体畸变，以评价受试物致突变的可能性。

2. 原理　染色体畸变只能在细胞分裂的中期进行观察和分析。为收集足够的中期相细胞，在收获细胞前，用秋水仙素秋水仙胺处理细胞，以阻断微观蛋白的聚合，抑制细胞分裂时纺锤体的形成，使分裂间期和前期的细胞停留在中期相。中期相细胞通过低渗，使染色体均匀散开，然后固定、制片、染色，可在油镜下观察染色体的改变情况。应用小鼠骨髓细胞染色体畸变试验可以检测化学物质能否引起哺乳动物体细胞染色体畸变，以及畸变的性质和强弱。

二、试验材料

1. 主要器材　眼科剪、镊子、10 mL 离心管、滴管、载玻片、盖玻片、离心机、水浴箱、生物显微镜（含 100×物镜）、注射器（1 mL、5 mL）、棉纱布。

2. 试剂

（1）500 mg/L 秋水仙素，0.075 mol/L KCl 溶液。

（2）固定液：甲醇 3 份、冰醋酸 1 份混匀，临用时配。

（3）吉姆萨（Giemsa）贮备液：取 Giemsa 染料 1 g，逐渐加入少许甘油在研钵中研细溶解，共加入甘油 60 mL 混匀。于 60℃水浴中保温 2 h，冷却后再加 66 mL 甲醇混匀，于室温静置 1～2 周，过滤置棕色瓶保存备用。

（4）pH 6.8 磷酸盐缓冲液：取甲液 49.5 mL、乙液 50.5 mL 混匀即可。甲液（1/15 mol/L Na_2HPO_4）：称取 Na_2HPO_4 9.48 g 溶于 1000 mL 蒸馏水中。乙液（1/15 mol/L KH_2PO_4）：称取 KH_2PO_4 9.07 g 溶于 1000 mL 蒸馏水中。若 Na_2HPO_4 或 KH_2PO_4 含有结晶水，应重新称取。

（5）阳性对照物：环磷酰胺或丝裂霉素 C。

（6）PBS 缓冲液：Na_2HPO_4 1.15 g、NaH_2PO_4 0.2 g、KCl 0.2 g、NaCl 8.0 g 溶于 1000 mL 蒸馏水中。

三、试验步骤

1. 实验动物　一般选用初成年大、小鼠，如使用小鼠，可选择 7～12 周龄，每组 6～10 只，动物应随机分组，雌雄各半。实验动物及实验动物房应符合国家相关规定。

2. 受试物　固体受试物应溶解或悬浮于适合的溶剂中，并稀释至一定浓度。液体受试物可直接使用或予以稀释。受试物应在使用前新鲜配制，否则就必须证实贮存不影响其稳定性。溶剂在所选用浓度下，不引起毒性效应，不与受试物发生化学反应。首选为水溶性溶剂。

3. 染毒与取样时间　一般染毒一次或多次，多次更为合理。应进行预试验以选择最高剂量。当有毒性时，可以引起死亡或者抑制骨髓细胞有丝分裂指数（50%以上）为指标确定最高剂量；在第一次采集样品时，需设置 3 个可供分析的剂量；在第二次采集样品时，则仅需设置最高剂量组。如果一次剂量为 2000 mg/kg BW 时仍未引起毒性效应，则只设 2000 mg/kg BW 剂量组。

可采用经口或其他适宜的染毒方式。一般情况下，染毒一次但分两次采集样品，即每组动物分两个亚组，亚组 1 于染毒后 12～18 h 处死并采集第一次样品；亚组 2 于亚组 1 处死后 24 h 采集第二次样品。如果采用多次染毒，于末次染毒后 12～18 h 采集样品。于处死动物采集样品前，腹腔注射细胞分裂中期阻断剂（如用秋水仙素，于处死前 4 h，按 4 mg/kg BW 给药）。

4. 剂量及对照设定　至少设计三个剂量组。如果受试物具有毒性，应设三个剂量，最高剂量组原则上为动物出现严重中毒表现和（或）个别动物出现死亡的剂量，一般可取 1/2 LD_{50}，低剂量组应不表现出毒性，分别取 1/4 LD_{50} 和 1/8 LD_{50} 作为中、低剂量。对于在低或无毒剂量下具有特异生物学活性的物质，可以抑制骨髓有丝分裂指数（50%以上）为指标确定最高剂量，按等比级数 2 向下设置中、低剂量组。急性毒性试验给予受试物最大剂量动物无死亡而求不出 LD_{50}，并且根据结构相关物质资料不能推断受试物具有遗传毒性时，则不必设 3 个剂量。按以下顺序只设一个剂量：10 g/kg BW；人可能摄入量的 100 倍；一次最大灌胃剂量，连续染毒 14 天。

在每项试验中，对每种性别均应设阴性对照组和阳性对照组。除不使用受试物外，其他处理与染毒组一致。①阴性对照：除设溶剂对照（即仅含溶剂）外，如果没有文献资料或历史性资料证实所用溶剂不具有有害作用或致突变作用，还应设空白对照组。②阳性对照：应能引起染色体畸变率明显高于背景资料，染毒途径可以不同于受试物。可以使用下述物质：三亚乙基密胺（triethylenemelamine）、甲磺酸乙酯（ethyl methanesulphonate）、乙基亚硝基脲（ethyl nitrosourea）、丝裂霉素 C（mytomycin C）和环磷酰胺（cyclophosphamide）。一般建议给予 30～50 mg/kg 环磷酰胺或者丝裂霉素 C，经腹腔注射 1～2 次。

5. 收获细胞　处死动物前 2～4 h，腹腔注射秋水仙素（小鼠剂量为 4 mg/kg BW，大鼠剂量为 1 mg/kg BW）。小鼠用颈椎脱臼法处死动物，大鼠用动脉放血法处死动物，迅速取出双侧股骨，剔除肌肉，用棉纱布擦净血污和残留的肌肉纤维，剪开两端关节面，用注射器吸 PBS 缓冲液 5 mL 冲出骨髓细胞于离心管中，1500 r/min 转速离心 10 min，弃去上清；加 5 mL PBS 缓冲液洗涤一次。

6. 低渗　轻轻用吸管打散沉淀物，加入预温 37℃的 0.075 mol/L KCl 溶液约 8 mL，混匀，37℃低渗 15 min，再加固定液 2 mL 混匀，立即 1000 r/min 离心 10 min，弃去上清。

7. 固定　重新悬浮细胞，加入固定液 5 mL 混匀，室温放置 10～20 min，然后 1000 r/min 离心 10 min，去上清液。同样方法再固定一次，去上清液。

8. 制片　加 0.5 mL 固定液，轻轻悬浮细胞。用乳头吸管吸取混匀的细胞悬液，从冰冻的载玻片上方 3～5 cm 处滴片，每张片子滴 2～3 滴细胞悬液，使细胞自然分散。

9. 干燥　将制好的片子置空气中自然干燥，并做好标记。

10. 染色　用 10% Giemsa 染色液染色 10～20 min，用去离子水洗去染色液，自然晾干。

11. 阅片　在低倍镜下选择分散良好、细胞未破裂的中期分裂相，再用油镜分析，观察并记录染色体结构异常和数目异常细胞。

1）染色体结构畸变　包括染色体型和染色单体型的断裂、微小体、有着丝点环、无着丝点环、单体互换、双微小体、裂隙、非特定性型变化。

2）染色体数目畸变　包括整倍体性畸变（多倍体 $3n$、$4n$），非整倍体性畸变（$2n\pm1$、$2n\pm2$、$2n\pm3$），核内复制。

四、试验结果及分析

1. 试验结果处理　以每只动物为观察单位，每只动物观察 100 个中期分裂相中染色体的变化，计算其畸变细胞率。若雌、雄动物之间无明显的性别差异，可合并计算结果。阴性和阳性对照组的畸变率应与所用动物的种属及有关资料相符。试验结果的数据可用泊松分布、二项分布、Dunnet-t 检验、χ^2 检验等多种统计分析方法分析，所得结果是相同的。各试验组畸变细胞率与阴性对照组相比较，差别有显著性意义，并有剂量-反应关系，或某一剂量组呈现可重复的并有统计学意义的增加，则接触此受试物的小鼠呈现骨髓染色体畸变试验阳性。

$$\text{细胞畸变率（\%）}=\frac{\text{有染色体畸变的细胞数}}{\text{分析染色体的细胞总数}}\times100\%$$

$$\text{染色体畸变率（\%）}=\frac{\text{畸变染色体总数}}{\text{分析的染色体总数}}\times100\%$$

2. 结果评价　结果评价应用生物学意义和统计学意义两个方面进行分析。剂量组染色体畸变率与阴性对照组相比，具有统计学意义并呈剂量-反应关系，或一个剂量组出现染色体畸变细胞数明显增高并具有统计学意义，经重复试验证实，即可确认为阳性结果。若有统计学意义但无剂量-反应关系时，则应进行重复试验。结果能重复者可确定为阳性。

3. 试验的解释　阳性结果表明受试物具有引起实验动物骨髓细胞染色体畸变的作用。阴性结果表明在本试验条件下受试物不引起受试动物骨髓细胞染色体畸变。

【注意事项】

低渗是本试验成败的关键，控制好低渗时间，做出分散良好的染色体标本，关系到试验结果的准确性。时间太短则染色体分散不开，无破裂，染色体丢失。如果 KCl 低渗效果不好，可换用 1∶1 的 0.4%氯化钾：0.4%枸橼酸钠混合液，15℃低渗 15 min。整个试验过程中，对细胞的操作要求轻柔，尤其是在每次细胞悬浮的时候，吸管吹打要轻，以免造成细胞破损。每次离心后弃上清时应仔细，注意不要将管底的沉渣吸出，以免最后分析时剩余的细胞数过少。

（韩新锋）

第四节　体外哺乳类细胞染色体畸变分析

一、试验目的及原理

染色体畸变主要表现为形态和数目的异常。通过检测受试样品诱发体外哺乳动物细胞染色体畸变的能力，可评价受试样品的致突变性。在加或不加代谢活化系统的条件下，使培养的哺乳动物细胞暴露于受试样品中，用中期分裂相阻断剂（如秋水仙素）处理，使细胞停止在中期分裂相，随后收获细胞、制片、染色、分析染色体畸变。

二、试验材料

中国地鼠肺（CHL）细胞株或卵巢（CHO）细胞株，人或其他哺乳动物外周血淋巴细胞；MEM 培养液、抗生素（青霉素 100 IU/mL、链霉素 100 μg/mL），胎牛血清或小牛血清；大鼠、多氯联苯（Aroclor1254）、玉米油、秋水仙素、氯化钠、氯化钾、氯化镁、葡萄糖-6-磷酸钠盐、辅酶Ⅱ；甲醇、冰醋酸、Giemsa 染料、Hank's 液。

阳性对照物可选用：甲磺酸甲酯（methyl methanesulfonate，MMS）、甲磺酸乙酯（ethyl methanesulphonate，EMS）、丝裂霉素 C、乙基亚硝基脲（ethyl nitrosourea，ENU）、4-硝基喹啉-*N*-氧化物（4-nitroquinoline-*N*-oxide）、苯并［a］芘（BaP）、环磷酰胺（cyclophosphamide）。

三、试验设计

受试物至少设定 3 个剂量，通常浓度间隔系数不大于 $2-\sqrt{10}$。对有细胞毒性的受试物，其剂量范围应包括最大毒性至几乎无毒性（细胞存活率在 20%～100%范围内）；同时应考虑受试物对溶解度、pH 和摩尔渗透压浓度的影响；最高剂量应能明显减少细胞数量或有丝分裂指数（大于 50%，如毒性过大应适当增加接种细胞数）；对无细胞毒性或细胞毒性很小的化合物，最高剂量应达到 5 μL/mL、5 mg/mL、10 mmol/L。对溶解度较低的物质，当达到最大溶解度仍无毒性时，则最高剂量应是在最终培养液中溶解度限值以上的一个浓度。在某些情况下，应使用一个以上可见沉淀的浓度，溶解性可用肉眼鉴别，但沉淀不能影响观察。

无代谢活化系统时，阳性对照物可选用甲磺酸甲酯、甲磺酸乙酯、丝裂霉素 C、乙基亚硝基脲、硝基喹啉-*N*-氧化物等。当存在外源性活化系统时，阳性对照物一般选用苯并［a］芘、环磷酰胺等。阴性对照首选是含血清的培养液和水，亦可使用二甲基亚砜（DMSO），但浓度不应大于 0.5%。如果没有文献资料或历史资料证实所中的培养液，加入一定浓度的受试样品、用溶剂无致突变作用时应设空白对照。

四、试验步骤

1. 受试样品处理 固体受试样品应溶解或悬浮于合适的溶剂中，并稀释至一定浓度。液体受试样品可直接使用或予以稀释。

2. 大鼠肝 S9 组分的诱导和配制 健康雄性 SD 大鼠或 Wistar 大鼠，体重 150～200 g，5～6 周龄，将多氯联苯（Aroclor1254）溶于玉米油中，浓度为 200 g/L，以 500 mg/kg 腹腔注射一次，5 天后处死动物，处死前禁食 12 h，处死动物后取出肝脏，称重后用新鲜冰冷的 0.15 mol/L 氯化钾溶液冲洗肝脏数次，每克肝（湿重）加 0.15 mol/L 氯化钾溶液 3 mL，连同烧杯移入冰浴中，无菌剪碎后用玻璃匀浆器（＜4000 r/min，1～2 min）或组织匀浆器（＜2000 r/min，1 min）制成肝匀浆，肝匀浆在低温高速离心机（9000 *g*）离心 10 min，取上清 S9 组分，测定蛋白含量（Lowry 法），每毫升蛋白含量不超过 40 mg 为宜，以每管 2 mL 分装于无菌冷冻管，−80℃保存。使用时配制成 10%的 S9 混合液（0.2 mol/L 磷酸盐缓冲液 6 mL，镁钾溶液 0.4 mL（每 100 mL 含氯化镁 1.9 g，含氯化钾 6.15 g），0.05 mol/L 葡萄糖-6-磷酸钠盐溶液 1 mL，0.025 mol/L 辅酶Ⅱ溶液 1.6 mL，肝 S9 组分 1 mL，置冰浴中待用。

3. 细胞培养与染毒　试验需在加入和不加 S9 的条件下进行，试验的前一天，将一定数量的细胞接种于培养皿（瓶）中放 CO_2 培养箱内培养。试验时吸去培养皿（瓶）中的培养液，加入一定浓度的受试样品、S9 混合液（不加 S9 混合液时，需用培养液补足及一定量不含血清的培养液），根据细胞周期决定处理 2～6 h。结束后吸去含受试样品的培养液，用 Hank's 液洗细胞 3 次，加入含 10%胎牛血清的培养液，培养 24 h 或 48 h 后收获细胞。收获前 2～4 h，加入细胞分裂中期阻断剂——秋水仙素（作用时间为 4 h，终浓度为 1 μg/mL）。

如果在上述加和不加 S9 混合液的条件下均获得阴性结果，则需加做长时间处理试验，即在没有 S9 混合液的条件下，使受试样品与试验系统的接触时间延长至 24 h。当难以得出明确结论时，应更换试验条件，如改变代谢活化条件、受试样品与试验系统接触时间等重复试验。

4. 收获细胞与制片

1）消化　用 0.25%胰蛋白酶溶液消化细胞，待细胞脱落后，加入含 10%胎牛或小牛血清的培养液终止消化过程，放入离心管以 800～1000 r/min 的速度离心 5 min。

2）低渗　加入 0.075 mol/L KCl 溶液 2 mL，将细胞轻轻混匀，放入 37℃水浴中低渗处理 30～40 min。

3）固定　加入 2 mL 固定液，混匀后固定 5 min，以 800～1000 r/min 速度离心 5 min，弃去上清液。用同样方法再固定一次，弃去上清液。

4）滴片　加入数滴新鲜固定液，混匀。用混悬液滴片，自然干燥。

5）染色　用 5%～10%的 Giemsa 染液染色 15～20 min。

5. 阅片　每一剂量组选择不少于 100 个分散良好的中期分裂相，在显微镜油镜下进行阅片。计数观察细胞的染色体数目，对于畸变细胞还应记录显微镜坐标位置及畸变类型。

五、试验结果及分析

结果数据的计算指标包括每个细胞染色体畸变数、染色体结构异常百分率、各处理组及对照组不同类型染色体异常数与频率等。所得各组染色体畸变率用 χ 检验进行统计学处理，以评价各处理组和对照组之间是否有显著性差异。

在下列两种情况下可判定受试样品在本试验系统中为阳性结果：①受试样品引起染色体结构畸变数的增加具有统计学意义，并有与剂量相关的增加；②受试样品在任何一个剂量条件下，引起染色体结构畸变数的增加具有统计学意义，并有可重复性。评价时应综合考虑生物学和统计学意义。

六、注意事项

低渗是本试验的关键，控制好低渗时间，做出分散良好的染色体标本，关系到试验结果的准确性。

（卢　静）

第五节　体外哺乳动物细胞 HGPRT 基因突变试验

一、试验目的及原理

细胞在正常培养条件下，能够产生次黄嘌呤鸟嘌呤磷酸核糖转移酶（HGPRT），在含有

6-硫代鸟嘌呤（6-thioguanine，6-TG）的选择性培养液中，HGPRT 催化产生核苷-5′单磷酸（NMP），NMP 掺入 DNA 中致细胞死亡。在致癌和（或）致突变物作用下，某些细胞 X 染色体上控制 HGPRT 的结构基因发生突变，不能再产生 HGPRT，从而使突变细胞对 6-TG 具有抗性作用，能够在含有 6-TG 的选择性培养液中存活生长。

在加入和不加入代谢活化系统的条件下，使细胞暴露于受试物一定时间，然后将细胞再传代培养，在含有 6-TG 的选择性培养液中，突变细胞可以继续分裂并形成集落。基于突变集落数，计算突变频率以评价受试物的致突变性。

二、试验材料

1. 细胞 中国仓鼠肺（V79）细胞株，染色体数 22±1，细胞倍增时间为 12～16 h，集落形成率 75%～95%。将野生型细胞接种于含次黄嘌呤及胸腺嘧啶、甲氨蝶呤、甘氨酸的 MEM 培养液中培养 1 周，使野生型细胞群中存在的自发 *HGPRT* 基因突变体选择性杀灭。然后重新接种于 MEM 培养液中。

2. 试剂及制备

（1）D-Hank's 液：在天平上依次称取 NaCl 8.0 g、KCl 0.4 g、$Na_2HPO_4 \cdot H_2O$ 0.06 g、KH_2PO_4 0.06 g、$NaHCO_3$ 0.35 g、酚红 0.02 g，盛入一大烧杯中，加入 1 L 双蒸水溶解，分装于 500 mL 盐水瓶中，0.13 MPa、15～20 min 高压灭菌，冷却后冰箱保存。

（2）EMEM 培养液：按粉剂培养基使用说明，在天平上称取一定量，用一定比例的双蒸水溶解。由于 EMEM（Eagle's minimal essential medium）培养基内不合 L-谷氨酰胺，可高压灭菌（0.13 MPa、15～20 min）。

（3）0.25%胰酶：先用少量 D-Hank's 液将 1.25 g 胰酶粉末调成糊状，再补足 500 mL D-Hank's 液，混匀，置 4℃冰箱过夜，次日用滤纸过滤，再用滤器抽滤除菌。然后用试管分装，置低温冰箱或普通冰箱保存。使用时，用 $NaHCO_3$ 调 pH 至 7.6～7.8。

（4）5.6%$NaHCO_3$ 溶液：称取 5.68 g $NaHCO_3$；溶于 100 mL 双蒸水中，即配成 5.6%$NaHCO_3$溶液，可抽滤除菌，也可 0.17 MPa、10 min 高压灭菌。分装成小瓶，用于调整溶液的 pH。

（5）3% L-谷氨酰胺溶液：称取 3 g L-谷氨酰胺粉末，溶于 100 mL 双蒸水中，即配成 3%的 L-谷氨酰胺溶液。抽滤除菌，分装成小瓶，普通冰箱保存。使用时每 100 mL 培养液中加入 1 mL 3%的 L-谷氨酰胺溶液。

（6）双抗：取青霉素 G（钠盐）100 万 U 和链霉素（硫酸盐）100 万 μg，溶于 50 mL 灭菌双蒸水中作为干液，浓度为每升含青霉素 2 万 U 和链霉素 2 万 μg。使用浓度为每 100 mL 培养液中加入干液 0.5 mL，则培养基中的终浓度为每毫升 100 U 青霉素和 100 μg 链霉素。同样分装成小瓶，冰箱保存。

（7）完全培养基的配：EMEM 培养液 180 mL，小牛血清 20 mL，双抗 1 mL，3% L 谷氨酰胺 2 mL，用 5.6% $NaHCO_3$ 调 pH 至 7.0，即可使用。

（8）6-TG（6-thioguanine）5 mg/mL 贮存液：用少量 5 mol/L NaOH 溶解，再用 0.9%无菌 NaCl 溶液稀释至 5 mg/mL，冰箱保存。同样，取 1 mL 贮存液稀释至 1 L，即得终浓度为 5 μg/mL 的 6-TG 使用液。

（9）阳性对照物：可选用甲基磺酸乙酯（EMS）0.25～0.5 μL/mL 或 3-甲基胆蒽（MCA）1～4 μL/mL 等。

（10）大鼠肝匀浆 S9 混合液：按 Ames 试验程序制备。

以上各试剂的配制，除高压灭菌和抽滤除菌的试剂在灭菌以前进行，其余都应在无菌条件下进行。

三、试验步骤

1. 受试物的配制 固体受试物需溶解或悬浮于溶剂中，用前稀释至适合浓度；液体受试物可以直接加入试验系统或用前稀释至适合浓度。受试物应在使用前新鲜配制，否则就必须证实贮存不影响其稳定性。

溶剂必须是非致突变物，不与受试物发生化学反应，不影响细胞存活和 S9 活性。首选溶剂是水或水溶性溶剂。二甲基亚砜（DMSO）也是常用溶剂，但使用时浓度不应大于 0.5%。

2. 细胞毒性试验 在接种 10^5 细胞的平皿或培养瓶中，按所设计的剂量（一般采用 10 mmol/L、3 mmol/L、1 mmol/L、0.3 mmol/L、0.1 mmol/L、0.03 mmol/L）加入受试物，置 37℃培养 2～4 h（或其他选定的作用时间）。然后弃去培养液，用 D-Hank's 液或者无血清培养液清洗两次，再用 0.25%胰酶消化，计数细胞并稀释，最后以每皿或每瓶 100 个、200 个或 500 个细胞接种于平皿或培养瓶中，置 37℃培养 7 天。

培养 7 天后，弃去培养液，用 95%乙醇固定后，用 10% Giemsa 染色，在低倍镜下观察克隆数。以对照组的平均克隆数作为 100，求出各剂量组的相对克隆形成率。选出相对克隆形成率在 5%～50%的 3～5 个浓度作为染毒浓度。

测定克隆形成率，稀释细胞时，应注意尽量减少稀释误差。一般以 1∶9 的比例按 10 倍逐步稀释。细胞计数时，也应尽量准确，要求血细胞计数板上四大格之间的计数误差不得超过 10%。由于计数和稀释误差，若接种 100 个细胞，克隆形成数可超过 100，造成这种结果还可能的一个原因就是在计数到接种细胞贴壁这段时间内，有的细胞发生了分裂。

3. 诱变试验

1）染毒 最好选用处于对数生长期的细胞，细胞经 D-Hank's 液洗涤 2 次后加入 5 mL 含不同浓度受试物的无血清培养基。同时设 S9 混合液代谢活化组，即加入 4 mL 含受试物的无血清培养基后，再加入 1 mL S9 混合液，37℃培养 2.5 h。受试物溶液终浓度为 0.5%～1%（*V*/*V*）。S9 混合液组分的终浓度为：NADP 4 mmol/L，6-磷酸葡萄糖 5 mmol/L，KCl 30 mmol/L，$MgCl_2$ 10 mmol/L，$CaCl_2$ 10 mmol/L，S9 组分 3 mg 蛋白/mL，磷酸缓冲液 50 mmol/L（pH8.0）。用 D-Hank's 液洗 2～3 次。再加入含血清的培养基，置 5%～10% CO_2，37℃培养 19～22 h。

2）表达 为使细胞密度在表达期间不至过高，一般于表达的第 4 天要将细胞传代一次。即用 0.25% 的胰酶将细胞消化成细胞悬液，重新计数并接种。传代时，细胞密度仍控制在 10^5 个细胞/皿。此时仍要测定细胞群体的克隆形成率，以便估计重培养后细胞的增殖情况。表达时间对 V79 细胞 HGPRT 位点来说，一般为 7～9 天。

3）选择 表达结束后，各组取 10^6 个细胞分别接种于不含次黄嘌呤的 100 mm 培养皿中。细胞贴壁后加入 6-TG 贮存液，使 6-TG 终浓度为 5～15 μg/mL，置 5%～10% CO_2，37℃培养 10 天，进行突变体选择。另将各组接种 200 个细胞/皿于 100 mm 培养皿中，培养 7～10 天作集落形成率测定。

4）固定、染色、观察 选择完毕后，弃去培养液，用生理盐水清洗两次，再以 3∶1 的乙醇-冰醋酸固定液固定，用 10% Giemsa 染色液或 1% 亚甲蓝液染色，分别计数各皿中出现的集落数。

5）结果计算　突变频率以 10^6 个活细胞中的突变细胞数表示，由在选择培养基中接种的细胞总数与观察到的突变集落数推算得到，以细胞克隆形成率校正。一般把含 50 个细胞以上的集落称为一个克隆，分别标出各组中各平行样的细胞突变频率，计算公式如下：

$$突变频率=\frac{突变型细胞克隆数}{接种细胞数\times 克隆形成率}\times 100\%$$

这里的克隆形成率是指接种于选择性培养基上的细胞群体在非选择性培养基上的克隆形成率。以空白对照和溶剂对照组细胞突变频率的均值作为细胞群体的自发突变频率。

四、试验结果及分析

为使试验所得的结果有一定的说服力，在试验过程中应符合一些基本要求，才能进行评价。

1. 基本要求

（1）阴性对照（空白对照和溶剂对照）的克隆形成率的平均值应为 55%～130%。若低于 55%的结果，应根据各平行样之间的变动范围和其他试验结果予以恰当的评价，对低于 40%的试验结果应予废弃。

（2）溶剂对照与空白对照相比较，若溶剂对照的生长率或克隆形成率低于空白对照的 70%时，试验结果应作废。

（3）若同时进行代谢活化和非活化测定时，自发突变率应对活化和非活化分别计算。

（4）各次试验均应设置阳性对照，每一种阳性对照物的诱变率有一正常值范围，若受试物的结果为阴性或弱阳性时，则阳性对照的诱变率在应达正常值的下限以上，否则结果不能接受。

（5）如果试验结果表明受试物无诱变性，则应考虑所用的剂量是否足够大，是否包括存活率≤10%的剂量组，如不包括，则不能接受阴性结果的结论。

（6）在前 2 天内细胞生长数少于 2.5×10^6 个，则不应进一步培养。

（7）各试验组至少应有 3 个平行样，如因污染或操作失误损失一个平行样时，余下的 2 个样本之间的突变型细胞克隆数之间的差异不得超过 3 倍。

（8）一般应有 5 个浓度组计算突变频率，但最低限度应有 3 个剂量组达到上述满意的要求，才能接受该次试验用于评价受试物的诱变性。

2. 结果判定　阳性结果根据统计分析、剂量-反应关系及试验的可重复性而定。一个阳性结果必须满足以下几点。

（1）任何一个浓度组的突变频率最低限度应达到自发突变率的 1.5 倍或更高，这是受试物具有诱变性的最低要求。

（2）各浓度组的突变频率应与浓度或毒性有相关趋势，最少在 3 个浓度组中如此。但这决定于组距及显示诱变性的毒性，组距小或显示诱变性时毒性较大，可能不易显示浓度反应关系。

（3）若毒性最大的测试点突变频率高于自发频率的 3 倍，应认为受试物具有诱变性。

（4）当受试物浓度与诱发的突变率在一定范围内出现负相关时，如果细胞毒性与诱发突变率的正相关依然存在，也接受为诱发突变性的证据。

（5）若所用的浓度下毒性已达到使存活率降至 5%～10%，而突变事仍未达到第一项最低要求时，可认为受试物在本次试验中不具诱变性。如受试物的毒性较小，但浓度已达 10 mmol/L，重复试验表明仍不能达到上述第一项要求，则可认为受试物在本试验系统中不具诱变性。

【注意事项】

（1）染毒浓度及作用时间的确定：在进行正式试验之前，应先做一个细胞毒性试验，以确定不同浓度受试物作用细胞后的克隆形成率。受试物的浓度可以从 10 mmol/L 开始逐级降低，连续测 7～10 个浓度，选出克隆形成率介于 50%～5%的 3～5 个浓度作为正式试验的测试浓度。

受试物的作用时间主要是依照受试物在试验条件下的稳定性而定。最好能知道受试物在体外试验条件下的半衰期。受试物作用时间一般可以为 15 min 至 4 h，若受试物很稳定，其降解产物也无毒性效应，也可以处理过夜。如需活化，则需要考虑活化系统的稳定性。

（2）试验细胞群体数量的确定：测试细胞的自发突变频率与试验的灵敏度紧密相关。以 HGPRT 位点作为遗传标志时，V79 细胞的自发突变率为 1×10^{-5}，因此试验时选用的细胞群体的大小必须大于 10^5，选择才是有效的［以 HGPRT 位点为遗传标志时，CHO 细胞的自发突变率为（0～2）$\times10^{-6}$］。

（3）细胞密度：在突变型细胞的表达和选择过程中，细胞密度过高，对突变型细胞是不利的。因此，在突变表达时，每皿一般接种 10^5 个细胞，而选择时接种 5×10^5 个细胞，并且在表达期间进行一次到几次分瓶传代，使细胞保持适当的密度，同时使细胞始终维持在对数生长期，才可能在一定的表达时间内获得稳定诱变频率。

（韩新锋）

第十四章 生殖发育毒性与致畸作用试验

第一节 三段生殖毒性试验与生殖发育毒性试验

由于用一组试验研究全部生殖毒性的终点是不可能的，所以在选择试验和研究设计时，应考虑该受试物及其类似物所有可能得到的药理学、毒动学和毒理学资料。各个生殖阶段之间不得有空隙，即在三个有关联的阶段，受试物的暴露时期至少有一天要重叠，并能直接或间接地评价生殖过程的所有阶段。三段生殖毒性试验由生育力和早期胚胎发育毒性试验（一般生殖毒性）、胚体胎体毒性试验（致畸试验）和出生前后发育毒性试验（围生期毒性试验）三部分组成。

一、生育力和早期胚胎发育毒性试验

1. 目的 评价化学物对配子成熟、交配行为、生育力、胚胎着床前和着床的影响。雌性动物应包括检测对动情期、输卵管运输、着床和胚胎着床前阶段发育的影响；雄性动物则包括检测对生殖功能的影响，如性欲、附睾的精子成熟等。

2. 动物 至少一种，首选大鼠。每种性别、每组的动物数应足以对数据进行统计和解释。建议每种性别、每组 16～20 只（窝）。

3. 给药期说明 交配前染毒时间的长度，并提供选择该染毒时间的依据。一般采取雄性交配前 4 周开始重复染毒，直至交配成功。若要保证雌性受孕成功，雄性也可继续染毒。雌性交配前 2 周开始染毒（可覆盖至少两个完整的动情期），直至着床。

4. 交配及受孕检查 雄性大鼠给药 4 周，雌性大鼠给药 2 周后开始同笼。交配期 2～3 周，交配比例 1∶1。试验程序应能识别出各窝的 2 个亲本，以避免不正确结果的分析和解释。

雌性受孕检查一般通过检查阴道涂片（大鼠）或阴栓（小鼠）。阴道涂片上有较多白色分泌物，镜检可见较多有核上皮细胞，则提示雌鼠处于动情前期。大鼠性周期一般为 4～5 天，小鼠性周期为 4 天，动情前期向动情期移行多在夜间。人和几种常用试验动物早期发育时间见表 14-1。阴栓是雄鼠精囊与凝固腺在雌鼠阴道凝结而成的白色块状物，形似米粒，大鼠阴栓很容易脱落。观察到阴道涂片上的精子或阴栓即提示受孕，检出日为孕 0 天，次日为孕 1 天，依此类推算孕龄。

表 14-1 某些哺乳动物早期发育的时间（引自 Hayes，1994）

物种	早期发育的时间（由排卵起的天数/天）			
	胚泡形成	着床	器官形成期	妊娠长度
小鼠	3～4	4～5	6～15	19
大鼠	3～4	5～6	6～15	22
家兔	3～4	7～8	6～18	约 33
猴（恒河猴）	5～7	9～11	20～45	164
人	5～8	8～13	21～56	267

5. 终末处死　雌性一般在孕中期第 13～15 天终止妊娠。雄性在证实交配并受孕成功后处死检查。

6. 观察项目　染毒期间观察雌、雄亲代（F_0）体征和死亡（至少 1 次/日），体重和体重变化（至少 2 次/周），摄食量（1 次/周），镜检雌性阴道涂片（交配期间 1 次/天）和其他毒性研究中见到的靶效应。处死时所有 F_0 代动物均作尸体解剖和肉眼观察，进行所有动物的睾丸、附睾、卵巢和子宫的组织学检查，附睾或睾丸中的精子计数及精子存活力测定。检查计数雌性的黄体数、着床数、吸收胎、死胎和活胎数。保存肉眼发现改变的脏器，以便进行可能的组织学评价，并保存足够的对照组的相应脏器，以供比较。对明显未孕的大鼠或小鼠（而不是对家兔），可用硫化铵子宫染色鉴别胚胎着床前死亡。

7. 结果分析　综合对 F_0 代观察的各项指标和参数，用合适的统计方法进行分析和评价。在分析对胎体（子一代，F_1）的影响时，应考虑各组受影响的窝数比、每窝受影响的胎体的组平均百分率、受影响胎体总数比。

二、胚体胎体毒性试验（致畸试验）

1. 试验目的　评价母体自胚泡着床到硬腭闭合期间接触受试物对妊娠雌性和对胚体胎体发育的有害影响，主要包括增强的与非妊娠雌性有关的毒性、胚体胎体死亡、生长改变与结构异常。

2. 动物　通常使用两种动物，一种是啮齿类动物，首选大鼠；另一种是非啮齿类，最好选择家兔。若仅用一种动物，需给出充分的理由。建议每组 16～20 只（窝）。雌性宜用性成熟且未交配过的动物。

3. 给药期　从着床期到硬腭闭合，即器官形成期，大、小鼠孕期的第 6～15 天，兔孕期的第 6～18 天。致畸试验除阴性对照外，应设阳性对照组。大、小鼠可用乙酰水杨酸或浓缩鱼肝油作为阳性对照，家兔可用 6-氨基烟酰胺。阴性对照组的作用是为自发畸形的发生提供资料；阳性对照组的作用是获得该批实验动物在试验条件下的敏感性资料。已经进行过致畸试验，并确知所用试验动物有阳性结果的实验室，可略去阳性对照。

4. 观察　项目染毒期观察妊娠动物的体征和死亡（1 次/天）、体重和体重变化（2 次/周）、摄食量（1 次/周），以及在其他毒性研究中已证实的重要靶效应。有流产和早产征兆的试验动物应处死并进行肉眼检查。

5. 终末处死与标本制作　在分娩前一天处死怀孕母体，避免自然分娩后母体吞食畸形胎仔。剖腹检查亲代受孕情况和胎体发育。处死时，对所有妊娠动物进行尸体解剖并肉眼检查任何结构异常或病理改变。保存肉眼发现有改变的脏器，以便进行组织学评价，亦保存足够的对照组相应脏器以供比较。取出子宫，称带有胎体的子宫重，以得出妊娠雌性动物的净增重。计数黄体数、吸收胎数、活胎数与死胎数及着床点，称胎盘重并进行肉眼评价，必要时可做组织学检查。称活胎体重，检查胎体性别，以及外观、内脏和骨骼畸形。除逐个检查所有胎体的存活和畸形外，尚需分别检查软组织和骨骼的异常。对于大鼠，将每窝 50%活胎仔经茜素红染色后进行骨骼检查；另 50%活胎仔经 Bouin's 固定后做内脏检查。骨骼和外观畸形检查常见的类型见表 14-2 和表 14-3。

表 14-2　致畸试验中常见的内脏畸形或异常

头部	胸部	腹部
嗅球发育不全	左位心	肝分叶异常
无脑	右大动脉弓	无肾
脑室扩张	心房（室）中隔缺损	肾积水
脑室积水	食道闭锁	马蹄肾
无眼球	肺发育不全	输尿管积水
小眼球	肺叶融合	无膀胱
鼻中隔缺损	脑疝	无睾丸或卵巢，子宫或子宫发育不全

表 14-3　致畸试验中常见的骨骼畸形或异常

头部	躯干	四肢
颅骨化骨迟缓	椎骨发育不全（缺损）	肩胛骨发育不全
（颅缝宽，边缘不清）	椎骨融合	锁骨发育不全
枕骨化骨迟缓	胸骨发育迟缓（缺失）	股骨发育错位
（呈点状或哑铃状）	胸骨化骨提前	胫腓骨发育不全
颅骨化骨提前	波状肋	肱骨发育不全
（颅缝融合）	融合肋	桡骨发育不全
	多肋或少肋	指趾骨化骨迟缓
	肋骨化骨提前	（无化骨点）

6. 结果分析　致畸作用应根据观察到的效应和产生效应的剂量水平进行评价。有必要考虑所用试验动物的物种/品系的以往致畸资料。适当的致畸研究结果应提供一个符合要求的 NOAEL 的估计。虽然将试验结果外推到人的可靠性有限，然而 NOAEL 的建立有助于选择合适的安全系数。

对母体的终点评价指标包括体重、体重变化、食物消耗量和母体毒性体征及母体畸胎出现率等。对胎体影响的评价应包括受影响的窝数比、每窝受影响胎体数的组间均数、受影响的胎体总数比、畸胎率和单项畸胎率等［二维码（8）］。

（8）

三、出生前和出生后发育毒性试验（围生期毒性试验）

1. 试验目的　评价母体自着床至断乳期间接触化学物对妊娠/哺乳母体和对孕体及子代发育直至成熟的有害影响。在此期间引起的毒性反应会延迟发生，故应继续观察到性成熟。有害影响主要包括增加与未妊娠雌性有关的毒性、子代出生前和出生后死亡、生长与发育的改变、子代中的功能缺陷等。

2. 动物　至少一种，首选大鼠。建议每组 16～20 只（窝）。

3. 染毒期　雌性大鼠从着床至哺乳期终止。

4. 试验程序及终末处死　允许分娩和抚养子代到断乳。子代出生当天被定为出生后 0 天。在断乳时，每窝可选出部分雄性和雌性子代抚育到成熟并交配。有些实验室在 F_1 代出生 0 天、3 天或 4 天调整窝大小，剔除多余仔鼠（每窝 8 只，尽可能雌、雄各半），并在出生第

21 天或断乳时陆续处死。评价生殖能力的 F_1 代要在雄/雌同笼、子二代（F_2）出生后处死。

5. 观察项目　染毒期间观察亲代体征和死亡（至少 1 次/天）、体重、体重增长（至少 2 次/周），以及在以前毒性研究中见到的有评价价值的靶效应、妊娠的长度、分娩。处死时对所有亲代和 F_1 代成体进行尸解，肉眼检查任何存在的结构异常或病理改变，特别要注意生殖器官，保存发生改变的脏器并进行可能的组织学评价，保存足够对照组的相应脏器以供比较。子代需检查每窝出生时活仔数、死仔数、畸形数、出生时和断乳前后存活率、体重、身长、身体发育、性成熟和生育力、感觉功能、反射和行为等。身体发育的最好指标是体重；断乳前还包括张耳、开眼、出毛、出牙；断乳后包括表明性成熟开始的雌性阴道张开和雄性龟头包皮分开。

6. 结果分析　综合亲代（F_0）和子代（F_1）各项指标观察的结果，对围产期给药的毒性及影响程度做出综合评价。

【注意事项】

（1）三段生殖毒性试验必须以哺乳动物为试验对象，首选啮齿类动物大鼠。在胚体胎体毒性研究中，传统上要求用两种哺乳动物进行试验。兔因为也有较多的背景资料，而且比大鼠更接近人的代谢类型，因此作为优先使用的非啮齿类动物。但兔的孕期长短不定（32～36天），有时缺乏其他毒性资料，对某些抗生素和消化道紊乱有易感性，在其他生殖毒性研究中较少用。

（2）剂量选择依据为已有的急性毒性、慢性毒性、毒动学资料。高剂量应在母体中产生轻度的毒性，低剂量不应有任何可归因于受试物的有害作用；中剂量组应在高、低剂量之间按等比级差设置，应引起有害作用最低水平（LOAEL）。试验结果应提供最高未观察到有害作用水平（NOAEL）的剂量。如果剂量达到 1 g/kg 仍不产生胚胎毒性或致畸毒性，则没有必要进行其他剂量水平的研究。如果高剂量组显示出明显的母体毒性但无胚胎毒性，也没有必要进行其他剂量水平的研究。

（3）受试物的暴露途径应与人的暴露途径相同，如果采用其他暴露途径，必须依据毒动学资料。暴露频率一般是一日一次，每日在相同时间染毒，并按体重调整染毒剂量。

（4）对照组应给予与试验组相同的最大容量的赋形剂。当赋形剂可能产生不良影响（如减少食物的摄取和利用）或影响受试物的作用时，应再设未处理对照组。

四、生殖发育毒性试验

由于实际工作中采用三段生殖毒性试验时，做完全程需要花费大量的时间和经费，食品毒理学工作者们通过多年实践，选取三段生殖试验的精华部分，提出了我国目前食品毒理学评价体系中的《生殖发育毒性试验》（GB15193.25—2014）。本试验包括三代（F_0、F_1 和 F_2 代）。F_0 和 F_1 代给予受试物，观察生殖毒性，F_2 代观察功能发育毒性。提供关于受试物对雌性和雄性动物生殖发育功能影响，如性腺功能、交配行为、受孕、分娩、哺乳、断乳，以及子代的生长发育和神经行为情况等。毒性作用主要包括子代出生后死亡的增加、生长与发育的改变、子代的功能缺陷（包括神经行为、生理发育）和生殖异常等。

1. 动物选择　选择已有资料证明对受试物敏感的动物物种和品系，一般啮齿类动物首选大鼠，避免选用生殖率低或发育缺陷发生率高的品系。为了正确地评价受试物对动物生殖和发育能力的影响，应使用两种性别的动物。所选动物应注明物种、品系、性别、体重和周龄。同性别实验动物个体间体重相差不超过平均体重的±20%。选用的亲代（F_0 代）雌鼠应为非经产鼠、非孕鼠。

2. 实验动物数量　为了获得具有统计学要求的基本数据，正确地评价受试物对动物生殖发育过程（包括 F_0 代动物生殖、妊娠和哺育的过程，F_1 代动物从出生到成熟过程中的吸乳、生长发育情况，以及 F_2 代动物从出生到断乳的生长发育过程相关指标）可能引起的毒性作用，需保证每个受试物组及对照组都能至少获得 20 只孕鼠。一般在试验开始时，两种性别每组各需 30 只（F_0 代），在后续试验中用来交配的动物每种性别每组各需要 25 只（F_1 代）（至少每窝雌雄各取 1 只，最多每窝雌、雄各取 2 只）。

3. 剂量及分组　动物按体重随机分组，至少设三个受试物组和一个对照组。如果受试物使用溶剂，对照组应给予溶剂的最大使用量。如果受试物引起动物食物摄入量和利用率下降，则对照组动物需要与试验组动物配对喂饲。某些受试物的高剂量受试物组设计应考虑其对营养素平衡的影响，对于非营养成分受试物剂量不应超过饲料的 5%。

在受试物理化和生物特性允许的条件下，最高剂量应使 F_0 和 F_1 代动物出现明显的毒性反应，但不引起动物死亡；中剂量可引起轻微的毒性反应；低剂量应不引起亲代及其子代动物的任何毒性反应。如果受试物的毒性较低，1000 mg/kg 体重的剂量仍未观察到对生殖发育过程有任何毒副作用，则可采用限量试验，即试验不再考虑增设受试物其他剂量组。若高剂量的预试验观察到明显的母体毒性作用，但对生育无影响，也可采用限量试验。

4. 试验步骤　试验期间，所有动物应采用相同的方式给予受试物；如受试物经灌胃给予，灌胃频次按每天 1 次、每周 7 天给予受试物。各代大鼠给予的受试物剂量（按动物体重给予，mg/kg 体重或 g/kg 体重）、饲料和饮水相同。选用断乳后 7～9 周的 F_0 代雌、雄鼠，适应 3～5 天后开始给予受试物，至交配前至少持续 10 周。交配结束后，对 F_0 代雄鼠进行剖检。在 3 周交配期、妊娠期，直到 F_1 代断乳整个试验期间，F_0 代雌鼠每天给予受试物。F_1 代仔鼠断乳后给予受试物，并一直延续直到 F_2 代断乳。试验期间根据受试物的代谢和蓄积特性，可适当调整给予剂量，具体试验程序见表 14-4。

表 14-4　大鼠生殖发育毒性试验程序

试验周期	亲代（F_0）	子一代（F_1）	子二代（F_2）
第 1 周至第 10 周末	给予受试物		—
第 11 周至第 13 周末	交配（给予受试物）		—
第 14 周至第 16 周末	妊娠期给予受试物，妊娠结束后处死雄鼠		—
第 17 周至 19 周末	哺乳期给予受试物，哺乳期结束后处死雄鼠	出生后 4 天，每窝调整为 8 只仔鼠，进行仔鼠生理发育观察	—
第 20 周至第 29 周末	—	给予受试物	—
第 30 周至第 32 周末	—	交配（给予受试物）	—
第 33 周至第 35 周	—	妊娠期给予受试物，妊娠结束后处死雄鼠	—
第 36 周至第 38 周末	—	哺乳期给予受试物，哺乳期结束后处死雄鼠	出生后 4 天，每窝调整为 8 只仔鼠，进行仔鼠生理发育观察
第 39 周至试验结束	—	—	仔鼠生理发育观察；仔鼠神经行为检测

5. 观察指标

1）*一般观察*　对实验动物做全面的临床检查，记录受试物毒性作用所产生的体征、相关的行为改变、分娩困难或延迟的迹象等所有的毒性指征及死亡率。交配期间应检查雌鼠（F_0和 F_1代）的阴道和子宫颈，判断雌鼠的发情周期有无异常。交配前和交配期间，实验动物摄食量可每周记录一次，而妊娠期间可考虑逐日记录。产仔后，母鼠的摄食量也应记录，时间可选择与每窝仔鼠称量体重同时进行。F_0和 F_1代参与生殖的动物应在给予受试物的第 1 天称重，以后每周称重一次。选取 F_0 和 F_1 代雄鼠的附睾进行精子形态、数量及活动能力的观察和评价。母鼠产仔后尽快检查以确定每窝仔鼠数量、性别、死胎数、活胎数和是否有外观畸形。对明显未孕的动物，可处死后取其子宫，采用硫化铵染色等方法检查着床数，以证实胚胎是否在着床前死亡。存活的仔鼠在出生后当天上午，以及第 4 天、7 天、14 天、21 天分别进行计数和体重称量，并观察和记录母鼠及子代生理和活动是否存在异常。以窝为单位，检查并记录全部 F_1 代仔鼠和 F_2 代仔鼠生理发育指标，建议选择断乳前耳廓分离、睁眼、张耳、出毛、门齿萌出时间，以及断乳后雌性阴道张开和雄性睾丸下降的时间等。各试验剂量组随机选取一定数目、标记明确的 F_2 代仔鼠，分别进行相关生理发育和神经行为指标测定。如果有资料提示受试物可能对认知能力有影响，需要进一步进行感觉功能、运动功能的检测，并可根据文献报道和前期研究结果有针对性地选择相关学习和记忆检测方法。如果无上述信息提供，推荐使用主动回避试验、被动回避试验及 Morris 水迷宫试验等作为试验方法。

2）*生殖毒性病理学检查*　生殖发育毒性试验过程中，处死的或死亡的所有成鼠和仔鼠均需进行大体病理解剖，观察包括生殖器官在内的脏器是否存在病变或结构异常。在大体解剖的基础上应对子宫及卵巢、睾丸及附睾、前列腺、精囊腺、脑、肝脏、肾、脾、脑垂体、甲状腺和肾上腺等重要的器官进行称量，并记录。用于交配和发育毒性检测的 F_0代和 F_1代动物，保留其卵巢、子宫、子宫颈、阴道、睾丸、附睾、精囊腺、前列腺、阴茎，以及可能的靶器官进行组织病理学检查。雄鼠还应判断精子的数量是否改变、是否出现精子畸形。大体解剖中显示病变的组织应做组织病理学检查，建议对怀疑不育的动物的生殖器官做组织病理学检查。

此外，可先对最高剂量受试物组和对照组的动物标本，以及剖检中发现有异常的标本进行组织病理学检查。如最高剂量受试物组没有发现有意义的病理改变，其他剂量受试物组的标本可不必再进行病理检查。反之，若最高剂量受试物组发现有意义的病理改变，则其他剂量受试物组相关的标本也应做进一步的检查。于 F_2代仔鼠出生后第 11 天和第 70 天，分别进行相关仔鼠的神经病理学检查。可先进行高剂量组和对照组的检查，如发现有意义的神经病理改变，再继续进行中、低剂量组检查。神经发育毒性病理检查建议观察嗅球、大脑皮层、海马、基底神经节、丘脑、下丘脑、中脑、脑干及小脑等组织。

6. 数据处理和结果评价　将所有的数据和结果以表格形式进行总结，数据可以用表格进行统计，表中应显示每组的实验动物数、交配的雄性动物数、受孕的雌性动物数、各种毒性反应及其出现动物百分数。生殖、生理发育指标数据，应以窝为单位统计。神经发育毒性及病理检查等结果应以适当的方法进行统计学分析。一般情况下，计量资料采用方差分析，进行多个试验组与对照组之间的均数比较，分类资料采用 Fisher 精确分布检验、卡方检验、秩和检验，等级资料采用 Ridit 分析、秩和检验等。逐一比较受试组动物与对照组动物观察指标和病理学检查结果是否有显著性差异，以评定受试物有无生殖发育毒性，并确定其生殖发育毒性的 LOAEL 和 NOAEL。同时还可根据出现统计学差异的指标（如体重、生理指标、大体解剖和病理组织学检查结果等），进一步估计生殖发育毒性的作用特点。

第二节　生殖毒性试验

因 2015 年 8 月 7 日发布的《食品安全国家标准生殖毒性试验》（GB15193.15—2015）代替了《繁殖试验》（GB 15193.15—2003），本次再版将本节更名为《生殖毒性试验》。生殖毒性试验分为一代生殖毒性试验、二代生殖毒性试验和三代生殖毒性试验。生殖毒性试验的原理是：凡受试物能引起生殖机能障碍，干扰配子的形成或使生殖细胞受损，其结果除可影响受精卵及其着床而导致不孕外，尚可影响胚胎的发生及发育，如胚胎死亡导致自然流产、胎仔发育迟缓及胎仔畸形。如果对母体造成不良影响，会出现妊娠、分娩和乳汁分泌的异常，亦可出现胎仔出生后发育异常。

一、实验动物

选用 7～9 周龄大鼠，试验开始时动物体重的差异应不超过平均体重的±20%，试验前动物在实验动物房应至少进行 3～5 天环境适应和检疫观察。每组应有足够的雌鼠和雄鼠配对，产生约 20 只受孕雌鼠。为此，在试验开始时，一般两种性别每组各需要 30 只（F_0）；在继续的试验中用来交配的各代大鼠［子一代（F_1代）、子二代（F_2代）及子三代（F_3代）］每种性别每组需要 25 只（至少每窝雌雄各取 1 只，最多每窝雌雄各取 2 只）。选用的亲代雌鼠应为非经产鼠、非孕鼠。

二、试验设计

动物按体重随机分组，试验至少设三个剂量的受试物组和一个对照组。应考虑受试物特性（如生物代谢和生物蓄积特性）的影响作用。如果受试物使用溶媒，对照组应给予溶媒的最大使用量。如果受试物引起动物食物摄入量和利用率的下降时，对照组动物需要与试验组动物配对喂饲。某些受试物的高剂量受试物组设计应考虑其对营养素平衡的影响，对于非营养成分受试物剂量不应超过饲料的 5%。在受试物理化和生物特性允许的条件下，最高剂量应使 F_0代动物出现明显的毒性反应，但不引起动物死亡；中间剂量可引起轻微的毒性反应；低剂量应不引起亲代及其子代动物的任何毒性反应（可按最大未观察到有害作用剂量的 1/30，或人体推荐摄入量的 10 倍）。

三、试验步骤

1. 受试物配制　一般用蒸馏水作溶剂，如受试物不溶于水，可用植物油（如橄榄油、玉米油等），不溶于水或油的受试物可使用医用淀粉、羧甲基纤维素等配成混悬液或糊状物等。除非有资料表明以溶液（或悬浊液、乳浊液等）保存具有稳定性，否则受试物应于灌胃前新鲜配制。同时应考虑使用的介质可能对受试物的吸收、分布、代谢或潴留的影响；对化学性质的影响及由此而引起的毒性特征的影响；对饲料或饮水消耗量或动物营养状况的影响。

2. 实验动物的处理　经口给予的受试物，可将其加入饲料、饮水中或灌胃。如果受试物是灌胃给予，应每周称体重 2 次，根据体重计算给予受试物的体积。

亲代和子代接受的受试物剂量、饲料和饮水相同。F_1代的雌鼠和雄鼠在断乳后每日给予。两种性别的大鼠（亲代和 F_1代）在交配前应每日给予受试物至少连续 10 周，并继续给予受试物至试验结束。应注意剂量的选择，剂量过大易导致不孕而无法检查生殖毒性，剂量过小则不能产生相应的生殖毒性。因此，在选择剂量之前最好进行预试验。试验期间，所有动物采用相同的方式给予受试物；连续给予受试物，每周 7 天。

3. 交配　每次交配时，每只雌鼠应与从同一剂量组中随机选择的单个雄鼠同笼（1∶1 交配），直到检测到阴栓，或者经过 3 个发情期或 2 周。查到阴栓后应将雌、雄分开，如果经过 3 个发情期或 2 周还未进行交配，也应将雌雄鼠分开，不再继续同笼。配对同笼的雌雄鼠应作标记。所有雌鼠在交配期应每天检查精子或阴栓，直到证明已交配为止。注意雌鼠阴道检查使用的棉签、吸管、生理盐水均应无菌，以免人为原因导致不孕。查到阴栓的当天为受孕 0 天。预计已怀孕的雌鼠应分开放入繁殖笼中，孕鼠临产时应提供筑巢的垫料。

按不同剂量将受试物掺入饲料，实验动物先喂含有受试物饲料 8～12 周，即在断乳后 3 个月左右，性发育成熟可开始交配。先将亲代（F_0）雌鼠和雄鼠按普通方法交配所生仔鼠为第一代（F_1）。每代交配两次，故每代仔鼠共 a、b 两窝，第一代即为 F_{1a} 和 F_{1b}，其余各代依次类推。

4. 每窝仔鼠数量的标准化　将每窝仔鼠于出生后第 4 天调整至相同数量（一般每窝 8～10 只），尽量做到每窝内雌、雄数量相等；也可以窝内雌、雄数量不；但各窝之间两性别的鼠数应分别相同。原窝中多余的鼠应随机抽出，而不应按体重选择。

5. 观察代数　观察代数随受检目的而异，可做一代、二代、三代或多代观察。如果在两代生殖毒性试验中观察到受试物对子代有明显的生殖、形态或毒性作用，则需要进行第三代生殖毒性试验，进一步观察受试物的生殖毒性作用。

1）一代生殖毒性试验法　试验方法见流程图 14-1 所示。

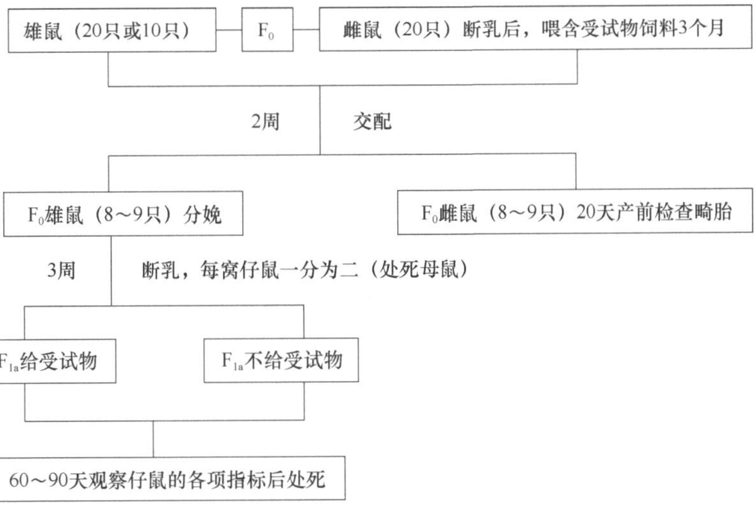

图 14-1　一代生殖毒性试验示意图（引自 GB15193.15—2015，2015）

2）两代生殖毒性试验法　F_0 代断乳后，给予受试物 3 个月，雌雄即可交配，所产仔鼠为 F_{1a}。F_{1a} 断乳后不再给予受试物，观察 3 个月。F_{1a} 断乳后 10 天将 F_0 再次交配，所产仔鼠为 F_{1b}，将 20 只孕鼠（F_0）中的 5 只产前 2～3 天剖腹检查胎鼠有无畸形；另 5 只自然分娩观察产后仔鼠情况；10 只孕鼠自然分娩，所产 F_{1b} 继续繁殖。F_{1b} 断乳后，给予含受试物饲料 3 个月，进行交配，所产 F_{2a} 在断乳后喂不含受试物的饲料，观察 3 个月。F_{2a} 断乳后 10 天将

F_{1b}再次交配，产F_{2b}前将F_{1b}孕鼠分两群，每群 10 只（图 14-2）。

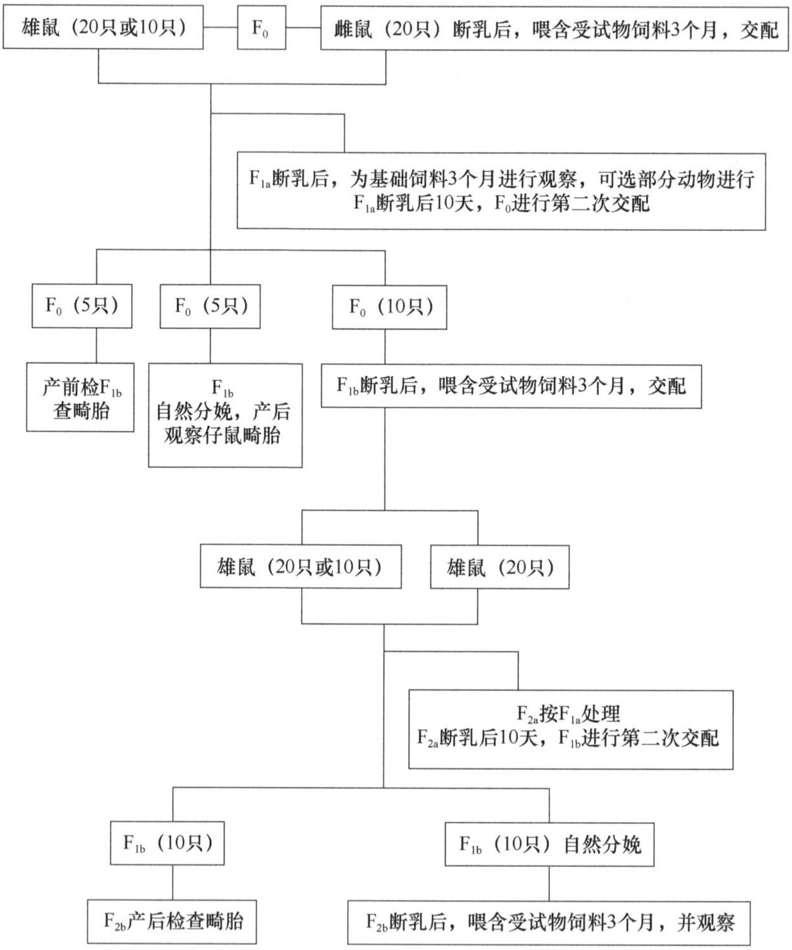

图 14-2　两代生殖毒性试验示意图（引自 GB15193.15—2015，2015）

3）三代生殖毒性试验法　与两代生殖毒性试验相同，F_{2b}给予含受试物饲料，性成熟后继续交配二次，其仔鼠分别为F_{3a}和F_{3b}。F_{3b}喂养普通饲料 3 个月进行观察。试验方法如图 14-3 所示。

四、试验结果及分析

（1）一般情况下，对实验动物做全面的临床检查，记录一般健康状况、受试物的所有毒性和功效作用所产生的症状、相关的行为改变、分娩困难或延迟迹象、所有的毒性体征及死亡率，通过每日检查（F_0、F_1代雌鼠）阴道和子宫颈，判断雌鼠的发情周期有无异常。

（2）体重 F_0、F_1代和 F_2动物在给予受试物的第 1 天称重，以后每周称重 2 次，母鼠应在受孕的 0 天、7 天、14 天和 21 天称重，雌鼠哺乳期应同时称仔鼠的窝重。

（3）食物消耗量在交配前及受孕期，记录每周摄食量，如经饮水给予受试物，还应记录每周饮水量。

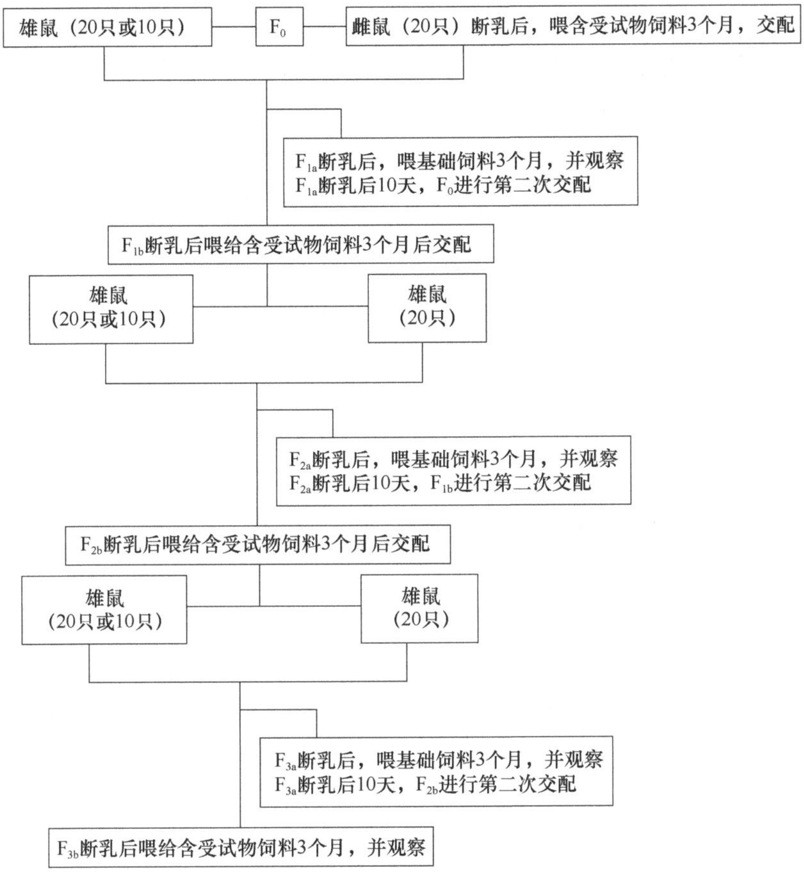

图 14-3　三代生殖毒性试验示意图（引自 GB15193.15—2015，2015）

（4）精子检查试验结束时，根据试验设计，各代雄鼠均应对附睾的精子进行检查，对精子的形状、数量及活动能力进行评价。精子的活动能力和精子形态，可只检查对照组和高剂量受试物组的各代雄鼠，每只动物至少检查 200 个精子。

（5）子代观察指标在分娩后（哺乳 0 天）应尽快检查每窝仔鼠的数量、性别、死产数、活产数及肉眼可见的异常，在出生当天死亡的，应尽可能检查其缺陷和死亡原因。记录活产数量、性别，并在出生当天对单个活产仔鼠称重，此后在哺乳期的第 4 天、7 天、14 天和 21 天，以及阴道开放或龟头包皮分开和试验结束时对仔鼠进行称重。用来进行交配的 F_1 代断乳鼠，观察并记录阴道开放或龟头包皮分开的日龄，观察性成熟情况。

（6）器官称重试验结束时所有 F_0、F_1 代动物脏器称重：子宫（包括输卵管和子宫颈）、卵巢；睾丸、附睾（两侧总重量）；脑、肝、肾、脾和已知的靶组织。

（7）病理检查试验结束时和试验期间死亡的所有 F_0 代动物均应做大体解剖和组织病理学检查，观察各种形态结构异常及病理改变，特别注意生殖器官。如果每窝仔鼠的数量足够，F_1 代、F_2 代（和 F_3 代）每窝每种性别至少取 3 只进行同样检查。应检查的器官及组织包括子宫、卵巢、睾丸、附睾及靶器官脏器。

（8）数据处理及结果评价

a．繁殖指数。主要包括以下指标。

受孕率＝怀孕动物数/交配雌性动物数×100%

妊娠率＝分娩有活体幼仔的动物数/怀孕动物数×100%

出生活仔率＝出生时活的仔鼠数/出生时仔鼠总数×100%

出生存活率＝产后 4 天仔鼠存活数/出生时活的仔鼠数×100%

哺乳存活率＝21 天断乳时存活的仔鼠数/出生 4 天后存活的仔鼠数×100%

性别比＝仔鼠出生后雄鼠数/仔鼠出生后雌鼠数

b．结果评价。逐一比较受试物组动物与对照组动物繁殖指数是否有显著性差异，以评定受试物有无生殖毒性，并确定其生殖毒性的 NOAEL 和 LOAEL。同时还可根据出现统计学差异的指标（如体重、观察指标、大体解剖和病理组织学检查结果等），进一步估计生殖毒性的作用特点。

（蒋东华）

第三节　大鼠体外全胚胎培养试验

一、试验目的及原理

在体外动态观察胚胎的正常生长发育；研究外源化学物的致畸性、发育毒性及作用机制；筛检致畸物。9.5 日龄器官发育早期大鼠胚胎于体外培养 48 h，胚胎生长分化与体内一致。由于消除了母体因素对胚胎的影响，该方法在快速筛查致畸物尤其是致畸机制的研究中有着重要意义。

二、试验材料

1. 试验动物　成年健康未生育大鼠，雌鼠体重为 250～280 g，雄鼠体重为 280～320 g。大鼠饲养于 SPF 动物房，饲养期间温度控制在 20～25℃，相对湿度（55±15）%，换气次数 10～20 次/h。人工控制照明，昼夜交替时间为 12 h/12 h。

2. 主要仪器　电热恒温培养箱；旋转装置；恒温水浴箱；混合气体 $5\%CO_2：5\%O_2：90\%N_2$，混合气体 $5\%CO_2：20\%O_2：75\%N_2$，混合气体 $5\%CO_2：40\%O_2：55\%N_2$；超净工作台；离心机；解剖镜、显微镊、电子天平等。

3. 主要试剂

（1）D-Hank’s 液：D-Hank’s 液是胚胎外移过程中最常用的基础液，主要作用是在一定时间范围内供给胚胎生存所需的能量和无机离子成分，以及洗涤组织和胚胎等。具体配方见表 14-5。

表 14-5　D-Hank’s 液配方（单位：g/L）

成分	浓度
NaCl	8.0
KCl	0.4
$Na_2HPO_4·12H_2O$	0.12
KH_2PO_4	0.06
$NaHCO_3$	0.35

（2）即刻离心血清（immediately centrifugal serum，ICS）的制备：乙醚麻醉雄性大鼠，固定四肢于解剖板上；70%乙醇常规消毒皮肤，剪开腹壁皮肤，分离暴露腹主动脉；无菌注射器从腹主动脉穿刺抽血（注意：抽血时不要用力过猛，以防溶血），去掉针头，贴壁轻柔将血移入离心管；即刻于台式离心机上离心（3000 r/min）5 min，用长柄打镊子挤压离心过程中形成的白色纤维凝血块以释放血清；再离心（3000 r/min）15 min，使血细胞完全沉淀下来；用注射器抽出上层琥珀色血清，并将血清用 0.22 μm 针头滤器过滤，

即获得 ICS。用移液管将 ICS 分装至青霉素小瓶，−20℃保存备用。临用前将 ICS 置于 56℃水浴中保温 35 min，以灭活血清中的抗体。

（3）双抗溶液的配制：青霉素 100 万单位，溶于消毒双蒸水 100 mL，青霉素浓度为 1 万单位/mL；链霉素 80 万单位，溶于消毒双蒸水 80 mL，链霉素浓度为 1 万单位/mL；溶液贮存于 4℃冰箱备用。

三、试验步骤

1. 动物交配　每日 18：00 时按雌、雄 1∶1 合笼，次日 8：00 见阴栓者为孕第 0 天（G_0）。

2. 胚胎移植方法　乙醚麻醉孕 9.5～10.5 日龄的雌性大鼠；碘酒和 70%酒精消毒腹部皮肤，打开腹腔；将子宫从与卵巢连接处剪断，移入已灭菌的平皿中；用 D-Hank's 液冲洗子宫，沿系膜对侧剪开子宫取出蜕膜组织包裹的胚胎，整个过程要注意勿过度挤压蜕膜组织，防止造成胚胎变形损害；在解剖显微镜下用显微镊依次剥离蜕膜组织和富有血管的薄层 Reichert's 膜，保留完好的外胎盘圆锥（ectoplacental cone）、脏层卵黄囊（visceral yolk sac，VYS）羊膜及包裹于其中的胚胎；当胚胎的 Reichert's 膜被全部打开后，镜下仔细观察，去除受损、发育过小的胚胎。

3. 胚胎的培养

（1）从上述分离好的胚胎中选取体节数为 3～5 对的胚胎，用 Pasteur 吸管将胚胎移入已含培养基的培养瓶中。每个培养瓶中培养 3～4 只胚胎，保证每只胚胎平均 1 mL 培养基。

（2）加入青/链霉素，使之终浓度为 100 U/mL，向培养基中充入混合气体 5%CO_2∶5%O_2∶90%N_2 2～3 min，立即用塞子塞紧瓶口。

（3）37℃下旋转培养，转速为 40 r/min。当培养 16 h 时，按上述方法充入混合气体 5%CO_2∶20%O_2∶75%N_2 2 min。并当 26 h 时充入混合气体 5%CO_2∶40%O_2∶55%N_2。培养 48 h 后收获胚胎，解剖镜下观察生长发育终点。

四、试验结果及分析

1. 胚胎存活率　以可见心搏为存活指标。

2. 评价胚胎生长发育的终点指标　主要包括卵黄囊直径、颅臀长、头长、体节数、胚胎干重。

（1）卵黄囊直径：将收获的胚胎移至盛有 Hank's 液的培养皿中，在卵黄囊呈漂浮状态下，用钟表镊稍加固定以防其漂动，然后用已标定过的目镜测微尺直接测量与外胎盘切线相平行的卵黄囊最大直径长度。

（2）颅臀长是指自然状态下的胚胎最长体长。头长指前脑顶部至中脑背侧之间的最长距离。

（3）体节数：一般把与前肢芽中部相垂直的体节定为第 9 体节，把与后肢芽中部相垂直的体节定为第 28 体节。

（4）胚胎干重：将胚胎用 95%乙醇固定脱水过夜，烘箱烘干至恒重后，电子天平称重。

3. 评价胚胎组织器官形态分化的终点指标　采用 Brown 形态学计分法来进行评价，包括 16 项形态指标：卵黄囊血管、尿囊、胚胎体位、心脏、前后神经管、前脑、中脑、后脑、听觉系统、视觉系统、嗅觉系统、鳃弓、上颌突、前肢芽、后肢芽和体节数。各个组织器官形态分化过程分为 5 个层次，分别赋予 0～4 分（表 14-6），各组织器官累积得分为总得分。

表 14-6 Brown 的大鼠胚胎发育评分法

组织器官	评分				
	0	1	2	3	4
卵黄囊血管	无或散在血岛	血岛吻合	较少卵黄囊血管	完整卵黄囊血管丛	卵黄蒂消失、动静脉分离
体屈	腹凸	翻身转位	背凸	背凸和扭转	
心脏	无心跳	“S” 形心血管，有心跳	旋绕心血管	动脉球、心房、心室	心房分隔
神经管	神经板或神经褶	神经褶未融合	神经褶融合	后神经管形成，但开启	后神经管闭合
后脑	神经板	菱脑原节	前神经管孔形成，但未开启	前神经管孔闭合，脑形成	明显第四脑室
中脑	神经板	中脑褶	中脑褶融合	中脑褶完全融合	明显区分中脑和后脑
前脑	神经板	前脑褶	前脑褶完全融合	明显端脑突	端脑半球
听觉器官	不可见	听原基	听凹	听泡	听泡和背部隐窝
视觉器官	不可见	视沟	视原基展长	原始视泡眼基开启	晶状体板凹陷
鳃弓	无	第 1 对	第 1、2 对	第 1、2、3 对	第 2 对过度增长掩盖第 3 对
上颌突	无	明显上颌突	上颌突与鼻突融合		
下颌突	无	可见下颌突			
前肢芽	不可见	9～13 体节处肢芽隆起	前肢芽	桨形肢芽	前肢芽顶端外突
后肢芽	不可见	26～30 体节处肢芽隆起	后肢芽	桨形肢芽	
体节	0～6	7～13	14～20	21～27	28～34

【注意事项】

（1）培养温度、时间和 pH。大部分胚胎在 15～25℃的 D-Hank’s 液中停留 2 h 后发育较好。试验时应尽量缩短胚胎暴露于 Hank’s 液中的时间，并保证试验温度在 15～37℃。pH 对 WEC 影响较大，试验证明，培养基最适 pH 为 7.5～8.2，在研究弱酸或弱碱性化学物的致畸性时，培养基 pH 变动有可能增加培养胚胎对化学物质的敏感性，增强化学物对胚胎的损伤作用，使试验结果出现假阳性。

（2）考虑母体代谢。试验表明，以 WEC 替代体内有时候会出现体内外试验结果相差较大，而如果将药物在体内的代谢机制和代谢过程纳入考虑范围，就能提高 WEC 替代体内试验的准确性。若采取加入代谢系统的方式，如胚胎与肝细胞联合培养、在培养系统中加入肝微粒体等方式，往往能取得较好的效果。

（3）有机溶剂的选择。当受试品为水难溶物时，需用有机溶剂替代水作为溶剂。一般甲酰胺、二甲基酰胺、牛血清蛋白（BSA）、丙三醇等都可以作为 WEC 受试品的溶剂。而二甲基亚砜和乙醇则由于具有较强的胚胎毒性而不能作为 WEC 受试品的溶剂。

（李　晔）

第四节　行为发育毒性测试方法

现在常用的行为发育毒性测试组合有两套，一是辛辛那提行为畸胎学测试组合，二是行为畸胎学研究组合。行为畸胎学测试组合主要侧重学习能力测试，如近期记忆包括T形迷宫、Y形迷宫、水迷宫等；学习能力包括主动回避反射、被动回避反射、光鉴别试验、运动鉴别试验等（表 14-7）。行为畸胎学测试组合主要侧重于运动功能检测。行为致畸的危险度评价不用对所有的功能进行测验，选择某种功能中有代表性的部分测验即可。也可根据化学物可能的致畸特性使测试组合有所侧重，这样更有利于评价化学物的特异行为作用。

表 14-7　行为畸胎学研究组合试验表（引自王心如，2012a）

观察内容	试验项目
体格发育	
一般发育情况	体重，张耳，出牙，开眼，睾丸下降，阴道张开
反射及感觉功能	平面翻正
神经运动协调	空中翻正
听觉	听觉惊愕
躯体感觉运动	断崖回避，负趋地性
视觉	视觉定位
嗅觉	归巢
痛觉	夹尾
运动和协调能力	
运动发育	转体
耐力	前肢悬挂，爬绳
神经肌肉成熟	转棒，游泳，足展开
活动度	开阔场地，踏轮
认知能力	
近期记忆	T形迷宫，Y形迷宫，水迷宫
学习能力	主动回避反射，被动回避反射，光鉴别试验，运动鉴别试验
社会行为	
性功能	交配试验
群体行为	群居/隔离测试

一、行为畸胎学测试组合

1. 小鼠Y形迷宫试验　通过小鼠Y形迷宫试验可以了解毒物对动物记忆力的影响。其原理为：在一个三岔迷路内，分安全区和电击区。在电击区给小鼠电击刺激，迫使它逃避并获得迅速找到安全区的记忆力，观察毒物是否影响鼠的这种记忆力。试验时将鼠放在起步点，使其适应环境 1 min。打开闸门并按动电钮，给鼠以电击刺激。根据鼠的反应而调节电压，以能引起鼠奔跑逃避为度。鼠在奔逃中，最后偶然窜到无电击的安全区。让鼠在此停留

10 s，以巩固记忆。将鼠从安全区取出，放回起步点休息 1 min。再给以第 2 次电击刺激，鼠又可逃至安全区。如此反复训练，以在 10 次电击中有 9 次“正确”进入安全区作为训练成功。染毒后再进行测验，对结果进行分析与评价。

常用指标为记忆力保存率（%）=（A−B）/A×100

式中，A 为染毒前在连续 10 次电击中有 9 次“正确”的总次数减 10；B 为染毒后连续 10 次电击中有 9 次“正确”的总次数减 10。

2. 小鼠跳台试验　通过小鼠跳台试验也可了解毒物对动物记忆力的影响。试验时在反应箱底铺有通 36 V 电的铜栅，小鼠受到电击，其正常反应是跳上箱内绝缘的平台以避免伤害性刺激。多数动物可能再次或多次跳至铜栅上，受到电击又迅速跳回平台，如此训练 5 min，并记录每只鼠受到电击的次数（错误次数），以此作为学习成绩。24 h 或 48 h 重做测验，此即记忆保持测验。记录受电击的动物数、第一次跳下平台的潜伏期和 3 min 内的错误总数。停止训练 5 天后（也可以在训练后的一周、两周或其他时间点）进行记忆消退试验。

如果受试组与对照组的潜伏期、错误次数或跳下平台的动物数差异有显著性，表明毒物引起动物记忆力改变。注意动物在 24 h 内有其活动周期，不同时相处于不同的觉醒水平，故每次试验应选择同一时相（上午 8：00～12：00 或下午 1：00～4：00），前后两天的试验要在同一时间内完成。试验应在隔音、光强度和温湿度适宜且保持一致的行为实验室进行。减少非特异性干扰，如情绪、注意、动机、觉醒、运动活动水平、应激和内分泌等因素。

3. 小鼠避暗试验　通过小鼠避暗试验可以了解毒物对动物记忆力的影响。该试验利用小鼠嗜暗的习性设计一个装置，一半是暗室，一半是明室，中间有一个小洞相连。暗室底部铺有通电的铜栅，并与计时器相连，计时器可自动记录潜伏期的时间。小鼠进入暗室即受到电击，计时自动停止。末次染毒后次日（或一次染毒后 1 h）开始训练。试验时将小鼠面部背向洞口放入明室，同时启动计时器。动物穿过洞口进入暗室受到电击，计时器自动停止，取出小鼠，记录每鼠从放入明室至进入暗室遭电击所需的时间，此即潜伏期。训练 5 min，并记录 5 min 内电击次数（记忆获得）。24 h 或 48 h 后重新做测验，记录每只动物进入暗室的潜伏期和 5 min 内的电击次数，并计算 5 min 内进入暗室（错误反应）的动物百分率（记忆巩固）。停止训练 5 天后，可以在不同的时间进行一次或多次记忆消退试验（记忆再现）。若受试组小鼠进入暗室的潜伏期、错误次数或进入暗室的动物数与对照组有显著差异，表明毒物对小鼠记忆有损害作用。

4. 大鼠穿梭箱试验（双向回避试验）　将大鼠放入穿梭箱内任何一侧，20 s 后开始呈现灯光或蜂鸣音，持续 20 s，后 10 s 内同时给以电刺激（100 V，0.2 mA，50 Hz，AC）。大鼠在遭电击后即逃避，必须跑到对侧顶端，挡住光电管后才可中断电击，此为被动回避反应，在每次电击前给予条件刺激，反复强化后，大鼠在接受条件刺激后即跳向对侧并挡住光电管而逃避电击，此为主动回避反应。隔天训练一次，每次 50 次，连续训练 4～5 次后，动物的主动回避反应率可达 80%～90%。根据仪器打印出来的结果分析如下指标：动物反应次数、动物主动回避时间、动物被动回避时间、动物主动回避率。停止训练 5～50 天内，分 2～3 次测定其记忆消退情况。若试验组主动和（或）被动回避时间与对照组相比，差异有显著性，可判定毒物对动物记忆力有影响。

二、行为畸胎学研究组合

1. 活动度测定　该方法很少应用于人，在啮齿类动物主要用于行为药理及行为毒理的检测。单一项活动度测试在现代毒理学仅测定一般活动及行为评价，现已能进行定量评价。此方法为：在一特定环境中装有定位的红外线光束，记录动物于固定的时间内活动时切断光束的次数。它可监测垂直及水平位的动物活动次数，每 10 min 测一次，计 3 次，合计 30 min。正常的啮齿类动物典型表现为活动度逐渐减少。其他有用的迷路装置如 8 字形迷宫。

2. 运动协调功能测定

1）*转棒试验*　转棒试验可以测定动物神经肌肉协调功能。将一个直径 4.5 cm、长 60 cm 的棒支于高 30 cm 的可转动的支架上，使棒能水平旋转，且在棒上加 6 块圆片，将棒分成 6 节。测试时，每节段上放一只小鼠，以固定或加速的速度旋转。开始训练小鼠 2 h，以测定其平衡力，转速为 9 r/min 后开始正式试验，从 9 r/min 逐渐加速至 12 r/min、16 r/min、20 r/min、22 r/min，记录小鼠跌落转棒时的转速。若染毒组跌落转棒时的转速明显小于对照组，且差异有显著性，表明毒物对运动功能有影响。

2）*游泳耐力试验*　游泳耐力试验可以观察小鼠的运动功能。一般选用成年小鼠，体重 18～22 g，适应环境 3 天后进行游泳筛选试验。试验设计一个剂量组或多个剂量组，设一个空白对照组。染毒时间可一次，也可多次。末次染毒 30 min 后，置小鼠在游泳箱中游泳。水深不少于 30 cm，水温（25±0.5）℃，鼠尾根部负荷 5%体重的铅皮。记录小鼠自游泳开始沉入水底的时间，作为小鼠游泳时间。若染毒组游泳时间明显小于对照组，且差异有显著性，表明毒物对运动功能有影响。

3）*后肢撑力试验*　通过后肢撑力试验测定大鼠后肢肌力的变化，观察大鼠给予周围神经毒物后，后肢运动神经损伤情况。在正常情况下，当大鼠由一定高度落下时，可通过神经调节使其着地时双侧后肢内收而轻轻地着地；当给大鼠染毒周围神经毒物后，大鼠的周围神经损伤，支配后肢运动的神经受损，在从一定高度落下时双侧后肢内收不好，而导致着地时双侧后肢爪间滑开的距离增大，严重时可导致后肢瘫痪，从高空落下时后肢不能支撑。实验前，在操作平台上铺一张白纸，用于显示大/小鼠双侧后肢爪尖滑开的距离。轻轻抓住大鼠的背部，用棉棒蘸取蓝墨水均匀涂于大鼠的双侧后脚掌，然后使其处于水平方位，距离下方光滑着陆平面约 30 cm。松手让大鼠自由落下，准确观察其着地时双侧后肢爪间滑开的最远距离，准确量取并记录该两点间的距离。每只大鼠测定 3 次，取其平均值作为记录值，每次间隔 30 cm 以上。每 2 周测定一次。

3. 痛觉测定　主要用于了解毒物对中枢神经系统的兴奋和抑制或麻痹作用的程度，也可揭示某种毒物（如二硫化碳）引起周围神经炎而使得某些区域的皮肤痛觉过敏、减退或消失，以观察毒物对周围神经损害的程度。痛觉测定方法很多，比较常用的有小鼠“热板”法、大鼠鼠尾热刺激法、兔扬爪和缩肢反应测定法等，此外还有化学、机械和电刺激方法，均引起实验动物对疼痛的反应。根据刺激强度、反应时间、反应强度三个指标来分析痛觉程度。

（蒋东华）

第五节　TK 基因突变试验

一、试验目的及原理

1. 试验目的　通过检测胸苷激酶（thymidine kinase，TK）基因的突变，评价外源化学物的遗传毒性。

2. 原理　在细胞培养物中加入胸苷类似物（如三氟胸苷，即 trifluorothymidine，TFT）。TFT 在胸苷激酶的催化下可生成三氟胸苷酸，后者掺入 DNA，引起致死性突变，造成细胞无法存活。若 *TK* 基因发生突变、胸苷激酶缺陷，则 TFT 不能磷酸化，亦不能掺入 DNA，故细胞在含有 TFT 的培养基中能够生长，表现出对 TFT 的抗性。根据突变集落形成数，计算突变频率，以判定受试物的致突变性。

二、试验材料

1. 细胞　L5178Y $tk^{+/-}$3.7.2C 小鼠淋巴瘤细胞，用含 10%马血清和适量抗生素的 RPMI 1640 培养液（96 孔板培养时使用含 20%马血清的 RPMI 1640 培养液），5%二氧化碳、37℃、饱和湿度条件下进行常规悬浮培养。

为清除自发突变的 $tk^{-/-}$基因型细胞，在正式试验前，应使用含 3 μg/mL 胸苷、5 μg/mL 次黄嘌呤、0.1 μg/mL 氨甲蝶呤和 7.5 μg/mL 甘氨酸的 THMG 培养基处理 24 h，离心、洗涤后在不含氨甲蝶呤的 THMG 培养基中培养 3 天。

2. 试剂　PBS 磷酸盐缓冲液，三氟胸苷，次黄嘌呤，甘氨酸，氨甲蝶呤，胸腺嘧啶核苷，阳性对照物（MMS、MMG、环磷酰胺等）。

三、试验步骤

1. 处理　取生长良好的细胞，调整密度为 5×10^5 个/mL，按 1%体积加入受试物，37℃振摇处理 3 h。离心，弃上清液，用 PBS 或不含血清的培养基洗涤细胞 2 遍，重新悬浮细胞于含 10%马血清的 RPMI 1640 培养液中，并调整细胞密度为 2×10^5 个/mL。

2. PE_0（0 天的平板接种效率）测定　取适量细胞悬液，做梯度稀释至 8 个细胞/mL，接种 96 孔板（每孔加 0.2 mL，即平均 1.6 个细胞/孔），每个剂量作 1～2 块板，37℃、5%二氧化碳，饱和湿度条件下培养 12 天，计数每块平板有集落生长的孔数。

3. 表达培养　步骤 1 所得细胞悬液作 2 天表达培养，每天计数细胞密度并保持密度在 10^6/mL 以下。计算相对悬浮生长（relative suspension growth，RSG）。

4. PE_2（第二天的平板接种效率）测定　2 天表达培养结束后，取适量细胞悬液，按步骤 2 作梯度稀释并接种 96 孔板，培养 12 天后计数每块平板有集落生长的孔数。

5. TFT 抗性突变频率（tk-MF）测定　2 天表达培养结束后，取适量细胞悬液，调整细胞密度为 1×10^4/mL，加入 TFT（三氟胸苷，终浓度为 3 μg/mL），混匀，接种 96 孔板（每孔加 0.2 mL，即平均 2000 个细胞/孔），每个剂量作 2～4 块板，37℃、5%二氧化碳，饱和湿度条件下培养 12 天，计数有突变集落生长的孔数。突变集落按大集落（LC：直径≥1/4 孔径，密度低）和小集落（SC：直径＜1/4 孔径，密度高）分别计数，极小集落可再继续培养 3 天后计数。

四、试验结果及分析

1. 平板效率（PE_0 和 PE_2）

$$PE=\frac{-\ln\left(\frac{EW}{TW}\right)}{1.6}$$

式中，EW 为无集落生长的孔数；TW 为总孔数；1.6 为每孔接种细胞数。

2. 相对存活率

$$相对存活率\ RS(\%)=\frac{PE（处理）}{PE（对照）}\times 100$$

3. 相对悬浮生长（RSG）

$$相对悬浮生长（RSG）=\frac{处理组表达期间细胞增殖倍数}{对照组表达期间细胞增殖倍数}$$

4. 相对总生长（RTG）

$$RTG=RSG\times RS_2$$

式中，RS_2 为第二天的相对存活率，%。

5. TFT 抗性突变频率（MF）

$$MF\times 10^{-5}=\frac{-\ln\left(\frac{EW}{TW}\right)/n}{PE_2}$$

式中，EW 为无集落生长的孔数；TW 为总孔数；*n* 为每孔接种细胞数（2000）。

应分别计算大集落突变频率（L-MF）、小集落突变频率（S-MF）和总突变频率（T-MF）。

6. 小集落突变百分率（SCM）

$$SCM（\%）=（S-MF）/（T-MF）$$

7. 结果判定

（1）试验成立的条件：阴性对照和溶剂对照的 PE_0=60%～140%，PE_2=70%～130%，T-MF＜本实验室历史记录的 2 倍（或＜240×10^{-6}），小集落突变百分率=30%～60%，阳性对照的 T-MF 与阴性/溶剂对照有显著差异，或比阴性/溶剂对照高 100×10^{-6} 以上。

（2）受试物阳性和阴性结果的判定：受试物一个以上浓度组的 T-MF 与阴性/溶剂对照有显著差异，或比阴性/溶剂对照高 100×10^{-6} 以上，并有剂量反应关系，则可判定为阳性。但如仅在相对存活率达 20%的高剂量情况下出现阳性，则结果判为“可疑”。

阴性结果的判定需在相对存活率达 20%的情况下未见突变频率增加，方可做出。

（于春娣）

第十五章 致癌试验

第一节 致突变筛检试验

根据我国《食品安全性毒理学评价程序》，凡属我国首创的物质，特别是化学结构提示有潜在的慢性毒性、遗传毒性或致癌性，或受试物产量大、使用范围广、人体摄入量大，应进行系统的致癌试验；或与已知物质（指经过安全性评价并允许使用者）的化学结构基本相同的类似物或衍生物，或在部分国家或地区有安全食用历史的物质，根据初步毒理学试验结果判定是否进行致癌试验。致癌试验的目的是确定实验动物大部分生命时间，经口重复给予受试物引起的致癌效应，为预测人群接触该受试物的致癌作用及评定该受试物能否应用于食品提供依据。致癌试验除包括经典的短期快速筛检法和长期致癌试验外，还常常要进行致突变筛检试验和哺乳动物细胞体外恶性转化试验。

一、鼠伤寒沙门氏菌回复突变试验

又称 Ames 试验，是利用鼠伤寒沙门氏菌检测基因点突变，涉及 DNA 的一个或几个碱基对的置换、插入或缺失，是监测受试物对组氨酸缺陷型（his^{-}）鼠伤寒沙门氏菌回复突变的一种试验方法，这些菌株不能合成组氨酸，在缺乏组氨酸的培养基上不能生长。鼠伤寒沙门氏菌致突变物可使试验菌株回复突变成野生型（his^{+}），野生型在缺乏组氨酸的培养基上能合成组氨酸并长出可见菌落。

哺乳动物细胞基因突变试验是以哺乳动物细胞为原料检测基因突变的试验。*HGPRT* 基因突变试验是常用的哺乳动物细胞基因突变试验之一。细胞在正常的培养条件下能够产生 HGPRT，在含有 6-硫代鸟嘌呤（6-thioguanine，6-TG）的选择性培养液中，HGPRT 催化产生核苷-5′-单磷酸（NMP），NMP 掺入 DNA 中致细胞死亡。在致癌和（或）致突变物作用下，某些细胞 X 染色体上控制 HGPRT 的结构基因发生突变，不能再产生 HGPRT，从而使突变细胞对 6-TG 具有抵抗作用，能够在含有 6-TG 的选择性培养液中存活生长并形成集落。

二、染色体畸变试验

染色体畸变试验包括染色体畸变分析和微核试验。体外哺乳细胞染色体畸变试验是通过检测受试物是否诱发体外培养的哺乳类细胞染色体畸变，评价受试物致突变的可能性。在加或不加入代谢活化系统的条件下，使培养的哺乳类细胞暴露于受试物中。用中期分裂相阻断剂（如秋水仙素或秋水仙胺）处理，使细胞停止在中期分裂相，随后收获细胞、制片、染色、分析染色体畸变。

微核是细胞有丝分裂后期仍滞留在细胞质中的整条染色单体或染色体的无着丝片段或环。哺乳动物红细胞微核试验通过分析动物骨髓和（或）外周血红细胞微核的发生率，检测致突变物引起的成熟红细胞染色体损伤或有丝分裂装置损伤。

三、原发性 DNA 损伤检测

包括姐妹染色单体交换试验、非程序性 DNA 合成试验等。

（一）姐妹染色单体交换试验

1. 试验目的及原理 姐妹染色单体交换（sister chromatid exchange，SCE）是染色体同源座位上复制产物间的相互交换，是同一染色体的两条单体之间发生的一类特殊的同源重组，主要在 DNA 合成期形成，可能与 DNA 双链的断裂与复制有关。SCE 发生的频率可反映细胞在 DNA 合成 S 期的受损程度。

2. 试验材料 RPMI 1640 培养液、小牛血清、秋水仙素（100 μg/mL）、5-溴尿嘧啶（BrdU, 200 μg/mL）、低渗液（0.075 mol/L KCl 溶液）、甲磺酸乙酯（ethyl methanesulfonate, EMS）、丝裂霉素 C（mitomycin C）、环磷酰胺（cyclophosphamide）、Giemsa 原液、甲醇、冰醋酸。

3. 试验设计 至少设三个剂量差别足够大的受试物浓度，最高浓度应能引起明显的毒性效应，但应同时保证有足够多的细胞进行复制。对于不溶于水的受试物，应选择合适的方法提高溶解性，使用其最大浓度进行试验。对于溶于水且无细胞毒性的受试物，其最高浓度依情况而定。应分别在有/无合适的哺乳动物代谢活化系统条件下用受试物染毒。同时设直接断裂剂和间接断裂剂的阳性对照组；还应设溶剂对照组。阳性对照物可选以下物质：EMS，丝裂霉素 C（直接断裂剂）和环磷酰胺（间接断裂剂）。

4. 试验步骤 ①试验细胞培养：贴壁细胞可按适宜密度（保证细胞在收获时不出现融合）接种于培养皿中。也可以使用悬浮培养细胞，如从人血液中分离的淋巴细胞。②染毒：在细胞指数增长期染毒，作用时间 1～2 h，但有时可能要延长到两个完整的细胞周期。细胞应分别在加和不加代谢活化系统的条件下染毒，染毒结束时洗脱受试物，在新培养基培养液中加入 BrdU（终浓度为 10 μg/mL）混匀，继续培养两个细胞周期。也可在同时含有受试物和 BrdU 的培养液中培养两个完整的细胞周期。人血淋巴细胞应在细胞处于半同步状态下染毒。应在染毒开始后细胞的第二个有丝分裂期分析，以保证细胞在最敏感细胞周期内接触到受试物。加入 BrdU 后应尽量减少光照，以降低 BrdU 的光解。③收获细胞：在收获细胞前 1～4 h，用纺锤体抑制剂（如秋水仙胺或秋水仙素）处理细胞。④染色体制备和染色：可采用几种技术染色显示 SCE，如荧光加 Giemsa 法。⑤染色体分析：每个培养皿至少分析 25 个染色体分散良好的中期分裂相细胞，但分析细胞的数量也可以根据对照组自发交换频率的情况而变化。人血淋巴细胞，只分析含有 46 个着丝粒的中期分裂相细胞；对于建系的细胞系，仅分析含有±2 条着丝粒的中期分裂细胞。

5. 试验结果及分析 记录每个细胞的 SCE 总数，计算 SCE 频率。各细胞周期分裂相染色特点：染色体两个单体均深染的细胞为第 1 周期细胞；染色体两个单体染色一深一浅的为第 2 周期细胞；染色体两个染色单体染色都是浅色的细胞为第 3 周期细胞。选择染色体分散良好、长度适中、轮廓清晰、数目完整、分化良好的第 2 周期的分裂相进行计数。在染色单体端部出现互换，记为 1 次交换；在染色单体中间出现互换，记为 2 次交换；如果在着丝粒处出现交换，需判断是否为扭转，不是扭转的记为 1 次交换。每一份标本至少需计数 20～50 个细胞的染色体，计算 SCE 平均交换频率。

SCE 频率＝中期分裂相 SCE 之和/细胞总数

中国人正常 SCE 频率为 5.7±0.4。

6. 注意事项　要有足量的活跃增殖细胞以提供足够数量的分裂相；通过某些标记或染色方法能将姐妹染色单体区分开。

（二）非程序性 DNA 合成试验

1. 试验目的及原理　正常情况下，只有细胞有丝分裂的 S 期进行 DNA 合成。当 DNA 受损伤时，DNA 合成则主要在其他细胞周期进行，称程序外 DNA 合成（或非程序性 DNA 合成，UDS）。向非 S 期的哺乳动物细胞或用缺乏精氨酸的培养液（ADM）培养的细胞中加入 ^{3}H-胸腺嘧啶核苷（^{3}H-TDR），用放射自显影或液体闪烁计数法测量 ^{3}H-TDR 掺入量，可检测受损 DNA 合成量，从而评价受损 DNA 的修复程度。

2. 试验材料　EMEM 培养液、胎牛血清、青霉素、链霉素、Hank's 平衡盐溶液、无钙和镁的 Dulbecco 氏磷酸缓冲液、EDTA、大鼠肝微粒体 S9、Kodak D-170 显影液、Kodak D -196 显影液、冰醋酸、Kodak F-5 定影液、高氯酸、闪烁液、HBSS 液、7, 12-二甲基苯丙蒽（7, 12-dimethylbenz[a]anthracene）、2-乙酰氨基芴（2-acetamidofluorene）、*N*-二甲基亚硝胺（*N*-nitroso-dimethylamine）。

3. 试验设计　一般设 3 个剂量组，最高染毒浓度的选择由预试验获得，预试验浓度应覆盖确定毒性反应的合适范围。最高染毒浓度应产生一定细胞毒性。相对不溶于水的受试物，应以其能达到的最高溶解度进行试验。对于易溶于水的受试物，应根据受试物细胞存活率的范围值确定染毒浓度。应同时设置加和不加代谢活化系统两种情况下的阳性和阴性（溶剂）对照。用大鼠肝细胞进行试验时，阳性对照物可用 7, 12-二甲基苯丙蒽和 2-乙酰氨基芴。如果用细胞系，在无代谢活化系统时，用放射自显影和液体闪烁技术显色法检测时，可用 *N*-二甲基亚硝胺作为阳性对照物。

4. 试验步骤

1）受试物处理　受试物新鲜配制，用适当溶剂（蒸馏水、DMSO、丙酮等）配成所需浓度。溶剂的最终浓度不超过 1%时，将不影响细胞活性。

2）细胞选择　原代培养细胞（如大鼠原代肝细胞）、人淋巴细胞或已建系的细胞（如 HeLa 细胞）。人类细胞的非程序性 DNA 合成（UDS）反应大于啮齿类动物细胞。使用最多的为成纤维细胞、外周血淋巴细胞、单核细胞和 HeLa 细胞。

3）非程序性 DNA 合成（UDS）的放射自显影显示法　细胞以 0.5×10^5～1×10^5 个/mL 接种于放置了小盖片（18 mm×6 mm）的培养瓶中，37℃培养使细胞在盖片上生长至适当密度。每个剂量做 2～3 个平行样片，并做 4～6 个样本的溶剂对照和已知致癌物的阳性对照。细胞增殖培养后用同步培养液（ADM 添加 1%小牛血清）同步培养 3～4 天。试验前一日下午加入溶有羟基脲（HU）的 ADM 培养液，使 HU 在培养液中的终浓度为 10 mmol/L；继续于 37℃孵育 16 h，然后将长有细胞的盖片置于含有不同浓度的受试物、HU 及 ^{3}H-胸腺嘧啶核苷（5～10 μCi/mL，30 μCi/mmol）的同步培养液中，37℃孵育 5 h。孵育结束后，用 HBSS 液充分洗涤，用 1%枸橼酸钠溶液处理 10 min，随后用乙醇-冰醋酸（3∶1）固定（4℃）过夜，空气干燥后，用少量中性树胶封片，长有细胞的一面朝上，45℃烘烤 24 h。

在暗室中，将适量的核-4 乳胶移入浸渍用的玻璃器皿中，于 40℃水浴中融化，同时取等量的蒸馏水加入融化的乳胶中，用玻璃棒搅拌，10～20 min 后气泡逸出。将准备显影的玻片预热垂直浸渍于 1∶1 稀释的乳胶溶液中 5 s，缓缓提出玻片，移入温度为 29℃的温箱中（4 h）待乳胶干涸，然后置于含适量干燥剂的曝光盒中，于 4℃冰箱中曝光 10 天。之后，在液温为

19℃的 D-170 或 D-196 显色液中显影 5 min，在停显液中漂洗 2 min，在 F-5 定影液中定影 6～10 min，再用水漂洗数小时。

在油镜下，计数各样本细胞核的显影银粒数，同时计数相同面积的本底银粒数，并计算出两者的差值。每张玻片至少计数 50 个细胞核，计算出对照组、各受试物组及阳性对照组的银粒数的均值和标准差等统计量。为区分 UDS 和正常的 DNA 半保留复制，可采用精氨酸缺乏培养液、低血清培养液或在培养液中添加羟基脲的方法，减少和抑制正常的 DNA 半保留复制。

4）UDS 的液体闪烁技术显色法　　将细胞以 0.5×10^5 个/mL 接种于液体闪烁计数瓶中，每瓶 1 mL，加入 ^{14}C 胸腺嘧啶核苷（终浓度为 0.01 μCi/mL）。37℃培养 48 h 使细胞增殖并预标记，去培养液并用 HBSS 液洗涤后，换含 ^{14}C 胸腺嘧啶核苷终浓度为 0.01 μCi/mL 的同步培养液同步培养 3～4 天。试验前一天下午去除培养液，HBSS 液洗涤后加入含羟基脲的同步培养液，37℃孵育 16 h，UDS 的诱发同放射显影显示法，细胞在含有 HU 及 ^{3}H-胸腺嘧啶核苷（5 μCi/mL，30 μCi/mmol）的同步培养液中与受试物孵育 5 h，去上清，冷盐水洗涤 2 次，用冷过氯酸（0.25 mmol/L）溶液处理 2 次，每次 2 min，再用乙醇处理 10 min，干后以 0.5 mL 过氯酸（0.5～1 mmol/L）于 75～80℃恒温箱中水解 40 min，冷却后加入乙二醇乙醚 3.5 mL 及闪烁液（PPO 0.5%，POPOP 0.03%，以甲苯为溶剂）5 mL，振荡均匀，以液体闪烁计数器测定各样本中 ^{14}C 及 ^{3}H 的放射活性。每组至少做 6 个平行，样本中的 ^{3}H 放射活性反映 UDS 中 ^{3}H-胸腺嘧啶核苷的掺入量，^{14}C 的放射活性反映试验细胞的数目或其 DNA 含量。

5）试验结果及分析　　受试物组细胞 ^{3}H-TdR 掺入数随剂量增加而增加，且与阴性对照组比具有统计学意义，或至少在一个测试点得到可重复并有统计学意义的掺入量增加，可判定为试验阳性。

6）注意事项　　UDS 反映的是细胞中可修复的损害，而致癌剂和诱变剂则可能是 DNA 损伤修复的抑制剂；UDS 在同一类化合物的结果是可比较的。

第二节　哺乳动物细胞体外恶性转化试验

一、试验目的及原理

通过观察化学物作用于细胞后细胞形态、细胞生长、生化特性、细胞间接触抑制等的变化，以及将细胞接种在动物体内能形成肿瘤的能力，检测其是否具有致癌性。该试验还可区分遗传毒性致癌物和非遗传毒性致癌物。

BALB/C-3T3 细胞具有接触抑制能力，若将其注射到同系裸鼠皮下，不会产生肿瘤。用化学致癌物将该细胞制成转化细胞灶，然后再注射至同系裸鼠皮下，则可产生肿瘤。因此，观察受试物处理的单层细胞是否出现转化细胞灶及其数量，预测受试物潜在致癌能力。

二、试验材料

BALB/C-3T3 细胞、DMEM 培养液、小牛血清、阳性对照致癌物（如 MCA）、二甲基亚砜、Giemsa 染料、甲醇、培养瓶、生物显微镜。

三、试验设计

试验至少设 5 个剂量组，最高剂量组的相对存活率应大于 50%，还应选择 4 个低剂量组（至少有 2 个无毒性剂量），同时设对照组。阴性对照组除不加受试物外均同受试物试验组。阳性对照组采用已知致癌物（如 MCA，剂量 5 μg/mL）代替受试物。固体受试物若不溶于培养液，可用二甲基亚砜助溶（二甲基亚砜在培养液中浓度不超过 1%），这时需设置溶剂对照组。

四、试验步骤

1. 细胞染毒 从 1 mg/ mL（或 1 μg/mL）作为最高剂量开始，每个剂量用 3 个培养皿，接种 200 个细胞，24 h 后加入受试物培养 3 天，然后在不含受试物的培养液中再培养 4 天，倒掉培养液，用 Giemsa 法染色，计数细胞集落数目，并与阴性对照组比较，计算相对存活率。

2. 转化试验 用 25 cm^2 培养瓶接种 10^4 个细胞，培养 24 h，然后按阴性对照、阳性对照和 5 个受试物剂量组分别处理，培养 3 天，洗涤细胞，继续培养 4 周，每周换 2 次培养液。细胞层用甲醇固定，Giemsa 染色，显微镜观察、计数转化细胞灶数目。

3. 转化细胞灶计数 正常细胞为圆形的、染色一致的单细胞层。转化细胞灶的形态特征是：由紧密堆积的细胞所组成，周围排列不规则的成纤维细胞，或者中心部位有坏死，或者中心无坏死但呈杂乱状态的细胞重叠。以下转化细胞灶不要计数：①大转化灶附近出现的小转化灶（因它们是由大转化灶逸散出来的）；②无细胞方向不规则者。

为确证选出的是否为转化细胞，需做进一步的鉴定试验。

4. 转化细胞鉴定 可采用凝集试验、软琼脂培养等方法。

1）*刀豆球蛋白（ConA）凝集试验* ConA 与细胞膜表面 ConA 受体相互作用时，细胞可发生凝集现象，凝集程度和快慢与 ConA 加入浓度及细胞膜表面受体数目相关。转化细胞和癌细胞膜表面 ConA 受体数目明显增加，因此当在一定 ConA 浓度下，转化细胞之间较相应正常细胞之间其凝集反应快，凝集度大。

将细胞用含 0.02% 蛋白酶 E 的 PBS 溶液消化下来，制成细胞悬液（浓度为 4×10^5/mL），取 1 滴细胞悬液和 1 滴 ConA，使 ConA 终浓度分别为 100 μg/mL、50 μg/mL、25 μg/mL，0 μg/ mL。显微镜下观察凝集现象，记录开始凝集时间和凝集程度最大时的时间。

2）*软琼脂培养* 正常细胞具有贴壁依赖性，而转化细胞失去了这一特性，故能在软琼脂中生长，并形成细胞集落。

制备 1.2%和 0.7%琼脂液，高压灭菌后置于 40℃备用。按 1∶1 比例将 1.2%琼脂和 2×DMEM 混匀，取 3 mL 注入直径 6 cm 平皿中（10 cm 平皿加 7～10 mL）制备琼脂底层，自然冷却凝固，置 CO_2 培养箱中备用。然后，按 1∶1 比例将 0.7%琼脂和 2×DMEM 混匀，加入 0.2 mL 细胞悬液，充分混匀后加在底层琼脂之上，待上层琼脂凝固后，置 37℃的 CO_2 培养箱中培养 10～14 天。观察上层软琼脂是否有细胞集落形成，并计数集落数。

五、试验结果及分析

（1）阴性对照数据除了从本试验获取外，还应结合以往的资料来分析，至少应有 100～150 个阴性对照皿的数据。

（2）某一剂量水平受试物的结果与阴性对照组比较，必须达到 95%可信度以上，差异具有统计学意义才认为该受试物具有转化活性。

（3）本试验中出现转化细胞灶数目一般不随剂量增加而成比例增加。剂量如达到毒性剂量，转化灶数目可能减少。

六、注意事项

阴性对照组应是连续单层细胞。若出现不连续单层细胞，提示培养条件不佳，此条件不能检测出较弱的转化物质。阴性对照组每个培养皿中的转化细胞灶不应超过 2 个，否则需分离自发转化频率低的细胞原种。

（卢　静）

第三节　哺乳动物短期致癌试验

一、小鼠肺肿瘤诱发试验

1. 试验目的及原理　学习诱导小鼠肺部肿瘤的方法及观察肺部肿瘤的试验方法。正常情况下，肺部肿瘤有一定的自发率，经过某些化学性或生物性的刺激后肿瘤的发生率增加，产生肺部的病变。通过与对照组比较自发肿瘤发生率、新出现肿瘤类型与发生率和肿瘤的多发性来衡量受试物对肺部的损伤及致癌作用。多种已知致癌物能够诱发肺部肿瘤，如甲基硝基亚硝基胍（methyl nitrate nitrosoguanidine，MNNG）、甲基戊基亚硝基胺（methylamylnitrosamine，MNAN）、乌拉坦（urethane）、氯丁二烯（chloroprene）、黄曲霉毒素（Aflatoxins）等。诱发肺部肿瘤往往使用促进剂进行处理，常用的促进剂为丁基羟基甲苯（BHT），雌激素对乌拉坦诱发肺部肿瘤有促进作用。

2. 试验材料

1）*实验动物*　6～8 周龄小鼠，雌雄各半，体重 18～25 g。

2）*器材*　手术剪、手术镊、1.5 mL 注射器、光学显微镜、玻璃皿、载玻片、盖玻片、擦镜纸、酒精棉、游标卡尺。

3）*试剂*　生理盐水溶液、乌拉坦、丁基羟基甲苯（BHT）、4%多聚甲醛、乙醇、蒸馏水、石蜡、苏木精伊红染液。

3. 试验设计　每组至少 50 只实验动物。设置溶剂对照组，受试物设高、低两个剂量组，并设给予促癌剂的促进组。实验动物一次给予一定量的受试物，溶剂对照组给予等量生理盐水，给药至少一周后开始给予促癌剂，每周 1 次，并连续给药数周，于 15～18 周结束试验，处死实验动物，并观察肺部肿瘤的发生情况。

4. 试验步骤

1）*动物染毒和处死*　以乌拉坦为受试物：将乌拉坦与 BHT 分别溶解在生理盐水中，配成各自所需要的浓度。实验小鼠进行环境适应性饲养一周后开始给药处理，设置：①溶剂对照组；②低剂量试验组；③高剂量试验组；④低剂量乌拉坦＋BHT 促进组；⑤高剂量乌拉坦＋BHT 促进组。采用腹腔注射的给药方式，②、④低剂量组一次给予乌拉坦溶液 50 mg/kg，③、⑤高剂量组一次给予乌拉坦 500 mg/kg。溶剂对照组给予等量的生理盐水。给药 2 周后，④、⑤BHT 促进组通过腹腔注射 300 mg/kg，每周 1 次，连续给药 8 周。以其他物质为受试物进行考察时，染毒途径应以该物质实际摄入途径为准。于 15～18 周结束试验，以颈椎脱臼的方法处死小鼠，取肺组织进行观察。

2）*肺组织观察*　解剖分离小鼠肺脏，于玻璃皿中观察不同剂量组肺部肿瘤的发生情况。记录每组产生肺部肿瘤的小鼠数目及其肿瘤数目，使用游标卡尺测量肿瘤的大小。计算出各组的肿瘤发生率及平均肿瘤数。取肺肿瘤组织进行 HE 染色观察。

5. 试验结果及分析　不同品系的小鼠，肺部肿瘤的发生率可能不同，因为不同种系的实验动物对诱癌剂的敏感性不同，肿瘤的发生率也会有所区别，故试验结果应与相应的阴性对照组进行比较，且阳性对照组的肺部肿瘤发生率应显著高于阴性对照组（$P<0.05$），否则所得的结果不可信。

将各个试验组的肿瘤发生率与溶剂对照组进行比较，观察诱癌剂是否诱导肿瘤的产生，以及是否具有剂量反应关系。同时将促进组的肿瘤发生率与相应浓度的试验组进行比较，观察诱癌剂的作用。

6. 注意事项

（1）每组实验鼠的数量至少要在 30 只以上，基数过少会导致致癌试验结果的不准确。

（2）BHT 与诱癌剂的给予时间能够影响动物对诱癌剂的反应，当 BHT 与诱癌剂同时或在诱癌剂之前给予动物时，则干扰肿瘤的生长，对肿瘤的发展起抑制作用；在诱癌剂之后给予动物则表现为促进的作用。

二、大鼠肝转变灶诱发试验

1. 试验目的及原理　利用试验性肝癌与原发性肝癌的发生都有明显的阶段性，其中癌前病灶能用酶组织化学技术检测的原理进行。正常肝细胞中 γ-谷氨酰转肽酶（γ-GT）活性极低不能检出，葡萄糖-6-磷酸酶（G-6-Pase）和三磷酸腺苷酶（ATPase）活性较高，而转变灶则表现为 γ-GT 活性升高，G-6-Pase 和 ATPase 活性降低。另外，还出现肝细胞对铁摄取能力降低（即铁蓄积抗性），故可利用其变化来判断肝转化灶的诱发，可缩短试验周期。肝致癌物一般在染毒 3 周即可出现病灶，12～16 周病灶增多。

2. 试验材料

1）实验动物　5 周龄 SD 大鼠，雌雄各半，体重 100～130 g。

2）器材　分析天平、超低温冰箱、高速冷冻离心机、化学发光及荧光成像分析仪、手术器械一套。

3）试剂　乙醚、促癌剂苯巴比妥钠（PB）、引发剂二乙基亚硝胺（DEN），避光 4℃保存，临用时灭菌蒸馏水配成 100 mg/mL 溶液。

3. 试验设计　构建大鼠两阶段肝癌促进模型，分为 A、B、C、D 四个组，每组至少 50 只动物。A 组用生理盐水作为启动剂，B、C、D 组以 DEN 200 mg/kg 作为启动剂。

4. 试验步骤

1）染毒　A 组根据动物体重给大鼠一次性腹腔注射生理盐水，B、C、D 组根据动物体重给大鼠一次性腹腔注射 DEN 200 mg/kg，经过为期 2 周的恢复期饲养后给予不同浓度的 PB（0%，50%，100%）。

2）肝脏切除术　第 3 周末切除 2/3 肝脏。将动物乙醚麻醉后仰卧位固定在手术台上，剃毛后用 75%酒精消毒大鼠皮肤。用手术刀沿腹部正中线切开长度约 3 cm 切口。提起腹肌，用手术剪小心剪开腹肌，长度约 2 cm。用酒精棉将手术切口周围充分消毒，在切口上方事先放一消毒后的结扎线，用双手轻轻挤压切口两侧使肝脏露出体外，轻轻分离透明膜状结缔组织。将肝脏四叶（右叶、中叶、左叶和尾叶）中的左叶及中叶翻向上方结扎线处，尽量靠近蒂部的地方用力结扎，以完全阻断其肝叶血流，在结扎线上方将上述 2 叶切除，切除量为全肝的 70%，缝合肌层及皮肤。恢复 2 天后再暴露于不同浓度的 PB，试验于第 8 周末结束。每周记录一次动物体重、饮水及饲料消耗情况。

3）样品采集　第 8 周末试验结束前 24 h，给大鼠禁食，称体重后将其断头处死，同时采集血样进行生化分析。打开腹腔观察和记录肝大体病变后进行肝取材，小心去除肝周围的脂肪、筋膜，洗净后用滤纸吸干血液和水分后迅速称重。称重后，一部分肝标本直接用多聚甲醛固定，一部分用液氮冷冻后保存于−80℃冰箱中待用。

4）肝功能检测　取 0.5 g 肝组织，按重量体积比加 4.5 mL 生理盐水制备成 10%肝组织匀浆，1000 r/mim 离心 10 min，取上清液，根据试剂盒说明书测定大鼠肝中谷丙转氨酶（ALT）、谷草转氨酶（AST）、碱性磷酸酶（AKP）、γ-谷氨酰转肽酶（γ-GT）、葡萄糖-6-磷酸酶（G-6-Pase）和三磷酸腺苷酶（ATPase）活性。

5）HE 染色病理切片的制作　按常规的方法用石蜡包埋肝组织，连续切片，厚度为 5 μm。

5. 试验结果及分析

（1）一般观察和脏器系数变化：每日随时观察并记录动物的精神、毛色、饮食、粪便及活动情况，动物处死后，立即进行解剖学检查，称体重、肝重，观察肝大小、色泽、质地及有无肿瘤结节形成；无癌灶者，取肝组织，出现癌灶者取肉眼癌结节及距癌灶边缘 0.5～1 cm 癌旁组织。

（2）肝大体解剖及病理形态学观察：HE 染色，光学显微镜下观察病灶的内部结构、细胞分化情况，以及胞核、胞质等改变。按照 Edmonson-Steiner 分类法进行病理分级：Ⅰ级，癌细胞形态与正常肝细胞相似，胞质丰富，嗜酸性染色；Ⅱ级，癌细胞胞质丰富，嗜酸性增强，略有形态异形，胞核较大，核质比例增大；Ⅲ级，癌细胞异形明显，胞质呈嗜碱性着色，核大而不规则，染色质粗，核质比例明显增大，出现瘤巨细胞；Ⅳ级，癌细胞异形性明显，瘤巨细胞多见，胞质少，核大，核质比例显著增大，细胞排列松散，无一定结构，偶见血窦。

（3）肝功能测定结果分析：分析大鼠肝中谷丙转氨酶（ALT）、谷草转氨酶（AST）、碱性磷酸酶（AKP）、γ-谷氨酰转肽酶（γ-GT）、葡萄糖-6-磷酸酶（G-6-Pase）和三磷酸腺苷酶（ATPase）的活性水平，判断肝转化灶的诱发情况。

6. 注意事项　注意术后感染，提高动物存活率。

三、小鼠皮肤肿瘤诱发试验

1. 试验目的及原理　小鼠皮肤表面连续涂抹某些致癌物能诱发乳头状瘤或癌，皮下注射可诱发肉瘤。染毒一次或多次，一般 9 个月左右结束试验；如在启动后加用促长剂佛波醇酯（TPA），则缩短至 20 周左右。典型的引发剂常为致癌性多环芳烃。

2. 试验材料　选用 6～8 周龄 BALB/C 或昆明种小白鼠小鼠，体重 15～20 g，雌雄各半。7, 12-二甲基苯并蒽（7, 12-dimethylbenzanthracene, DMBA）、巴豆油、脱毛剂。

3. 试验设计　一般设三个剂量组，同时设加促长剂组、空白或溶剂对照组，每组 50 只。DMBA 为启动剂，佛波酯（TPA）或巴豆油为促长剂。

4. 试验步骤

（1）诱发乳头状瘤或癌选用小鼠皮肤表面连续涂抹某些致癌物：试验前先观察动物一周，如状况良好，则于小鼠背部或肩胛处去毛约 3 cm×3 cm 面积。小鼠去毛 48 h 后，在每组小鼠背部去毛部分涂抹受试物和启动剂，促长剂组，可在试验第 5 周起加涂促长剂，每周 2 次。

（2）诱发肉瘤选择皮下注射：试验前先观察动物一周，如状况良好，则在小鼠背部进行皮下注射受试物和启动剂，促长剂组在试验第 5 周起加注促长剂，每周 2 次，定时在同一部位注射。一般 9 个月左右结束试验；如在启动后加用促长剂佛波醇酯（TPA），则缩短至 20 周左右。受试物可在致癌全过程给药，也可仅在启动或促癌不同阶段给药。

5. 试验结果及分析　统计学处理比较不同组间的死亡率、成瘤率、成瘤数目等。如果给予受试物后还必须使用促癌物才能出现肿瘤，或肿瘤发生率增高，说明受试物只有启动作用而无促进作用，是不完全致癌物。在亚致癌剂量致癌物之后给予本身不致癌的受试物，能出现阳性结果，则受试物为促癌物。

6. 注意事项

（1）受试物可在致癌全过程给药，也可仅在启动或促癌不同阶段给药。

（2）动物种类、致癌物及溶媒、致癌物的浓度、涂抹频率及时间、皮肤暴露范围等都会影响试验结果。

四、雌性大鼠乳腺癌诱发试验

1. 试验目的及原理　使用化学、物理、生物因素等可在实验动物中诱发乳腺癌的发生，目前较多用的是化学诱导方式。用致癌物质 DMBA 和甲基胆蒽可诱发乳腺癌。灌胃低剂量 DMBA，持续 3 个月，可建立乳腺癌癌前病变动物模型。肿瘤位于体表部位，能较准确判断发癌时间，因此可分析剂量与潜伏期之间的关系。

2. 试验材料　6 周龄 Wistar 大鼠、DMBA、甲醛、石蜡。

3. 试验设计　一般设三个剂量组、空白对照组和 DMBA 模型组。除空白对照组外，每只大鼠给予 2 次 DMBA 作乳腺癌造模，空白对照组给予等量的生理盐水。

4. 试验步骤

（1）所有大鼠在适应饲养一周后开始试验。试验组给予 DMBA 等化合物，单次剂量 10 mg/100 g，两次灌胃，间隔一周。

（2）每 3～4 天观察大鼠，记录各组大鼠发病情况，包括发病率、潜伏期及肿瘤大小、数目。试验期间肿物出现破溃时，则处死大鼠终止试验。DMBA 给药时间达到 24 周后全部处死并解剖，进行肉眼观察，取部分正常乳腺组织及肿物组织进行石蜡包埋，每个蜡块切片进行常规的 HE 染色。

5. 试验结果及分析　比较不同组别的成瘤率、潜伏期、成瘤数目、成瘤大小的差异。再通过 HE 染色切片，确定乳腺肿瘤病理类型及分化程度。

第四节　哺乳动物长期致癌试验

一、试验目的及原理

确定在实验动物的大部分生命期间，经口重复给予受试物引起的致癌效应，了解肿瘤发生率、靶器官、肿瘤性质、肿瘤发生时间和每只动物肿瘤发生率，为预测人群接触受试物的致癌作用，以及最终评定受试物能否应用于食品提供依据。

二、试验材料

1. 实验动物　一般常用两种啮齿类动物，即大鼠和小鼠，6～8 周龄。每个性别动物体重差别不应超过平均体重的 20%，每组动物数至少 100 只。

2. 试剂　甲醛、二甲苯、乙醇、苏木素、伊红、石蜡、血细胞稀释液、生化试剂、血凝分析试剂、尿分析试剂。

三、试验设计

1. 剂量及分组　试验至少分三个受试物组、一个阴性（溶媒）对照组，对照组除不给予受试物外，其余处理均同受试物组，必要时增设未处理对照组。高剂量应选择最大耐受剂量。原则上应使动物出现比较明显的毒性反应，但不引起过高死亡率，低剂量不引起任何毒性效应；中剂量应介于低剂量和高剂量之间，可引起轻度的毒性效应。一般剂量组间距以 2～4 倍为宜，不超过 10 倍。

2. 试验期限　小鼠为 18 个月，大鼠为 24 个月，个别生命周期较长或肿瘤自发率很低的动物可适当延长。

四、试验步骤

1. 受试物的给予　根据受试物的特性和试验目的，选择受试物掺入饲料、饮水或灌胃方式给予。若受试物影响食物的适口性，则灌胃给予。

1）*受试物灌胃给予*　要将受试物溶解或悬浮于合适的溶媒中，首选溶媒为水。不溶于水的受试物可使用植物油（如橄榄油、玉米油），不溶于水或油的受试物可使用羧甲基纤维素、淀粉等配成混悬液或糊状物等。受试物应现用现配，有资料显示其溶液或混悬液贮存稳定者除外。同时应考虑使用的溶液可能对受试物机体吸收、分布、代谢和蓄积的影响。为保证受试物在动物体内浓度的稳定性，每日同一时段灌胃 1 次（每周灌胃 6 天），试验期间前 4 周每周称体重 2 次，第 5～13 周每周称体重 1 次，之后每 4 周称体重 1 次，按体重调整灌胃体积。灌胃体积一般不超过 10 mL/kg BW，各组灌胃体积一致。

2）*受试物掺入饲料*　将受试物与饲料（或饮水）充分混匀并保证该受试物配制的稳定性和均一性，以不影响动物摄食、营养平衡和饮水量为原则。饲料中加入受试物的量很少时，宜先将受试物加入少量饲料中充分混匀后，再加入一定量饲料再混匀，如此反复 3～4 次，受试物掺入饲料比例一般小于质量分数 5%，若超过 5%时（最大不应超过 10%），可调整对照组饲料营养素水平（若受试物无热量或营养素成分，且添加比例大于 5%时，对照组饲料应添充甲基纤维素等，掺入量等同高剂量），使其与受试物各剂量组饲料营养素水平保持一致，同时增设未处理对照组；亦可视受试物热量或营养成分的状况调整剂量组饲料营养素水平，使其与对照组饲料营养素水平保持一致。

3）*受试物剂量单位*　每千克体重所摄入受试物的毫克（或克）数，即 mg/kg BW（或 g/kg BW），当受试物掺入饲料，其剂量单位亦可表示为 mg/kg（或 g/kg）饲料，掺入饮水则表示为 mg/mL 水。受试物掺入饲料时，需将受试物剂量 mg/kg BW 按动物每 100 g BW 的摄食量折算为受试物饲料浓度 mg/kg 饲料。

2. 一般观察

（1）试验期间至少每天观察一次动物的一般临床表现，并记录动物出现中毒的体征、程度和持续时间及死亡情况。

（2）应特别注意肿瘤的发生，记录肿瘤发生时间、发生部位、大小、形状和发展等情况。

（3）对濒死和死亡动物应及时解剖，并尽量准确记录死亡时间。

3. 体重、摄食量及饮水量 试验期间前 13 周每周记录动物体重、摄食量或饮水量（当受试物经饮水给予时），之后每 4 周一次，试验结束时，计算动物体重增长量、总摄食量、食物利用率（前 3 个月）、受试物总摄入量。

4. 眼部检查 试验前，对动物进行眼部（角膜、球结膜、虹膜）检查。试验结束时，对高剂量和对照组动物进行眼部检查；若发现高剂量组动物有眼部变化，则应对其他组动物进行检查。

5. 血液学检查

（1）试验第 3 个月、6 个月和 12 个月进行血液学检查，必要时第 18 个月和试验结束时也可进行，每组至少检查雌雄各 10 只动物，每次检查应尽可能使用同一动物。如果 90 天经口毒性试验的剂量水平相当且未见任何血液学指标改变，则试验第 3 个月可不检查。

（2）检查指标为白细胞计数及分类（至少三分类）、红细胞计数、血小板计数、血红蛋白浓度、红细胞压积、红细胞平均容积（MCV）、红细胞平均血红蛋白量（MCH）、凝血酶原时间（PT）、活化部分凝血活酶时间（APTT）等；如果对造血系统有影响，应加测网织红细胞计数和骨髓涂片细胞学检查。

6. 血生化检查

（1）试验第 3 个月、6 个月和 12 个月进行尿液检查，必要时第 18 个月和试验结束时也可进行，每组至少检查雌雄各 10 只动物。如果 90 天经口毒性试验的剂量水平相当且未见任何血生化指标改变，则试验第 3 个月可不检查。采血前需将动物禁食过夜。

（2）检查指标包括电解质平衡、糖、脂和蛋白质代谢、肝（细胞、胆管）肾功能等方面，至少包含谷氨酸氨基转移酶（ALT）、天冬氨酸氨基转移酶（AST）、碱性磷酸酶（ALP）、谷氨酰转肽酶（GGT）、尿素（Urea）、肌酐（Cr）、血糖（Glu）、总蛋白（TP）、白蛋白（Alb）、总胆固醇（TC）、甘油三酯（TG）、钙、氯、钾、钠、总胆红素，必要时可检测磷、尿酸（UA）、总胆汁酸（TBA）、球蛋白、胆碱酯酶、山梨醇脱氢酶、高铁血红蛋白、特定激素等指标。

7. 尿液检查

（1）试验第 3 个月、6 个月和 12 个月进行尿液检查，必要时第 18 个月和试验结束时也可进行，每组至少检查雌雄各 10 只动物。如果 90 天经口毒性试验的剂量水平相当且未见任何尿液检查结果异常，则试验第 3 个月可不检查。

（2）检查项目包括外观、尿蛋白、相对密度、pH、葡萄糖和潜血等。若预期有毒性反应指征，应增加尿液检查的有关项目如尿沉渣检查、细胞分析等。

8. 病理检查

1）大体解剖 所有实验动物包括试验过程中死亡或濒死而处死的动物都应进行解剖和全面系统的肉眼观察，包括体表、颅、胸、腹腔及其脏器，并称量脑、心、肝、肾、子宫、卵巢、睾丸、附睾、胸腺、肾上腺的绝对重量，计算相对重量［脏/体比值和（或）脏/脑比值］，必要时还应选择其他脏器，如甲状腺（包括甲状旁腺）等。

2）组织病理学检查 组织病理学检查原则（重点检查肿瘤和癌前病变）包括：先对高剂量组和对照组动物所有固定保存的器官和组织进行组织病理学检查；发现高剂量组病变后再对低剂量组相应器官和组织进行组织病理学检查；试验过程中死亡或濒死亡而处死的动物，应对全部保存的器官和组织进行组织病理学检查；对大体解剖检查肉眼可见的病变器官和组织进行组织病理学检查；成对的器官，如肾、肾上腺、两侧器官均应进行组织病理学检查。

应固定保存以供组织病理学检查的器官和组织，包括唾液腺、食管、胃、十二指肠、空肠、回肠、盲肠、结肠、直肠、肝、胰腺、脑（包括大脑、小脑和脑干）、垂体、坐骨神经、脊髓（颈、胸和腰段）、肾上腺、甲状旁腺、甲状腺、胸腺、气管、肺、主动脉、心、骨髓、淋巴结、脾、肾、膀胱、前列腺、睾丸、附睾、子宫、卵巢、乳腺等。必要时可加测精囊腺和凝固腺、副泪腺、任氏腺、鼻甲、子宫颈、输卵管、阴道、骨、肌肉、皮肤和眼球等组织器官。应有组织病理学检查报告，病变组织给出病理组织学照片。

五、试验结果及分析

1. 数据处理　应将所有的数据和结果以表格形式进行总结，列出各组试验开始前的动物数、试验期间动物死亡数及死亡时间、出现肿瘤及其他毒性反应的动物数，重点描述肿瘤发生部位、数量、性质、癌前病变及肿瘤潜伏期。

肿瘤发生率是整个试验结束时患肿瘤动物数在有效动物总数中所占的百分率。有效动物总数指最早发现肿瘤时存活动物总数。

肿瘤发生率＝试验结束时患肿瘤动物数/有效动物总数×100%

肿瘤潜伏期即从摄入受试物起到发现肿瘤的时间，因为内脏肿瘤不易察觉，通常将肿瘤引起该动物死亡的时间作为发生肿瘤的时间。

对动物的体重、摄食量、饮水量（受试物经饮水给予）、食物利用率、血液学指标、血生化指标、尿液检查指标、脏器重量、脏/体比值和（或）脏/脑比值、大体和组织病理学检查、患肿瘤的动物数、每只动物肿瘤发生数、各种肿瘤（良性和恶性）的数量、肿瘤发生率和肿瘤潜伏期等结果进行统计学分析。

2. 结果评价

（1）致癌试验阴性结果确立的前提是小鼠在试验期为 15 个月或大鼠为 18 个月时，各组动物存活率不小于 50%，小鼠在试验期为 18 个月或大鼠为 24 个月时各组动物存活率不小于 25%。

（2）致癌试验阳性结果的判断：目前，我国《食品安全国家标准 致癌试验》（GB15193.27—2015）中，仍旧采用世界卫生组织（WHO）提出的标准（WHO，1969）对致癌试验阳性结果进行判断。符合以下任何一条，可判定受试物对大鼠的致癌性：①肿瘤只发生在试验组动物，对照组中无肿瘤发生；②试验组与对照组动物均发生肿瘤，但试验组发生率高；③试验组与对照组动物肿瘤发生率虽无明显差别，但试验组发生时间较早；④试验组动物中多发性肿瘤明显，对照组中无多发性肿瘤，或只是少数动物有多发性肿瘤。

六、注意事项

动物和人存在种属差异，致癌试验结果外推到人或用于风险评估存在局限性。

（关　爽）

第十六章 毒理学替代法

第一节 替代法概述

一、替代法的发展

随着科学技术的发展，新化学物质的生产及使用日益增多。目前，全世界已登记的化学品达数万种，其中常用的化学品就有 7 万多种，每年还有上千种新的化学品问世。人们在日常生产和生活中通过各种途径接触工农业产品、食品、日用化学品、医用化学品，以及饮水和空气中的化学物质。在这些种类繁多的化学物质中，通常只有较少数的化学物质在现有接触水平下，对人体可能具有明显的危险性，而接触的大部分化学物质对健康的潜在影响尚未完全清楚。随着化学物质的增多，潜在危害的存在及中毒事故时有发生，对外源化学物的危险度评价显得尤为重要和紧迫，并促使世界各国制定相应的法规，要求对有毒化学物质进行危险度评价（risk assessment），以适应相关管理部门处理灾情、立法、决策和制定卫生标准的需要。

整体动物毒性试验结果是危险度评价的关键内容，是构成危险度评价和危险物管理的科学基础。毒性试验中的整体动物研究可以肉眼观察毒性症状、体征、临床效应。然而，这种整体试验很少能够提供确切的毒性机制或发生在亚细胞水平的有害作用的原发病因。研究已经证实，体外毒性试验在研究化学物的毒性效应与阐明作用机制方面具有重要作用。近年来发展了许多体外试验用作某些体内试验的补充和替代，并且一些试验已经获得了成功。例如，测定遗传毒性的 Ames 试验、染色体畸变试验和非程序性 DNA 合成等一组体外试验，已成为评价化学物质致癌性的重要组成部分。

随着细胞分子生物学理论和方法在毒理学研究中的应用，对外源化学物质的毒性评价已发展到将体内试验与体外细胞分子水平相结合的毒性测试新模式。因此，以动物为基础的传统毒理学研究将减少，某些复杂的整体试验将逐步被体外试验或构效关系等数学模式所代替，或被基因工程细胞应用所代替。一些新技术，如毒理基因组学、毒理蛋白质组学和毒理代谢组学等将为研究外源化学物质的毒性及其分子机制提供可能，并可为化学物质的接触和毒性提供有效的生物标志物。近年来，随着 3R（reduction、replacement、refinement），即“减少、替代和优化”原则的实施，整体动物试验面临着严峻挑战。研究并建立有效的体外毒理学研究方法来代替或减少等价的动物程序，不应只看成是一种选择，而是一种必需，对日益增加的外源化学物质的毒性评价及管理将具有重要的意义。

早在 1959 年，英国动物学家 Russell 和微生物学家 Burch 在其著作《人道主义实验技术原理》（*Principles of Humane Experimental Technique*）中第一次系统地提出了“3R”原则。“3R”框架是动物替代试验的关键部分，以对实验动物使用的伦理道德考虑为基础，研究者在试验设计和实施过程中恰当使用这些原则，可产生更强有力的科学成果。“减少”是指在科学过程中使用较少的实验动物获得相同的信息或使用同等数量的动物获得更多的信息。试验过程中，使用的动物数量越多，试验成本越高，对动物造成的痛苦也越大。因此，在符合试验目的的前提下，要将动物使用数量最小化。"替代"是指不利用实验动物进行检测或科学试验，同样可以达成特定目的的试验方法，替代的方式和途径主要包括信息的存储、交流和使用，以避免不必要的重复动物试验；利用物理和化学技术及使用数学和计算机模型进行预测；利用有限知觉的生物体及体外方法等。"优化"是指试验过程中任何能减少或消除动物疼痛及痛苦的方法。仅仅给予止痛剂或麻醉剂来缓解动物痛苦是不够的，试验设计的每个过程都必须对减少或消除动物疼痛和痛苦加以考虑。因此，无创技术、荧光标记和各种组学技术被广泛应用到毒理学领域。

过去人们强调"3R"原则，主要是出于对动物福利的考虑，是缓和动物保护势力与动物科学试验之间矛盾冲突的一种需要。但近年来其概念发生了明显的变化，人们逐渐认识到"3R"原则的应用不仅仅是适应动物保护主义的一种需要，而且也符合生命科学发展的要求。"3R"原则不仅可以优化试验程序、降低试验费用，更重要的是随着对"3R"原则认识的深入，将进一步拓宽科研思路，完善研究手段，最终达到推动科学发展的目的。

二、替代法的概念

"替代法"（alternatives）一词涵盖了"3R"的所有方面，目前已被许多国家广泛接受，并写入立法中。自1986年欧盟实施动物福利指导原则（Animal Welfare Guideline 86/609/EC）以来，欧盟大力支持替代法的发展与使用。在生物医学研究、教育或检测中，凡是能替代实验动物、减少所需动物数量或使动物试验程序得以优化而减少动物痛苦的任何一种方法或程序，都被认定为是替代法。在Russell和Burch提出的"3R"原则中，最初提出了"alternatives"的概念，他们将"替代"定义为三种类型，即"代替替代"（replacement alternative）、"减少替代"（reduction alternative）及"优化替代"（refinement alternative）。所有这些均属于替代法的范畴。在毒理学安全性评价领域中，替代法包括两个方面，一是"测试方法"（testing method），如体外方法，动物试验的减少与优化均属于此范围；二是"非测试方法"（non-testing method），如专家系统的应用，利用已有数据或同类化合物进行参比也属于非测试方法。替代方法的使用，不仅可以获得相同的信息，而且是最佳的科学方法。毒理学中使用的啮齿动物和其他哺乳动物，与人类相比，其对某些化学品的反应存在一定差异，同时应激状态下，实验动物的生理状态发生明显改变。因此，利用这些模型对人体进行预测，其准确性和辨别能力存在较多不确定因素。发展替代方法是解决这些问题的有效途径之一。替代方法的发展和被接受认可必须以物质作用的细胞和分子机制的充分理解为基础，即以可靠的科学知识为基础，避免对其作用进行夸大。

三、替代的基本方法

（一）体外技术及人类模型的使用

体外方法被认为是最普遍也是最主要的动物试验替代方法。不依赖于完整动物的使用，而是使用较低水平的组织，如原代培养的细胞、组织和器官。因其与机体其他部位不存在任何关联，且该模型可以在已知条件下生长，不需要应用无痛法和麻醉这些可能会影响体内试验结果的因素，因而相对较为敏感。体外毒性研究可用于化学物细胞和分子水平上的毒性机制研究，以及将其应用到毒性作用的生物标志物研究。欧洲替代方法验证中心（European

Centre for the Validation of Alternative Methods，ECVAM）已开始研究如何使体外替代技术更加灵活和便于使用。

人与动物之间存在种属差异，其在解剖学、生理学、生物动力学过程，以及药理和毒性反应方面存在差异。另外，人类出现的某些反应，如头晕、情绪变化等在动物试验中却不易被检测，利用人体组织进行研究是发展趋势，现在已有越来越多的人体材料用于体外试验研究。人体材料并不是在任何时候都能得到，而且数量有限，建立人类组织库来保存人体组织，协调供应与需求之间的关系，有利于科学发展。

（二）低等物种的使用

在某些情况下，可以利用具有有限刺激感受性的低等生命体作为动物试验的替代物。这些低等生物只有简单的神经系统，不会感觉到疼痛，如植物、细菌、真菌、昆虫或软体动物，以及早期发育阶段的脊椎动物。遗传毒性试验中可使用细菌对具有诱变特性的新化合物进行筛选。酵母也可作为具有抗体片段或疫苗抗原编码的特异性基因表达的载体，利用转基因技术，植物也可用于疫苗的生产。使用低等生物材料或啮齿类动物替代灵长类动物进行疫苗或神经毒性的研究，以获得相同或更科学的信息。

（三）物理化学方法与计算机的使用

化学物质的生物学活性与其物理、化学特性之间存在一定的关系。可以利用物质的理化性质或化学结构对其生物学活性进行定量分析。多以脂水分配系数、生成热、分子大小和亲电性等毒性作用机制为研究始点，具有多样性和复杂性。定量结构-活性关系（定量构效关系，quantitative structure-activity relationship，QSAR）用于药物设计已有多年，近几年已将其应用于毒理预测评价之中。利用 QSAR 模型进行急性毒性预测有较大的发展空间，但由于可获得生物学资料的局限性，以及该模型仅是对复杂毒理学终点的简单模拟且应用范围较小等缺陷，仍使其发展受限。因此，可以利用计算机设计出具有某些结构和特性的新化合物，减少需要动物检验的化合物数量。建立起许多有关生理、生化、病理和毒理学研究的数学模型，模拟有机体内的许多生命过程，可以补充及加强其他体外试验所获资料的不足，有效了解化学物质结构相关的特殊机制。

总之，组织培养、计算机技术、免疫学技术和物理化学方法等作为动物试验的替代方法，发展极其迅速。替代方法对减少实验动物应用的影响之大是很难预测的。为解疑科学问题，仍需要较少量的实验动物，动物试验的目的只是用来验证体外试验中所获得的数据，而不是用于基本的试验研究。

第二节　一般毒性评价的替代法

急性毒性试验是评价外源化学物毒性研究的第一步，包括经口、吸入、经皮和其他途径的急性毒性，研究急性毒性效应表现、剂量-反应关系、靶器官和可逆性，对阐明化合物或其他产品的毒性作用具有重要意义。经典的急性毒性试验是以半数致死量来评价急性毒性的。随着对动物毒性试验认识的不断深入、研究经验日益丰富，以及国际社会动物保护主义者要求减少实验动物的痛苦和消耗，整体动物试验面临严重挑战。2001 年年底，OECD 对以死亡为终点，使用动物多、颇受责难的急性经口毒性试验方法进行了重要的变革，修订发布了三种测定急性经口毒性的方法，即急性毒性分级法、固定剂量法和上下法。这三种方法可有效减少实验动物的使用，是传统急性毒性的替代方法，有着巨大的应用价值和发展前景。

一、固定剂量法

固定剂量法（fixed-dose procedure）最初于1984年由英国毒理协会提出，该方法不以死亡作为观察终点，而是以明显的毒性体征作为终点进行评价。该法分预试验和正式试验两个阶段进行。固定剂量5 mg/kg、50 mg/kg、500 mg/kg和2000 mg/kg。观察指标是明显毒性，而非死亡，故结果不是具体的LD_{50}值。预试验使用单性别一只动物循序进行，至少间隔24 h再进行第二只动物的试验。如一个剂量无中毒表现，其上一个剂量动物死亡，则需在其间插入剂量。根据预试验结果进行正式试验，一般只需一个剂量，使用5只动物（包括预试验在该剂量水平做过的动物）。如果2000 mg/kg预试验和正式试验都不出现中毒表现，则终止试验。

OECD组织了用固定剂量法的国际性验证，11个国家的33个实验室用固定剂量法和经典急性毒性试验法进行试验，结果表明两种方法毒性分级一致性达到80.2%。通过对毒性反应和类别，以及毒性出现、持续和消失的时间等进行多方面分析，表明两种试验方法未见明显差异。在使用动物数量上，经典急性毒性试验平均每个化合物用大鼠24.2只，而固定剂量法平均用大鼠14.8只。

二、上下法

上下法（up-and-down procedure）通常以死亡为终点，但也可用于观察其他毒性终点，适用于“全或无”的反应。根据受试物的初步资料，确定第1只动物接受的剂量，观察48 h，若不死亡，下一只提高一挡剂量，若死亡就降一挡剂量继续试验，按此序贯进行。但每一只存活动物都需观察至14天，后期死亡动物在统计结果时也应记为死亡。推荐采用的剂量序列为1.75 mg/kg BW、5.5 mg/kg BW、17.5 mg/kg BW、55 mg/kg BW、175 mg/kg BW、550 mg/kg BW、2000 mg/kg BW或5000 mg/kg BW。该法需要选择一个较合适的剂量范围，使大部分动物所接受的染毒剂量都在平均致死剂量左右。Lipnick等（1995）比较了上下法、固定剂量法和经典LD_{50}法，根据EEC分级系统对化学物进行急性毒性分级，上下法和经典法的一致性为23/25，上下法与固定剂量法的一致性为16/20。上下法仅需6～10只单性别动物，少于固定剂量法和急性毒性分级法。

三、急性毒性分级法

急性毒性分级法（acute toxic class method）也是分阶段试验法，所用动物较少，但仍可得到较可靠的结论，根据死亡动物数，平均经2～4阶段即可判定急性毒性。此法的原理是基于生物统计学，并已经过OECD组织的国际性验证研究。依照固定的判别表格，每次选用设定剂量（5 mg/kg、50 mg/kg、300 mg/kg、2000 mg/kg）之一，单性别3只动物进行试验，确定动物的生死后再进行下一步试验。有三种可能的结局不需进一步试验即可分级；下一步试验降低一挡或升高一挡剂量进行；下一步试验以相同剂量再做3只动物，根据结果决定是终止，或升高一挡，或降低一挡剂量；根据在某一染毒剂量下发生死亡的数量来判定大致的LD_{50}范围，直接进行毒性分级。

第三节 生殖发育毒性评价的替代法

传统生殖发育毒性试验主要包括三段一代及多代繁殖试验，但存在费钱、费时等缺点，且很难满足对大量化学品进行生殖与发育毒性评价的需要。多年来人们一直在寻求简单而快速的体内、体外试验方法。但是，发育毒性涉及亲代两性和从配子到下一代出生的多个发育阶段，只用一两种简单的方法难以反映如此复杂的毒性问题。因此，发育毒性试验的完全替代目前尚不可能，更多的是用于发育毒性的初筛及发育毒作用机制的探讨。到目前为止，只有胚胎干细胞试验（EST）、细胞微团（MM）检测试验及哺乳动物全胚胎培养（WEC）试验经过广泛验证，受到欧洲 OECD 和美国 EPA 等权威组织的认可，其他方法尚处在发展或广泛验证的过程中。

一、体内初筛试验

1982 年，Chernoff 和 Kavlock 建立了哺乳动物生殖/发育毒性的体内预筛试验，也叫 CK 试验，可用大鼠或小鼠。1995 年，该试验被列入 OECD 化学品测试准则（TG 421），推荐用大鼠。该试验原理是大多数出生前受到的损害将在出生后表现为存活力下降和（或）生长障碍。因此，在仔鼠出生后，观察其外观畸形、胚胎死亡、生长迟缓等发育毒性表现，而不进行常规试验中内脏和骨骼检查，就可以达到初筛目的。该法使用的动物数少，检测终点少，试验周期短，又能提供有关化学物对生殖和（或）发育能产生影响的初步信息，被认为是一种比较理想的生殖/发育毒性体内初筛试验。该试验方法分别于 2015 年和 2016 年经过修订，增加了内分泌干扰作用的相关检测指标。

二、体外初筛试验

体外初筛试验方法比较多，包括大鼠全胚胎培养试验、小鼠卵巢瘤试验、人胎盘间充质细胞试验、大鼠胚胎细胞微团培养试验、小鼠胚胎干细胞试验、鸡胚视网膜神经细胞培养试验、啮齿动物全胚胎培养试验等。其中，大鼠全胚胎培养试验、大鼠胚胎细胞微团培养试验和小鼠胚胎干细胞试验比较得到公认。

1. 大鼠全胚胎培养（whole embryo culture，WEC）试验 从孕期第 9～11 天大鼠子宫取出胚胎，剥去 Reichert 膜，放入培养液中加入受试物，在含 O_2、CO_2、N_2 环境中旋转培养。观察胚胎发育情况，记录胚胎存活，检测胚芽、卵黄囊直径、体节和体长等。该试验可以初筛化学物的发育毒性，探讨其剂量-反应关系和作用机制。

2. 大鼠胚胎细胞微团培养试验 从孕期第 11 天的大鼠胚胎取得代表中枢神经系统（centre nervous system，CNS）的原代中脑细胞微团、肢芽区或其他区的细胞微团，在培养瓶中分别加入不同浓度的受试物共同培养 5 天。用中性红染色判断细胞存活；用 Alcian 蓝染色判断肢芽软骨细胞分化数量；苏木素染色判断 CNS 细胞分化数量。根据各终点的 IC_{50}，分析评价化学毒物的细胞毒性和发育毒性。

3. 小鼠胚胎干细胞试验（embryonic stem cell test，EST） 小鼠胚泡内细胞团衍生的胚胎干细胞在特定条件下，可定向分化为机体的多种细胞，可作为生物测试系统，用于哺乳动物细胞分化、组织形成过程的发育毒性研究。采用体外长期培养的细胞系进行的试验中，目前较成熟的 ES 细胞是小鼠 ES 细胞株 D3，它可分化成各种类型的细胞，包括心肌细胞、内皮细胞、胰岛细胞、神经细胞等。其优点是：利用建立的细胞株作为研究对象，而不用剖杀怀孕动物；胚胎干细胞具有定向分化为多种细胞的潜能，对模拟早期胚胎发育具有很强的代表性。

三、模式生物初筛试验

哺乳动物试验费时、费力、敏感性低，难以对大量化学物质进行发育毒性评价，且不符合毒理学“3R”原则。人和哺乳动物细胞体外试验又存在代谢转化能力低、缺乏整体调节、不能观察行为学指标等缺点。近年来，非哺乳动物整体试验模型得到快速发展。采用的模式生物包括果蝇、线虫、海胆、水蛭、非洲爪蛙、斑马鱼等。其中，斑马鱼由于胚胎透明，易于形态学观察，可大量获取，某些发育过程与人类相比具有遗传保守性等特点而得到广泛应用，尤其在神经发育毒性和致畸性方面已有大量的研究报道。但截至目前，这些模式生物的初筛试验方法大多还没有被国际权威机构认可为化学物发育毒性的规范化评价方法。

第四节　遗传毒性与致癌性评价的替代法

一、遗传毒性评价替代法应用现状

在应用成组的遗传毒性试验过程中，有些体外的遗传毒性试验已广泛应用于遗传危害和致癌作用评价。但体外试验存在着诸多缺陷：细胞株代谢能力和人体存在差异，缺乏毒代动力学过程，由于相应的细胞毒性等使其比体内试验更敏感，许多细胞株的毒性作用与靶器官不相干，常用细胞株的核型不稳定等，到目前为止还不能用单一的体外试验完全代替动物体内试验。需要进一步发展能模拟体内代谢和毒代动力学情况的试验体系。另外，为减少动物用量，在可能的情况下，可将遗传毒性检测与亚慢性毒性或慢性毒性试验结合进行，可考虑仅用一个性别动物进行遗传毒性试验及在同一动物上进行多个遗传毒性终点的检测。

考虑到动物替代的需要，ECVAM 等对化妆品遗传毒性评价提出分四阶段进行的建议。第一阶段是基于分析数据库和计算机模型对化学物特性和经皮吸收性的评价。如果证明化合物不会经皮吸收即不会到达皮肤的基底细胞层，则可不做遗传毒性试验。第二阶段是进行基本的体外试验，包括 Ames 试验、哺乳动物细胞突变试验（首选 *TK* 基因突变试验）、微核试验和（或）染色体畸变试验。所有试验均为阴性，可认为化学物为非致突变物，不需进一步的试验。若一个或几个试验为阳性，需进行第三阶段试验，以阐明作用机制。第三阶段是进行靶细胞的体外试验，包括皮肤原代细胞或皮肤模型的彗星试验、皮肤原代细胞或皮肤模型的微核试验。试验结果为阴性，也不再需要做进一步的试验。若一个或几个试验结果为阳性，需进行第四阶段的体内试验，第四阶段体内试验包括微核试验、哺乳动物肝细胞非程序性 DNA 合成（UDS）试验；也可采用体内彗星试验、骨髓细胞染色体畸变试验、转基因动物致突变试验等。

欧洲委员会的专家指出，目前尚没有单一的非动物试验能预测体细胞的致突变物/遗传毒物是否在体内可到达生殖细胞，体外试验的阳性结果仅作为进行体内试验的提示，但体外试验为阴性结果时，可考虑不再进行体内试验。欧盟《关于化学品注册、评估、许可和限制法案》（REACH 法案）针对化学品的遗传危害性的评价提出，若体外试验是阴性结果，提示没有遗传毒性或致突变性，不再需要进行体内试验；仅在体外试验得到阳性结果时，再考虑进行体内试验。体内体细胞致突变试验阳性，可认为受试物可能会引起生殖细胞的致突变作用，可通过进一步的试验，如小鼠可遗传易位试验评价对生殖细胞的致突变性。

二、致癌性评价替代法应用现状

致癌是一个多阶段的过程，受到诸如年龄、饮食、环境和激素平衡等多种因素的影响。致癌过程的复杂性使得利用体外替代方法评价致癌作用是很困难的。致癌过程包括引发、促长和发展的阶段，很难在单一的体外替代模型中反映这三个阶段。目前还没有单一的体外试验或试验组合可以有效地预测化学物的致癌性。

近些年来一些学者已经提出了有关非遗传毒性致癌物生物危险度评定的问题，这也对非遗传毒性致癌物检测的体外替代方法研究起到了推动作用。目前常用的方法主要有哺乳动物细胞体外恶性转化试验和体外缝隙连接细胞间通讯（gap junctional intercellular communication，GJIC）的测定。虽然细胞转化试验尚未被正式认证，仅用于筛检目的，但欧盟已将其列入试验指导中，OECD 也正在对其进行有效性评价，ECVAM 也在考虑认证其有效性。缝隙连接细胞间通讯检测方法尚未通过正式认证。

其他非遗传毒性致癌物检测的体外替代方法还包括细胞增殖测定、细胞周期分析、DNA 甲基化检测等，但这些方法也都未被相关管理机构确认。总之，非遗传毒性致癌物由于其作用机制复杂，尚没有一套完整可行的体外检测替代方法。对这项工作今后亟须解决的问题主要有：建立快速简便的检测方法及毒性评估体系，尤其是生物标识方法和技术的研究，建立可靠的试验模型，模拟人类实际的接触情况，从细胞和分子水平来认识非遗传毒性致癌物与肿瘤发生的关系及其机制等。在全球范围内评价非遗传毒性致癌物的暴露和危害，建立全球的非遗传毒性致癌物数据库，共同促进人类和环境的健康。

在明确了特异性的和肿瘤发生相关的基因表达调控模式基础上，基于毒物基因组学技术的方法也可用于致癌试验结果的预测。通常单基因或单途径不足以说明致癌的机制，但研究显示，与特殊途径有关的基因调控模式可以正确区分受试物的遗传毒性还是非遗传毒性致癌物。近年来，已经进行了许多毒物和致癌物的 RNA 表达谱研究，但尚缺乏对通过 RNA 表达特性来分辨致癌物的有效性研究。

传统的毒理学研究越来越显出弊端：消耗大量的实验动物，有违于动物福利；在动物模型上得出的结果并不一定适合外推至人；传统动物试验中所给予的毒物剂量远远大于人的暴露水平，并能反映真实的暴露情况。目前很多毒理学替代方法应运而生，虽然这些方法还不能完全取代动物试验，但是可以提供大量有价值的信息，以免做许多不必要的生物试验，大大降低动物消耗、经费和时间。毒理蛋白质组学、代谢组学、胚胎干细胞应用、转基因动物等，这些新的替代方法出现，可以很好地实施“3R”原则，真实地反映低剂量暴露水平下人体对化学物质的反应。另外，替代方法应用可以在细胞水平、基因水平探索急性中毒和慢性中毒之间的联系，通过观察不同暴露时间与基因表达谱改变之间关系，可以由急性中毒预测慢性毒性效应，这可以缩短生物试验时间，并使试验剂量更接近于现实和节省试验费用。总之，毒理学替代方法理论上比传统动物试验有更多优越性，但在实践中还需要不断完善。

（任　锐）

第十七章 其他常用试验技术

第一节 肝微粒体酶活性测定

微粒体（microsome）并非独立的细胞器，是内质网在细胞匀浆过程中形成的碎片。微粒体中含有混合功能氧化酶，是毒理学研究中常用的体外检测系统，在毒理学研究中有着重要地位。

肝微粒体酶系主要存在于肝细胞内质网中，该系统的主要成员为细胞色素 P450 氧化酶（cytochrome P450 enzymes，CYP），其催化的氧化还原反应是人体内重要的生理生化反应，参与许多内、外源化合物的代谢和激素类化合物的合成。人肝脏中与药物代谢有关的 P450 主要有 CYP1A2、CYP2A6、CYP2B6、CYP2C8、CYP2C9、CYP2C19、CYP2D6、CYP2E1、CYP3A4 和 CYP3A5。肝微粒体细胞色素 P450 酶系可催化数百种化学物的氧化过程，是各种内源性和外源性化合物在体内的主要代谢酶。目前国内外对毒物代谢的研究均已进入肝微粒体水平。例如，研究猪、牛、羊、鸡和鱼等动物的细胞色素 P450 代谢酶越来越受到重视，细胞色素 P450 酶系对动物性食品中兽药残留的消除分析及人类食品安全评价都具有十分重要的意义。

测定肝细胞微粒体细胞色素 P450 氧化酶的活性，通常采用差速离心法制备肝细胞微粒体。

一、试验材料

1. 匀浆器 常用匀浆器为 Potter 型，由一聚四氟乙烯杵和玻璃套管组成。它是利用两者的间隙将细胞破碎，其间隙一般在 0.15～0.25 nm。杵由马达传动，其速度在 2000 r/min 以内，且可调节，较适合肝细胞、肾细胞及脑细胞的破碎，对肺、甲状腺等结缔组织较多的组织效果不佳。匀浆器可从 5～50 mL 大小不等，依据试验需要加以选择。使用本法破碎细胞应注意：①低温下操作，避免匀浆摩擦生热和室温影响试验结果；②马达速度不宜过快，慢速可获更大的扭力矩；③匀浆上下次数，即杵由玻璃套管上部下到底部，再回到上部，一般肝细胞匀浆上下 8～10 次即可达到破碎目的。

2. 离心机 离心机是亚细胞组分制备的关键设备，一般需要低温高速离心机及超速离心机，最大转速分别为 18 000～24 000 r/min 和 50 000～75 000 r/min。离心机应配备各种类型的转头，以供亚细胞组分制备时差速离心选用。离心管最好为聚丙烯材料，透明性较好。

3. 匀浆介质和缓冲液 最常用的匀浆介质为等渗的蔗糖（0.25 mol/L）和 KCl（0.154 mol/L）。蔗糖为经典亚细胞组分分离研究所选用，而 KCl 更适合外源化学物代谢酶的研究，它可有效除去微粒体制备物中的血红蛋白，减少光谱测定的干扰。匀浆介质在使用前应将 pH 调至 7.4 左右。匀浆缓冲液含有 5～50 mmol/L 的 Tris（三羟甲基氨基甲烷）或 Hepes（羟乙基哌嗪乙硫磺酸）。大多数研究中常用的匀浆缓冲液为含 0.154 mol/L KCl 的 50 mmol/L Tris · HCl 缓冲液，pH7.4。

4. 实验动物 所用实验动物如大鼠、小鼠、金黄地鼠等，应迅速处死。避免使用麻醉剂，如乙醚、巴比妥类药物，以免影响代谢酶活性。对于大实验动物，如犬等，应在适当的麻醉条件下，放血处死。尽快取出所需脏器，如肝、肾、肺及脑等，置入冰的匀浆介质中。为减少试验误差，应参考动物的年龄、性别、品系、健康状况、饮食类型和饲养环境等因素。此外，为避免昼夜节律影响，每次试验应在相同时间处死动物；为避免肝糖原影响，大鼠应禁食过夜。

二、肝微粒体酶的诱导方法

肝微粒体的温孵法步骤包括：动物预处理（酶诱导），组织匀浆制备，蛋白质（酶）含量的测定，药物代谢酶辅助因子溶液的配制，各种重要药物代谢酶的含量测定或活性测定，温孵。

动物预处理（酶诱导）：以药物或其他外源性物质对实验动物进行预处理，可诱导肝脏中药物代谢酶的含量及活性的增加。最常见的是苯巴比妥诱导法、β-萘黄酮诱导法和多氯联苯法。

1. 苯巴比妥诱导法　将苯巴比妥溶于0.85%生理盐水中，每天对实验动物进行腹腔注射，小鼠 80 mg/（kg · 天），大鼠 100 mg/（kg · 天），每天三次，连续给药 3～5 天，即可诱导细胞色素 P450 酶的活力。随后按组织匀浆的制备方法分离亚细胞组分制品。对照组动物必须腹腔注射相同体积的生理盐水。另一种方法就是将苯巴比妥钠溶于实验动物饮用水中，浓度为 1%（m/V）或 1 ng/mL，让动物服用 5～7 天，以达到诱导效果，主要诱导细胞色素 P450。试验前一天晚上再换成纯饮用水，次日按组织匀浆的制备方法分离亚细胞组分制品。

2. β-萘黄酮（β-naphthoflavone）诱导法　β-萘黄酮是多环芳烃类诱导物，可诱导细胞色素 P448，同类诱导物还有 3-甲基胆蒽（3-methylcholanthrene）。将 β-萘黄酮溶于玉米油中，每天对动物进行腹腔注射，小鼠 40 mg/（kg · 天），大鼠 80 mg/（kg · 天），连续给药 3～4 天，即可达到诱导作用。随后按组织匀浆的制备方法分离亚细胞组分制品。对照组动物必须腹腔注射相同体积的玉米油。

3. 多氯联苯法　常用的多氯联苯诱导物是 Arochlorl 254，它是混合型的诱导物，即同时诱导细胞色素 P450 和细胞色素 P448，剂量依多氯联苯种类不同而异，需通过预试验来确定。

三、肝脏微粒体的制备

肝脏微粒体制备的所有操作都应在低温条件下进行。全部器械如匀浆器、烧杯、离心管及缓冲液应放 4℃冰箱内预冷，并于试验当日置于冰上。烧杯（50 mL）中加约 20 mL 蔗糖溶液，放于冰上。将大鼠（体重 200～250 g）断头处死，放尽血液。立即开腹，迅速取出肝（约 10 g），剪去结缔组织和血管，放于预冷的蔗糖溶液中，用预冷的缓冲液清洗 2～3 次，尽可能洗去血液。肝用滤纸擦干后，称重。将肝转入 50 mL 烧杯内，将烧杯置于冰浴中，用剪刀将肝剪成小的组织块，再用预冷的蔗糖缓冲液洗 2～3 次，直至洗出液呈无色或淡黄色，最后用剪刀剪成浆状；加 4 倍肝重的蔗糖溶液，转入匀浆器内，在冰浴中用匀浆机匀浆 30 s，匀浆速度为 1100 r/min，用连续较长的时间依次逐渐将杵伸到玻璃管的底部。当杵没有额外阻力能进入玻璃管底部（大约需 6 次上下）时，再做 4 次上下运动即完成匀浆步骤。此步骤应注意温度在 0～4℃，由玻璃管底部抽起杵时应缓慢拉起，避免产生真空效应，引起机械损伤。将匀浆液转入离心管中，冷冻离心 20 min（4℃，20 000 g）。第一次离心去除线粒体、细胞核等物质时，离心管上层漂浮有脂质层，应用吸管将其除去，再收集上清液。取上清液于 4℃、100 000 *g* 离心 60 min。弃去上清液，第二次超速离心后，为减少血红蛋白的影响，可加匀浆介质将沉淀重新悬浮，将所制备的微粒体再洗涤一次。所有沉淀用 4 倍肝重的焦磷酸钾缓冲液涡旋混悬均匀。再次 4℃、100 000 *g* 离心 60 min。沉淀用 Tris 缓冲液涡旋混悬均匀。分装于 EP 管中（1.0 mL/管），沉淀即微粒体，悬浮于 4 倍肝重的 10 mmol/L Hepes· HCl 缓冲液，pH 7.6，内含 0.154 mol/L KCl、1 mmol/L EDTA 和 20%甘油，贮存于−80℃或液氮中保存备用。需要注意的是，贮存方式和时间对微粒体酶的活性或特征会有不同程度的影响。

除超速离心法制备微粒体外，还有凝胶过滤、钙沉淀法和等电点沉淀法也可以制得微粒体。凝胶过滤法不适于做多个样品。钙沉淀法适于没有超速离心机的实验室使用。其方法是：在去线粒体的上清液中加入 $CaCl_2$，使钙离子终浓度为 8 mmol/L，在较低的离心条件（2000～25 000 *g*、20 min）即可将其沉淀。该法不足之处是钙离子可影响某些酶的活性及造成核糖体的丢失。等电点沉淀法是利用 pH 改变，使微粒体沉淀出来，弃去线粒体的上清液，用乙酸缓冲液把 pH 调至 5.5 时，10 000 *g* 离心 10 min，即可制得微粒体。其优点也是不需超速离心机，不足之处是酸性条件下，可能使某些酶和细胞色素 P450 酶失活。

四、肝微粒体酶活性测定方法

肝微粒体酶活性测定方法最常见的是采用紫外和荧光分光光度法。试验中首先应用 Lowery 法测定肝微粒体蛋白浓度，在试管中分别加入一系列的 BSA 母液（500 g/mL），补充 0.1 mol/L NaOH 至 1 mL，按照 Lowry 法测蛋白质。以系列浓度的牛血清白蛋白为横坐标、OD 值为纵坐标得到标准曲线（图 17-1），通过标准曲线建立标准曲线方程，计算相关系数 *r*。微粒体样品中蛋白浓度测定是将待测肝微粒体样本稀释 20 倍，取稀释后样本 0.1 mL，其余同标准曲线操作步骤。依据线性回归方程计算待测样本中蛋白质含量。

细胞色素 P450 含量测定采用一氧化碳（CO）还原差示光谱法。还原型细胞色素 P450 可与 CO 结合，在波长 450 nm 处出现最大吸收峰，因此，可应用紫外分光光度计于波长 450 nm 处进行测定。氧化型细胞色素 b5 经还原剂作用后变成还原型细胞色素 b5，在波长 423 nm 处呈最大吸收（图 17-2）。因此，可通过还原型与氧化型细胞色素 b5 的差示光谱进行测定。

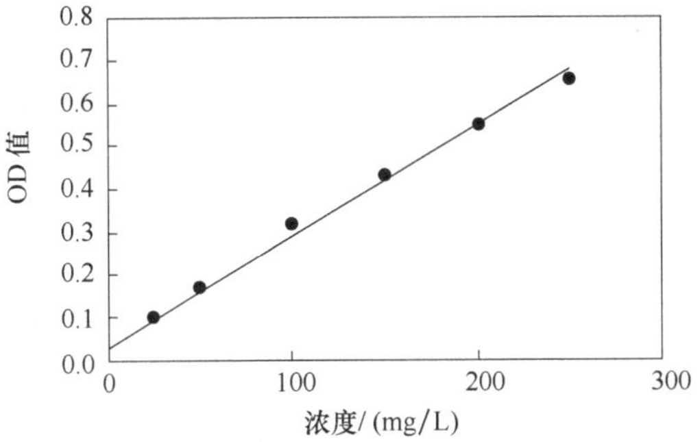

图 17-1　牛血清白蛋白标准曲线（引自朱曼，2004）

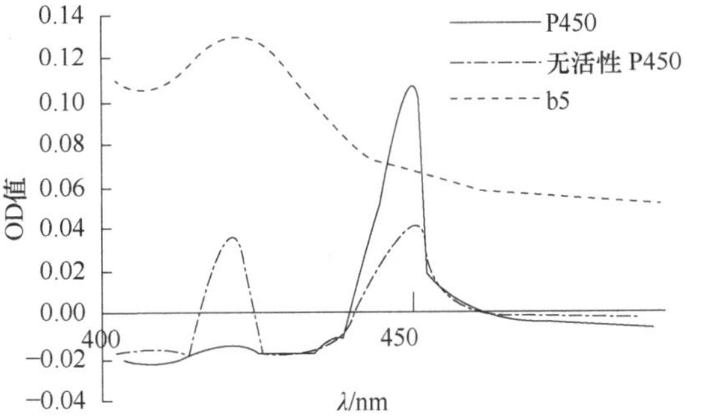

图 17-2　细胞色素酶系扫描光谱图（引自张宁，2007）

有学者曾采用上述方法测定草鱼肝微粒体细胞色素 P450 酶活性，细胞色素 P450 是一种血红蛋白，当铁蛋白的铁离子被还原，与 CO 结合形成复合物，在 450 nm 处有最高吸收峰，它的还原形式在体外极不稳定，易被蛋白酶酶解，充 CO 气体的速度太快也会使泡沫太多导致蛋白质变性。失活的细胞色素 P450 酶在充 CO 后扫描 420 nm 处吸收峰比较明显，因此，在制备和保存过程中需在缓冲液中添加蛋白酶抑制剂，有效防止细胞色素 P450 氧化酶活性的丧失，保证测出数值的准确性。

第二节　单细胞凝胶电泳检测技术

单细胞凝胶电泳(single cell electrophoresis assay, SCGE)又称体外彗星试验(*in vivo* comet assay)，该方法起源于无电泳单细胞凝胶分析，在载玻片上包埋单个细胞，放在温和的碱性条件下使细胞溶解并允许部分 DNA 解旋，用吖啶橙染色后测定绿色荧光（显示双链 DNA）和红色荧光（显示单链 DNA）的比率，就可量化 DNA 损伤的程度。1984 年，Ostling 以变性剂和高浓度盐使细胞溶解，然后在中性条件下检测 γ 射线引起的 DNA 双链断裂情况。1988 年，Singh 等进一步发展了此技术，使细胞在碱性条件下电泳，大大提高了分析的灵敏度，不仅可以检测出双链断裂，而且可以检测出单链断裂及碱易变位点，因此被广泛采用。1997 年，Santos 等将 SCGE 技术与 DNA 荧光原位杂交技术(fluorescence *in situ* hybridization，FISH)结合起来，为 SCGE 技术的应用开辟了新的途径。2001 年，Nadin 等又建立了 SCGE 银染法，进一步提高了损伤 DNA 分析的灵敏度。因此，SCGE 是在核酸沉淀法和弱碱性条件下的单细胞凝胶电泳等检测技术的基础上逐渐发展起来的一种在单细胞水平检测哺乳动物有核细胞 DNA 损伤与修复的新技术，被越来越广泛地用于基因毒性测试。

该方法的优点是可以敏感检测不同组织或特殊细胞样品中的 DNA 低浓度损伤。SCGE 一般只需几千个细胞，适用于任何可制成单细胞悬液的真核细胞，所需设备简单，无须放射性示踪剂，试剂花费少且易得，而且快速、灵敏，从采样到结果分析只需数小时，每 10^9Da DNA 分子中可检测出 0.1 个 DNA 断裂。由于以上优点，SCGE 已成为一个评定 DNA 损伤的标准方法，逐渐被广泛应用于遗传毒性试验、人类生物监测和分子流行病学、生态毒理学及 DNA 损伤修复的基础研究。

一、SCGE 技术测定原理

根据电泳条件，SCGE 可分为中性和碱性 SCGE。在通常情况下，DNA 双链以组蛋白为核心盘旋形成核小体，在核小体中 DNA 为负超螺旋结构，如果有去污剂进入细胞，核蛋白被浓盐提取，DNA 便形成残留的类核，如果类核中 DNA 断裂，就会在核外形成一个 DNA 晕轮，DNA 断裂将引起超螺旋松散，电泳时 DNA 片段向阳性伸展，形成特征性彗星尾，这时彗星尾可能还与头部有秩序的结构以单链相连。在中性电泳液中，核 DNA 仍保持双螺旋结构，当 DNA 双链断裂时，其断片才能进入凝胶中，电泳时断片向阳极迁移，形成荧光拖尾现象，形似彗星。在碱性电泳液中，DNA 双链解螺旋变性为单链，单链断裂的碎片分子小，可进入凝胶中，电泳时断裂或离开核 DNA 向阳性迁移，形成拖尾。细胞 DNA 受损越重，产生断裂或键易变性断片就越多，其断链或断片也就越小，在电场作用下迁移的 DNA 量多，迁移的距离长，表现为尾长增加和尾部荧光强度增强。因此，通过测定 DNA 迁移部分的吸光度或迁移长度可定量测定单个细胞 DNA 损伤程度。

二、SCGE 基本操作步骤

SCGE 可用于 DNA 单链或双链断裂的检测，其方法的主要区别在于电泳条件不同。双链断裂检测使用中性 SCGE，单链断裂检测使用碱性 SCGE，其基本操作程序如下。

1. 单细胞悬液的制备　SCGE 适用于一切真核细胞，样品细胞需要量少。细胞可来自培养的细胞系或从活体组织分离的细胞。由于胰蛋白酶消化和搔刮可导致 DNA 损伤，因此建议在磨砂玻片上进行单层培养，然后原位诱导损伤和进行 SCGE。目前用过的细胞有：人的淋巴细胞、表皮细胞、成纤维细胞、睾丸细胞、肿瘤细胞等，动物肝细胞和血细胞，植物细胞等。体内试验中，可经某一途径给动物以受试物，随后取出细胞进行 SCGE 检测。体外试验中，可直接将受试物加至生长培养基中或对包埋于琼脂糖中的细胞染毒，直接检测 DNA 损伤或培养后检测 DNA 修复情况。裂解后的细胞体外染毒，与标准的 SCGE（先染毒后裂解）方法相比，细胞体外染毒对无须代谢活化而直接诱导 DNA 损伤的药物检测更敏感，二者合用对分析遗传毒药物的化学与生物学特性更为有利。

2. 制片　制备好细胞悬液之后制片，可制成单层凝胶、"三明治" 凝胶和双层凝胶。单层凝胶的缺点是凝胶块易与玻片分离。"三明治" 凝胶是在具有磨砂区的玻片上重复铺三层凝胶，第一层为 100 μL 的 5 g/L 正常熔点凝胶，第二层是在 37°C 下与细胞悬液按 10∶1 比例混合的 75 μL 的 5 g/L 低熔点凝胶，第三层为 100 μL 的 5 g/L 低熔点凝胶。双层凝胶不铺第 3 层。试验证实单层胶法效果不好，胶太薄容易漂浮；三层胶虽然解决了脱落漂浮的问题，但会影响观察的效果；而双层胶法既能使胶面较好地附着，又能使细胞尽可能多地处于同一平面，染色效果更好。

3. 细胞溶解　中性与碱性 SCGE 所用的细胞溶解液不同，不同实验室亦有不同方案。一般用 pH10～12 含去污剂的高盐溶液作为溶解液，在 4℃下至少溶解 1 h。目的是去除细胞质，只留核中的 DNA，为了避免脱胶，裂解液在使用前需预冷，同时裂解液中要加入 1% DMSO 以减少裂解中自由基对 DNA 的额外损伤。有些试验还需要加入蛋白酶 K，以清除蛋白质残基，避免 DNA 修复酶的作用。

4. 碱处理及电泳　裂解后，碱性 SCGE 在电泳前将玻片浸没于新鲜配制的碱性电泳缓冲液（1 mmol/ L Na_2EDTA 和 300 mmol/L NaOH，pH13）中，静置 20～60 min，使 DNA 单链断裂损伤充分显示出来，然后在低电压（0.5～5 V/cm）和短时间（20～30 min）内进行电泳（中性与碱性 SCGE 的电泳缓冲液分别为中性与碱性）。电压过高或电泳时间过长，彗星细胞拖尾以致彗星消失，而非彗星细胞也会泳出尾部形成假阳性结果；反之，电压过低或时间过短，DNA 断片不易泳出，受损细胞无拖尾而造成假阴性结果。

5. 阅片　在玻片上滴加溴化乙锭、4′，6-二脒基-2-苯基吲哚（DAPI，蓝色荧光染料），加盖盖玻片，即可在荧光显微镜下观察。上述过程均应在黄光或暗室中操作，避免引起额外的 DNA 损伤。

三、试验结果分析

荧光染色后的标本应尽快在荧光显微镜下观察。在荧光显微镜下放大 200 倍或 400 倍进行图像观察，用目镜测微尺直接测定或显微摄像后对图片进行分析，也可用计算机影像分析系统。DNA 损伤的测定指标有核尾、核头、尾长、尾部光密度、总光密度、尾矩及尾惯量等。这些指标各有优缺点。彗星图像分析方法有：目镜测微尺直接测量，显微照相后用两脚规测量，经图像分析仪进行分析，或借助专门的图像分析软件如 Lucia、Auto Gentox 等彗星图像分析软件进行分析。简单的方法是根据 DNA 损伤程度主观分级评分，如分为 5 级：无损伤（DNA 损伤<5%）、低损伤（5%～20%）、中度损伤（20%～40%）、高度损伤（40%～95%）、

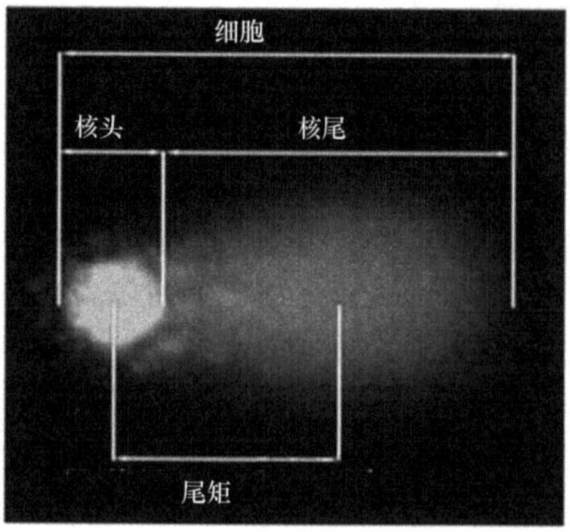

图 17-3 单细胞凝胶电泳图（荧光染色）

完全损伤（>95%）。此法具有一定主观性，精确性差，但具有实用价值。典型的单细胞凝胶电泳的结果见图 17-3。

影响 SCGE 灵敏性及检测效率的主要因素有：①低熔点琼脂糖的浓度；②细胞溶解液的组分；③电泳缓冲液的组分与 pH；④电泳条件包括电压、电流强度和电泳时间，电泳时间与 DNA 迁移长度直接有关；⑤碱处理时间适当延长可使 DNA 损伤表达增加，因此，延长碱处理和电泳时间可提高 SCGE 的灵敏性，可检出低剂量辐射造成的细微 DNA 损伤；⑥细胞周期，因为染色体的结构会影响 DNA 的影像。此外，还与凝胶、染色剂、放大率及统计方法等因素有关。

（彩图）

第三节 DNA 加合物检测技术

DNA 加合物是指化学毒物经生物系统代谢并活化后的亲电活性产物，与 DNA 分子特异位点结合形成的共价结合物，是 DNA 化学损伤最重要和最普遍的形式。目前认为外源化合物与 DNA 发生共价结合，形成的结合物一旦逃避自身的修复，就可能导致某些特异位点的基因突变。因此，DNA 加合物的形成被认为是致肿瘤过程的一个重要阶段，可作为接触生物标志物，反映毒物到达靶位的内接触剂量；也可作为一种效应标志物，反映 DNA 受到有毒化学物质损伤的效应剂量。

DNA 加合物检测方法主要应用于以下几个方面：①通过对大分子加合物的生物监测，可以对人类接触来自环境和职业暴露的致癌剂提供更确切的接触评估，可应用于环境致癌物的暴露监测，从而大大加强了传统的流行病学研究；②鉴定引起人类癌症因素，阐明化学致癌的基本机制；③研究 DNA 损伤和修复机制；④了解化学抗癌药物的作用机制、治疗效果及药物抗性，指导化学抗癌药物的合成。

可靠、灵敏、准确地分析检测技术是 DNA 加合物作为生物标志物得到广泛应用的关键。当前 DNA 加合物分析检测的方法主要包括：加速器质谱法、连接物介导的聚合酶链反应、^{32}P 后标记法、碱洗脱法、核磁共振法、免疫学方法、纳米探针测定法、微流控芯片法、高效液相色谱法、色谱-质谱法和荧光测定法等。其中，^{32}P 后标记法、连接物介导的聚合酶链反应和碱洗脱法较为常用。

一、^{32}P 后标记法

^{32}P 后标记法目前已成为灵敏度最高、应用最为广泛的 DNA 加合物测定方法。

1. 技术原理 首先将完整的 DNA 链水解成为 3′-单核苷酸，然后用核糖核酸酶 P1/S2 选择性地使核苷酸 3′端去磷酸化，使带有加合物的核苷酸不发生去磷酸化反应并可被 γ-^{32}P ATP 标记，将标记的加合物通过薄层层析技术分离、放射自显影、液闪仪计数定量。

2. 器材 紫外分光光度计、高速台式离心机、TLC 薄层板、Kodak X 线片、−80°C 低温冰箱、液闪仪和闪烁杯。

3. 试验方法

1）DNA 的提取和纯化

（1）组织或细胞样品的准备：①对于组织样品，取 1g 经液氮速冻后的组织样品用经液氮预冷的研钵研磨成粉末，悬浮于 10 倍体积的裂解缓冲液中。②对于贴壁生长的培养细胞，用预冷的 PBS 洗涤细胞两次，0.25%胰蛋白酶消化或用细胞刮棒将细胞从培养皿或培养瓶中分离，1500 *g* 离心 10 min，收集细胞，细胞经预冷的 PBS 洗涤两次后，悬浮于 1 倍体积的裂解缓冲液中。③悬浮生长的培养细胞，将细胞收集到离心管中，1500 *g* 离心 10 min，收集细胞，预冷 PBS 洗涤两次后，悬浮于 1 倍体积的裂解缓冲液。

（2）细胞的裂解与消化：将上述准备好的样品置于盖紧的离心管中，50℃水浴振荡温育 12～18 h 或 37℃水浴振荡温育过夜。

（3）DNA 的抽提：样品冷至室温后，加入等体积的 Tris-饱和酚，缓慢摇动 20 min，3500 *g* 低温 4℃离心 10 min，小心吸出上清，置新管中。加入等体积氯仿-异戊醇，同法重复抽提 2 次。

（4）DNA 纯化：加入 1/10 体积的 3 mol/L 乙酸钠（终浓度为 0.3 mol/L）和 2 倍体积预冷的无水乙醇，颠倒混匀，置冰上 5 min 后，1500 *g* 离心 5 min，弃上清。加入 1 mL 70%乙醇，颠倒混匀，10 000 *g* 离心 5 min，弃上清。沉淀用 70%乙醇洗涤两次，室温风干。沉淀用 TE 溶解，4°C 可短期保存，−20℃可保存 1～2 年。

（5）测定 DNA 纯度和浓度：采用紫外分光光度法，根据核酸和蛋白质分别在 260 nm 和 280 nm 处有最大吸收峰，用 TE 调零。测定样品在 260 nm 及 280 nm 处的吸光度值（A_{260}、A_{280}），DNA 样品的 A_{260}/A_{280} 为 0.8～2.0，说明 DNA 纯度较高；若小于 1.75，表明样品中可能含有较多的蛋白质，需进一步提纯；若大于 2.0，则表明可能 DNA 分子断裂成为小分子或有 RNA 污染。DNA 样品的浓度（μg/mL）测定：单链 DNA 浓度＝A_{260}/0.027×稀释倍数；双链 DNA 浓度＝A_{260}/0.020×稀释倍数。

2）^{32}P 后标记

（1）DNA 水解：取 1～4 μg DNA，加入 12 μL 20 mmol/L 琥珀酸钠和 8 mmol/L 氯化钙缓冲液（pH6.0），3 μL 牛脾磷酸二酯酶，3 μL 微球菌内切酶，离心混合，于 37℃下消化 2～3 h，将 DNA 水解为单核苷酸。

（2）正常核苷酸 3′端去磷酸化：加入 10 μg 核糖核酸酶 P_1，37℃下保温 40 min，将正常的单核苷酸水解，使带加合基团的核苷酸相对含量增加；随后加入 3 μL 0.5 mol/L Tris（pH9.0）终止反应。

（3）γ-^{32}P ATP 标记被修饰的核苷酸：加入 3 μL T4 多核苷酸激酶和 100 μCi γ-^{32}P ATP（＞5000 Ci/mol），37℃保温 40 min，使带加合基团的核苷酸标记，最后加入 1 μL 腺苷三磷酸酶（1 U），37℃保温 40 min，水解未反应的腺苷三磷酸（γ-^{32}P ATP）。

3）薄层层析　在 TLC 薄层板（10 cm×10 cm）左下角 1.8 cm×1.8 cm 处点上前述处理后的 DNA 溶液 5 μL，用 1 mol/L 磷酸二氢钠溶液（pH6.0）对薄层板进行第一次层析，过夜；用 4.5 mol/L 甲酸锂在与第一次层析相反的方向进行第二次层析，使加合物在 *y* 轴方向展开，层析时间 3～5 h；用 0.5 mol/L Tris 缓冲液，再与第 2 次层析垂直的方向进行第 3 次层析，加合物在 *x* 轴方向展开，层析时间 1～2 h；第 4 次用 1.7 mol/L 磷酸钠（pH5.5）再与第 3 次相同的方向层析以进一步固定加合物，并进一步去除薄层板上的非加合物放射性。每次层析均在薄层板上端接有滤纸，使层析更充分。每次层析后均将薄层板用双蒸水漂洗，晾干。

4）放射性自显影及液闪仪定量　薄层层析完成后，用 Kodak X 线片−80℃下进行放射自显影，显影时间为 3～8 h。根据放射自显影显示的 DNA 加合物的位置，刮取层析板上加合物所在处的斑点，放入闪烁杯，同时刮取对照组相应位置同样大小的斑点作本底对照。加入 10 mL 闪烁液测其每分钟衰变数（cpm）。

5）结果分析与评价　DNA 加合物含量用相对加合物标记率（relative adduct labeling，RAL）表示。

$$RAL=（DNA 加合物 cpm−本底 cpm）/［3240×DNA 量（\mu g）×3.75×10^6］$$

式中，3240 为 1 μg DNA 所含单核苷酸的 pmol 数；$3.75×10^6$ 为 1 pmol 单核苷酸在过量的 ATP 条件下完全标记后可测得的放射性计数 cpm。

4. ^{32}P 后标记法的应用　^{32}P 后标记法具有许多优点，使其在 DNA 加合物的研究中得到广泛应用。首先是方法的高灵敏度，可从每 10^{10} 个核苷酸中检测出一个加合物。其次，该方法的 DNA 需要量少，仅需 1～10 μg，这对于只能获得有限 DNA 样品的研究来说至关重要。另外，可用于测定接触复杂混合物形成的多种加合物 ^{32}P 后标记法最适合于检测大的和疏水性的加合物，如多环芳烃或者芳香族杂环所形成的加合物。但测定体积较小的加合物，如烷化剂产生的加合物，很难得到满意的效果。^{32}P 后标记法最关键而又容易被忽视的一点就是加合物的富集。目前常采用丁醇抽提法和核糖核酸酶 P_1 介导的富集方法。

二、连接物介导的聚合酶链反应

连接物介导的聚合酶链反应（LMPCR）是一种以 PCR 技术为基础，检测哺乳动物基因单个核苷酸的 DNA 加合物方法。采用诸如 T4 内切酶、碱基切除修复酶系统、核酸酶和化学裂解法，将加合物转化为 DNA 链并使其断裂，然后用连接物介导的聚合酶链反应检测断裂位置。该方法已用于标记紫外线辐射致 DNA 损伤的分布、多环芳烃和黄曲霉毒素 B 致 DNA 损伤加合物的检测。

三、碱洗脱法

这是一种用来检测特殊 DNA 加合物的技术。在化学物和 DNA 相互作用的过程中，常常产生一种很重要的 DNA 损伤，即 DNA 交联。目前许多化学致癌物均先引起 DNA 交联，而后产生致癌作用。检测 DNA-DNA 交联的基本方法是碱洗脱法。为了区分一个化合物产生 DNA 损伤是通过链断裂还是通过交联，采用 Kohn 的洗脱率原理，主要将细胞与化学物一起孵育，然后移去受试物，将细胞悬液用 3 Gy 或 6 Gy 的 X 线照射，裂解细胞以释放 DNA，经一定孔径的滤膜过滤，X 线照射的作用是使 DNA 链断裂，交联的 DNA 因滞留于滤膜上而洗脱较慢。利用特殊孔径的滤膜可以将 DNA-DNA 交联、DNA-蛋白质交联与其他的 DNA 损伤区分开来。检测 DNA-DNA 链间交联和 DNA-蛋白质交联的原理不同。DNA-DNA 链间交联的出现是由于形成两条或者多条 DNA 链间的交联，使其不能通过滤膜而减慢了洗脱速率，而 DNA-蛋白质交联则是因为蛋白质在碱性条件下趋于吸附滤膜而降低洗脱速率。因此，可以通过蛋白酶降解蛋白质与滤膜的吸附区别这两种类型的交联。检测 DNA-DNA 交联时在裂解液中要加蛋白酶 K，而检测 DNA-蛋白质交联时裂解液中不能含有蛋白酶 K。

（宋　徽）

第四节　食品中有害物质残留量检测技术

近年来，我国食品安全问题频发，食品中有害物质残留的检测已成为食品安全监督管理的重要手段和内容。本节将主要介绍几种食品中有害物质残留量的常用检测技术。

一、原子吸收分光光度法测定铅残留量

食品中重金属元素残留量测定方法主要有原子吸收法、比色法、电化学分析法。其中，原子吸收法简便、灵敏度高、精密度好，是目前应用较为普遍的方法。

1. 原理　样品经处理后，注入原子吸收分光光度计中，经原子化后，吸收 283.3 nm 共振线，在一定浓度范围内，其吸光度与铅含量成正比，可通过与标准系列比较定量。

2. 仪器　原子吸收分光光度计。

3. 测定方法

1）样品制备　粮食、豆类去杂质后磨碎，过 1 mm 筛，贮存于塑料瓶中，保存备用。蔬菜、水果、鱼类、肉类及蛋类等水分含量高的鲜样匀浆后贮存于塑料瓶中备用。

2）样品预处理　可根据实验室条件选用以下任何一种方法消解。称取 1.0～5.0 g（根据铅含量而定）样品于瓷坩埚中，加 5 mL 硝酸放置 30 min，小火蒸干。马福炉内 500℃灰化 1 h，冷却。再加 1 mL 硝酸浸湿灰分，小火蒸干。取 2 g 过硫酸铵覆盖灰分，800℃灰化 20 min 后放冷。用硝酸溶液 0.5%少量多次冲洗并倒入 10 mL 容量瓶中，用水定容至刻度，混匀备用。用与样品等量的硝酸和过硫酸铵作试剂空白。

3）样品溶液中铅含量测定

（1）仪器参考条件：波长 283.3 nm，狭缝 0.2～1.0 nm，灯电流 5～7 mA，干燥温度 120℃、20 s，灰化温度 450℃、15～20 s，原子化温度 1700～2300℃、4～5 s，背景校正为氘灯或塞曼效应。

（2）标准曲线绘制：吸取铅标准使用液 0 ng/mL、10.0 ng/mL、20.0 ng/mL、40.0 ng/mL、60.0 ng/mL、80.0 ng/mL 各 10 μL 注入石墨炉，测得其吸光值并绘制标准曲线。

（3）样品测定：分别吸取样品溶液和试剂空白液各 10 μg 注入石墨炉，测得吸光度值。外标法求得样品溶液中铅的含量。

4. 结果计算

$$X=\frac{(C_1-C_0)\times V\times 1000}{m\times 1000}$$

式中，X 为样品中铅含量（μg/kg 或 μg/L）；C_1 为测定样品消化液中铅含量（ng/mL）；C_0 为空白液中铅含量（ng/mL）；V 为样品消化液定量总体积（mL）；m 为样品质量或体积（g 或 mL）。

二、二硫腙分光光度法测定汞残留量

1. 原理　样品经消化后，汞离子在酸性溶液（pH 1.8～2.0）中可与二硫腙生成橙红色络合物，可溶于三氯甲烷，在 510 nm 波长处有最大吸收峰，在一定浓度范围内，其吸光度与汞含量成正比，可通过与标准系列比较定量。为防止铁、锌等离子的干扰，可加入柠檬酸铵、氰化钾、盐酸羟胺作为掩蔽剂。

2. 仪器　可调式电热板或可调式电炉、可见分光光度计。

3. 测定方法

1）样品消化

（1）粮食或水分少的食品：称取 20.00 g 捣碎、混匀的样品，置于消化装置锥形瓶中。加玻璃珠数粒及 80 mL 硝酸、15 mL 硫酸，转动锥形瓶，防止局部炭化。装上冷凝管，小火加热，待开始发泡即停止加热，发泡停止后加热回流 2 h（如加热过程中溶液变棕色，再加 5 mL 硝酸，继续回流 2 h），放冷，适量水洗冷凝管，洗液并入消化液中，取下锥形瓶，加水至总体积为 150 mL。取与消化样品相同量的硝酸和硫酸，按与样品相同方法做试剂空白试验。

（2）肉、蛋、水产品：称 20.00 g 样品捣碎、混匀，置于消化装置锥形瓶中，加玻璃珠数粒及 45 mL 硝酸、15 mL 硫酸，其余步骤同（1）。

（3）蔬菜、水果、薯类、豆制品：称取 50 g 捣碎、混匀的样品。置于消化装置锥形瓶中，加玻璃珠数粒及 45 mL 硝酸、15 mL 硫酸，其余步骤同（1）。

（4）牛乳及乳制品：称取 50.00 g 牛乳、酸牛乳，或相当于 50.00 g 牛乳的乳制品（全脂乳粉 6.00 g、甜炼乳 20.00 g、淡炼乳 12.50 g）置于消化装置锥形瓶中，加玻璃珠数粒、45 mL 硝酸和一定体积的硫酸（牛乳、酸牛乳加 15 mL 硫酸，乳制品加 10 mL 硫酸），其余步骤同（1）。

（5）植物油及动物油脂：称取 10.00 g 样品，置于消化装置锥形瓶中，加玻璃珠数粒及 15 mL 硫酸，小心混匀至溶液变棕色，然后加入 45 mL 硝酸，其余步骤同（1）。

2）样品溶液中汞含量测定　取 0 mL、0.5 mL、1.0 mL、2.0 mL、3.0 mL、4.0 mL、5.0 mL、6.0 mL 汞标准使用液，分别置于 125 mL 分液漏斗中，加 10 mL 硫酸（0.5%），再加水至 40 mL 混匀。加 20 g/L 盐酸羟铵溶液 1 mL，放置 20 min，适时振摇。振摇后放冷，再向分液漏斗中加 5.0 mL 二硫腙使用液，剧烈振摇 2 min，静置分层，经脱脂棉将三氯甲烷层滤入 1 cm 比色杯中，以三氯甲烷调零，测量 490 nm 波长处吸光度，标准管吸光度减去零管吸光度，绘制标准曲线。

取上述样品和试剂空白消化液（全量），加 20 mL 水，电炉上煮沸 10 min（以除去 NO_2），冷却。向样品消化液和试剂空白液中加 50 g/L 的高锰酸钾溶液至溶液呈紫色，然后加 20 g/L 的盐酸羟胺溶液至紫色褪去，加 2 滴溴麝香草酚蓝指示液，用氨水调节 pH，使橙红色变为橙黄色（pH1～2）。定量转移至 125 mL 分液漏斗中。振摇冷却后，向分液漏斗中加 5.0 mL 二硫腙使用液，剧烈振摇 2 min。静置分层后，经脱脂棉将三氯甲烷层滤入 1 cm 比色杯中，与标准系列在相同条件下测定吸光度，再与标准系列比较得到样品汞含量。

4. 结果计算

$$X=\frac{(A_1-A_0)\times 1000}{m\times 1000}$$

式中，X 为样品中汞的含量（mg/kg）；A_1 为样品消化液中汞的质量（μg）；A_0 为试剂空白液中汞的质量（μg）；m 为样品质量（g）。

三、气相色谱法测定植物性食品中有机磷农药残留量

食品中农药残留的分析，早期广泛使用的是酶化学法、比色法等。后来使用薄层色谱法和酶化学抑制法相结合的方法。近年来，色谱法尤其是气相色谱法被广泛地用于测定食品中农药残留量，该方法灵敏度高、专一性强，可同时测定多种农药；而高效液相色谱法则对非挥发性或热不稳定性农药残留有很好的分析效果。

1. 原理　食品中残留的有机磷农药用有机溶剂提取，经纯化浓缩后，注入气相色谱

仪，汽化后在载气的携带下于色谱柱中分离，由火焰光度检测器检测。当含有机磷的试样在富氢火焰上燃烧，会以 HPO 碎片的形式放射出波长 526 nm 的特征光。这种光经滤光片选择后，由光电倍增管接收转换为电信号，再由微电流放大器放大后被记录下来。根据色谱峰的保留时间定性，通过外标法将试样的峰面积或峰高与标准品的峰面积或峰高进行比较定量。

2. 仪器　气相色谱仪附火焰光度离子化检测器、组织捣碎机、旋转蒸发仪、电动振荡器。

3. 测定方法

1）样品制备

（1）蔬菜、水果：水果、蔬菜样品洗净、晾干，取可食部分 50 g，置于 300 mL 烧杯中，加入 50 mL 水和 100 mL 丙酮，组织捣碎机中提取 1～2 min，匀浆液经铺有两层滤纸和 10 g Celite 545 布氏漏斗负压抽滤，分取 100 mL 滤液至分液漏斗中。

（2）粮食：称取 25 g 样品于锥形瓶中，置于 300 mL 烧杯中，加入 50 mL 水和 100 mL 丙酮，以下步骤按蔬菜、水果制备方法操作。

2）净化　将制备的滤液转移至分液漏斗中，加入 10～15 g 氯化钠使溶液处于饱和状态，依次用 50 mL、50 mL、30 mL 二氯甲烷提取，合并三次提取液，经装有 20～30 g 无水硫酸钠的玻璃漏斗脱水过滤至烧瓶中，在旋转蒸发仪 40°C 水浴上浓缩近干，定容至 1 mL。

3）测定

（1）气相色谱参考条件：色谱柱为 BP5 或 QV-101 2.5 mm×0.32 mm（内径）石英弹性毛细管柱。气体流速：氮气 50 mL/min，氢气 100 mL/min，空气 50 mL/min。温度：柱箱 240℃，净化室 260℃，检测器 270℃。

（2）色谱分析：量取 1 μL 混合标准溶液及试样净化液注入色谱仪中，以保留时间定性，以试样峰高或峰面积与标准比较定量。

4. 结果计算

$$X_i=\frac{h_i \times E_{S_i} \times 1000}{h_{S_i} \times m \times f}$$

式中，X_i 为试样中 i 组分有机磷农药的含量（mg/kg）；h_i 为试样中 i 组分的峰高或峰面积；h_{S_i} 为一标样中 i 组分的峰高或峰面积；E_{S_i} 为标样中 i 组分的质量（ng）；m 为试样质量（g）；f 为换算系数（粮食为 1/2，蔬菜为 2/3）。

四、高效液相色谱法检测动物性食品中土霉素的残留

目前兽药残留最常见的分析方法有薄层色谱法（TIC）、气相色谱法（GC）、高效液相色谱法（HPLC）、气相色谱-质谱法（GC-MS）和液相色谱-质谱法（HPLC-MS）等。近年来，应用快速测试剂进行兽药残留的检测也得到了广泛应用。下面介绍 HPLC 法测定动物性食品中土霉素的残留。

1. 仪器　高效液相色谱仪（HPLC）（附紫外检测器）。

2. 色谱条件

（1）检测器：紫外检测器，检测波长为 355 nm，灵敏度为 0. 002 AUFS。

（2）色谱柱：ODS-C_{18}（5 μm），6.2 mm×150 mm。

（3）流动相：乙腈＋0.01 mol/L 磷酸二氢钠溶液，使用前超声波脱气 10 min。

（4）柱温：室温。

（5）流速：1.0 mL/min，进样量为 10 μL。

3. 测定方法

（1）样品测定：称取 5.00（±0.01）g 切碎的肉样（<5 mm），置于 50 mL 三角烧瓶中，加入 5%高氯酸 25 mL，振荡提取 10 min，移入到离心管中，2000 r/min 离心 3 min，上清液 0.45 μm 滤膜过滤，取滤液 10 μL 进样，记录峰面积，从工作曲线上查得含量。

（2）绘制标准曲线：分别称取 7 份切碎的肉样，每份为 5.00（±0.01）g，分别加入标准溶液 0 μL、25 μL、50 μL、100 μL、150 μL、200 μL、250 μL（含土霉素为 0 μg、2.5 μg、5.0 μg、10.0 μg、15.0 μg、20.0 μg、25.0 μg），置于 50 mL 锥形烧瓶中，按样品测定方法操作，以峰面积为纵坐标，以抗生素含量为横坐标，绘制标准曲线。

4. 结果计算

$$X=\frac{A\times1000}{m\times1000}$$

式中，X 为样品中抗生素含量（mg/kg）；A 为样品溶液中的抗生素质量（μg）；m 为样品质量（g）。

（张晓宏）

第十八章 案例分析与讨论

第一节 食品中有害物质限量标准制定

一、目的

掌握食品中有害物质的限量标准制定的意义、方法和程序。

二、基本理论

食品中有害物质限量标准的制定是按食品毒理学的方法和危害性分析的基本原理制定的。制定食品中有害物质限量标准，是食品安全生产的基础，也是食品贸易的基本条件，既保证了食品的食用安全性，又是国家食品安全质量监督管理的依据。严格的法规和标准，对食品的生产、加工、运输和国际贸易中的食品安全质量都提出了更高的要求。

食品中有害物质限量标准的制定程序为：首先进行危害识别，通过流行病学研究、动物试验或以前的资料来确定人体摄入该有害物质的潜在危害作用、危害作用发生的可能性，以及产生这种危害作用的确定性与不确定性，然后根据动物试验确定最大无作用剂量（MNL）。根据这个结果计算出人体每日容许摄入量（ADI）、每日总膳食中的容许含量，再根据我国营养调查统计的全国平均每标准人每日食物消费量计算出每种食物中的最大残留限量（MRL）并制定食品中有毒有害物质限量标准。

流程如下：

确定动物最大无作用剂量（MNL）→确定人体每日容许摄入量（ADI）→确定每日总膳食中的容许含量→确定每种食物的最大残留限量（MRL）→制定食品容许限量标准。

三、案例分析

铅是一种有毒的重金属，广泛用于建筑、化工、渔业用具生产和油墨印刷等，并随着工业废气、废水、废物进入自然环境，污染农作物，进一步造成人体的伤害。请根据危害性分析的原理，试述食品中铅的限量标准的制定。

1. 危害识别 在对食品中的有害物质制定限量标准之前，首先要对待测评物质的理化特性有充分的了解，如有害物质名称、分子质量、价态；理化性质，如熔点或沸点、挥发性、溶解性、pH、纯度、杂质等；外源化学物的化学结构与其毒性有密切的关系，通过对化学物结构和特性（如所带的官能团、化学键、多环结构等）的分析，可预测其可能产生的毒性；了解有害物质在食品中的存在方式、人类可能接触的途径和剂量，以及滥用或误用的可能性等，为进一步的毒性试验和观察内容提供线索和方向。

铅为带蓝色的银白色重金属，熔点327.502℃，沸点1740℃，密度11.3437 g/cm^3，比热容0.13 kJ/（kg · K），硬度1.5，有延展性。金属铅不溶于水，但溶于硝酸溶液和热的硫酸溶液。食品中铅污染主要来源于食品加工、贮存、运输过程中使用的含铅器皿污染，如铅合金、搪瓷、陶瓷，以及马口铁食具的焊锡、锡酒壶等；含铅农药的使用，如砷酸铅等；工业“三废”的排放，污染附近生长的农作物；大气中含铅尘、废气、受铅污染的水源、剥落的油漆都可以直接或者间接污染食品。铅主要损害神经系统、造血器官和肾，常见症状有食欲不振、胃肠炎、口腔金属味、失眠、头昏、头痛、关节肌肉酸痛、腰痛、贫血等。

2. 确定 MNL 动物试验是毒理学研究最基本的方法，通过设计一系列的动物毒性试验，获得受试物的相应的基本毒理学参数。动物毒性试验应按照国家卫生健康委员会制定的安全性毒理学评价程序和规范，根据受试物的具体情况和国外及国际组织对该物质的安全性毒理学资料决定试验阶段和内容。一般至少使用 2 种或 2 种以上的实验动物，尽量以与实际相一致的接触途径，采用一定的剂量进行毒理学试验，主要确定出该物质的 MNL 值。

在确定铅的 MNL 时，除了考虑一般毒性外，还要考虑铅的特殊毒性指标，如致畸、致癌、致突变及迟发型神经毒性。在慢性毒性试验期间观察动物长期（小鼠为 18 个月，大鼠为 24 个月）摄入受试物所产生的毒性反应，确定铅的最大无作用剂量为 0.446 mg/kg BW，并确定铅无致癌性但有神经毒性。

3. 确定 ADI 人体 ADI 值的确定就是根据被评价物的毒性性质、人体接触资料和风险评估情况选定合理的安全系数，将动物试验的结果合理外推。国际上承认非致癌物的安全系数为 100，但若是致癌物或具有其他特殊毒性作用物质，其安全系数一般要远远大于 100。由于人和实验动物存在着物种差异，在将动物试验结果推论到人时受很多因素影响，为此应尽可能结合人体流行病学资料，使外推的结果更加真实可靠。

本案例中在动物 MNL 的基础上确定人体 ADI 值，根据公式 ADI（mg/kg BW）＝MNL（mg/kg BW）×1/100，计算铅的 ADI 值为 4.46 μg/kg BW。

4. 评估每日总膳食容许含量 ADI 值是人体安全摄入量的一个理论值，具体制定食物中的最高允许量时要考虑到食物的多样性、对不同食物的摄食结构和比例，以及该物质除食物以外的其他可能摄入途径等。

假设人体实际每日从膳食中摄入铅的量占 80%，那么人体每日总膳食中铅的容许含量＝4.46 μg/kg×0.8×60（体重以 60 kg 计算）＝214.1 μg/（人・天）。

5. 确定每种食物中的 MRL 在确定食物中的 MRL 值时，必须首先了解可能含有该物质的食品消费量，以及这些食物中相关有害物质浓度。再根据已确定的该物质一日总膳食中的 MRL 值，分别计算在各种食物中的 MRL 值。

根据 2012 年中国居民营养与健康状况调查结果及我国不同资料来源各类食品中铅污染水平，可以得到如下数据（表 18-1）。

表 18-1 中国居民食物摄入情况和铅污染水平（引自赵丽云等，2015）

食物名称	摄入量/g	铅膳食来源/%	食物名称	摄入量/g	铅膳食来源/%
谷类、薯类	377	33.31	水果	41	5.16
蛋类	24	3.48	畜禽肉	90	7.06
蔬菜	270	35.39			

食物中铅的 MRL（mg/kg）＝每日总膳食容许含量（mg）/含有该物质的食物每日摄入量之和（kg）＝0.2141 mg×1000/（377＋24＋270＋41＋90＋24＋25＋11）kg＝214.1/862（mg/kg）＝0.248 mg/kg。

以蔬菜为例，计算蔬菜中铅的MRL（mg/kg）＝食物中铅的MRL（mg/kg）×该食物中铅占总膳食来源比例(%)/该食物每日摄入量＝0.248 mg/kg×35.39%×1000/270 g＝0.325 mg/kg。

同理可计算各类食物中铅的MRL。

6. 制定食品中有毒物质的限量标准　根据食物中铅的最大容许含量、铅的毒性，综合各类食品的摄入量及铅污染的水平便可制定食品中铅的限量标准（表18-2）。

表18-2　食品中铅的限量标准　（单位：mg/kg）

食品类别（名称）	限量（以Pb计）/（mg/kg）
谷物及其制品[a]［麦片、面筋、八宝粥罐头、带馅（料）面米制品除外］	0.2
麦片、面筋、八宝粥罐头、带馅（料）面米制品	0.5
蔬菜及其制品	
新鲜蔬菜（芸薹类蔬菜、叶菜蔬菜、豆类蔬菜、薯类除外）	0.1
芸薹类蔬菜、叶菜蔬菜	0.3
豆类蔬菜、薯类	0.2
蔬菜制品	1.0
水果及其制品	
新鲜水果（浆果和其他小粒水果除外）	0.1
浆果和其他小粒水果	0.2
水果制品	1.0
食用菌及其制品	1.0
豆类及其制品	
豆类	0.2
豆类制品（豆浆除外）	0.5
豆浆	0.05
藻类及其制品（螺旋藻及其制品除外）	1.0（干重计）
螺旋藻及其制品	2.0（干重计）
坚果及籽类（咖啡豆除外）	0.2
咖啡豆	0.5
肉及肉制品	
肉类（畜禽内脏除外）	0.2
畜禽内脏	0.5
肉制品	0.5
水产动物及其制品	
鲜、冻水产动物（鱼类、甲壳类、双壳类除外）	1.0（去除内脏）
鱼类、甲壳类	0.5
双壳类	1.5
水产制品（海蜇制品除外）	1.0
海蜇制品	2.0
乳及乳制品（生乳、巴氏杀菌乳、灭菌乳、发酵乳、调制乳、乳粉、非脱盐乳清粉除外）	0.3

续表

食品类别（名称）	限量（以 Pb 计）/（mg/kg）
生乳、巴氏杀菌乳、灭菌乳、发酵乳、调制乳	0.05
乳粉、非脱盐乳清粉	0.5
蛋及蛋制品（皮蛋、皮蛋肠除外）	0.2
皮蛋、皮蛋肠	0.5
油脂及其制品	0.1
调味品（食用盐、香辛料类除外）	1.0
食用盐	2.0
香辛料类	3.0
食糖及淀粉糖	0.5
淀粉及淀粉制品	
食用淀粉	0.2
淀粉制品	0.5
焙烤食品	0.5
饮料类（包装饮用水、果蔬汁类及其饮料、含乳饮料、固体饮料除外）	0.3 mg/L
包装饮用水	0.01 mg/L
果蔬汁类（浓缩果蔬汁（浆）除外）、含乳饮料	0.05 mg/L
浓缩果蔬汁（浆）	0.5 mg/L
固体饮料类	1.0
酒类（蒸馏酒、黄酒除外）	0.2
蒸馏酒、黄酒	0.5
可可制品、巧克力和巧克力制品及糖果	0.5
冷冻饮品	0.3
特殊膳食用食品	
婴幼儿配方食品（液态产品除外）	0.15（以粉状产品计）
液态产品	0.02（以即食状态计）
婴幼儿辅助食品	
婴幼儿谷类辅助食品（添加鱼类、肝类、蔬菜类的产品除外）	0.2
添加鱼类、肝类、蔬菜类的产品	0.3
婴幼儿罐装辅助食品（以水产及动物肝脏为原料的产品除外）	0.25
以水产及动物肝脏为原料的产品	0.3
特殊医学用途配方食品（特殊医学用途婴儿配方食品涉及的品种除外）	
10 岁以上人群的产品	0.5（以固态产品计）
1～10 岁人群的产品	0.15（以固态产品计）
辅食营养补充品	0.5
运动营养食品	
固态、半固态或粉状	0.5
液态	0.05

续表

食品类别（名称）	限量（以 Pb 计）/（mg/kg）
孕妇及乳母营养补充食品	0.5
其他类	
果冻	0.5
膨化食品	0.5
茶叶	5.0
干菊花	5.0
苦丁茶	2.0
蜂蜜	1.0
花粉	0.5

a．稻谷以糙米计。引自国家标准 GB2762—2017。

四、结论

目前 FAO 和 WHO 下设的 JECFA（食品添加剂联合专家委员会）发布铅的暂定每周允许摄入量为 0.025 mg/kg BW。在一般情况下，可根据食品中铅的最大容许量来制定食品中铅的限量标准。但在实际制定过程中，必须根据具体情况进行分析。首先应坚持安全第一的原则，铅是蓄积毒性较强的物质，这就需要缩小由上述研究所确定的最大容许量标准。其次，还应对污染或残留该有毒物质的食品进行符合统计学样本量的抽样检测。食品中铅实际污染或残留量小于前述研究所获得的最大容许量，此时应结合实际污染或残留量和食物人均摄入情况来制定限量标准，最后确定各类食品中铅的限量标准。

（赵　芹）

第二节　毒物动力学模型应用举例

一、目的

该模型的目的是①求出动力学参数，阐明不同染毒频率、剂量、途径下毒物的吸收、分布和消除特征，为毒理学试验设计提供依据；②根据毒物时-量变化规律与毒理学效应之间的关系，解释毒作用机制，用于人的危险度评定。

二、基本理论

（一）房室模型和时-量曲线

房室模型和时-量曲线的基本理论及基本参数见第四章第五节中“（二）房室模型和时-量曲线”。

（二）数学模型的建立与计算

1. 一房室模型数学模型的建立与计算

1）微分方程　微分方程是建立在瞬间房室内化学物的含量发生改变的基础上的。化

学物经静脉直接进入血液循环且按一级速率过程消除时，一房室模型的微分方程为

$$\frac{\mathrm{d}x}{\mathrm{d}t}=-K_e x \tag{18-1}$$

式中，$\frac{\mathrm{d}x}{\mathrm{d}t}$表示时间为 t 时化学物的量 x 变化的瞬间速率；负号表示体内化学物的量 x 随时间 t 的推移不断减少。

在毒代动力学研究中，化学物的量一般用血浆浓度 C 表示，此时上述方程改写为

$$\frac{\mathrm{d}C}{\mathrm{d}t}=-K_e C \tag{18-2}$$

2）指数方程和线性方程　将式（18-2）分离变量并积分，得

$$\ln C=-K_e t+c'$$

式中，c'表示积分常数。

去对数符号，得

$$C=\mathrm{e}^{-K_e t+c'}=\hat{C}\cdot \mathrm{e}^{-K_e t}$$

令 $t=0$，$C=C_0$，代入上式，得

$$C_0=\hat{C}$$

指数方程为

$$C=C_0\mathrm{e}^{-K_e t} \tag{18-3}$$

将式（18-3）两端取对数为

$$\lg C=\lg C_0-\frac{K_e}{2.303}t$$

另 $Y=\lg C$，$a=\lg C_0$，$b=-\frac{K_e}{2.303}$，则

直线方程为

$$Y=a+bt \tag{18-4}$$

由式（18-4）可依次求出 C_0、K_e 和 C 值。在此基础上可进一步求出表观分布容积（V_d）、曲线下面积（AUC）、生物半衰期（$t_{1/2}$）和清除率（CL）等参数。

2. 二房室模型数学模型的建立与计算

1）微分方程　静脉注射染毒、体内过程为一级速率的化学物的中央室方程为

$$\frac{\mathrm{d}C_1}{\mathrm{d}t}=K_{21}C_2-K_{12}C_1-K_{10}C_1 \tag{18-5}$$

周边室方程为

$$\frac{\mathrm{d}C_2}{\mathrm{d}t}=K_{12}C-K_{21}C_2 \tag{18-6}$$

式中，C_1 表示中央室的化学物浓度；C_2 表示周边室的化学物浓度；K_{10} 表示中央室消除速率常数；K_{12} 表示中央室至周边室的转运速率常数；K_{21} 表示周边室至中央室的转运速率常数。

上述情况代表了多房室模型微分方程的建立特点，即每个房室需建立一个方程；各房室方程的右端项数等于该房室吸收、分布和消除途径的数目之和；正号表示浓度增加，负号表示浓度减少。

2）指数方程　由式（18-1）、式（18-2），设初始条件，令 $t=0$，则

$$C_1=\frac{X_0}{V_1}=C_0,\quad C_2=0$$

式中，V_1 表示中央室分布容积。

在此基础上求解。求解方法通常采用拉普拉斯（Laplace's）变换，即将上述微分方程化为象函数的代数方程，解出象函数，再依拉氏逆变换得出微分方程的解，得

$$C_1=\frac{C_0(\alpha-K_{21})}{V_1(\alpha-\beta)}e^{-\alpha t}+\frac{C_0(\beta-K_{21})}{V_1(\beta-\alpha)}e^{-\beta t}$$

$$C_2=\frac{X_0\cdot K_{12}}{V_2(\alpha-\beta)}(e^{-\beta t}-e^{-\alpha t})$$

$$\text{令 } A=\frac{C_0(\alpha-K_{21})}{V_1(\alpha-\beta)};\quad B=\frac{C_0(\beta-K_{21})}{V_1(\beta-\alpha)};\quad C=\frac{C_0}{\alpha-\beta}\cdot\frac{X_0}{V_2}$$

可得指数方程：

$$\text{中央室：}C_1=Ae^{-\alpha t}+Be^{-\beta t} \tag{18-7}$$

$$\text{周边室：}C_2=C\,(e^{-\beta t}-e^{-\alpha t}) \tag{18-8}$$

由于血浆浓度直接反映了中央室的浓度变化，故这里仅介绍中央室指数方程。式（18-7）中有 A、B、α 和 β 四个参数，B 为消除相曲线外推至时间 $t=0$ 时，在纵轴上的截距，这段外推线段称为消除相理论曲线；将分布相曲线上各时点实测的化学物血浆浓度分别减去消除相理论曲线上各相应时点的计算值，其差值的连线在同一半对数坐标上可得一条直线，称为分布相理论曲线，该线段延伸至纵轴的交点即是 A，α 和 β 分别是分布和消除过程的速率常数，其中：

$$\alpha+\beta=K_{12}+K_{21}+K_{10} \tag{18-9}$$

$$\alpha\beta=K_{12}\,K_{10} \tag{18-10}$$

3）线性方程　通常情况下，分布过程的速率常数 α 大于消除过程的速率常数 β，随时间的推移，$Ae^{-\alpha t}$ 项将比 $Be^{-\beta t}$ 项先趋于零，此时式（18-7）可简化为

$$C_1=Be^{-\beta t} \tag{18-11}$$

为区别起见，改写为 $C_*=Be^{-\beta t}$

取对数得

$$\lg C_*=\lg B-\frac{\beta}{2.303}t$$

令 $Y=\lg C_*$，$a=\lg B$，$b=\dfrac{\beta}{2.303}$

可得消除相线性方程

$$Y=a+bt \tag{18-12}$$

由于前段时-量曲线下降由分布、消除两过程所致，要求分布相对血浆浓度的影响必须排除消除过程，故反映分布相的方程为

$$C_r=C_1-C_*=Ae^{-\alpha t} \tag{18-13}$$

该式取对数得

$$\lg C_r=\lg A-\frac{\alpha}{2.303}t$$

令 $Y'=\lg C_r$，$a'=\lg A$，$b'=\dfrac{\alpha}{2.303}$

可得分布相线性方程

$$Y'=a'+b't \tag{18-14}$$

根据式（18-12）、式（18-14），可求出 A、B、α 和 β，进而求其他参数。

4）基本参数计算公式

$$K_{21}=\frac{A\beta+B\alpha}{A+B} \tag{18-15}$$

$$K_{10}=\frac{\alpha\beta}{K_{21}} \tag{18-16}$$

$$K_{12}=\alpha+\beta-K_{10}-K_{21} \tag{18-17}$$

$$t_{1/2\alpha}=\frac{0.693}{\alpha} \tag{18-18}$$

$$t_{1/2\beta}=\frac{0.693}{\beta} \tag{18-19}$$

$$V_1=\frac{X_0}{A+B} \tag{18-20}$$

$$V_d=V_1\left(1+\frac{K_{12}}{K_{21}-\beta}\right)=\frac{X_0}{\left(\frac{A}{\alpha}+\frac{B}{\beta}\right)\beta} \tag{18-21}$$

$$\text{AUC}=\frac{A}{\alpha}+\frac{B}{\beta} \tag{18-22}$$

$$\text{CL}=V_d\cdot\beta=V_1\cdot K_{10}=\frac{X_0}{\text{AUC}} \tag{18-23}$$

三、案例及分析

1. 案例　甲基丙烯酸甲酯经兔耳静脉注射染毒，剂量为 150 mg/kg，根据注射后测定的不同时点的血浆浓度如表 18-3 所示。

表 18-3　采样时间和血浆浓度（引自万伯健，1991）

时间/min	1	2	4	6	8	10	12
血浆浓度/（mg/L）	90.4	75.2	52.0	36.0	24.9	17.2	11.9

问题：

（1）试判断甲基丙烯酸甲酯在体内的过程符合何种类型的房室模型？

（2）计算 V_d、AUC、$t_{1/2}$、CL。

2. 案例分析

（1）先根据注射后测定的不同时点的血浆浓度作时-量曲线，判断甲基丙烯酸甲酯在体内过程的房室模型的类型。

（2）根据公式求出其他参数。

四、结论

根据注射后测定的不同时点血浆浓度作时-量曲线（图 18-1），可判断甲基丙烯酸甲酯在体内的过程符合一房室模型。

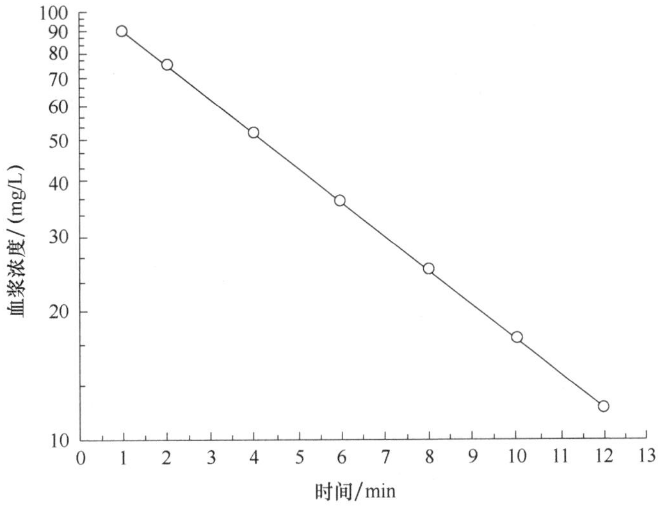

图 18-1　血浆内甲基丙烯酸甲酯浓度随时间的变化关系曲线

由题已知 X_0 为 150 mg/kg，将任意两点的时间和浓度代入以下指数方程：

$$C=C_0e^{-K_et}$$

可解得 $K_e=0.184\ \text{min}^{-1}$，表示每分钟可消除体内化学物量的 25%；$C_0=108.662$ mg/L

将 X_0、K_e、C_0 代入以下公式：

$$V_d=X_0/C_0$$

$$AUC=X_0/V_dK_e=C_0/K_e$$

$$t_{1/2}=0.693/K_e$$

$$CL=K_e\cdot V_d=X_0/AUC$$

最终可得 $V_d=1.380$ L/kg，AUC=590.554（mg · min）/L，$t_{1/2}=3.766$ min，CL=0.254 L/（kg · min）。

（郭春锋）

第三节　油炸薯条中丙烯酰胺的致突变性评价

一、目的

掌握外源化学物致突变作用的评价方法，学会按照化学物的特点对致突变试验进行合理配套。

二、基本理论

致突变试验是研究外源化学物引起的人体突变并通过生殖细胞传递给后代的可能性。基于对体细胞突变与肿瘤发生关系的认识，也可用于预测化学物潜在的致癌性。化学毒物的种类和结构多种多样，其致突变的机制不尽相同，作用的靶细胞也不一样。仅有少数致突变物具有直接致突变作用，其他大多数需要在体内代谢活化后才具有致突变作用。化学毒物的致突变性有强有弱，有的在某一检测系统中是强致突变物，而在另一系统中可能是弱的致突变物。

基于以上原因，遗传毒理学评价程序通常为一组体内、外遗传毒理学试验。其入选的原则有：①选择的遗传毒性试验应包括 5 种类型的遗传学终点；②试验指示生物应包括若干进化阶段的物种，既要包括原核生物，又要包括真核生物；③体内试验与体外试验配合；④应包括生殖细胞和体细胞。

三、案例及分析

丙烯酰胺作为一种絮凝剂，广泛应用于冶金、造纸、建筑、饮水净化和污水处理等工农业生产及实验室科学研究中。2002 年 4 月，瑞典科学家发现在薯条、面包等高温处理的食品中存在丙烯酰胺，且含量超过饮水中允许最大限量的 500 多倍。研究表明，含碳水化合物的食物在经油炸之后，都会产生丙烯酰胺。可采用毒理学方法对油炸薯条中丙烯酰胺的致突变性进行评价与分析。

1. 细菌回复突变试验 鼠伤寒沙门菌突变型菌株为组氨基酸缺陷型（his^-），不能自行合成组氨酸，在无组氨酸的选择性培养基上不能正常生长，而在含组氨酸的培养基上则可正常生长。当受到致突变物诱变后，突变型（his^-）回复突变为野生型（his^+），表现为在无组氨酸的培养基上也能生长出菌落。根据试验菌株在无组氨酸的培养基上能否形成菌落及形成菌落的多少，判定受试物是否具有致突变性及致突变性的强弱。为弥补体外试验缺乏代谢活化系统的不足，在测试系统中加入哺乳动物微粒体酶（S9）。

根据 2002 年 4 月 26 日瑞典国家食品管理局在其官方网站上公布的有关油炸或焙烤马铃薯食品中丙烯酰胺含量的检测结果，油炸薯条中丙烯酰胺的含量为 300～1100 μg/kg，中值为 450 μg/kg。剂量设计按照最高剂量 5000 μg/皿，按 5 倍组距下设每皿 1000 μg、200 μg、40 μg、8 μg，共 5 个剂量组，每个剂量 3 个平行皿。每次试验均应设阴性对照组和阳性对照组。

试验选用菌株为鼠伤寒沙门菌标准突变株 TA97、TA98、TA100 和 TA102。采用平板掺入法，在加 S9 和不加 S9 条件下进行测试。

结果判定：首先观察各试验组和阴性对照的菌苔的生长情况，在肯定背景菌苔与阴性对照相差不多后，再比较各剂量组的回复突变菌落数。记录受试物各剂量组、对照组的每皿回复突变菌落数，并求平均值和标准差。若回复突变菌落数的出现呈现剂量反应关系，最高的回复突变菌落数大于自发回复突变的 2 倍或 2 倍以上，且结果具有重现性，可判断为阳性结果。

受试物经上述 4 个试验菌株测定后，只要有一个试验菌株，无论在加 S9 或未加 S9 条件下为阳性，均可报告该受试物为致突变阳性。如果经上述 4 个试验菌株测定后，无论在加 S9 或未加 S9 条件下均为阴性，则可报告该受试物为致突变阴性。

2. 哺乳动物培养细胞基因突变试验 本试验是体外培养细胞的基因正向突变试验。其原理是在加入和不加入代谢活化系统的条件使细胞暴露于受试物一定时间，然后将细胞再传代培养，突变细胞在含有 6-硫代鸟嘌呤或三氟胸苷的选择培养液中能继续分裂并形成集落。常用的试验方法有小鼠淋巴瘤细胞苷激酶位点（TK）突变检测。

试验细胞株选择小鼠淋巴瘤细胞 L5178Y-3.7.2C。在正式试验开始前，调整细胞密度至 3×10^5 个/mL，在按 1%的体积加入 100×THMG（胸腺嘧啶核苷 T、次黄嘌呤 H、氨甲蝶呤 M、甘氨酸 G）的完全培养基中培养 24 h，离心，洗涤细胞并调整密度为（1～3）$\times10^5$ 个/mL，在 THG 培养基中培养 2～3 天，清除自发突变的 $TK^{-/-}$基因型细胞。丙烯酰胺共设 0.10 mg/mL、

0.25 mg/mL、0.50 mg/mL、0.75 mg/mL 4 个剂量组；以甲基磺酸甲酯（MMS）作阳性对照，以无菌水作为阴性对照。

调整细胞浓度为 5×10^{5}个/mL，各组按照剂量加入丙烯酰胺。37℃低速空气浴振荡处理 3 h，离心洗涤细胞，调整细胞密度至 1×10^{4}个/mL。加入 TFT，使其终浓度为 3 μg/mL，接种于 96 孔板，培养 12 天，计数集落数。

试验结果判定：由表 18-4 可见，经 Mutant 统计分析 0.50 mg/mL、0.75 mg/mL 剂量组与对照组相比有显著性差异，并且有剂量反应关系，表明丙烯酰胺可诱发 TK 位点的突变。

表 18-4　丙烯酰胺诱发的 L5178Y-3.7.2C 细胞 TK 位点的突变频率（引自郑卫平等，2006）

组别	含量/（mg/mL）	突变频率/（×10^{-6}）
阴性对照（H_2O）	0.01	52.31
剂量 1	0.10	84.99
剂量 2	0.25	86.13
剂量 3	0.50	193.77*
剂量 4	0.75	884.79*
阳性对照	0.01	213.09

*与阴性对照组比较，$P<0.05$。

3. 啮齿动物微核试验　　微核是染色体的断片，或者整条染色体在细胞分裂过程中未按正常程序进入细胞核而滞留在细胞质中的染色质小体，常作为染色体结构损伤及染色体分离异常的标志。

啮齿动物微核试验通过观察受试物能否产生微核，来评价 DNA 断裂剂和非整倍体诱变剂。可用于微核检测的细胞很多，常用的为哺乳类动物的骨髓细胞和生殖细胞。

实验动物常用成年健康昆明种小鼠，随机分为 5 组。根据丙烯酰胺对小鼠经腹腔注射 LD_{50} 的文献资料，确定丙烯酰胺对小鼠经腹腔注射染毒的 LD_{50} 为 200 mg/kg。试验设低、中、高 3 个染毒组，剂量分别为 1/2 LD_{50}、1/4 LD_{50} 和 1/8 LD_{50}。同时设双蒸水为阴性对照组，1.6 mg/kg BW 丝裂霉素（MMC）为阳性对照组。剂量组连续注射丙烯酰胺染毒 5 天，阴性对照组连续注射等量的双蒸水，阳性对照组一次注射染毒。首次染毒后第 19 天进行小鼠睾丸早期精细胞微核试验。

将小鼠脱颈椎处死，迅速摘取一侧睾丸，分离睾丸细胞；采用 Helly 氏液固定后用 70%乙醇冲洗；PAS 染色后树胶封片，镜检。在油镜下观察每只小鼠的早期精细胞各 1000 个，计数所出现的微核细胞数，用千分率表示微核率。

试验结果判定：从表 18-5 中可见丙烯酰胺各剂量组的早期精细胞的微核率均高于阴性对照组，尤以高剂量组最为突出。经统计学分析，丙烯酰胺中、高剂量组与阴性对照组相比较，差异有显著性。经直线相关分析，丙烯酰胺染毒剂量和微核率二者呈正相关。结果表明丙烯酰胺能对早期精细胞的遗传物质造成损伤，并存在一定的剂量-反应关系。

表 18-5　丙烯酰胺对小鼠早期精细胞微核率的影响（引自杨建一，2007）

组别	动物数/只	观察细胞数	有微核的细胞数	微核率/‰
阴性对照	6	6000	2	0.33±0.5164
25 mg/kg	6	6000	6	1.00±0.2360

续表

组别	动物数/只	观察细胞数	有微核的细胞数	微核率/‰
50 mg/kg	6	6000	12	2.00±0.8944*
100 mg/kg	4	4000	24	6.00±0.8165*
阳性对照	5	5000	21	4.20±1.3000*

*与阴性对照组比较，$P<0.05$。

四、结论

采用细菌回复突变试验、哺乳动物培养细胞基因突变试验和啮齿动物微核试验，对油炸薯条中丙烯酰胺的致突变性进行系统评价。结果显示丙烯酰胺引起的基因突变和微核生成与阴性对照组比较有显著性差异，且应当具有剂量反应关系，表明其具有致突变性。

对于一种化学物是否具有致突变作用，仅用一种试验方法得到的结果是不可信服的。因此，对致突变评价试验要采用多种试验组合。目前已提出了多种配伍试验组合，如体细胞和生殖细胞、体内试验和体外试验、原核生物和真核生物等。通常，应当先用原核细胞或体细胞的体外试验按遗传学终点合理配套进行试验，并对有阳性结果的遗传学终点验证其在体内的真实性，再选用生殖细胞致突变试验进行遗传危害的评价。

（赵　芹）

第四节　酱油中黄曲霉毒素 B_1 的危险性分析

一、目的

以黄曲霉毒素 B_1（AFB_1）危险性分析为例，掌握危险性分析方法及过程。

二、基本原理

危险性分析方法是 CAC 制定的，用于食品安全、食品标准等问题的国际公认评价体系，由三部分组成，即危险性评估、危险性管理和危险性信息交流。

三、案例及分析

AFB_1 是剧毒物质，主要损害肝脏，中毒者常出现水肿、昏迷甚至死亡。我国酱油的年消费量高达 500 万 t，人均消费量为 0.36 kg，其原料及加工过程极易受 AFB_1 的污染，因此，对我国酱油中 AFB_1 进行危险性分析具有重要的意义。

1. AFB_1 的危险性评估　主要包括 AFB_1 危害识别、危害描述、暴露评估及危险性特征描述。AFB_1 危害识别主要包括 AFB_1 的基本资料、引起急慢性中毒和致癌性的描述及人群流行病学研究；危害描述主要对 AFB_1 危害健康作用进行定性、定量评价的过程；暴露评估包括确定酱油中 AFB_1 含量水平和可能摄入量的估计；危险性描述是对酱油中 AFB_1 引发癌症的概率及发生的严重性进行定性、定量估计。

1）*AFB_1 危害识别*

（1）AFB_1 的基本资料：黄曲霉毒素（AF）是一类二呋喃香豆素的衍生物，熔点为 200～300℃。

微溶于水，易溶于油脂及有机溶剂，一般在中性溶液中较稳定，但在强碱溶液中迅速分解产生钠盐。AF 主要由黄曲霉、寄生曲霉及特曲霉菌等产生，根据其在紫外光下可发出蓝色或绿色荧光的特性，分为 AFB_1、AFB_2、AFG_1 和 AFG_2。其中以 AFB_1 的毒性最强，高温（200℃）及紫外线照射等都不能使其破坏。AFB_1 在生物体内的代谢产物有 AFB_1-8, 9-二醇和 AFB_1-8, 9-环氧化物，后者可能是 AFB_1 的终致癌物。

（2）AFB_1 的毒理学资料：AFB_1 是目前所知致癌性最强的物质之一，可诱发多种癌症，如肝癌、前胃癌、垂体腺癌等。AFB_1 的急性毒性主要表现为肝毒性，包括急性肝损伤、肝硬化、肝肿瘤等，中毒症状主要表现为呕吐、厌食、发热、黄疸和腹水等肝炎症状。AFB_1 可引起急慢性中毒，雏鸭和初生的大鼠对其毒性最为敏感。人对 AFB_1 也较敏感，摄入 AFB_1 2～6 mg 即可发生急性中毒甚至死亡。

（3）AFB_1 的人群流行病学调查资料：大量的流行病学资料证实，AFB_1 高水平摄入与人类肝癌的发病率密切相关。对广西扶绥某肝癌高发村的调查表明，其饮食中 76.7%的花生样品、66.7%的烹饪花生油及 23.3%的大米样品中均检测到 AFB_1。对不同家庭的 15 名男性及 14 名女性的检测表明，尿中 AFB_1 代谢产物可在 88.9%的样本中测到；2 次血清 AFB_1 白蛋白加合物（AF-Alb）检测平均水平分别为 1.24（±0.31）pmol/mg 和 1.21（±0.19）pmol/mg。AFB_1 对动物及人类的健康造成了严重的影响，如在英国、印度、肯尼亚，以及中国台湾、广西、江苏、贵州等地均有 AFB_1 引发的人畜中毒。

2）AFB_1 的危害特征描述　　AFB_1 半数致死量为 0.36 mg/kg BW，属于剧毒毒物范围（动物半数致死量＜10 mg/kg），毒性比氰化钾大 10 倍，比砒霜大 68 倍。JECFA 第 56 次会议对 AFB_1 的代谢产物 AFM_1 在乳与乳制品中的两个限量值（0.05 μg/kg 和 0.5 μg/kg）进行了评估，但对于黄曲霉毒素的评估还没有完成。美国联邦政府相关法律规定，人类消费食品和奶牛饲料中总 AFB_1 含量不能超过 15 μg/kg；牛奶中含量不能超过 0.5 μg/kg；其他动物饲料中的含量不得超过 300 μg/kg。欧盟国家的规定，人类生活消费品中的 AFB_1 含量不能超过 0.05 μg/kg。WHO 给出了建议的 AFB_1 的危害程度，平均危害程度的计算公式为：危害程度（potency）$=0.01\times(1-P)+0.3\times P$，其中 P 为人群乙肝病毒感染率。在进行风险评估时一般按 1%、5%和 25%三个水平计算，危害程度分别为 0.013、0.025 和 0.083；或者按照当地人群乙肝病毒实际感染率计算，如果以我国乙肝病毒携带者 10%计算，则危害程度为 0.039。

3）AFB_1 暴露评估　　人类暴露于 AFB_1 的主要途径为食用被其污染的食物。其中，粮食、花生及坚果等易孳生产毒真菌，而食用了被 AFB_1 污染的饲料后，畜（禽）肉及其蛋、奶等成为另一个重要的潜在暴露源。我国是世界 AFB_1 污染严重的国家之一，通过食品中 AFB_1 的污染水平和人群对含有 AFB_1 的食物摄入量，计算人群 AFB_1 的膳食暴露量。对于酱油的 AFB_1 暴露量计算如下：酱油产品每日摄入量的资料来源于《2009 中国卫生统计年鉴》，取全国平均每日膳食摄入量 8.9 g。结合检测得到各省酱油 AFB_1 的平均含量，得到我国居民对酱油中 AFB_1 的暴露量，见表 18-6。其中，全国居民对酱油中 AFB_1 平均暴露量为 0.0033 μg，总体低于我国及欧盟标准的假设暴露量；省份 2 和 3 对平均暴露量贡献最大，因此，在所调查的 5 个省份中，降低这两个省份的 AFB_1 污染水平是控制整体污染的关键。

表 18-6 我国居民对酱油中黄曲霉毒素 B_1 的暴露量（引自孙秀兰等，2010）

省份	每日膳食摄入量/g	平均暴露评估		95%置信区间上限暴露量评估		依据我国/欧盟标准的假设暴露量	
		AFB_1 平均含量/（μg/kg）	平均暴露量/μg	$AFB_1$95%置信区间含量上限/（μm/kg）	95%置信区间上限暴露量/μg	我国/欧盟标准限量/（μm/kg）	我国/欧盟标准平均暴露量/μg
省份 1	8.9	0. 3560	0. 0032	0. 6966	0. 0062	5/2	0.0445/0.0178
省份 2	8.9	0. 4636	0. 0041	0. 8335	0. 0074	5/2	0.0445/0.0178
省份 3	8.9	0. 5273	0. 0047	0. 9297	0. 0083	5/2	0.0445/0.0178
省份 4	8.9	0. 3143	0. 0028	0. 6180	0. 0055	5/2	0.0445/0.0178
省份 5	8.9	0. 2083	0. 0019	0. 5495	0. 0049	5/2	0.0445/0.0178
平均	8.9	0. 3739	0. 0033	0. 7302	0. 0065	5/2	0.0445/0.0178

4）AFB_1 险性特征描述　AFB_1 致原发性肝细胞癌（HCC）的风险以暴露量乘以危害程度计算。依据我国及欧盟标准的假设暴露量，得到不同乙肝阳性率水平下 AFB_1 的风险值。依据我国标准，在 1%、5%、10%和 25%乙肝病毒阳性率水平下，AFB_1 的风险分别为：0.96 例/（10^7 人 · 年）、1.85 例/（10^7 人 · 年）、2.89 例/（10^7 人 · 年）和 6. 16 例/（10^7 人 · 年）；依据欧盟标准的风险为：0.39 例/（10^7 人 · 年）、0.74 例/（10^7 人 · 年）、1.16 例/（10^7 人 · 年）和 2.46 例/（10^7 人 · 年）。依据我国标准允许风险程度的最大值，我国每千万人中就有 6 个人可能由于食用了 AFB_1 污染的酱油而诱发 HCC，远高于欧盟标准的风险限值（2 人）。对全国 5 省份酱油 AFB_1 污染调查结果显示：在我国乙肝病毒感染率水平（10%）下，以 AFB_1 含量 5 省平均值及 95%可信上限计算得到的风险分别为 0.21 例/（10^7 人 · 年）和 0.42 例/（10^7 人 · 年），远低于我国及欧盟限量值计算所得的风险（表 18-7）。

表 18-7 我国酱油中黄曲霉毒素 B_1 安全风险情况（引自孙秀兰等，2010）

含量/（μg /kg）	乙肝阳性率/%	平均危害程度	AFB_1 暴露量		AFB_1 对肝癌发病率风险/[癌症病例/（10^7 人 · 年）]
			μg /（人 · 天）	ng/（kg BW · 天）	
本次调查全国平均值	1	0.0130	0.0033	0.0550	0.07
	5	0.0250	0.0033	0.0550	0.14
	10	0.0390	0.0033	0.0550	0.21
	25	0.0830	0.0033	0.0550	0.46
全国平均值 95%可信上限	1	0.0130	0.0065	0.1083	0.14
	5	0.0250	0.0065	0.1083	0.27
	10	0.0390	0.0065	0.1083	0.42
	25	0.0830	0.0065	0.1083	0.90
依据我国标准的假设暴露量估计	1	0.0130	0.0445	0.7417	0.96
	5	0.0250	0.0445	0.7417	1.85
	10	0.0390	0.0445	0.7417	2.89
	25	0.0830	0.0445	0.7417	6.16
依据欧盟标准的假设暴露量估计	1	0.0130	0.0178	0.2967	0.39
	5	0.0250	0.0178	0.2967	0.74
	10	0.0390	0.0178	0.2967	1.16
	25	0.0830	0.0178	0.2967	2.46

注：每 ng/（kg BW · 天）AFB_1 摄入量导致每年 1 000 000 人发生癌症的病例数；体重以 60 kg 计。

2. 危险性管理　为了保护人类健康，提高生命质量，避免或者减少 AFB_1 造成的危害，应针对我国现状采取相应的管理对策。危险性管理，即风险管理包括：①进一步强化膳食中 AFB_1 过程控制和管理；②增强消费者食品安全意识和自我保护能力，加强法律法规知识培训，采取综合控制技术防止 AFB_1 的危害；③制定安全技术标准，增强对 AFB_1 的监管力度；④落实监督和检查措施，加强各级、各部门切实制定并落实对本行政区域内的食品黄曲霉毒素监督管理计划。

3. 危险性信息交流　AFB_1 险性信息交流需要危险性评估人员、危险性管理人员、消费者及其他有关团体在内的所有参与者之间相互交流意见。其目的是为了使所有的参与者理解和执行危险性管理的决策，提高整个危险性分析过程的效果。

四、结论

通过对酱油中 AFB_1 的危险性分析得出：评估的 5 个省份中酱油中 AFB_1 风险较低，总体安全性良好。但在各别省份中暴露量较高，对当地居民存在一定的危害性，应加强对其省份 AFB_1 污染的控制，并进一步完善对酱油中 AFB_1 的监管体系。

（宋　微）

第五节　鱼体中有机汞的发育毒性及致畸性评价

一、目的

掌握有机汞的发育毒性及致畸性评价与分析方法。

二、基本理论

发育毒性（developmental toxicity）是指出生前父体和（或）母体接触外源性理化因素引起的子代在到达性成熟之前出现的有害作用，包括结构畸形、生长迟缓、功能障碍及死亡。发育毒性作用主要表现为致畸作用，所以发育毒性作用评价主要是评价受试物的致畸作用。致畸作用是外源化学物作用于妊娠母体，干扰胚胎及胎儿的正常发育过程，使胎儿出现形态结构及功能异常。

三、案例及分析

日本水俣病是最早出现的由于工业废水排放污染造成的公害病。轻者表现为口齿不清、步履蹒跚、面部痴呆、手足麻痹、感觉障碍、视觉丧失、震颤、手足变形；重者神经失常，或酣睡，或兴奋，身体弯弓，高叫，直至死亡。水俣病的罪魁祸首是当时处于世界化工业尖端技术的氮生产企业，这些企业排放的废水中含有大量的汞。当这些含汞的工业废水进入海洋后，在含甲基钴胺素的细菌作用下就变成了脂溶性剧毒有机重金属——甲基汞，在鱼虾体内富集。这些被污染的鱼虾通过食物链进入到动物和人类的体内。甲基汞通过肠胃道吸收进入动物机体后，侵害脑部和身体其他部分。进入脑部的甲基汞会使脑萎缩，侵害神经细胞，破坏掌握身体平衡的小脑和知觉系统。据统计，有数十万人食用了水俣湾中被甲基汞污染的鱼虾，造成了不同程度的毒性损害。

1. 甲基汞的来源　甲基汞化合物是一种主要的水体污染物，当工业废水、含汞农药、含汞废气中的无机汞盐，以及自然环境中的无机汞进入海洋后，在甲基钴胺素的细菌作用下就变成了脂溶性剧毒有机重金属甲基汞，在鱼体及水生物体中富集。也有试验表明进入鱼体的无机汞在鱼体中自身存在甲基化作用，因此鱼体中的汞大部分以甲基汞的形式存在。

2. 甲基汞的 ADME 过程　甲基汞是低脂烷基汞，可以通过皮肤黏膜、呼吸道和消化道吸收。甲基汞在消化道中几乎被完全吸收，吸收后的甲基汞进入血液、与血红蛋白的巯基结合，随血液分布到胃、结肠、肌肉和其他组织中。甲基汞进入脏器后，当分解、排泄达到平衡时，组织中的汞含量也就达到恒定，在各脏器中的蓄积量由高到低依次是肝、脑、肾、血液。甲基汞的靶器官是脑，由于脑组织富含类脂质，与甲基汞有很强的亲和力，甲基汞随血流很容易通过血-脑屏障而侵入脑组织。甲基汞可在体内组织中释放出无机汞，表明有机汞可在体内分解，但是代谢速度很慢。甲基汞主要经肝由胆汁和经肾随尿排出，胆汁中的甲基汞常以半胱氨酸络合物的形式存在，大部分被肠道再吸收而进行着肠肝循环。因此，甲基汞一部分以甲基汞形式排出，另一部分经无机化、以与低分子蛋白结合成复合物的形式排出。

3. 甲基汞的毒性　甲基汞中毒的主要表现有：无论任何途径侵入，均可发生口腔炎；口服引起急性胃肠炎。神经精神症状有神经衰弱综合征，精神障碍、谵妄、昏迷、瘫痪、震颤、共济失调、向心性视野缩小等；可发生肾损害，重者可致急性肾功能衰竭；此外尚可致心、肝损害及皮肤损害。

甲基汞是已知的人类致畸原，可以对生殖细胞造成损害，影响子代的生长发育。甲基汞具有脂溶性，与脂类等物质有很强的亲和力，极易通过胎盘屏障进入胎儿体内，影响子代的生长发育，改变子代与中枢神经系统功能有关的行为和认知能力。

4. 甲基汞的毒性机制　甲基汞的生物毒性机制可能主要与以下几方面有关。

1）*免疫毒性*　许多动物试验研究和人类甲基汞污染事件已证实，长期暴露于甲基汞可引发自身免疫性疾病。甲基汞与其他重金属一样，能对免疫细胞造成毒性作用，不仅能产生免疫抑制，而且也会产生免疫刺激信号，可能与甲基汞暴露剂量、时间及个体差异有关。在小鼠皮下注射甲基汞后，能致血中 T 细胞和 B 细胞数量明显下降，提示发生免疫抑制，另外出现白细胞介素 4（IL-4）mRNA 及 B 细胞上主要组织相容性复合体Ⅱ（MHCⅡ）分子表达增加。

2）*细胞凋亡*　细胞凋亡和细胞增殖维持着体内细胞数量动态平衡，在胚胎发育阶段，细胞凋亡清除多余的和已完成使命的细胞，保证胚胎的正常发育。在成年阶段，细胞凋亡清除衰老和病变的细胞，保证机体的健康。影响这种平衡状态，机体可产生病理性变化。人们用不同浓度的甲基汞处理体外培养的鼠神经元，发现在高剂量甲基汞（10 μmol/L）作用下，细胞表现为坏死；在低剂量甲基汞（0.1～1.0 μmol/L）作用下，细胞表现为凋亡，并且细胞凋亡数与甲基汞剂量存在正相关性。

3）*氧化应激*　甲基汞能使体内产生自由基，导致氧化应激反应，可对细胞和组织造成损害。用甲基汞处理鼠大脑星形胶质细胞，发现活性氧（ROS）明显增加。胞质型磷脂酶 A2（CPLA2）参与多种细胞的凋亡过程，CPLA2 的抑制剂 AACOCF3 能缓解甲基汞诱导的星形细胞 ROS 的产生；GSH 合成抑制剂丁硫氨酸亚砜胺（BSO）能加剧 ROS 的产生。

4）*致畸作用和遗传毒性作用*　甲基汞具有明显的致畸作用和遗传毒性作用，但这些作用的分子机制不明，且研究较少。甲基汞易通过细胞膜，对淋巴细胞影响更明显，低剂量甲基汞处理体外培养的淋巴细胞，用染色体异常和多倍体细胞数代表遗传毒性，分裂指数代表对细胞发育毒性，发现与对照组相比，甲基汞引发染色体异常和多倍体细胞数明显增加，而分裂指数明显减少。

5. 甲基汞的发育毒性和致畸性评价

1）目的 评价母体自胚泡着床到硬腭闭合期间接触甲基汞对妊娠雌性和对胚体-胎体发育的有害影响，主要包括与妊娠雌性有关的毒性，胚体-胎体死亡、生长改变与结构异常。

2）实验动物 通常用两种：一种是啮齿类，首选大鼠；另一种是非啮齿类，最好是兔。若仅用一种动物，需提出正当理由。每组动物数应足以对数据进行有意义的解释。建议每组 16～20 窝。雌性宜用性成熟的、未交配过的动物。

3）给药期 从着床期到硬腭闭合，即器官形成期，大、小鼠孕期的第 6～15 天，兔孕期的第 6～18 天。

4）终末处死与标本制作 在分娩前一天处死怀孕母体，以防止自然分娩后，母体吞食畸形子。剖腹检查亲代受孕情况和胎体发育。除逐个检查所有胎体的存活和畸形外，尚需分别检查软组织和骨骼的异常。将每窝 50%胎仔经茜素红染色后，进行骨骼检查。另外 50%胎仔经 Bouin’s 固定后，进行内脏检查。当使用新鲜标本的显微解剖技术检查软组织改变时（对家兔胎体检查的最好方法），100%的家兔胎体均进行软组织和骨骼检查。

5）观察项目 染毒期观察妊娠动物的体征和死亡（1 次/天）、体重和体重改变（2 次/周）、摄食量（1 次/周）和在其他毒性研究中已证实的重要靶效应。有流产和早产征兆者，处死并进行肉眼检查。

对所有妊娠动物进行尸体解剖和肉眼检查。保存肉眼发现有改变的脏器，以便进行组织学评价，亦保存对照组的相应脏器，以供比较。取出子宫，称重带有胎体的子宫，以得出妊娠雌性动物的净增重。计数黄体数、吸收胎数、活胎数与死胎数及着床点，称重胎盘并进行肉眼评价，必要时可进行组织学检查。称重活胎体，检查胎体性别，以及外观、内脏和骨骼畸形。

6）结果评定 致畸研究的结果应根据观察到的效应和产生效应的剂量水平进行评价。有必要考虑所用实验动物的物种/品系的历史致畸性资料。设计合理的致畸研究应能获得一个符合要求的 NOAEL（未观察到有害作用水平）。虽然将试验结果外推到人的可靠性有限，但 NOAEL 的建立有利于选择合理的安全系数。

对母体的终点评价指标包括体重、体重变化、食物消耗量、母体毒性体征及母体畸胎出现率等。对胎体影响的评价应包括受影响的窝数比、每窝受影响胎体数的组间均数、受影响的胎体总数比、畸胎率和某单项畸胎率等。

四、结论

甲基汞对人类的危害比原来预想的要严重得多，而且环境中任何形态的汞均可在一定条件下转化成剧毒的甲基汞。甲基汞进入人体后，将主要侵害人的神经系统，尤其是中枢神经系统。相关病理学研究表明，甲基汞可以穿过胎盘屏障侵害胎儿，使新生儿发生先天性疾病。环境中的甲基汞，主要是由汞及其化合物在水体、土壤中受微生物作用产生的，它能沿着水生食物链传递，进行高度生物富集。在海洋中，处于食物链顶端的鲨鱼、箭鱼、金枪鱼、带鱼等大型鱼类，以及海豹体内汞的含量最高；在湖泊、河流中，处于食物链最高层的肉食鱼体内的甲基汞含量最高。人类食用了被汞污染的鱼贝类和海洋哺乳动物，会受到甲基汞的侵害。

（于春娣）

第六节　高温加工食品中丙烯酰胺的风险评估

一、目的

食品安全风险评估结果是制定和修订食品安全标准、实施食品安全监督管理的科学依据。通过食品安全风险评估，从众多监测信息中甄别风险信息，逐步建立起我国食品安全的评估体系，对食品安全工作具有重大意义。

二、基本理论

食品风险由三个方面因素决定：食物中含有对健康有不良影响的可能性、这种影响的严重性，以及由此而导致的危害。食品的风险可以看成是概率、影响和危害的函数：风险＝f（概率，影响，危害）。

风险评估是食品安全风险分析三部分内容之一，是一种系统地组织相关技术信息及其不确定度的方法，用以回答有关健康风险的特定问题；要求对相关信息进行评价，并且选择模型根据信息做出推论。风险评估是整个风险分析体系的核心和基础。风险评估的基本模式主要按照危害物的性质分为化学危害物、生物危害物和物理危害物风险评估，过程包括危害识别、危害特征描述、暴露评估、风险特征描述四部分内容，如图 18-2 所示。具体内容可参见第十章第一节。

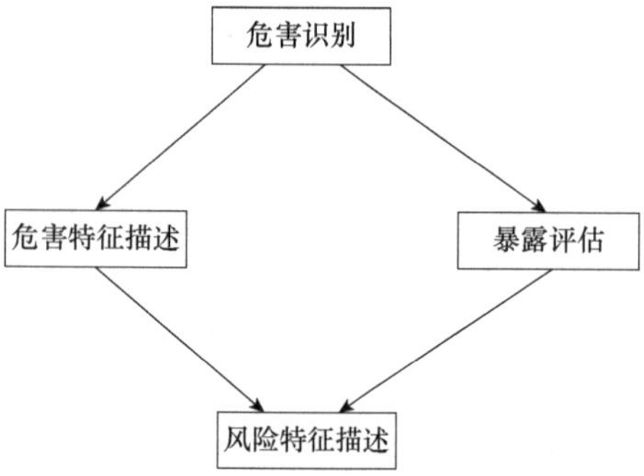

图 18-2　食品安全风险评估内容

三、案例及分析

丙烯酰胺是一种水溶性的塑胶单体化合物，呈白色晶体，主要用于合成聚合物。这些聚合物常用作污水处理的絮凝剂、工业黏结剂、土壤改良剂、造纸中的增强剂，并在染料、化妆品行业及实验凝胶的制备、下水管道的修理等方面得到广泛应用。

1. 丙烯酰胺的危害识别　丙烯酰胺从人类开始烹调或加热食品时就已经存在了，但科学界和医学界只是在十几年前才注意到该化合物存在于富含碳水化合物的加工食品和家庭烘制、油炸或烤制的食品中。

2002 年 4 月瑞典国家食品管理局（NFA）和斯德哥尔摩大学研究人员率先报道，在一些油炸和烧烤的淀粉类食品，如炸薯条、炸土豆片、谷物、面包等中检出丙烯酰胺；之后挪威、英国、瑞士和美国等国家也相继报道了类似结果。由于丙烯酰胺具有潜在的神经毒性、遗传毒性和致癌性，因此食品中丙烯酰胺的污染引起了国际社会和各国政府的高度关注。

丙烯酰胺是一种白色晶体化学物质，淀粉类食品在高温（＞120℃）烹调下容易产生丙烯酰胺。研究证明丙烯酰胺广泛存在于许多加工食品中。它不是食品中的添加剂和配料，而是每当富含碳水化合物的食品以高温烹调或加热时，便以副产物的形式自然形成的。

丙烯酰胺含量较高的三类食品是：①高温加工的土豆制品（包括薯片、薯条等），平均含量为 0.477 mg/kg，最高含量为 5.312 mg/kg；②咖啡及其类似制品，平均含量为 0.509 mg/kg，最高含量为 7.3 mg/kg；③早餐谷物类食品，平均含量为 0.313 mg/kg，最高含量为 7.834 mg/kg；

④其他种类食品的丙烯酰胺含量基本在 0.1 mg/kg 以下。

2. 丙烯酰胺的危害特征描述　大量研究标明，丙烯酰胺是一种神经毒素，具有一定的致癌性、致突变性和生殖毒性。丙烯酰胺可导致细胞内 DNA 的损伤，高剂量暴露会影响人和动物的神经系统与生殖系统，并对啮齿动物具有一定的致癌性。1994 年，国际癌症研究机构（IARC）对其致癌性进行了评价，将丙烯酰胺列为 2 类致癌物（2A），即人类可能致癌物。

（1）急性毒性：丙烯酰胺经呼吸道的人体急性暴露试验中，观察到中枢和周围神经系统损伤的症状，如头晕、幻觉等。大鼠经口急性暴露丙烯酰胺后也引起神经中毒症状。急性毒性试验表明，丙烯酰胺的小鼠经口 LD_{50} 为 50～100 mg/kg。

（2）慢性毒性：动物慢性（长期）经口给予丙烯酰胺，可以观察到腿脚麻木、无力等神经损伤表现。经皮肤的长期暴露则可导致人的皮肤产生红疹。

（3）神经毒性：神经毒性是丙烯酰胺对人类的非致癌、非遗传的主要毒性。人和动物长期低水平暴露于丙烯酰胺后，则导致周围神经系统的病变。根据对啮齿类动物研究得出丙烯酰胺神经毒性的 NOAEL 值为 0.2 mg/（kg BW·天），引起生殖毒性的 NOAEL 值是 2 mg/（kg BW·天）。

（4）致突变性：研究表明丙烯酰胺在基因和染色体水平均有潜在的引起遗传损伤的危险性。

（5）致癌性：丙烯酰胺可致大鼠多种器官（包括乳腺、甲状腺、睾丸、肾上腺、中枢神经、口腔、子宫、脑垂体等）肿瘤。

基于丙烯酰胺对啮齿类动物的神经毒性 NOAEL 值为 0.2 mg/（kg BW·天），在 100 倍安全因子下对神经毒性的损害研究，可得知丙烯酰胺的 ADI 值为 2 μg/（kg·天）。

3. 丙烯酰胺人群暴露评估　根据对世界上 17 个国家丙烯酰胺摄入量的评估结果显示，一般人群平均摄入量为 0.3～2.0 μg/（kg BW·天），高消费人群其摄入量为 3.5～5.1 μg/（kg BW·天）。按体重计，儿童丙烯酰胺的摄入量为成人的 2～3 倍。丙烯酰胺的主要食品来源为炸土豆条 16%～30%、炸土豆片 6%～46%、咖啡 13%～39%、饼干 10%～20%、面包 10%～30%，其余均小于 10%。

由于我国尚缺少足够数量的各类食品中丙烯酰胺含量数据，以及这些食品的摄入量数据，因此还不能确定我国人群的暴露水平。但由于油炸薯类食品、咖啡食品和烘烤谷类食品中的丙烯酰胺含量较高，而这些食品在我国人群中的摄入水平应该不高于其他国家，因此，我国人群丙烯酰胺的摄入水平应不高于 JECFA 评估的一般人群的摄入水平。

4. 丙烯酰胺的风险特征描述　对丙烯酰胺的非致癌效应进行评估，动物试验结果引起神经病理性改变的 NOAEL 值为 0.2 mg/（kg BW·天）。根据人类平均摄入量为 1 μg/（kg BW·天），高消费者为 4 μg/（kg BW·天）进行计算，则人群平均摄入和高摄入的暴露限值（MOE）分别为 200 和 50；丙烯酰胺引起生殖毒性的 NOAEL 值为 2 mg/（kg BW·天），则人群平均摄入和高摄入的 MOE 分别为 2000 和 500。JECFA 认为按估计摄入量来考虑，此类副作用的危险性可以忽略，但是对于摄入量很高的人群，不排除能引起神经病理性改变的可能。

推算引起动物乳腺瘤的基准剂量为 0.3 mg/（kg BW·天），根据人类平均摄入量为 1 μg/（kg BW·天），高消费者为 4 μg/（kg BW·天）计算，平均摄入和高摄入量人群的 MOE 分别为 300 和 75。JECFA 认为对于一个具有遗传毒性致癌物来说，其 MOE 值较低，也就是诱发动物的致癌剂量与人的可能最大摄入量之间的差距不够大，比较接近，其对人类健康的潜在危害应给予关注，建议采取合理的措施来降低食品中丙烯酰胺的含量。欧洲有些食品生产企业在减少食品加工过程中丙烯酰胺的产生方面已取得了很好的效果。

四、结论

丙烯酰胺诱发动物乳腺肿瘤的剂量与人可能的最大摄入量比较接近。因此，其致癌性问题应给予足够关注，建议采取有效、合理的措施以降低食品中丙烯酰胺的含量。

（车会莲）

主要参考文献

白新鹏．2010．食品安全危害及控制措施．北京：中国计量出版社．

曹国洲，肖道清，朱晓艳．2010．食品接触制品中邻苯二甲酸酯类增塑剂的风险评估．食品科学，31（5）：325-327．

陈皑，周瑛，王萍亚，等．2004．气相色谱法测定蔬菜和水果中的有机磷残留农药．浙江工业大学学报，32（5）：585-588．

陈华艳，蔡永铭．2011．基于房室模型的药代动力学仿真．数理医药学杂志，24（1）：1-4．

陈君石．1995．食品毒理学的新进展（综述）．中国食品卫生杂志，7（2）：45-47．

陈叶桐，梁润．2012．不同源性食品性激素残留的检测方法浅析．广州化工，40（11）：69-71．

丛绍强，阴冠程，张永波，等．2005．PK-PD 结合模型在药学研究中的应用．社区医学杂志，3（2）：39-40．

戴伟，杜华华，傅玲琳，等．2009．同水平饲料铅对罗非鱼生长性能及组织中铅残留的影响．浙江大学学报（农业与生命科学版），3：345-349．

邓义才，殷秋妙，赵沛华．2006．果蔬中砷和汞残留检测方法的研究．广东农业科学，1：81-82．

丁成翔，代汉慧，陈冬东．2009．六种着色剂毒性研究进展．检验检疫学刊，19（2）：70-73．

董庆利．2017．食品微生物安全的风险评估．食品安全导刊，2：62-63．

董庆利，王海梅，Pradeep KM 等．2015．我国食品微生物定量风险评估的研究进展．食品科学，36（11）：221-229．

方建龙，白雪涛，徐东群．2012．多环芳烃 DNA 加合物检测技术研究进展．环境与健康杂志，29（1）：92-94．

顾祖维．2005．现代毒理学概论．北京：化学工业出版社．

郭浩，王燕飞，邹明强，等．2012．农兽药多残留检测方法的研究进展．中国畜牧兽医，39（1）：50-55．

哈益明．2006．辐照食品及其安全性．北京：化学工业出版社．

韩池．2003．中国食品毒理学的现状和发展．中国食品卫生杂志，15（6）：481-483．

韩佳寅，梁爱华．2010．全胚胎培养技术及其应用研究进展．中国中药杂志，35（5）：549-553．

郝利平，聂乾忠，周爱梅，等．2016．食品添加剂（第 3 版）．北京：中国农业大学出版社．

黄昆仑．2009．转基因食品安全评价与检测技术．北京：科学出版社．

霍奇森 E．2011．现代毒理学（第 3 版）．江桂斌，汪海林，吕雪飞等译．北京：科学出版社．

姜秋．2012．肉品中兽药残留的来源、危害及检测技术．肉类工业，371（3）：44-47．

蒋士强，王静，张作芳．2011．加强以食品毒理学为核心的安全风险评估建立完善的食品标准体系和安全链．食品安全导刊，（7）：80-82．

琚大伟，阮祥春，吴虹，等．2011．甲砜霉素残留检测研究进展．中国蜂业中旬刊（学术），62（7）：56-60．

李冰，李剑勇，周绪正，等．2012．动物性食品中兽药残留分析检测技术研究进展．畜牧医，44（5）：82-86．

李宏梁．2011．食品添加剂安全与应用．北京：化学工业出版社．

李建科．2007．食品毒理学．北京：中国计量出版社．

李建科．2009．食品毒理学（第 3 版）．北京：中国计量出版社．

李宁．2007．国内食品安全性毒理学评价的现状和发展．毒理学杂志，21（5）：368-370．

李宁，马良．2016．食品毒理学（第 2 版）．北京：中国农业大学出版社．

李秀云，刘旭红，赵五红．1992．丙烯酰胺对小鼠骨髓染色体畸变和微核率的影响．山西医科大学学报，（2）：117-118．

李悠慧．1999．我国食品毒理学发展 50 年．中国食品卫生杂志，11（6）：5-7．

刘东涛，张涛，李明皓．2012．原发性肝细胞癌中黄曲霉素 B1-DNA 加合物暴露水平分析．宁夏医科大学学报，34（4）：345-348，361．

刘海燕，许文涛，罗云波，等．2010．动物实验评价转基因食品食用安全的研究进展．农业生物技术学报，18（4）：793-800．

刘洪波，谭宗庆，孙棉龄，等．1997．大鼠全胚胎培养方法的建立及其在若干农药致畸研究中的应用．四川环境，16（2）：21-25．

刘筠筠．2015．食品添加剂非法添加和滥用的法律规制研究．北京：中国政法大学出版社．

刘宁，沈明浩．2007．食品毒理学．北京：中国轻工业出版社．

刘胜学，杨录军．2006．卫生毒理学实验教程．西安：第四军医大学出版社．

刘树云．2010．三聚氰胺在蛋鸡体内残留和消除规律的研究．北京：中国农业科学院．

刘颖，李红卫．2006．食品卫生监督．哈尔滨：黑龙江教育出版社．

罗祎．2012．食品安全风险分析化学危害评估．北京：中国质检出版社．

罗云波，贺晓云．2014．中国转基因作物产业发展概述．中国食品学报，14（8）：10-15．

罗云波. 2000. 关于转基因食品安全性. 食品工业科技，21（5）：5-7.
马志科，昝林森. 2009. 黄曲霉毒素危害、检测方法及生物降解研究进展. 动物医学进展，30（9）：91-94.
裴秋玲. 2008. 现代毒理学基础. 北京：中国协和医科大学出版社.
彭少华，戴乾圜. 1998. DNA 加合物检测技术的进展. 卫生毒理学杂志，12（2）：119-122.
曲祖乙，刘靖. 2006. 食品分析与检验. 北京：中国环境科学出版社.
单毓娟. 2013. 食品毒理学. 北京：科学出版社.
邵玉芳，汪雯，章荣华，等. 2010. 浙江省生食牡蛎中副溶血性弧菌的风险评估. 中国食品学报，10（3）：193-199.
沈建忠. 2002. 动物毒理学. 北京：中国农业出版社.
沈明浩，易有金，王雅玲. 2014. 食品毒理学. 北京：科学出版社.
石彦昌. 2012. 探讨食品安全快速检测技术的应用. 医药前沿，2（5）：282.
史贤明. 2009. 食品安全与卫生学（第 5 版）. 北京：中国农业出版社.
宋欢，王坤立，许文涛，等. 2014. 转基因食品安全性评价研究进展. 食品科学，23（15）：248-252.
宋书锋. 2009. 保健食品中甜味剂的风险评估和限量标准的定制研究. 北京：中国疾病预防控制中心硕士学位论文.
宋雁. 2014. 新食品原料安全性评估方法. 中国毒理学会食品毒理专业委员会第六次学术会议.
孙雷，毕言锋，李丹，等. 2012. 猪肉中磺胺类药物残留检测能力验证分析. 中国兽药杂志，46（2）：23-26.
孙平. 2011. 食品添加剂. 北京：中国轻工业出版社.
孙平，张津凤. 2011. 食品添加剂应用手册. 北京：化学工业出版社.
孙秀兰，晏丽，徐丹，等. 2010. 酱油中黄曲霉毒素 B1 的风险评估. 中国微生态学杂志，22（8）：748-753.
孙震. 2009. 简明食品毒理学. 北京：化学工业出版社.
谭培栋，周大庆，解丽霞，等. 2011. 食品药物残留检测中的样品前处理. 山东畜牧兽医，32（8）：93-94.
田永峰，侯宏卫，刘勇，等. 2012. 乙烯基 DNA 加合物检测技术研究. 科技导报，30（17）：73-79.
万伯健. 1992. 卫生毒理学. 沈阳：辽宁科学技术出版社.
汪莉君，邵华. 2008. DNA 加合物检测技术研究进展. 中国公共卫生，24（2）：187-188.
王枫，史永亮. 2003. 食品毒理学. 西安：第四军医大学出版社.
王利兵. 2011. 食品添加剂安全与检测. 北京：科学出版社.
王向东. 2007. 食品毒理学. 南京：东南大学出版社.
王心如. 2007. 毒理学基础（第 5 版）. 北京：人民卫生出版社.
王心如. 2012a. 毒理学基础（第 6 版）. 北京：人民卫生出版社.
王心如. 2012b. 毒理学实验方法和技术（第 3 版）. 北京：人民卫生出版社.
王雅楠，宋殿荣. 2010. 胚胎毒性体外试验的研究进展. 国际生殖健康/计划生育杂志，29（4）：277-280.
王颖. 2008. 同步筛检多种残留药物的免疫学检测方法的研究. 长春：吉林大学硕士学位论文.
王玉瑾. 2007. 滥用药物在动物体内的分布特征及毒物动力学研究. 太原：山西医科大学硕士学位论文.
王张，李春雨，黄雷雷，等. 2012. 基于顶空气相色谱法研究急性酒精中毒小鼠的 TK-TD 相关性. 中药药理与临床，28（3）：46-48.
魏宏. 2011. 浅谈喹诺酮类兽药在动物食品中的残留检测方法. 中国动物保健，13（3）：34-35.
吴坤. 2007. 营养与食品卫生学（第 5 版）. 北京：人民卫生出版社.
吴坤，孙长颢. 1997. 食用食品毒理学. 哈尔滨：黑龙江科学技术出版社.
夏春. 2006. 新型食品甜味剂的发展状况和检测、使用规范的探讨. 现代农业科技，9：205-206.
徐海滨. 2008. 食品安全性评价. 北京：中国林业出版社.
徐海滨. 2015. 新食品原料管理的发展历程和安全性评价. 中国现代中药，17（12）：1237-1240.
许文涛，黄昆仑. 2010. 转基因食品社会文化伦理透视. 北京：中国物资出版社.
严建民，高美须，冯敏，等. 2010. 辐照食品的卫生安全性研究现状. 核农学报，24（1）：88-92.
严卫星，丁晓雯. 2009. 食品毒理学. 北京：中国农业大学出版社.
杨慧赞. 2008. 苯并［a］芘在栉孔扇贝体内的毒代与毒效动力学研究. 青岛：中国海洋大学.
杨建一，郭红刚，高宝珍，等. 2007. 丙烯酰胺对雄性小鼠生殖细胞遗传损伤的研究. 生物技术通报，（4）：141-145.
姚群峰，徐顺清，周宜开，等. 2000. DNA 加合物检测技术研究进展. 国外医学（分子生物学分册），22（6）：329-333.
叶妮，周明霞，冯忠泽，等. 2011. 我国兽药残留标准现状和问题研究. 农产品质量与安全，（6）：29-31.
约翰·亭布瑞. 2007. 毒物魅影. 庄胜雄译. 桂林：广西师范大学出版社.
张爱华，孙志伟. 2008. 毒理学基础. 北京：科学出版社.
张本忠，高小玲. 2004. 应用小鼠胚胎体外培养技术研究氟的胚胎发育毒性. 兰州医学院学报，30（1）：1-3.
张立实，李宁. 2017. 食品毒理学. 北京：科学出版社.

张宁，喻文娟，王翔凌，等. 2007. 草鱼肝微粒体的提取及 CYP 酶活性的测定. 海洋渔业，2: 148-152.
张奇志，王文亮，孙宏春，等. 2007. 我国辐照食品的研究现状及发展前景. 中国食物与营养，(2): 29-31.
张桥. 2003. 卫生毒理学基础（第 3 版）. 北京：人民卫生出版社.
张铁鹰. 2011. 新资源食品. 食品工业科技，(4): 8.
张玉鑫. 2010. 天然防腐剂乳酸链球菌素的研究进展. 农业科技与装备，5: 27-29.
赵丽云，刘素，于冬梅，等. 2015. 我国居民膳食营养状况与《中国食品与营养发展纲要（2014-2020 年）》相关目标的比较分析. 中国食物与营养，21（8）: 5-7.
赵旭壮，李明元. 2012. 动物性食品中磺胺类药物残留检测研究进展. 中国食品卫生杂志，24（3）: 292-296.
郑波，李龙，石年，等. 1999. 螨胺磷在大鼠体内的代谢动力学研究. 卫生毒理学杂志，13（2）: 98-101.
郑定仙. 2006. 我国食品毒理学回顾与展望. 中国热带医学，6（10）: 1880-1881.
郑卫平，吕敬章，孙秀发，等. 2006. 用 TK 基因突变试验评价丙烯酰胺的致突变性. 食品科学，27（9）: 250-252.
中华人民共和国国家卫生和计划生育委员会. 2015. GB 15193.25—2014《食品安全国家标准 生殖发育毒性试验》. 北京：中国标准出版社.
中华人民共和国国家卫生和计划生育委员会. 2015. GB 15193.1—2014《食品安全国家标准 食品安全性毒理学评价程序》. 北京：中国标准出版社.
中华人民共和国国家卫生和计划生育委员会. 2015. GB 15193.13—2014《食品安全国家标准 90 天经口毒性试验》. 北京：中国标准出版社.
中华人民共和国国家卫生和计划生育委员会. 2015. GB 15193.22—2014《食品安全国家标准 28 天经口毒性试验》. 北京：中国标准出版社.
中华人民共和国国家卫生和计划生育委员会. 2015. GB 15193.26—2014《食品安全国家标准 慢性毒性试验》. 北京：中国标准出版社.
中华人民共和国国家卫生和计划生育委员会. 2015. GB 15193.3—2014《食品安全国家标准 急性经口毒性试验》. 北京：中国标准出版社.
中华人民共和国国家卫生和计划生育委员会. 2015. GB 15193.6—2014《食品安全国家标准 哺乳动物骨髓细胞染色体畸变试验》. 北京：中国标准出版社.
中华人民共和国国家卫生和计划生育委员会. 2016. GB 15193.14—2015《食品安全国家标准 致畸试验》. 北京：中国标准出版社.
中华人民共和国国家卫生和计划生育委员会. 2016. GB 15193.15—2015《食品安全国家标准 生殖毒性试验》. 北京：中国标准出版社.
中华人民共和国国家卫生和计划生育委员会. 2015. GB 15193.12—2014《食品安全国家标准 体外哺乳类细胞 HGPRT 基因突变试验》. 北京：中国标准出版社.
周家华. 2011. 食品添加剂安全使用指南. 北京：化学工业出版社.
周宗灿. 2006. 毒理学教程（第 3 版）. 北京：北京医科大学出版社.
朱曼，王睿，张永青，等. 2004. 大鼠肝微粒体细胞色素 P450 酶系检测方法学研究. 中国临床药理学与治疗学，9（5）: 500-503.
祝寿芬，裴秋玲. 2003. 现代毒理学基础. 北京：中国协和医科大学出版社.
庄志雄. 2003. 毒理基因组学对毒理学发展的影响. 毒理学杂志，19（1）: 5-8.
Arvanitoyannis IS. 2010. Irradiation of food commodities: techniques, applications, detection, legislation, safety and consumer opinion. Academic Press.
Ashauer R, Escher BI. 2010. Advantages of toxicokinetic and toxicodynamic modelling in aquatic ecotoxicology and risk assessment. J Environ Monit, 12 (11): 2056-2061.
Ashauer R, Hintermeister A, Caravatti I, et al. 2010. Toxicokinetic and toxicodynamic modeling explains carry-over toxicity from exposure to diazinon by slow organism recovery. Environ Sci Technol, 44 (10): 3963-3971.
Atherton KT. 2001. Genetically modified crops: assessing safety. Plant Biology and Biotechnology. Springer India, 2001: 527-550.
Bogaards JJ, Freidig AP, van Bladeren PJ. 2001. Prediction of isoprene diepoxide levels *in vivo* in mouse, rat and man using enzyme kinetic data *in vitro* and physiologically-based pharmacokinetic modeling. Chem Biol Interact, 138 (3): 247-265.
Brown NA. 1981. Quantitation of rat embryonic development *in vitro*: a morphological scoring system. Teraol, 24: 65.
Ciffroy P, Tanaka T, Johansson E, et al. 2011. Linking fate model in freshwater and PBPK model to assess human internal dosimetry of B (a)P associated with drinking water. Environ Geochem Health, 33 (4): 371-387.
Curtis DK. 2005. 毒理学-毒物的基础科学（第 6 版）. 黄吉武，周宗灿译. 北京：人民卫生出版社.

D' Aguanno W. 1966. Guidelines for reproduction studies for safety evaluation of drugs for human use. FDA Guidelines for Developmental Toxicity and Reproduction, Food and Drug Administration.

Fabiansson SU. 2014. Public health measures: assessment of novel foods and ingredients. Encyclopedia of Food Safety, 62-67.

Federici V. 2010. Genetically modified food and informed consumer choice: comparing US and EU labeling laws. Brook J Int'l L, 35: 515.

Forman LE. 2010. Genetically Modified Foods. ABDO Publishing Company.

Hayes AW. 1994. Principles and Methods of Toxicology. 3rd ed. New York: New York Raven Press.

Lund B, Baird-Parker AC, Gould GW. 2000. Microbiological safety and quality of food. Springer Science & Business Media.

Metcalfe DD, Astwood JD, Townsend R, et al. 1996. Assessment of the allergenic potential of foods derived from genetically engineered crop plants. CRC critical Reviews in Food Technology, 36 (suppl): 165-186.

New DA. 1990. Whole embryo culture, teratogenesis and the estimation of teratological risk. Teratology, 42 (6): 635-642.

Pechan P, de Vries G. 2005. Genes on the menu: facts for knowledge-based decisions. Springer Science & Business Media.

Semeniuc CA, Rotar MA, Suharoschi R, et al. 2011. Overview of the EU legislation on novel foods and novel food ingredients. Bulletin of University of Agricultural Sciences and Veterinary Medicine Cluj-Napoca. Agriculture, 415-422.

Serafini M, Stanzione A, Scarpa B, et al. 2010. Novel food: a new reality in food ingredient. Journal of Clinical Gastroenterology, 44 (Suppl 1): S47.

WHO. 1969. Principles for the testing and evaluation of drug for carcinogenicity. WHO Technical Report Series, 426.

Wintermyer M, Skaidas A, Roy A, et al. 2005. The development of a physiologically-based pharmacokinetic model using the distribution of 2, 3, 7, 8-tetrachlorodibenzo-p-dioxin in the tissues of the eastern oyster (*Crassostrea virginica*). Mar Environ Res, 60 (2): 133-152.

附录一 霍恩氏法（Horn）LD_{50}值计算用表

附表1 霍恩氏法（Horn）LD_{50}值计算（剂量递增法测定LD_{50}计算用表）（剂量系列1）

组1 或 组1	组2 组3	组3 组2	组4 组4	剂量1=0.464 剂量2=1.00×10^t 剂量3=2.15 剂量4=4.64		剂量1=1.00 剂量2=2.15×10^t 剂量3=4.64 剂量4=10.0		剂量1=2.15 剂量2=4.64×10^t 剂量3=10.0 剂量4=21.5	
				LD_{50}	95%可信限	LD_{50}	95%可信限	LD_{50}	95%可信限
0	0	3	5	2.00	1.37～2.91	4.30	2.95～6.26	9.26	6.36～13.5
0	0	4	5	1.71	1.26～2.33	3.69	2.71～5.01	7.94	5.84～10.8
0	0	5	5	1.47	—	3.16	—	6.81	—
0	1	2	5	2.00	1.23～3.24	4.30	2.65～6.98	9.26	5.70～15.0
0	1	3	5	1.71	1.05～2.78	3.69	2.27～5.99	7.94	4.89～12.9
0	1	4	5	1.47	0.951～2.27	3.16	2.05～4.88	6.81	4.41～10.5
0	1	5	5	1.26	0.926～1.71	2.71	2.00～3.69	5.84	4.30～7.94
0	2	2	5	1.71	1.01～2.91	3.69	2.17～6.28	7.94	4.67～13.5
0	2	3	5	1.47	0.862～2.50	3.16	1.86～5.38	6.81	4.00～13.5
0	2	4	5	1.26	0.775～2.05	2.71	1.69～4.41	5.84	3.60～9.50
0	2	5	5	1.08	0.741～1.57	2.33	1.60～3.99	5.01	3.44～7.30
0	3	3	5	1.26	0.740～2.14	2.71	1.59～4.62	5.84	3.43～9.95
0	3	4	5	1.03	0.665～1.75	2.33	1.43～3.78	5.01	3.08～8.14
1	0	3	5	1.96	1.22～3.14	4.22	2.63～6.76	9.09	5.66～14.6
1	0	4	5	1.62	1.07～2.43	3.48	2.31～5.24	7.50	4.98～11.3
1	0	5	5	1.33	1.05～1.70	2.87	2.26～3.65	6.19	4.87～7.87
1	1	2	5	1.96	1.06～3.60	4.22	2.29～7.75	9.09	4.94～16.7
1	1	3	5	1.62	0.866～3.01	3.48	1.87～6.49	7.50	4.02～16.7
1	1	4	5	1.33	0.737～2.41	2.87	1.59～5.20	6.19	3.42～11.2
1	1	5	5	1.10	0.661～1.83	2.37	1.42～3.95	5.11	3.07～8.51
1	2	2	5	1.62	0.818～3.19	3.48	1.76～6.37	7.50	3.80～14.8
1	2	3	5	1.33	0.658～2.70	2.87	1.42～5.82	6.19	3.05～12.5
1	2	4	5	1.10	0.550～2.20	2.37	1.19～4.74	5.11	2.55～10.2
1	3	3	5	1.10	0.523～2.32	2.37	1.13～4.99	5.11	2.43～10.8
2	0	3	5	1.90	1.00～3.58	4.08	2.16～7.71	8.80	4.66～16.6
2	0	4	5	1.47	0.806～2.67	3.16	1.74～5.76	6.81	3.74～12.4
2	0	5	5	1.14	0.674～1.92	2.45	1.45～4.13	5.28	3.13～8.89
2	1	2	5	1.90	0.839～4.29	4.08	1.81～9.23	8.80	3.89～19.9
2	1	3	5	1.47	0.616～3.50	3.16	1.33～7.53	6.81	2.86～16.2
2	1	4	5	1.14	0.466～2.77	2.45	1.00～5.98	5.28	2.16～12.9
2	2	2	5	1.47	0.573～3.76	3.16	1.24～8.10	6.81	2.66～17.4

续表

组1 或 组1	组2 或 组3	组3 或 组2	组4 或 组4	剂量1=0.464 剂量2=1.00×10^{t} 剂量3=2.15 剂量4=4.64		剂量1=1.00 剂量2=2.15×10^{t} 剂量3=4.64 剂量4=10.0		剂量1=2.15 剂量2=4.64×10^{t} 剂量3=10.0 剂量4=21.5	
				LD_{50}	95%可信限	LD_{50}	95%可信限	LD_{50}	95%可信限
2	2	3	5	1.14	0.406~3.18	2.45	0.875~6.85	6.28	1.89~14.8
0	0	4	4	1.96	1.18~3.26	4.22	2.53~7.02	9.09	5.46~15.1
0	0	5	4	1.62	1.27~2.05	3.48	2.74~4.42	7.50	5.90~9.53
0	1	3	4	1.96	0.978~3.92	4.22	2.11~8.44	9.09	4.54~18.2
0	1	4	4	1.62	0.893~2.92	3.48	1.92~6.30	7.50	4.14~13.6
0	0	3	5	2.00	1.37~2.91	4.30	2.95~6.26	9.26	6.36~13.5
0	0	4	5	1.71	1.26~2.33	3.69	2.71~5.01	7.94	5.84~10.8
0	0	5	5	1.47	—	3.16	—	6.81	—
0	1	2	5	2.00	1.23~3.24	4.30	2.65~6.98	9.26	5.70~15.0
0	1	3	5	1.71	1.05~2.78	3.69	2.27~5.99	7.94	4.89~12.9
0	1	4	5	1.47	0.951~2.27	3.16	2.05~4.88	6.81	4.41~10.5
0	1	5	5	1.26	0.926~1.71	2.71	2.00~3.69	5.84	4.30~7.94
0	2	2	5	1.71	1.01~2.91	3.69	2.17~6.28	7.94	4.67~13.5
0	2	3	5	1.47	0.862~2.50	3.16	1.86~5.38	6.81	4.00~13.5
0	2	4	5	1.26	0.775~2.05	2.71	1.69~4.41	5.84	3.60~9.50
0	2	5	5	1.08	0.741~1.57	2.33	1.60~3.99	5.01	3.44~7.30
0	3	3	5	1.26	0.740~2.14	2.71	1.59~4.62	5.84	3.43~9.95
0	3	4	5	1.03	0.665~1.75	2.33	1.43~3.78	5.01	3.08~8.14
1	0	3	5	1.96	1.22~3.14	4.22	2.63~6.76	9.09	5.66~14.6
1	0	4	5	1.62	1.07~2.43	3.48	2.31~5.24	7.50	4.98~11.3
1	0	5	5	1.33	1.05~1.70	2.87	2.26~3.65	6.19	4.87~7.87
1	1	2	5	1.96	1.06~3.60	4.22	2.29~7.75	9.09	4.94~16.7
1	1	3	5	1.62	0.866~3.01	3.48	1.87~6.49	7.50	4.02~16.7
1	1	4	5	1.33	0.737~2.41	2.87	1.59~5.20	6.19	3.42~11.2
1	1	5	5	1.10	0.661~1.83	2.37	1.42~3.95	5.11	3.07~8.51
1	2	2	5	1.62	0.818~3.19	3.48	1.76~6.37	7.50	3.80~14.8
1	2	3	5	1.33	0.658~2.70	2.87	1.42~5.82	6.19	3.05~12.5
1	2	4	5	1.10	0.550~2.20	2.37	1.19~4.74	5.11	2.55~10.2
1	3	3	5	1.10	0.523~2.32	2.37	1.13~4.99	5.11	2.43~10.8
2	0	3	5	1.90	1.00~3.58	4.08	2.16~7.71	8.80	4.66~16.6
2	0	4	5	1.47	0.806~2.67	3.16	1.74~5.76	6.81	3.74~12.4
2	0	5	5	1.14	0.674~1.92	2.45	1.45~4.13	5.28	3.13~8.89
2	1	2	5	1.90	0.839~4.29	4.08	1.81~9.23	8.80	3.89~19.9
2	1	3	5	1.47	0.616~3.50	3.16	1.33~7.53	6.81	2.86~16.2
2	1	4	5	1.14	0.466~2.77	2.45	1.00~5.98	5.28	2.16~12.9
2	2	2	5	1.47	0.573~3.76	3.16	1.24~8.10	6.81	2.66~17.4
2	2	3	5	1.14	0.406~3.18	2.45	0.875~6.85	6.28	1.89~14.8
0	0	4	4	1.96	1.18~3.26	4.22	2.53~7.02	9.09	5.46~15.1
0	0	5	4	1.62	1.27~2.05	3.48	2.74~4.42	7.50	5.90~9.53
0	1	3	4	1.96	0.978~3.92	4.22	2.11~8.44	9.09	4.54~18.2
0	1	4	4	1.62	0.893~2.92	3.48	1.92~6.30	7.50	4.14~13.6

附表 2　霍恩氏法（Horn）LD_{50}值计算（剂量递增法测定 LD_{50} 计算用表）（剂量系列 2）

组 1 或 组 1	组 2 或 组 3	组 3 或 组 2	组 4 或 组 4	剂量 1=0.316 剂量 2=1.00×10^{t} 剂量 3=3.16 剂量 4=10.0		剂量 1=1.00 剂量 2=3.16×10^{t} 剂量 3=10.0 剂量 4=31.6	
				LD_{50}	95%可信限	LD_{50}	95%可信限
0	0	3	5	2.82	1.60～4.95	8.91	5.07～15.7
0	0	4	5	2.24	1.41～3.55	7.08	4.47～11.2
0	0	5	5	1.78	—	5.62	—
0	1	2	5	2.82	1.36～5.84	8.91	4.30～18.5
0	1	3	5	2.24	1.08～4.64	7.08	3.42～14.7
0	1	4	5	1.78	0.927～3.41	5.62	2.93～10.8
0	1	5	5	1.41	0.891～2.24	4.47	2.82～7.08
0	2	2	5	2.24	1.01～4.97	7.08	3.19～15.7
0	2	3	5	1.78	0.801～3.95	5.62	2.53～12.5
0	2	4	5	1.41	0.682～2.93	4.47	2.16～9.25
0	2	5	5	1.12	0.638～1.97	3.55	2.02～6.24
0	3	3	5	1.41	0.636～3.14	4.47	2.01～9.92
0	3	4	5	1.12	0.542～2.32	3.55	1.71～7.35
1	0	3	5	2.74	1.35～5.56	8.66	4.26～17.6
1	0	4	5	2.05	1.11～3.80	6.49	3.51～12.0
1	0	5	5	1.54	1.07～2.21	4.87	3.40～6.98
1	1	2	5	2.74	1.10～6.82	8.66	3.48～21.6
1	1	3	5	2.05	0.806～5.23	6.49	2.55～16.5
1	1	4	5	1.54	0.632～3.75	4.87	2.00～11.9
1	1	5	5	1.15	0.537～2.48	3.65	1.70～7.85
1	2	2	5	2.05	0.740～5.70	6.49	2.34～18.0
1	2	3	5	1.54	0.534～4.44	4.87	1.69～14.1
1	2	4	5	1.15	0.408～3.27	3.65	1.29～10.3
1	3	3	5	1.15	0.378～3.53	3.65	1.20～11.2
2	0	3	5	2.61	1.01～6.77	8.25	3.18～21.4
2	0	4	5	1.78	0.723～4.37	5.62	2.29～13.8
2	0	5	5	1.21	0.554～2.65	3.83	1.75～8.39
2	1	2	5	2.61	0.768～8.87	8.25	2.43～28.1
2	1	3	5	1.78	0.484～6.53	5.62	1.53～20.7
2	1	4	5	1.21	0.318～4.62	3.83	1.00～14.6
2	2	2	5	1.78	0.434～7.28	5.62	1.37～23.0
2	2	3	5	1.21	0.259～5.67	3.83	0.819～17.9
0	0	4	4	2.74	1.27～5.88	8.66	4.03～18.6
0	0	5	4	2.05	1.43～2.94	6.49	4.53～9.31
0	1	3	4	2.74	0.968～7.75	8.66	3.06～24.5
0	1	4	4	2.05	0.843～5.00	6.49	2.67～15.8
0	1	5	4	1.54	0.833～2.85	4.87	2.63～9.01
0	2	2	4	2.74	0.896～8.37	8.66	2.83～26.5
0	2	3	4	2.05	0.711～5.93	6.49	2.25～18.7
0	2	4	4	1.54	0.604～3.92	4.87	1.91～12.4
0	2	5	4	1.15	0.568～2.35	3.65	1.80～7.42
0	3	3	4	1.54	0.555～4.27	4.87	1.76～13.5

续表

组1 组2 组3 组4 或 组1 组3 组2 组4				剂量1=0.316 剂量2=1.00×10^t 剂量3=3.16 剂量4=10.0		剂量1=1.00 剂量2=3.16×10^t 剂量3=10.0 剂量4=31.6	
				LD_{50}	95%可信限	LD_{50}	95%可信限
0	3	4	4	1.15	0.463～2.88	3.65	1.47～9.10
1	0	4	4	2.61	0.953～7.15	8.25	3.01～22.6
1	0	5	4	1.78	1.03～3.06	5.62	3.27～9.68
1	1	3	4	2.61	0.658～10.4	8.25	2.08～32.7
1	1	4	4	1.78	0.528～5.98	5.62	1.67～18.9
1	1	5	4	1.21	0.442～3.32	3.83	1.40～10.5
1	2	2	4	2.61	0.594～11.5	8.25	1.88～36.3
1	2	3	4	1.78	0.423～7.48	5.62	1.34～23.6
1	2	4	4	1.21	0.305～4.80	3.83	0.966～15.2
1	3	3	4	1.21	0.276～5.33	3.83	0.871～16.8
2	0	4	4	2.37	0.539～10.4	7.50	1.70～33.0
2	0	5	4	1.33	0.446～3.99	4.22	1.41～12.6
2	1	3	4	2.37	0.307～18.3	7.50	0.970～58.0
2	1	4	4	1.33	0.187～9.49	4.22	0.592～30.0
2	2	2	4	2.37	0.262～21.4	7.50	0.830～67.8
2	2	3	4	1.33	0.137～13.0	4.22	0.433～41.0
0	0	5	3	2.61	1.19～5.71	8.25	3.77～18.1
0	1	4	3	2.61	0.684～9.95	8.25	2.16～31.5
0	1	5	3	1.78	0.723～4.37	5.62	2.29～13.8
0	2	3	3	2.61	0.558～12.2	8.25	1.76～38.6
0	2	4	3	1.78	0.484～6.53	5.62	1.53～20.7
0	2	5	3	1.21	0.467～3.14	3.83	1.48～9.94
0	3	3	3	1.78	0.434～7.28	5.62	1.37～23.0
0	3	4	3	1.21	0.356～4.12	3.83	1.13～13.0
1	0	5	3	2.37	0.793～7.10	7.50	2.51～22.4
1	1	4	3	2.37	0.333～16.9	7.50	1.05～53.4
1	1	5	3	1.33	0.303～5.87	4.22	0.958～18.6
1	2	3	3	2.37	0.244～23.1	7.50	0.771～73.0
1	2	4	3	1.33	0.172～10.3	4.22	0.545～32.6
1	3	3	3	1.33	0.148～12.1	4.22	0.467～38.1

注：此表用于每组5只动物，其剂量递增公比为$10^{1/2}$，即$10\times10^{1/2}=31.6$，$31.6\times10^{1/2}=100$，……，依此类推。此剂量系列排列如下：

1.00

3.16×10^{t}　$t=0, \pm1, \pm2, \pm3$

附录二　毒理学常用表格

附表 3　计算哺乳动物相对剂量参考值

物种	平均寿命/年	体重/kg	食物消耗/（g/天）	食物消耗因子*	水消耗/（mL/天）	呼吸率/（m^3/天）
人	70	70	2000	0.028	1400	20
小鼠	1.5～2	0.03	4	0.13	6	0.052
大鼠	2	0.35	18	0.05	50	0.29
地鼠	2.4	0.14	12	0.083	27	0.13
豚鼠	4.5	0.84	34	0.040	200	0.40
兔	7.8	3.8	186	0.049	410	2
猫	17	3	90	0.030	220	1.2
犬	12	12.7	318	0.025	610	4.3
恒河猴	18	8	320	0.040	530	5.4

*食物消耗/体重/天。据 US EPA（1985）。

附表 4　哺乳动物计算体表面积常数

物种	常数（K）	
大鼠	9.6	
小鼠	9.0	$A=KW^{2/3}$
兔	10.0	在此，
豚鼠	9.0	A=体表面积（cm^2）
猴	11.8	K=常数
犬	11.0	W=体重（g）
猫	8.7	

附表 5　人和动物间按体表面积折算的等效剂量比率表

	小鼠（20 g）	大鼠（200 g）	豚鼠（400 g）	兔（1.5 kg）	猫（2.0 kg）	猴（4.0 kg）	犬（12.0 kg）	成人（70.0 kg）
小鼠（20 g）	1.0	7.0	12.25	27.8	29.7	64.1	124.2	387.9
大鼠（200 g）	0.14	1.0	1.74	3.9	4.2	9.2	17.8	56.0
豚鼠（400 g）	0.08	0.57	1.0	2.25	2.4	5.2	10.2	31.5
兔（1.5 kg）	0.04	0.25	0.44	1.0	1.08	2.4	4.5	14.2
猫（2.0 kg）	0.03	0.23	0.41	0.92	1.0	2.2	4.1	13.0
猴（4.0 kg）	0.016	0.11	0.19	0.42	0.45	1.0	1.9	6.1
犬（12.0 kg）	0.008	0.06	0.10	0.22	0.23	0.52	1.0	3.1
人（70.0 kg）	0.0026	0.018	0.031	0.07	0.078	0.16	0.32	1.0

附表 6　实验动物与人体的每千克体重等效剂量折算系数 *W*

→A 种 B 种↓	小鼠 （0.02 kg）	大鼠 （0.2 kg）	豚鼠 （0.4 kg）	兔 （1.5 kg）	猫 （2 kg）	犬 （12 kg）	成人 （60 kg）
小鼠（0.02 kg）	1.0	1.4	1.6	2.7	3.2	4.8	9.01
大鼠（0.2 kg）	0.7	1.0	1.14	1.88	2.3	3.6	6.25
豚鼠（0.4 kg）	0.61	0.87	1.0	1.65	2.05	3.0	5.55
兔（1.5 kg）	0.37	0.52	0.6	1.0	1.23	1.76	3.30
猫（2 kg）	0.30	0.42	0.48	0.81	1.0	1.44	2.70
犬（12 kg）	0.21	0.28	0.34	0.56	0.68	1.0	1.88
成人（60 kg）	0.11	0.16	0.18	0.304	0.371	0.531	1.0

附表 7　推荐的受试物给予容量　　（单位：mL/kg）

途径	灌胃		经皮		IV		IP		SC		IM		鼻[a]	
物种	常用	限量	常用	限量	常用	限量	常用	限量	常用	限量	常用	限量	常用	限量
小鼠	10	20～50	—	—	5	15～25	5～10	30～50	1～5	10～20	0.1	0.5～1	—	—
大鼠	10	20～50	2	6	1～5	10～20	5～10	10～20	1	10～20	0.1～1	1～10	0.1	0.2
兔	10	10～20	2	8	1～3	5～10	—	—	1～2.5	5～10	0.1～0.5	1	0.2	1
犬	10	10～20	—	—	1	5～10	3	5	0.5	1～2	0.1～0.2	1	0.2	2
猴	10	10	—	—	1	5～10	3	5	0.5	1～2	0.1～0.5	1	0.2	1

注：IV，静脉推注；IP，腹腔注射；SC，皮下注射；IM，肌内注射（一般指臀大肌）；a. 滴鼻量：mL/动物，1/2 量/鼻孔。

附表 8　推荐的最大给药/染毒容量　　（单位：mL/kg）

物种	灌胃	IV	IP	IM	SC	ID
小鼠	20	10	20	0.05/只	20	0.5
大鼠	20	5	10	0.1/只	5	0.5
豚鼠	20	5	10	0.1/只	5	0.5
兔	10	2	4	0.25	1	0.5
犬	10	2.5	1	0.25	1	0.5
灵长类	10～15	2～2.5	—	0.5	2	0.5

附表 9　推荐的体内试验常用溶剂和赋型剂

1. 丙酮（acetone）：大鼠经口 LD_{50} 为 10.7 mg/kg BW，重复用于皮肤可脱脂。用于皮肤和经口，经口限量为 5 mL/kg BW。
2. 羧甲基纤维素（carboxyl methyl cellulose，CMC）：惰性。0.1%～5%水溶液，用于经口。
3. 玉米油（corn oil）：用于经口、皮肤、阴道、皮下。
4. 二甲基甲酰胺（*N*, *N*-dimethylformamide，DMFO）：大鼠经口 LD_{50} 为 7.6 mL/kg BW，对原代细胞无细胞毒性。用于经口、皮肤、IP、IV（浓度最高为 1%）。
5. 二甲基亚砜（dimethyl sulfoxide，DMSO）：大鼠经口 LD_{50} 为 17.9 mL/kg BW，小鼠 IP LD_{50} 为 11.6 mL/kg BW。重复用于皮肤可脱脂，对原代细胞无细胞毒性。用于所有的途径，浓度达 5%可增强吸收。

续表

6. 乙醇（ethanol）：大鼠经口 LD_{50} 为 7.6 mL/kg BW，小鼠 IV LD_{50} 为 11.6 mL/kg BW。用于皮肤和经口，低浓度可用于其他用途。经口限量为 5 mL/kg BW。
7. 甘油、丙三醇（glycerol）：大鼠经口 LD_{50} 为 20 mL/kg。用于经口、皮肤、IP、IV（其水溶液）。
8. 阿拉伯胶（gum arabic）：惰性。经口，作为稀释或增黏剂。
9. 乳糖（lactose）：经口，作为稀释剂，以降低刺激性。
10. 甲基纤维素（methyl cellulose）：惰性。0.1%～5%水溶液，用于经口。
11. 甲基乙基酮，丁酮（methyl ethyl ketone，MEK）：大鼠经口 LD_{50} 为 6.86 mL/kg BW，重复用于皮肤可脱脂。
12. 凡士林油：经口、阴道、直肠、皮肤，用作悬浮剂。
13. 橄榄油（olive oil）：经口。
14. 花生油（peanut oil/arachis oil）：经口、皮肤、阴道、直肠、皮下和肌内注射。
15. 凡士林：惰性。皮肤、阴道、直肠。
16. 聚乙二醇-400（polyethylene glycol-400，PEG400）：小鼠经口 LD_{50} 为 27.3 mL/kg，大鼠经口 LD_{50} 为 30 mL/kg。用于经口，作助溶剂。
17. 生理盐水：除皮肤和眼周围外，所有的途径。
18. 吐温 80（Tween 80）：用于经口，作助溶剂。
19. 水（water）：所有的途径，首选。

附表 10　血液学参数的稳定性（4℃）

血液学参数	时间	血液学参数	时间
红细胞计数	2 天	血小板计数	2～4 h
白细胞计数	3 天	血红蛋白	7 天
网织红细胞计数	1 天	红细胞比容	2～4 h

附表 11　血液试验样品的稳定性

临床化学参数	稳定时间（温度）		
	室温（37℃）	冷藏（4℃）	冷冻（-20℃）
白蛋白	4 天	30 天	稳定
碱性磷酸酶（ALP）	2 天	7 天	稳定
天冬酸氨基转移酶（AST）	4 天	14 天	稳定
胆红素（避光）	2 天	4～7 天	90 天
钙	7 天	稳定	稳定
氯化物	7 天	7 天	稳定
胆固醇	7 天	7+天	稳定
肌酸磷酸激酶	48 h	7 天	稳定
肌酐	1 天	1 天	稳定
球蛋白	4 天	30 天	稳定
葡萄糖	1 h	2 天	稳定
乳酸脱氢酶	7 天	不稳定	不稳定
钾	14 天	30 天	稳定

续表

临床化学参数	稳定时间（温度）		
	室温（37℃）	冷藏（4℃）	冷冻（−20℃）
蛋白质	7 天	30 天	稳定
钠	14 天	30 天	稳定
甘油三酯	4 天	7+天	稳定
尿素氮	3～5 天	7 天	稳定
尿酸	3 天	3～5 天	稳定

《食品毒理学》（第二版）教学课件索取方式

凡使用本书作为教材的主讲教师，均可获赠教学课件一份。

欢迎通过以下两种方式之一与我们联系。本活动解释权在科学出版社。

1. 关注微信公众号“科学 EDU”索取教学课件

关注→“教学服务”→“课件申请”

2. 填写教学课件索取单拍照发送至联系人邮箱

姓名：	职称：	职务：
电话：	QQ：	电邮：
学校：	院系：	本门课程学生数：
地址：		邮编：
您所代的其他课程及使用教材名称：		
书名：	作者：	出版社：
您对本书的评价及修改意见： 扫码获取食品专业教材最新目录		

联系人：席慧　编辑　　咨询电话：010-64000815　　电子邮箱：xihui@mail.sciencep.com